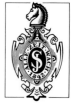

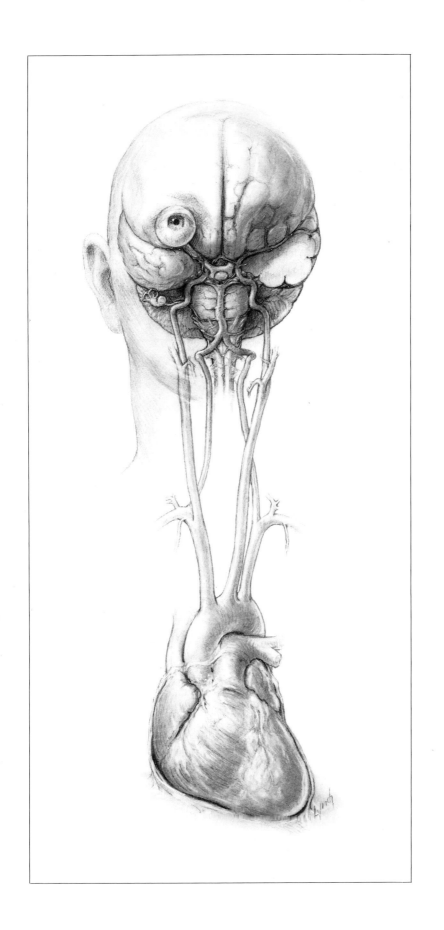

James F. Toole und Aneel N. Patel

Zerebro-vaskuläre Störungen

Mit Kapiteln über angewandte Embryologie,
Anatomie der Gefäße
und Physiologie des Gehirns und des Rückenmarks

Übersetzt und bearbeitet
von M. Mumenthaler und J. Caffi
unter Mitwirkung von K. Iff-Knopf

Mit 124 Abbildungen und 8 Tabellen

Springer-Verlag
Berlin Heidelberg New York 1980

James F. Toole, M. D.
Professor of Neurology,
Bowman Gray School of Medicine,
Wake Forest University,
300 South Hawthorne Road,
Winston-Salem, N.C. 27103, U.S.A.

Aneel N. Patel, M. D.
M.R.C.P., F.R.C.P., Associate Professor of Neurology,
Albany Medical College of Union University,
Albany, N.Y., U.S.A.

Übersetzt aus dem Englischen von Josefa Caffi
und für die deutsche Ausgabe ediert von Marco Mumenthaler

Originaltitel: Cerebrovascular Disorders
© 1967, 1974 by MacGraw-Hill Book Company

ISBN 3-540-09641-8 Springer-Verlag Berlin Heidelberg New York
ISBN 0-387-09641-8 Springer-Verlag New York Heidelberg Berlin

CIP-Kurztitelaufnahme der Deutschen Bibliothek.
Toole, James F.:
Zerebro-vaskuläre Störungen: mit Kap. über angewandte Embryologie, Ana-
tomie d. Gefäße u. Physiologie d. Gehirns u. d. Rückenmarks / James F. Toole
u. Aneel N. Patel. [Übers. aus d. Engl. von Josefa Caffi]. – Berlin, Heidelberg,
New York: Springer, 1980.
Einheitssacht.: Cerebrovascular disorders ‹dt.›
ISBN 3-540-09641-8 (Berlin, Heidelberg, New York)
ISBN 0-387-09641-8 (New York, Heidelberg, Berlin)
NE: Patel, Aneel N.:
Satz-, Druck- und Bindearbeiten: Oscar Brandstetter Druckerei KG,
Wiesbaden
2127/3321-543210

Vorwort zur deutschen Ausgabe

Im deutschen Sprachbereich gibt es eine Reihe ausgezeichneter Werke über den Schlaganfall. Wenn dennoch hier die Übersetzung eines amerikanischen Buches vorgelegt wird, so deshalb, weil diese Monographie, die in den USA schon in 2. Auflage erschienen ist, einige besondere Vorzüge aufweist. Sie ist sowohl aus neurologischer wie vor allem auch aus internistischer Sicht geschrieben durch zwei Autoren, die in der vordersten Front der Forschung über die Physiologie und Pathologie der Hirn- und Rückenmarkszirkulation stehen. Die einzelnen Kapitel sind systematisch gegliedert und praxisbezogen. Die Untersuchungstechnik, die klinischen Befunde am Krankenbett, die konkreten Aspekte der Diagnostik und Therapie werden besonders betont. Zahlreiche Abbildungen illustrieren den gedruckten Text, ein Literaturverzeichnis, in welchem angelsächsische und deutschsprachige Literatur berücksichtigt wird, erschließt dem Leser weitere Informationsquellen.

Die Übersetzung aus dem Amerikanischen wurde von Frau Dr. med. J. Caffi und K. Iff-Knopf vorgenommen und von Professor M. Mumenthaler redaktionell überarbeitet. Dem Springer-Verlag, besonders Dr. J. Wieczorek, sei für die verlegerische Betreuung bestens gedankt. Möge das Werk auch dem deutschen Leser beim Verständnis des Schlaganfalles, seiner Ursachen und seiner Folgen, vor allem aber bei der Betreuung seiner Patienten eine brauchbare Hilfe sein.

Bern, November 1979   M. Mumenthaler

Vorwort

Schlaganfälle töten jährlich mehr als 275 000 Amerikaner und invalidisieren weitere 300 000; sie stellen somit eine der Hauptursachen für Tod und Langzeitinvalidität dar. In den Vereinigten Staaten leben ständig $2^1/_2$ Millionen Opfer von Schlaganfällen; ein Drittel davon ist jünger als 65 Jahre, und 10% bedürfen der Betreuung in einer Anstalt. Das daraus entstehende Leid läßt sich nicht in Zahlen ausdrücken, wohl aber die jährlichen Ausgaben, die für medizinische Betreuung auf 1,2 Milliarden Dollar und für Verdienstausfälle auf mehr als 3 Milliarden Dollar geschätzt werden. Trotz dieser hohen Ausgaben verfügen viele Ärzte über nur beschränkte Kenntnisse bezüglich des zerebralen Kreislaufs und dessen Erkrankungen. Demzufolge ist die medizinische Betreuung, die vielen ihrer Patienten zuteil wird, nicht optimal.

Unser Buch wurde für Kliniker geschrieben, und wir haben den Akzent auf die Diagnose und Therapie häufig vorkommender Probleme gelegt. Zu Beginn wird Grundwissen auf dem Gebiete der Embryologie, Anatomie und Physiologie des Hirnkreislaufs vermittelt; später werden alle Formen zerebro-vaskulärer Erkrankungen ausführlich besprochen, wobei die Arteriosklerose besonders hervorgehoben wird.

Obwohl ein Großteil des in der ersten Auflage enthaltenen Materials beibehalten wurde, treten in der vorliegenden zweiten Auflage neue Aspekte hinzu, u. a. ein Kapitel über Hirninfarkte, ein ausführliches Kapitel über die Physiologie des Hirnkreislaufs, ein neues Kapitel über angewandte Embryologie sowie ein Kapitel über seltene und ungewöhnliche Formen zerebro-vaskulärer Erkrankungen.

Unser Buch erhebt nicht den Anspruch, enzyklopädisch zu sein, vermittelt jedoch eine eingehende Behandlung der Thematik. Für diejenigen Leser, die sich in einzelne Hauptthemata weiter vertiefen möchten, haben die Autoren am Ende eines jeden Kapitels ein ausführliches Literaturverzeichnis zusammengestellt.

James F. Toole   Aneel N. Patel

Dank

Dieses Buch hätte ohne die Mitarbeit zahlreicher Menschen, denen wir zu Dank verpflichtet sind, nicht fertiggestellt werden können. Miss Suzanne Pickett schrieb das Manuskript ab, redigierte es und koordinierte unsere Arbeit. Mrs. Eward Jackson redigierte die zweite Auflage und verbesserte unseren Stil. Die künstlerische Ausgestaltung wurde unter der Leitung von Mr. George Lynch, Department of Medical Illustrations, Bowman Gray School of Medicine, durchgeführt.

Sofern nicht anders erwähnt, wurden die Röntgenaufnahmen und Hirnszintigramme aus dem Archiv des Department of Radiology und die pathologisch-anatomischen Präparate vom Department of Pathology, Bowman Gray School of Medicine, zur Verfügung gestellt. Dr. Frank Farrell traf die Auswahl eines Großteils der Röntgenaufnahmen.

Obwohl mehrere Kapitel von Ärzten überarbeitet wurden, die in ihrem jeweiligen Fachgebiet als anerkannte Spezialisten gelten, tragen wir allein für jedwede Fehler oder Versäumnisse, die im nachstehenden Text vorhanden sein könnten, die volle Verantwortung. Besonders hilfreiche Unterstützung verdanken wir folgenden Mitarbeitern: Dr. Lois A. Gillilan, Department of Anatomy, University of Kentucky Medical Center, Lexington, Kentucky; Dr. Abraham T. Lu, Neuropathologe, Rancho Los Amigos Hospital, a. o. Professor für Pathologie und Neurologie, University of Southern California School of Medicine, Downey, Cal., für das Kapitel über Embryologie; Dr. John Moossy, Professor für Pathologie und Neurologie, University of Pittsburgh, Pittsburgh/Pa.; Dr. David L. Kelly, Abteilung für Neurochirurgie, Bowman Gray School of Medicine, Winston-Salem, N. C., für seine Überarbeitung der Kapitel, die sich mit intrakraniellen Hämorrhagien befassen; Dr. G. J. Poole, Department of Radiology, Section on Neuroradiology, für die Kapitel über Embryologie und Anatomie; Dr. Lawrence McHenry für die Kapitel über Physiologie und Hirninfarkte; Anne, Jimmy, Bill und Sean, die geschnitten und geklebt haben.

James F. Toole   Aneel N. Patel

Inhaltsverzeichnis

1. Kapitel

Angewandte Embryologie

„Sicherlich sind wir alle nicht in dem Alter, in dem wir uns wähnen. Jeder Mensch ist einige Monate älter, als er es selber glaubt; denn wir leben, sind in Bewegung, wir existieren und sind den Gesetzen der Natur und den Tücken von Krankheiten unterworfen in dieser anderen Welt, dem eigentlichen Mikrokosmos, dem Schoße unserer Mutter.“

Sir Thomas Browne
Religio Medici, 1642

Dieses Buch über zerebro-vaskuläre Störungen befaßt sich zunächst mit dem Beginn des Lebens, da die embryonale Entwicklung des zerebralen Blutkreislaufes das Auftreten zahlreicher Erkrankungen im späteren Erwachsenenalter bestimmt. Ungewöhnliche Konfigurationen des Circulus arteriosus cerebri (Willisii), arteriovenöse Mißbildungen, kongenitale sackförmige Aneurysmen und Hypoplasie oder Agenesie der normalen Blutgefäße sind Anomalien, die auf einer fehlerhaften Embryogenese des neurovaskulären Systems beruhen. In diesem Kapitel werden die Differenzierung der Gefäße und die dabei auftretenden Abweichungen besprochen.

Gleichzeitig mit der Entstehung der Neuralrinne treten im Mesoderm Angioblasten auf, zunächst als solide Stränge, dann in Form von Röhren, die sich zu Plexus weiterentwickeln, in denen Plasma zu fließen beginnt.

Während sich die Neuralrinne zu einem Rohr weiterbildet, proliferieren innen und außen Kapillargeflechte. Einige Kapillaren werden begünstigt und erweitern sich zu Arterien und Venen. In diesem frühen Stadium hat jedes Ursegment des Neuralrohres ringförmig angeordnete Arterien und Venen. Im Verlaufe der Kopfentwicklung bilden sich jedoch durch Anastomosierung einzelner Gefäße longitudinal verlaufende Blutgefäße. Eines von diesen, das System der A. carotis interna, liefert das gesamte Blut für das embryonale Gehirn. Ein kaudaler Ast der A. carotis interna (der primitive Plexus arteriosus trigeminalis) verbindet sich mit dem longitudinalen neuro-arteriellen Plexus (der späteren A. basilaris) und versorgt das gesamte Rhombenzephalon. Die segmentalen Arterien versorgen weiterhin das Rückenmark. Erst zu einem späteren Zeitpunkt verbinden sich ihre Äste zu Längsarterien, wie z. B. der A. vertebralis oder der A. spinalis anterior. Nach dieser Verbindung beginnt die Rückbildung der longitudinalen arteriellen Plexus. Sobald ein kontinuierlicher Zusammenschluß der Aa. vertebrales und der A. basilaris gewährleistet ist, bildet sich die primitive A. trigemina vollständig zurück.

Entwicklung der aorto-kranialen Arterien

Der Aortenbogen

Während der Embryogenese sind die paarigen ventralen und dorsalen Aortae untereinander durch sechs doppelte Aortenbögen verbunden. Die dorsalen Segmente des ersten und zweiten Bogenpaares bilden sich zurück; aus deren ventralen Anteilen entstehen die Aa. carotides externae. Als nächstes verschwinden die dorsalen Anteile des dritten und vierten Bogenpaares, von denen nur

das proximale Segment des dritten erhalten bleibt und zu einem Abschnitt der A. carotis interna wird. Der rechte vierte Aortenbogen bildet zusammen mit einem Teil der rechten dorsalen Aorta den proximalen Abschnitt der A. subclavia dextra. Der linke vierte Aortenbogen beteiligt sich an der Bildung des Arcus aortae. Das fünfte Bogenpaar bildet sich vollständig zurück, während der distale Anteil des linken sechsten Aortenbogens zum Ductus arteriosus (Botalli) wird.

Klinisches Korrelat

1. Bei etwa 70% der Bevölkerung entsprin-

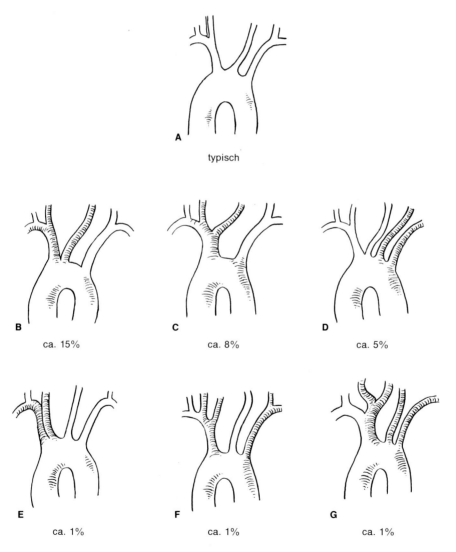

Abb. 1.1. Schematische Darstellung des Aortenbogens und seiner abgehenden großen Gefäße

gen der Truncus brachiocephalicus, die A. carotis communis sinistra und die A. subclavia sinistra getrennt aus dem Aortenbogen. Bei ca. 20% der Kaukasier und 35% der Negerbevölkerung in den Vereinigten Staaten findet sich ein gemeinsamer Abgang des Truncus brachiocephalicus und der A. carotis communis sinistra aus der rechten Seite des Aortenbogens. Bei etwa 8% der Bevölkerung zweigt die A. carotis communis sinistra aus dem Truncus brachiocephalicus ab (Abb. 1.1).

2. Anomalien des Aortenbogens können die Blutströmung stören und Turbulenz zur Folge haben. Diese führt zu einer Läsion der Gefäßwand und möglicherweise zur Entstehung von Arteriosklerose.

Aa. vertebrales

Die Aa. vertebrales entwickeln sich aus Längsanastomosen zwischen segmentalen Arterien, die aus den paarigen dorsalen Aortae hervorgehen, und den sublingualen (hypoglossischen) Arterien. Die fünf kranialen segmentalen Arterien können eventuell verschwinden, wobei die siebte erhalten bleibt, um die Verbindung zwischen den Aa. subclaviae und den Aa. vertebrales herzustellen.

Klinisches Korrelat

1. In seltenen Fällen, in denen es nicht zu einem Zusammenschluß der Aa. vertebrales und der A. basilaris kommt, bleibt die embryonale Anlage der Blutversorgung des Hirnstammes durch das Karotissystem erhalten.

2. Bei etwa 5% der Bevölkerung entspringt die A. vertebralis sinistra direkt aus dem Aortenbogen, und zwar zwischen der A. carotis communis sinistra und der A. subclavia sinistra. In diesen Fällen wird sie sich bei einer Angiographie der linken A. subclavia oder der linken A. brachialis nicht mit Kontrastmittel füllen.

3. Fehlentwicklungen des Schädels und der Wirbelsäule können mit Anomalien des arteriellen Gefäßbaumes einhergehen; z. B. können sowohl eine basale Impression als auch eine okzipito-zervikale Synostose mit Atresie einer A. vertebralis oder dem Ausbleiben der Verbindung zwischen beiden Aa. vertebrales und der A. basilaris kombiniert sein (Abb. 1.2 A u. B).

4. Sehr selten entspringt die A. vertebralis aus der A. carotis communis oder der A. carotis externa.

5. Bei atypischen intersegmentalen Anastomosen ist es möglich, daß die A. vertebralis nicht durch ihren Kanal innerhalb der Querfortsätze der Halswirbelsäule verläuft, bevor sie in die hintere Schädelgrube eintritt. Andererseits kann sie sich in zwei Äste aufspalten, von denen einer innerhalb, der andere außerhalb dieses Kanals verläuft.

Aa. subclaviae

Der proximale Abschnitt der rechten A. subclavia entsteht aus einem Segment des rechten vierten Aortenbogens, der dorsalen Aorta sowie der siebten Segmentarterie. Die linke A. subclavia entwickelt sich aus der siebten intersegmentalen Arterie. Sobald der Embryo länger wird und die Extremitäten sich kaudalwärts verlagern, wandern beide Aa. subclaviae der dorsalen Aorta entlang in eine kaudalere Lage.

Klinisches Korrelat

Wenn sich der rechte dritte Aortenbogen nicht zurückbildet, kann die A. subclavia dextra distal vom Ductus arteriosus (Botalli) aus der Aorta descendens abgehen. Sie wird als aberrierende A. subclavia dextra bezeichnet. Der Aortenbogen wird in solchen Fällen bei Arteriographie der A. brachialis dextra nicht dargestellt (Abb. 1.3).

Aa. carotides internae

Die ersten beiden Aortenbögen (die Mandibular- und Hyoidarterien) beginnen sich gegen Ende der 4. Schwangerschaftswoche

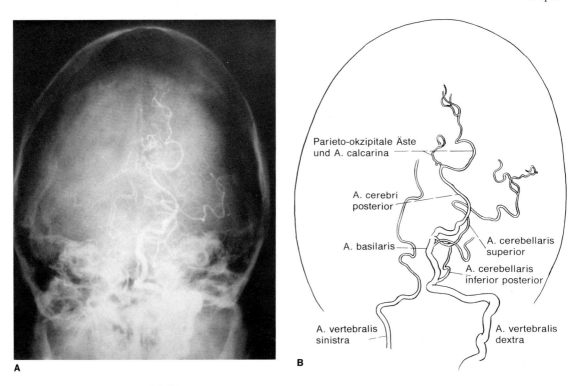

Abb. 1.2 A u. B. Arteriogramm mit Anomalie der beiden Aa. vertebrales, die sich nicht zur A. basilaris vereinigen; die rechte endet als A. cerebellaris inferior posterior

zurückzubilden, sobald der Embryo etwa 5 mm lang ist. Zu diesem Zeitpunkt entstehen die Aa. carotides internae aus dem dritten Aortenbogen. Jede teilt sich in einen vorderen Abschnitt, der zur Rathke-Tasche wandert, und einen hinteren, der primitiven A. trigemina, auf. Letzterer wandert nach dorsal und vereinigt sich mit dem longitudinalen neuralen Gefäßplexus, der sich an der Unterseite des Hirnstammes befindet. Zwischen den beiden vorderen Abschnitten entwickeln sich geflechtartige Anastomosen. In diesem Stadium sind die otischen und hypoglossischen Verbindungen zwischen den sich entwickelnden Karotiden sowie die paarweise angelegten longitudinalen neuralen Plexus bereits vorhanden.

Sobald der Embryo eine Länge von etwa 8 mm erreicht hat, sind die beiden Aa. carotides internae deutlicher ausgebildet und die Mandibulararterien nur noch rudimentär vorhanden. Nach der Anastomosierung der Aa. carotides internae verschmelzen die longitudinalen neuralen Plexus zur A. basilaris, und die Aa. trigeminales bilden sich zurück.

Klinisches Korrelat

1. Die Aa. carotides communes teilen sich in der Regel in Höhe des oberen Schildknorpelrandes (gegenüber dem Discus intervertebralis C4-C5). In seltenen Fällen jedoch kann die Höhe der Karotisbifurkation von C1 bis Th2 variieren.

2. Die A. carotis interna kann anormale Schleifen, Windungen und Krümmungen aufweisen. Obwohl diese in der Regel keine Symptome verursachen, können sie bei einer Tonsillektomie oder Parazentese des Trommelfells für Arterienverletzungen verantwortlich sein.

3. Eine Hypoplasie der A. carotis interna kann mit einer krankheitsbedingten sekundären Arterienstenose verwechselt werden. Bei Vorliegen einer Hypoplasie wird die Röntgenaufnahme der Schädelbasis einen

kleinen oder fehlenden Canalis caroticus aufweisen.

Entwicklung der intrakraniellen Arterien

Die Differenzierung des Gefäßsystems aus dem Mesoderm führt zur Bildung eines Gefäßplexus, aus dem sich bald ein Netz von Endothelschläuchen entwickelt. Zunächst sind alle Kanäle dieses Geflechtes einander ähnlich; später erhalten sie eine Tunica muscularis und eine Adventitia und differenzieren sich zu Arterien, Kapillaren und Venen. Die zerebralen Arterien jedoch entwickeln ihre Tunica media und Lamina elastica interna in geringerem Ausmaß als andere Körperarterien; ihre Adventitia besteht aus einem zarten arachnoidalen Geflecht.

Wenn der Embryo eine Länge von 12 mm erreicht (nach etwa 32 Tagen), geben die Aa. carotides internae mehrere kleine Äste an das Telenzephalon ab. Sie sind die Vorläufer der A. chorioidea sowie der Aa. cerebri anteriores, mediae et posteriores. Die A. basilaris ist im Entstehen begriffen, und auf der Höhe eines jeden Hirnnerven beginnen Äste auszusprossen. Das Kleinhirn wird gebildet; die Aa. cerebellares superiores sind am deutlichsten ausgeprägt. Die Aa. vertebrales befinden sich noch im Stadium der Entwicklung und haben den Anschluß an die A. basilaris noch nicht gefunden; die Aa. carotides dagegen müssen nicht nur das Vorderhirn, sondern auch den Hirnstamm und das Kleinhirn versorgen.

Im Stadium von 12–14 mm Länge (32.–40. Tag) entwickeln sich die Stapes- und ventralen Pharyngealarterien als Äste der A. carotis externa. Die A. carotis communis entsteht, nachdem die Anastomose zwischen dem dritten und vierten Aortenbogen obliteriert ist. Die A. chorioidea sowie die Aa. cerebri anteriores et mediae sind gut ausgebildet. Die spätere A. communicans anterior

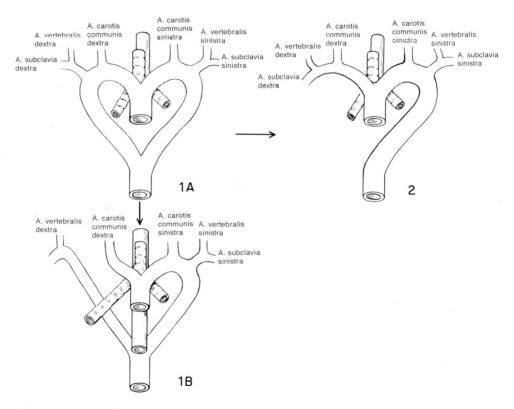

Abb. 1.3. 1A Embryonale Form des Aortenbogens. *1B* Persistierende A. subclavia dextra. *2* Normales Schema beim Erwachsenen

besteht aus einem Geflecht von Anastomosen.

Bei einer Länge von 15 mm (40. Tag) beginnt sich die Blutzirkulation der Kopfhaut, der Dura und Pia mater zu differenzieren. Wenig später, bei einer Embryolänge von 16–19 mm, erscheinen die Stämme der Aa. cerebellares inferiores anteriores et posteriores. Bei einer Länge von 20–24 mm (44.–45. Tag) ist der Circulus arteriosus cerebri (Willisii) erkennbar. Der dorsale Abschnitt der Stapesarterie wird zur A. meningea media, ihr ventraler Abschnitt zur A. ophthalmica. Die A. recurrens (Heubner) entsteht aus der ursprünglichen A. olfactoria. Sobald der Embryo eine Länge von 40 mm aufweist (nach etwa 52 Tagen), sind praktisch alle endgültigen intrakraniellen Arterien ausgebildet. Die Anzahl der venösen Anastomosen und die Proliferation von Kapillaren nehmen jedoch weiterhin im Neokortex zu.

Klinisches Korrelat

1. Variationen der zerebralen Arterien werden meistens zurückgeführt auf Persistenz oder übermäßige Involution anastomotischer Gefäße, die für den Embryo physiologisch sind (rete mirabile).
2. Nicht ausgereifte Verästelungen oder aber unvollständige Rückbildung embryonaler Gefäße können im Mediastromgebiet beim Erwachsenen zu Bildungen führen, die als ein Persistieren des primordialen Geflechtes von angioblastischem Gewebe anzusehen sind.
3. Okuläre, faziale oder parieto-okzipitale Angiome, die beim Sturge-Weber-Dimitri-Syndrom gleichzeitig vorhanden sein können, repräsentieren einen persistierenden vorderen Gefäßplexus, der in frühen Entwicklungsstadien Vorderhirn und Auge versorgt.
4. Reifungshemmung duraler und kranialer Arterien, noch bevor sie vollständig ausdifferenziert sind, führt zur Bildung von Rankenangiomen im Gebiet der Kopfhaut, des epiduralen Raumes, sowie der Dura und Pia mater.

5. Die persistierende primitive A. trigemina, die Verbindung zwischen der A. carotis interna und der A. basilaris, ist beim Erwachsenen bekannt als karotiko-basiläre Anastomose. In vereinzelten Fällen bleibt die primitive A. trigemina nur rudimentär erhalten und bildet die Ursache für ein Aneurysma oder eine schwache Stelle der Aa. carotides internae bzw. der A. basilaris.
6. Wenn die beiden longitudinalen Plexus nicht in ihrem ganzen Verlauf miteinander verschmelzen, entsteht eine doppelt angelegte, gefensterte oder sackförmig ausgeweitete Basilararterie.
7. Variationen des Circulus arteriosus cerebri (Willisii) – wie z. B. eine fadenförmige A. communicans anterior oder posterior – können dessen Funktion als potentielle Kollateralbahn in Frage stellen und führen zu gehäuftem Vorkommen von Hirninfarkten (Abb. 1–4).
8. Kongenitale sackförmige Aneurysmen treten bei Personen mit ungewöhnlicher Konfiguration des Circulus arteriosus cerebri (Willisii) gehäuft auf.

Persistierende Anastomosen

Folgende embryonale Kanäle können persistieren:

1. Die *A. primitiva trigemina* als Verbindung zwischen den Karotiden und der A. basilaris proximal der A. communicans posterior (Abb. 1.5)
2. Die *A. primitiva otica* als Verbindung zwischen den Gefäßsystemen der A. carotis interna und der A. basilaris
3. Die *A. primitiva hypoglossica* als Verbindung zwischen den Gefäßsystemen der A. carotis interna und der A. basilaris
4. Die *A. primitiva stapedia* als Verbindung zwischen der A. carotis interna und der A. meningea media
5. Die *A. primitiva ophthalmica* als Verbindung zwischen dem Ramus lacrimalis der A. ophthalmica und der A. meningea media

6. Die Anastomosen zwischen den beiden Aa. vertebrales

7. Die Anastomosen zwischen den ophthalmischen und meningealen Arterien

Klinisches Korrelat

1. In den meisten Fällen bleiben diese persistierenden embryonalen Anastomosen symptomlos und werden erst durch Angiographie oder bei der Autopsie erkannt.

2. Gelegentlich können sie ein Aneurysma tragen oder einen Hirnnerven komprimieren.

3. Bei Patienten mit zerebralen Gefäßverschlüssen dienen einige dieser Blutbahnen als Kollateralkreislauf.

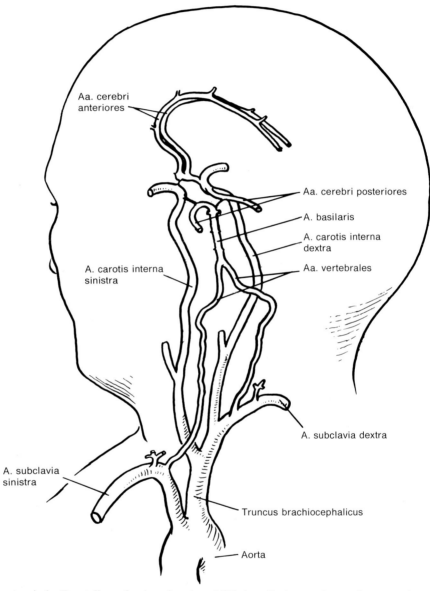

Abb. 1.4. Schematische anatomische Darstellung der Arterien eines 54jährigen Patienten, der an einem massiven Hirninfarkt infolge Verschlusses der rechten A. carotis interna im Karotissinus starb. Der Circulus arteriosus cerebri (Willisii) war so ausgebildet, daß beide Aa. cerebri anteriores, die rechte A. cerebri media sowie die rechte A. cerebri posterior durch die A. carotis dextra versorgt wurden. Eine kollaterale Versorgung aus den vertebrobasilären Arterien bzw. der A. carotis interna sinistra via Circulus arteriosus cerebri (Willisii) war wegen zu geringen Kalibers der A. communicans posterior sowie der A. cerebri anterior nicht möglich. Als zufälliger Autopsiebefund ein Truncus brachiocephalicus

4. Ophthalmodynamometrische Meßergebnisse entsprechen nicht dem tatsächlich vorhandenen Druck in der A. carotis interna, wenn die A. ophthalmica ihre hauptsächliche Blutzufuhr aus den Meningealarterien durch eine akzessorische A. ophthalmica erhält, oder wenn eine karotiko-basiläre Anastomose vorliegt.

Entwicklung der intrakraniellen Venen

Sobald der Embryo eine Länge von 2–3 mm erreicht, erfolgt die Drainage der dorsalen Seite des Neuralrohres durch einen einzigen Rautenhirnkanal, der in die vordere V. cardinalis übergeht. Bei einer Länge von 5–8 mm (etwa am 24.–32. Schwangerschaftstag) ist der Rautenhirnkanal durch den intradural verlaufenden primären Kopfsinus ersetzt worden. Die drei duralen Plexus (der vordere, mittlere und hintere), die in den primären Kopfsinus münden, dienen als Abflußsystem für das Prosenzephalon-Mesenzephalon, das Metenzephalon bzw. das Myelenzephalon. Innerhalb der nächsten 2–3 Tage, wenn der Embryo 8–12 mm lang ist, erscheinen die primitiven Venen des Telenzephalons und

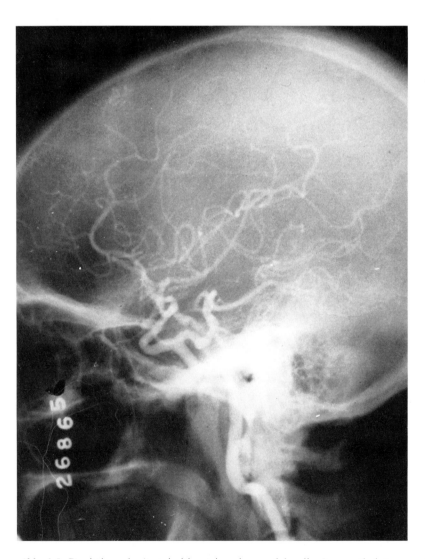

Abb. 1.5. Persistierende A. primitiva trigemina, welche die A. carotis interna mit der A. basilaris verbindet (karotiko-basiläre Anastomose)

Dienzephalons. Die primitiven Randsinus entspringen aus dem rostralen Ende des vorderen duralen Plexus. Der hintere durale Plexus verbindet sich mit der vorderen V. cardinalis, um die Vv. jugulares zu bilden.

Im Längenstadium von 12–16 mm (32.–40. Tag) differenziert sich die Dura aus der Pia mater. Ein geflechtartiges Kanalsystem stellt die Zwischenverbindung unter den drei duralen Plexus her, und zwischen den mesenzephalen und dienzephalen Venen entstehen Anastomosen. Wenig später beginnt die Rückbildung des primären Kopfsinus. Der Verbindungsweg zwischen dem mittleren und hinteren duralen Plexus wird zum Vorläufer des Sinus sigmoideus. Ein Teil des Randsinus und die Verbindung zwischen dem vorderen und mittleren duralen Plexus bilden zusammen den Sinus transversus. Im Verlaufe von 2–3 Tagen ist der primäre Kopfsinus praktisch verschwunden, und der Sinus pracoticus entleert die supraorbitalen und maxillären Venen. Die telenzephalen und ventralen dienzephalen Venen bilden den Sinus tentorius, der an der kaudoventralen Seite der Hirnhemisphären verläuft.

Sobald der Embryo eine Länge von 40 mm erreicht hat (nach 52 Tagen), ähnelt der arterielle Gefäßbaum weitgehend seiner postnatalen Konfiguration, wohingegen das venöse Entwicklungsmuster noch verzögert ist. Die Randsinus verschmelzen gerade miteinander zur Bildung des medianen Sinus sagittalis. Die unteren Vv. chorioideae leiten das Blut aus dem Plexus chorioidalis in den Sinus tentorius ab.

Beim 12 Wochen alten Feten, der 60–80 mm lang ist, breiten sich die Großhirnhemisphären aus und wachsen kaudalwärts über das Mittelhirn und die primitiven Kleinhirnhemisphären. Gegen Ende des 80-mm-Stadiums sind die meisten späteren Venen erkennbar; der Plexus tentorialis ist zum Confluens sinuum (Torcular Herophili) geworden, in den der größte Teil des Blutes aus den Großhirnhemisphären abfließt. Die Vv. cerebri internae nehmen das Blut der basalen Ganglien auf. In der Pia mater verlaufende Längsanastomosen zwischen den telenzephalen und dienzephalen Venen stellen die Rosenthal-Vene dar.

Nach dem 3. Monat sind die Vv. cerebellares anteriores et posteriores erkennbar; das zentrale Gebiet der Kleinhirnhemisphären entleert sich in die großen zerebralen Venen, und die Kleinhirnoberfläche entleert sich entweder in den Sinus transversus, den Sinus petrosus superior oder in die große zerebrale Vene.

Literatur

Allgemeines

du Boulay, G. H.: The Evolution of the Cerebral Arterial Tree. In: Background to Migraine, (Smith, R. ed.), Chap. 5. New York: Springer 1967

Jollie, M.: Chordate Morphology, pp. 347–366. New York: Reinhold 1962

Kaplan, H. A.: Anatomy and Embryology of the Arterial System of the Forebrain. In: Vascular Diseases of the Nervous System. Bd. I, Handbook of Clinical Neurology (Hrsg. Vinken, P. J., Bruyn, G. W.) Amsterdam: North-Holland, New York: American Elsevier 1972

Kaplan, H. A., Ford, D. H.: The Brain Vascular System. Amsterdam: Elsevier 1966

Moffat, D. B.: The embryology of the arteries of the brain. Ann. Roy. Coll. Surg. Engl. 30, 368 (1962)

Manterola, A., Towbin, A., and Yakovlev, P. I.: Cerebral infarction in the human fetus near term. J. Neuropathol. Exptl. Neurol. 25, 479 (1966)

Rudolph, A. H.: The changes in the circulation after birth; their importance in congenital heart disease, Circulation. 41, 343 (1970)

Entwicklung der aorto-kranialen Arterien

Aa. vertebrales

Flynn, R. E.: External origin of the dominant vertebral artery. J. Neurosurg. 29, 300 (1968)

Mizukami, M., Tomita, T., Mine, T., Mihara, H.: Bypass anomaly of the vertebral artery associated with cerebral aneurysm and arteriovenous malformation. J. Neurosurg. 37, 204 (1972)

Wackenheim, A., Babin, E.: Excursion extratransversaire de l'artère vertébrale, une anomalie peu connue, susceptible de pertuber diverses épreuves de compression cervicale. Presse med. *77* (35), 1213 (1969)

Aa. carotides internae

Goldman, N. C., Singleton, G. T., Holly, E. H.: Aberrant internal carotid artery. Presenting as a mass in the middle ear. Arch. Otolaryngol. *94*, 268 (1971)

Hills, J., and Sament, S.: Bilateral agenesis of the internal carotid artery associated with cardiac and other anomalies. Case report. Neurology. *18*, 142 (1968)

Lhermitte, F., Gautier, J. C., Poirier, J., Tyrer. J. H.: Hypoplasia of the internal carotid artery. Neurology. *18*, 439 (1968)

Lie, T. A.: Congenital Anomalies of the Carotid Arteries, Excerpta Medica Foundation. Baltimore: Williams & Wilkins 1968

Newton, T. H., Young, D. A.: Anomalous origin of the occipital artery from the internal carotid artery. Radiology. *90*, 550 (1968)

Smith, K. R., Jr., Nelson, J. S., Dooley, J. M., Jr.: Bilateral "hypoplasia" of the internal carotid arteries. Neurology. *18*, 1149 (1969)

Smith, R. R., Kees, C. J., Hogg, I. D.: Agenesis of the internal carotid artery with an unusual primitive collateral; case report. J. Neurosurg. *37*, 460 (1972)

Weibel, J., Fields, W. S.: Tortuosity, coiling, and kinking of the internal carotid artery. I. Relationship of morphological variation to cerebrovascular insufficiency. Neurology. *15*, 462 (1965)

Entwicklung der intrakraniellen Arterien

Brucher, J.: Origin of the ophthalmic artery from the middle meningeal artery. Radiology. *93*, 51 (1969)

Handa, J., Teraura, T., Imai, T., Handa, H.: Agenesis of the corpus callosum associated with multiple developmental anomalies of the cerebral arteries. Radiology. *92*, 1301 (1969)

LeMay, M., Gooding, C. A.: The clinical significance of the azygos anterior cerebral artery (A.C.A.). Am. J. Roentgenol. *98*, 602 (1966)

McCormick, W. F.: A unique anomaly of the intracranial arteries of man. Neurology. *19*, 77 (1969)

Occleshaw, J. V., Garland, P.: Bilateral rete carotidis. Brit. J. Radiol. *42*, 851 (1969)

Rockett, J. F., Johnson, T. H., Jr.: Bilateral rete mirabile intracranial (vascular) anastomosis in man. A case report. Radiology. *90*, 46 (1968)

Weidner, W., Hanafee, W., Markham, C. H.: Intracranial collateral circulation via leptomeningeal and rete mirabile anastomoses. Neurology. *15*, 39 (1965)

Circulus arteriosus cerebri (Willisii)

Battacharji, S. K., Hutchinson, E. C., McCall, A. J.: The circle of Willis – The incidence of developmental abnormalities in normal and infarcted brains. Brain. *90*, 947 (1967)

Berk, M. E.: Some anomalies of the circle of Willis. Brit. J. Radiol. *34*, 221 (1961)

Fisher, C. M.: The circle of Willis: Anatomical variations, Vascular Diseases. *2*, 99 (1965)

Persistierende Anastomosen

Bingham, W. G., Jr., Hayes, G. J.: Persistent carotidbasilar anastomosis. Report of two cases. J. Neurosurg. *18*, 398 (1961)

Blain, J. G., Logothetis, J.: The persistent hypoglossal artery. J. Neurol. Neurosurg. Psychiat. *29*, 346 (1966)

Kempe, L. G., Smith, D. R.: Trigeminal neuralgia, facial spasm, intermedius and glossopharyngeal neuralgia with persistent carotid basilar anastomosis. J. Neurosurg. *31*, 445 (1969)

Rath, S., Mathai, K. V., Chandy, J.: Persistent trigeminal artery, Arch. Neurol. *19*, 121 (1968)

Renier, W. O., Hommes, O. R.: On the clinical significance of the primitive trigeminal artery. A study of seven cases. Europ. Neurol. *5*, 34 (1971)

Wollschlaeger, G., Wollschlaeger, P. B.: The primitive trigeminal artery as seen angiographically and at postmortem examination. Am. J. Roentgenol. *92*, 761 (1964)

Entwicklung der intrakraniellen Venen

Padget, D. H.: The cranial venous system in man in reference to development, adult configuration, and relation to the arteries, Am. J. Anat. *98*, 307 (1956)

Streeter, G. L.: The development of the venous sinuses of the dura mater in the human embryo. Am. J. Anat. *18*, 145 (1915)

Ergänzende Hinweise

Barnett, C. H., Marsden, C. D.: Functions of mammalian carotid rete mirabile. Nature. *191*, 88 (1961)

Angewandte Anatomie der Hirnarterien

,,Jene, die viele Körper sezierten oder untersuchten, haben wenigstens zu zweifeln gelernt; andere jedoch, die die Anatomie nicht kennen und sich nicht die Mühe geben, sich mit ihr zu befassen, hegen überhaupt keine Zweifel."

Morgagni

Aortenbogen

Die Blutversorgung des Gehirns aus dem Herzen erfolgt über den Aortenbogen, der den Truncus brachiocephalicus (A. anonyma), die A. carotis communis sinistra und die A. subclavia sinistra als Äste abgibt. Der Truncus brachiocephalicus entspringt hinter dem Manubrium sterni und steigt bis auf Höhe der Incisura clavicularis sterni, wo er sich in die A. carotis communis dextra und die A. subclavia dextra aufgabelt. Die A. carotis communis sinistra entspringt in der Regel aus dem Aortenbogen unmittelbar links neben dem Truncus brachiocephalicus, kann jedoch auch direkt aus dem Truncus brachiocephalicus abgehen. Die Aa. subclaviae geben die Aa. vertebrales ab. Die paarigen Vertebralarterien und Karotiden steigen am Halse hoch, treten in den Schädel ein und versorgen das Gehirn (Abb. 2.1).

Klinisches Korrelat

Einst bekannt als ,,Venusgürtel" – wegen des häufigen Mitbefalls der Aorta ascendens bei erworbener Lues –, ist der Aortenbogen jetzt häufiger durch arteriosklerotische Veränderungen betroffen. Atheromatöse Plaques können die Abgänge der großen, das Gehirn versorgenden Gefäße einengen oder verschließen; degenerative Veränderungen können eine Ruptur der Intima mit Dissezierung des Aortenbogens und Verschluß seiner Äste zur Folge haben. Entzündliche Angiopathien (Takayasu-Krankheit) befallen ebenfalls Arterien, die aus dem Aortenbogen abgehen. Alle diese Prozesse können den zerebralen Kreislauf beeinträchtigen und neurologische Ausfallserscheinungen hervorrufen.

Das Gehirn wird durch das Tentorium cerebelli in supra- und infratentorielle Strukturen unterteilt. Die oberhalb des Tentoriums gelegenen Strukturen erhalten ihr Blut aus der A. carotis interna sowie der A. cerebri posterior, die gewöhnlich die Endbahn des vertebro-basilären Systems darstellt; jene unterhalb des Tentoriums werden durch die Aa. vertebrales und die A. basilaris versorgt. Das Karotissystem versorgt die Augen, die basalen Ganglien, den größten Teil des Hypothalamus, die Frontal- und Parietallappen sowie große Teile der Temporallappen. Das vertebro-basiläre System versorgt Teile der Temporallappen, den gesamten Okzipitallappen, den größten Teil des Thalamus sowie das Mittelhirn, den Pons, die Medulla oblon-

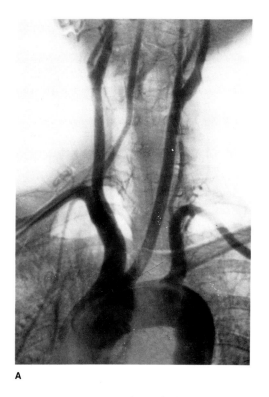

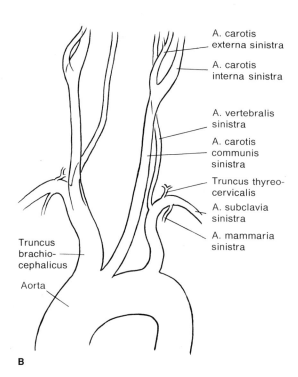

A. carotis
externa sinistra

A. carotis
interna sinistra

A. vertebralis
sinistra

A. carotis
communis
sinistra

Truncus thyreo-
cervicalis

A. subclavia
sinistra

A. mammaria
sinistra

Truncus
brachio-
cephalicus

Aorta

A   **B**

Abb. 2.1 A u. B. Aortenbogenkatheterisierung durch die A. femoralis. Die Injektion des Kontrastmittels ergibt eine gleichzeitige Darstellung der aorto-zervikalen Arterien

gata, das Kleinhirn, das Innenohr und das obere Rückenmark.

Grundbauplan zerebraler Arterien

Das Grundmuster der arteriellen Versorgung ist im wesentlichen für das gesamte Gehirn gleich und beruht auf folgenden drei Gefäßtypen:

1. Lange Randäste der Stammarterien verlaufen entlang der ventralen und lateralen Seite der neuralen Strukturen zur dorsalen Oberfläche, wo sie mit den distalen oberflächlichen Ästen anderer langer Randgefäße anastomosieren. Sie bringen das Blut über weite Strecken zur Hemisphärenoberfläche bzw. zum Hirnstamm, wobei sie unzählige, nicht benannte perforierende Äste abgeben, die in die Hirnsubstanz eindringen.
2. Kurze Randgefäße oder lateral perforierende Äste entspringen aus der Stammarte-

rie und dringen schon nach kürzerer Entfernung in die Hirnoberfläche ein, um die graue und weiße Substanz zu versorgen.
3. Paramedian oder median perforierende Arterien entspringen direkt aus dem Stammgefäß und dringen sofort nach ihrem Abgang beidseits der Mittellinie in das Hirn ein. Die paramedianen Äste versorgen zentrale Kerngebiete nahe der Mittellinie; die kurzen Randgefäße versorgen ein Gebiet, das genau zwischen den von den paramedianen und langen Randgefäßen ernährten Bezirken liegt. Im Gegensatz zu den langen Randgefäßen verfügen die anderen beiden Gefäßtypen über eine sehr begrenzte Anzahl von Anastomosen.

Klinisches Korrelat

In zerebralen Angiogrammen werden durchwegs nur die langen Randarterien dargestellt. Gelegentlich erkennt man auch die größten kurzen Randgefäße; die unbenannten Äste all dieser Gefäßtypen jedoch werden nie sichtbar. Aus diesem Grunde können nur etwa 10% der intrakraniellen Arterien durch Angiographie dargestellt werden.

Karotissystem

Halskarotiden

Aa. carotides communes et internae

Die beiden Aa. carotides communes mit ihren sympathischen Adventitianerven liegen in unmittelbarer Nähe der Vv. jugulares internae, des N. vagus und des zervikalen Plexus sympathicus. Sie steigen entlang der Trachea hinter dem M. sternocleidomastoideus bis etwa zum oberen Schildknorpelrand – gerade unterhalb des Angulus mandibulae – hinauf, wo sich jede in die A. carotis interna und A. carotis externa aufgabelt. Unmittelbar nach der Bifurkation zeigt die A. carotis interna eine bulbusartige Erweiterung, den Karotissinus. Dieser ist reichlich mit Rezeptoren ausgestattet, die vom N. glossopharyngeus innerviert werden, und hilft bei der Regulierung der Herztätigkeit. Das Glomus caroticum wird gleich innerviert und liegt neben dem Sinus.

An ihrem Entstehungsort stehen die A. carotis interna und A. carotis externa in enger Beziehung zueinander; über eine kurze Strecke, bevor sie sich trennen, liegt die A. carotis externa gewöhnlich etwas medial der A. carotis interna. Die A. carotis interna steigt dorsolateral der Rachentonsille auf. Gerade oberhalb der Tonsille liegt sie vor den Querfortsätzen der oberen drei Halswirbel.

Klinisches Korrelat

1. Die A. carotis communis ist normalerweise beidseits gut zu palpieren, es sei denn – was hie und da vorkommt –, sie ist gewunden und liegt auf einer Seite versteckt hinter der Trachea. Eine solche Situation kann den falschen Eindruck eines Verschlusses der A. carotis communis erwecken.

2. Es gibt gelegentlich Patienten, bei denen eine Arterienentzündung Nackenschmerzen (Karotidodynie) und Druckschmerz bei Palpation des Gefäßes hervorruft.

3. Die Abschnitte der A. carotis communis und der A. carotis interna, die im Hals verlaufen, sind manchmal gewunden; die dabei entstehenden Schleifen und Abknickungen können beim Palpieren eine aneurysmatische Erweiterung vortäuschen. Manche Autoren vertreten die Auffassung, daß die Abknickungen und Windungen eine arterielle Insuffizienz hervorrufen, und befürworten chirurgische Korrekturmaßnahmen.

4. Bei etwa 50% der Patienten befindet sich die Bifurkation der A. carotis communis auf der Höhe von C4, gerade unterhalb des Kieferwinkels. Bei weiteren 30% liegt sie oberhalb, bei den übrigen unterhalb von C4. Diese Variationen erschweren manchmal eine Massage oder Kompression des Sinus und bieten chirurgische Probleme bei dem Versuch, die Durchgängigkeit der A. carotis interna in Bifurkationsnähe wiederherzustellen.

5. Das Gebiet der Karotisbifurkation und des Karotissinus ist ein Prädilektionsort für die Entstehung arteriosklerotischer Plaques, möglicherweise weil an Arterienöffnungen und -winkeln Wirbel im Blutstrom entstehen können.

6. Eine Überempfindlichkeit des Karotissinus kann für vorübergehende Bewußtseinsverluste verantwortlich sein.

7. Ein Horner-Syndrom kann auftreten, wenn sowohl bei Erkrankungen – wie z. B. der Arteriosklerose – als auch bei Verletzungen durch Angiographie oder Ligatur die sympathischen Fasern in der Wand der A. carotis interna in Mitleidenschaft gezogen werden.

8. Durch Verlagerung der lateralen Atlasmasse nach vorne gegen die hintere Wand der A. carotis interna kann eine Drehung des Kopfes die Arterie komprimieren und zuweilen Zeichen zerebraler vaskulärer Insuffizienz auslösen.

9. Durch eine zervikale Adenitis oder durch herpetische Pharynxgeschwüre kann sich eine angrenzende Arterie entzünden und damit Wandveränderungen erwirken, auf

welchen sich ein Blutgerinnsel bildet. Ein solches Gerinnsel kann zu einem Arterienverschluß führen oder septische Embolien im Gehirn verursachen.

10. Wird der Puls der A. carotis interna im Mesopharynx posterolateral der Gaumentonsille palpiert, so kann dies nützlicher sein als eine externe Palpation unterhalb des Kieferwinkels; hier sind ja auch die Pulsationen der A. carotis externa tastbar.

11. Aneurysmen der A. carotis interna in der Nähe ihres Abganges können als abnorme Resistenz im Pharynx getastet werden.

Die Dura mater wird durch die Rami ethmoidales et lacrimales der A. ophthalmica, die A. pharyngea ascendens, die A. maxillaris und die A. occipitalis versorgt. Der wichtigste Ast ist die A. meningea media, die aus der A. maxillaris hervorgeht und den Hauptanteil der meningealen Zirkulation liefert. Sie tritt im Foramen spinosum des Keilbeins durch die Schädelbasis und verläuft in einer Rinne oder einem Kanal des großen Keilbeinflügels nach frontolateral, wobei sie Äste an die Dura der Hirnkonvexität abgibt.

Aa. carotides externae

Die A. carotis externa liegt an ihrer Abgangsstelle vor und gewöhnlich etwas medial der A. carotis interna. Im Gegensatz zur A. carotis interna, die fast immer von ihrem Ursprung am Hals bis zum Schädel ohne Abgabe eines einzigen Astes aufsteigt, beginnt sich die A. carotis externa in die A. thyreoidea superior, A. facialis, A. pharyngea ascendens, A. lingualis, A. retroauricularis und A. occipitalis aufzuzweigen. Sie endet mit einer Gabelung in die A. temporalis superficialis und A. maxillaris.

Klinisches Korrelat

1. Pulsationen von Ästen der A. carotis externa erlauben Rückschlüsse auf die Durchgängigkeit sowohl im System der A. carotis interna als auch der A. carotis externa. Außerordentlich wichtig für diese Diagnose ist die Palpation der A. facialis (unterhalb des Kieferwinkels), der A. temporalis superficialis (vor dem Tragus des Ohres) sowie der A. auricularis posterior und der A. occipitalis (in der Okzipitalregion).

2. Die A. carotis externa kann bei Verschluß der A. carotis interna als Quelle für die kollaterale Versorgung des Gehirns dienen.

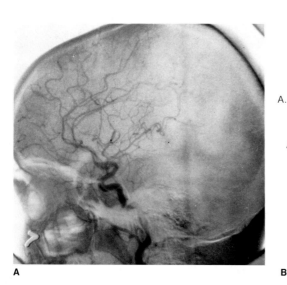

A

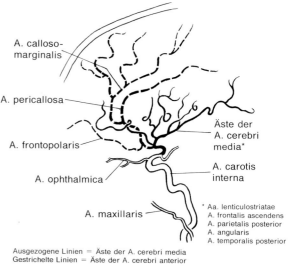

A. calloso-marginalis

A. pericallosa

A. frontopolaris

A. ophthalmica

A. maxillaris

Äste der A. cerebri media*

A. carotis interna

* Aa. lenticulostriatae
A. frontalis ascendens
A. parietalis posterior
A. angularis
A. temporalis posterior

Ausgezogene Linien = Äste der A. cerebri media
Gestrichelte Linien = Äste der A. cerebri anterior

B

Abb. 2.2 A u. B. Arteriographische Darstellung der Äste der A. carotis interna in Seitenansicht

3. Diese Arterien werden häufig von der Arteriitis cranialis befallen.

4. Schädelfrakturen, insbesondere jene im Gebiete des Pterions, können die A. meningea media zerreißen und dadurch zu einem epiduralen Hämatom führen.

5. Meningeome und gewisse arteriovenöse Mißbildungen in der vorderen und mittleren Schädelgrube werden – wenigstens zum Teil – durch Äste der A. meningea media versorgt; Dilatation der Arterie oder abführende venöse Plexus können bei solchen Prozessen eine Erweiterung des Foramen spinosum bewirken.

6. Aneurysmen und arteriovenöse Fisteln der meningealen Gefäße sind in der Regel traumatischen Ursprungs und manifestieren sich als extradurale Hämorrhagien mit spätem oder „subakutem" Beginn.

7. Ein arteriovenöser Shunt zwischen einem extrakraniellen Ast der A. carotis externa und einem intrakraniellen duralen Sinus ist auf eine aberrierende V. emissaria zurückzuführen, die von einer großen Schädelarterie direkt in einen großen duralen Sinus führt. Eine Steigerung des intrakraniellen Venendruckes wird Zeichen eines erhöhten Hirndruckes hervorrufen. Die Ursache dieses erhöhten Hirndrucks kann ohne Auskultation des Schädels und ohne Angiogramm der A. carotis externa nicht geklärt werden.

8. Intrakranielle angiomatöse Mißbildungen, die durch extrakranielle Äste der A. carotis externa versorgt werden, sind selten.

9. Extrakranielle angiomatöse Mißbildungen, die mit zerebralen Gefäßen in Verbindung stehen, sind nicht ungewöhnlich.

Karotissystem des Schädels

Die A. carotis interna tritt im Canalis caroticus der Schläfenbeinpyramide durch die Schädelbasis. Eine knöcherne Wand, die in der Kindheit dünn sein kann und eventuell im späteren Leben zum Teil resorbiert wird, trennt sie von den Lufträumen des Mittelohres. Nachdem sie über eine fast 1 cm lange Strecke im Kanal verläuft, tritt die A. carotis interna in das Schädelinnere zwischen die Schichten der Dura mater; hier liegt sie unmittelbar unterhalb des Ganglion Gasseri des N. trigeminus, den sie mit kleinen Ästen versorgt. Die A. carotis interna steigt dann steil entlang der posterolateralen Seite der Sella turcica hoch, um in den Sinus cavernosus einzutreten. Innerhalb dieses venösen Plexus windet sich die Arterie zunächst nach vorn, dann aufwärts und medial vom Processus clinoideus anterior. Anschließend verläuft die A. carotis interna wieder nach hinten und bildet somit den oberen Abschnitt der Schleife, die als Karotissiphon bezeichnet wird. Hypophysäre, von diesem Karotisabschnitt ausgehende Arterien versorgen die Hypophyse. Die paarigen oberen und unteren hypophysären Arterien teilen sich in ein Netz von Kapillaren, die dann das Pfortadersystem der Hypophyse bilden. Die portalen Venen ihrerseits münden in die rund um die Drüse gelegenen venösen Sinus.

Die in der lateralen Wand des Sinus cavernosus gelegenen Hirnnerven (N. oculomotorius, N. trochlearis und N. abducens sowie die ersten beiden Äste des N. trigeminus) stehen in enger Beziehung zur lateralen Arterienwand. Die A. carotis interna beginnt ihren subarachnoidalen Weg nach Durchtritt durch die Dura mater medial vom Processus clinoideus anterior mit einem Verlauf oberhalb des N. oculomotorius und unterhalb des N. opticus. Auf dieser Höhe beginnen die klinisch wichtigen Äste der A. carotis interna rasch nacheinander abzugehen. Dies sind – in der üblichen Reihenfolge –: die A. ophthalmica, die A. communicans posterior, die A. chorioidalis anterior sowie die A. cerebri anterior und die A. cerebri media (Abb. 2.2 A u. B).

Klinisches Korrelat

1. Da die A. carotis in unmittelbarer Nähe des Mittelohres verläuft, können Geräusche, die von diesem Gefäß ausgehen, vom Patienten manchmal im Wachzustand unangenehm wahrgenommen werden.

2. Eine Otitis media kann auf den Canalis caroticus übergreifen und eine Periarteriitis der A. carotis verursachen.

3. Einige Autoren sind der Ansicht, daß eine Dilatation der Karotis unterhalb des Ganglion semilunare Gasseri die Ursache für eine Trigeminusneuralgie sein kann.

4. Ein Aneurysma der A. carotis im Sinus cavernosus kann die Augennerven und den N. trigeminus komprimieren und somit zu einer Blicklähmung sowie zu einem supraorbital lokalisierten Schmerz führen.

5. Die A. carotis interna besitzt als einzige Körperarterie im Sinus cavernosus einen venösen Plexus. Bei einer Ruptur an dieser Stelle kann sich eine arteriovenöse (karotiko-kavernöse) Fistel bilden.

A. ophthalmica

Dieses Gefäß entspringt aus dem vorderen Abschnitt des Karotissiphons und verläuft zusammen mit dem N. opticus durch das Foramen opticum in die Orbita. Hier teilt es sich in zahlreiche Äste auf, welche die in der Orbita gelegenen Strukturen versorgen und mit Ästen der A. carotis externa anastomosieren. Ihr wichtigster Ast, die A. centralis retinae, dringt durch die Papilla nervi optici in den Augapfel und verzweigt sich dann in Äste, welche die Retina versorgen. Diese retinalen Arterien sind mit dem Augenspiegel erkennbar.

Klinisches Korrelat

1. Da die A. ophthalmica ein Seitenast der A. carotis interna ist, können durch Messung des Blutdrucks in diesem Gefäß (Ophthalmodynamometrie) Rückschlüsse auf den in der Karotis vorhandenen Blutdruck gezogen werden.

2. Anomalien der retinalen Arteriolen können auf eine Erkrankung der zerebralen Arteriolen hinweisen, da es sich bei beiden um Endarterien der A. carotis interna handelt.

3. Ein vorübergehender Verlust des Sehvermögens auf einem Auge (Amaurosis fugax),

der mit Symptomen und Befunden der kontralateralen Körperseite verbunden ist, weist auf eine Erkrankung der A. carotis communis bzw. der A. carotis interna hin, da die Karotis sowohl den Augapfel als auch die homolaterale Großhirnhemisphäre versorgt.

4. Da Äste der A. ophthalmica mit Ästen der A. carotis externa anastomosieren, kann die A. ophthalmica bei einem Verschluß der A. carotis interna als Kollateralbahn dienen.

5. Supraorbitale Äste der A. ophthalmica versorgen die Haut der mittleren Stirnregion; daher können Besonderheiten in Pulsation, Blutdruck, Blutdurchfluß und Hauttemperatur Hinweise auf eine Erkrankung der A. carotis interna sein.

A. communicans posterior

Die A. communicans posterior entspringt an der Stelle aus der A. carotis interna, wo sich diese oberhalb der Sella turcica nach okzipital windet. Sie verläuft horizontal nach hinten und leicht nach medial, um sich mit der A. cerebri posterior, dem Endast der A. basilaris, zu verbinden. Aus embryologischer Sicht sind die A. communicans posterior und die A. cerebri posterior Äste der A. carotis, aber die Blutzufuhr zu den Aa. cerebri posteriores erfolgt in der Regel durch das vertebro-basiläre System. Die Aa. communicantes posteriores sind von Mensch zu Mensch im Kaliber sehr verschieden, und außerdem bestehen häufig deutliche Seitenunterschiede. Gelegentlich sind beide nur fadenförmig und stellen eine nur dürftige Verbindung zwischen der Karotis und dem vertebrobasiläre System her. In seltenen Fällen sind beide überhaupt nicht vorhanden.

Perforierende Äste entspringen in großer Anzahl an der hirnwärts gelegenen Seite der Arterie. Die vorderen Äste versorgen den Hypothalamus und ventralen Thalamus, das vordere Drittel des Tractus opticus und das Crus occipitale der Capsula interna. Die hinteren Äste treten durch das Spatium interpedunculare, um den Nucleus hypothalamicus Luysi zu versorgen. Diese paramedianen Arterien anastomosieren nicht miteinander; somit wird beim Verschluß irgendeiner dieser Arterien das betroffene, seiner Blutversorgung beraubte Gebiet infarzieren.

Klinisches Korrelat

1. Wenn die Aa. communicantes posteriores genügend durchgängig sind, wirken sie als Kanalsystem, das zwischen der Karotis und dem vertebro-basilären System einen Druckausgleich schafft; das Blut dieser beiden Systeme vermischt sich jedoch in der Regel nicht. Ist der Blutdruck in einem derselben niedriger, so können erhebliche Blutvolumina aus der Karotis in das vertebro-basiläre System bzw. in umgekehrter Richtung umgeleitet werden.

2. Die A. communicans posterior verläuft über dem N. oculomotorius. Wegen dieser unmittelbaren Nachbarschaft kann ein Aneurysma der Arterie eine Okulomotoriusparese oder -lähmung verursachen.

3. Der Verschluß perforierender Äste, die den Luys-Körper versorgen, führt zu einem kontralateralen Hemiballismus.

A. chorioidea anterior

Die A. chorioidea anterior entspringt in der Regel unmittelbar über der Abgangsstelle der A. communicans posterior aus der A. carotis interna. Zuweilen nimmt sie ihren Ursprung aus der A. communicans posterior oder aus der A. cerebri media. Sie verläuft nach occipital quer unter dem Tractus opticus hindurch und an dessen Innenseite entlang bis auf Höhe des vorderen Corpus geniculatum laterale. Hier wendet sie sich nach lateral und löst sich in eine Anzahl von Ästen auf, von denen viele in das temporale Horn des Seitenventrikels eintreten, um den Plexus chorioideus zu bilden. Die Arterie versorgt Anteile des Crus occipitale capsulae internae, in dem die Hör- und Sehstrahlung liegen. Ferner versorgt sie die Pars pallida des Linsenkerns und gibt Äste ab, die den Tractus opticus und das Corpus geniculatum laterale versorgen. Ähnlich wie die ganglio-

nären Zweige der A. communicans posterior sowie der Aa. cerebri anterior et media handelt es sich bei den perforierenden Ästen der A. chorioidea um Endarterien, die jede für sich als Gefäßstamm in die Hirnsubstanz eindringen und sich in ein Netz von Kapillaren aufzweigen.

Klinisches Korrelat

1. Gefäßverschlüsse haben in der Regel neurologische Ausfälle zur Folge. Es gibt jedoch Patienten mit Parkinsonismus, die nach Ligatur der A. chorioidea eine gewisse Besserung zeigen.

2. Es wurde die Behauptung aufgestellt, daß eine geburtstraumatische Kompression von Ästen der A. chorioidea gegen den freien Rand des Tentorium cerebelli für eine sklerosierende Läsion des Uncus und des Hippocampus verantwortlich ist, wie sie bei Patienten mit Temporallappenepilepsie manchmal gefunden wird.

3. Ein Verschluß dieser Arterie kommt selten vor und ist offenbar in vereinzelten Fällen asymptomatisch. Er kann eine kontralaterale Hemianopsie, eine Hemiplegie sowie eine Hemihypalgesie verursachen.

A. cerebri anterior

Dieser Ast der A. carotis interna entspringt dicht bei der Fissura Sylvii. Er verläuft horizontal nach anteromedial und kreuzt den N. opticus sowie die Area olfactoria des Frontallappens. Zahlreiche unbenannte und dennoch sehr wichtige ganglionäre Seitenäste dringen an dieser Stelle in die zentralnervöse Substanz ein. Eines dieser Gefäße ist groß genug, um erwähnt zu werden. Die mediale A. striata (A. recurrens Heubner) entspringt unmittelbar proximal oder auch distal von der A. communicans anterior aus der A. cerebri anterior und verläuft nach rückwärts und lateral über die Substantia perforata anterior (Area olfactoria), nachdem sie ein paar Zweige an die Sehrinde abgegeben hat. Sie dringt in die Substantia perforata anterior ein und versorgt den vorderen Abschnitt des Nucleus caudatus sowie benachbarte Anteile der Basalganglien und das Crus frontale der Capsula interna.

Die beiden Aa. cerebri anteriores nehmen einen parallelen Verlauf um das Genu corporis callosi herum bis zu dessen Oberseite. Distal von der A. communicans anterior bestehen zwischen den beiden Aa. cerebri anteriores in variablen Abständen feine Anastomosen. Diese Gefäße werden auf ihrem Verlauf dem Corpus callosum entlang bis hin zu dessen Splenium zunehmend dünner. Hier anastomosieren sie mit distalen Ästen der Aa. cerebri posteriores und bilden somit weitere Verbindungswege zwischen der Karotis und dem vertebro-basilären System (Abb. 2.3).

Nur wenig distal von der Heubner-Arterie gibt die A. cerebri anterior die A. frontopolaris ab, welche den rostralen, medial gelegenen Abschnitt des Frontallappens versorgt. Außerdem entsteht aus ihr die A. callosomarginalis, die durch den Sulcus cinguli zum Lobulus paracentralis verläuft. Folglich liegt das Cingulum zwischen der darunter verlaufenden A. cerebri anterior und deren oberhalb vorbeiziehendem Ast, der A. callosomarginalis, eingebettet. Seitenäste der A. callosomarginalis steigen an der medialen

Seite des Frontallappens aus der Tiefe der Fissura interhemisphaerica hoch, winden sich dann um den oberen Rand der Großhirnhemisphäre – der sog. Mantelkante – und ziehen bis zu ihrer lateralen Oberfläche. Sie bilden freie Anastomosen mit den Endverzweigungen der A. cerebri media, die von der Fissura Sylvii herkommend an der lateralen Oberfläche der Hemisphäre hochsteigt. Alle großen benannten Arterien zweigen sich immer weiter auf und bilden ein ausgedehntes Netz von Oberflächengefäßen, die Äste aussenden und miteinander anastomosieren. Perforierende Arterien, die von diesen Oberflächengefäßen ausgehen und in jeder Hinsicht Endarterien darstellen, dringen in die Hirnsubstanz ein.

A. communicans anterior

Dort, wo die beiden Aa. cerebri anteriores gerade oberhalb des Chiasma opticum an der Hirnbasis die Mittellinie erreichen, treten sie miteinander durch die A. communicans anterior in Verbindung. Diese Verbindung, die einfach, doppelt oder dreifach angelegt sein oder auch fehlen kann, ist eine äußerst wichtige Anastomose zwischen den Blut-

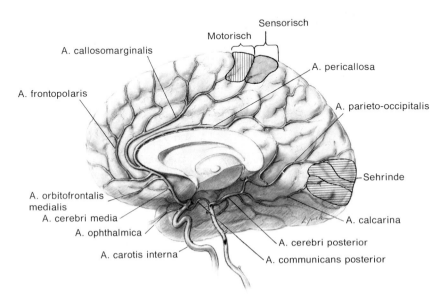

Abb. 2.3. Die arterielle Blutversorgung der Großhirnhemisphärenoberfläche an der medialen und basalen Seite. Die Arterien liegen normalerweise in den Sulci verborgen

kreisläufen der beiden Karotiden. Zusammen mit den beiden Aa. communicantes posteriores und der A. basilaris vervollständigt sie den Circulus arteriosus cerebri (Willisii).

Klinisches Korrelat

1. Der durch einen Verschluß der A. cerebri anterior bedingte Symptomenkomplex hängt vom Ort des Verschlusses und von der Durchgängigkeit der anastomotischen Verbindungen ab.

a) Ein Verschluß der A. cerebri anterior in ihren Endabschnitten, die distal vom Abgang der A. callosomarginalis liegen, macht keine klinisch erkennbaren Symptome.

b) Wenn die A. callosomarginalis selbst verschlossen ist, und sie keine ausreichenden Anastomosen mit der A. cerebri media hat, tritt ein Infarkt des Lobulus paracentralis auf, der zu einer motorischen Lähmung des kontralateralen Beines mit einem kortikal bedingten Sensibilitätsverlust und manchmal zu Urin- und Stuhlinkontinenz führt. In solchen Fällen werden Gesicht, Arm und Körper keine pathologischen Symptome aufweisen, da das zugehörige Rindengebiet von der A. cerebri media versorgt wird. Eine Hemiplegie und eine Aphasie treten nicht auf.

c) Ein Verschluß der A. cerebri anterior proximal von der Abgangsstelle der A. callosomarginalis, jedoch distal von der A. communicans anterior, kann an der medialen Oberfläche des Frontallappens einen ausgedehnten Infarkt verursachen. Die Folge ist eine Lähmung der unteren Extremität auf der Gegenseite, ein Greifreflex, Inkontinenz, eine Abnahme der intellektuellen Fähigkeiten, ein Saugreflex, eine Apraxie und manchmal eine Aphasie.

d) Ein Verschluß proximal von der Abgangsstelle der A. recurrens Heubner kann ohne jegliche Ausfälle bleiben, wenn die A. communicans anterior eine gute kollaterale Blutversorgung aus der gegenüberliegenden A. cerebri anterior ermög-

licht. Ist die A. communicans anterior jedoch zu eng oder gar nicht vorhanden, so tritt – zusammen mit einem Infarkt des Crus frontale capsulae internae – die gesamte oben (c) beschriebene Symptomatik auf. Der Infarkt manifestiert sich in einer sogenannten frontalen Ataxie, da die fronto-ponto-cerebellare Projektionsbahn beteiligt ist.

e) In seltenen Fällen entspringen die distalen Anteile der beiden Aa. cerebri anteriores aus einem gemeinsamen Stamm. Ist nun bei diesen Patienten der Stamm oder sind beide Gefäße verschlossen, so ist ein akinetischer Mutismus die Folge. Der Patient scheint wach zu sein, hat die Augen offen, reagiert jedoch nicht auf Reize. Ähnliche Zustände werden bei Läsionen des Hirnstammes beobachtet.

2. Die A. cerebri anterior ist in Angiogrammen leicht erkennbar. Eine Verlagerung aus ihrer normalen Lage in der Mittellinie kann ein Anhaltspunkt dafür sein, daß in einer Schädelhälfte eine Raumforderung vorliegt (Abb. 2.4 A u. B).

3. Eine Verlagerung der A. frontopolaris kann das einzige radiologische Zeichen für einen Tumor im Frontallappen sein.

4. Ein Verschluß der Heubner-Endarterie verursacht einen Infarkt des Crus frontale der Capsula interna mit anschließender Frontallappenataxie und eventuell mit einer gewissen Beeinträchtigung der intellektuellen Fähigkeiten, falls der Verschluß auf der dominanten Seite liegt.

5. Eine Streckung der A. pericallosa, dem Ast der A. cerebri anterior, erlaubt Rückschlüsse auf eine Erweiterung des Seitenventrikels oder einen Tumor des Corpus callosum.

A. cerebri media

Nachdem die A. carotis interna die A. cerebri anterior abgegeben hat, wird sie durch Änderung ihrer Bezeichnung zur A. cerebri media. Sie wendet sich nach lateral zur Fissura Sylvii, wo sie von oben her durch die Unter-

seite des Frontallappens und von unten her
durch die Oberseite des Temporallappens
umschlossen wird. Die zahlreichen paramedianen Äste zu den Stammganglien, die sie
an die Substantia perforata anterior abgibt,
versorgen das Putamen, den Kopf des Nucleus caudatus, die Pars pallida des Linsenkerns sowie das Knie und das Crus occipitale
der Capsula interna. Die bekanntesten dieser
perforierenden Endarterien sind die Aa. len-

ticulostriatae, die früher für zerebrale Hämorrhagien verantwortlich gemacht wurden. Diese Arterien sind lang und verzweigen
sich in ihrem Verlauf in die Stammganglien
relativ wenig. Sie anastomosieren im Gegensatz zu den oberflächlich verlaufenden Arterien nicht miteinander.

In der Fissura Sylvii teilt sich die A. cerebri
media an der lateralen Seite der Insel in eine
Reihe von Ästen auf, die in den Sulci an der

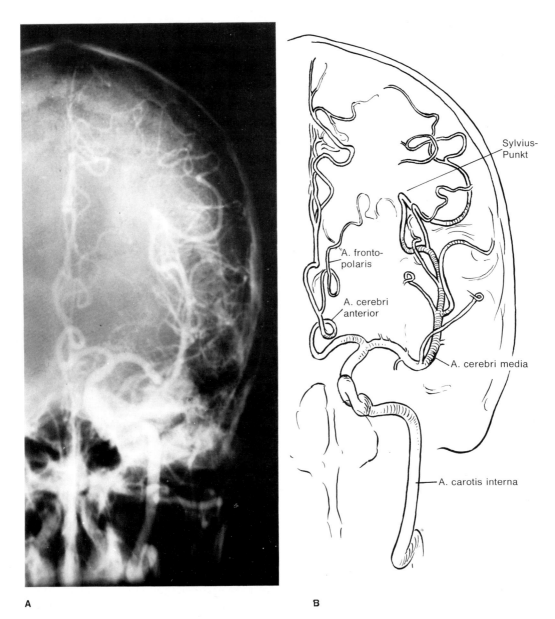

A   **B**

Abb. 2.4 A u. B. Arteriogramm der A. carotis interna und ihrer Äste. Die Verlagerung der A. cerebri anterior aus
ihrer normalen Lage in der Mittellinie kann in dieser Projektion am besten festgestellt werden

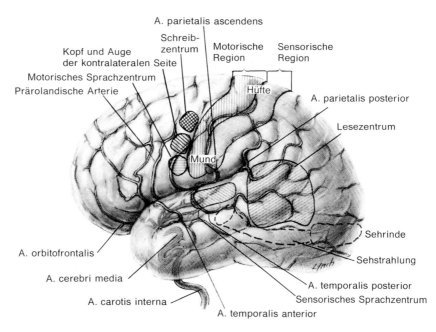

Abb. 2.5. Das Versorgungsgebiet der A. cerebri media an der Hirnkonvexität. Die Arterien liegen normalerweise in den Sulci versteckt

frontalen, parietalen und scheitelwärts gelegenen Oberfläche des Temporallappens verlaufen (Abb. 2.5). Es handelt sich um die A. frontalis ascendens, die Aa. temporales anterior et posterior, die A. parietalis posterior und die A. angularis. Diese Arterien geben bald eine Anzahl unbenannter Äste ab, die sich über der Oberfläche des Gehirns miteinander verbinden. Dieses Geflecht sendet perforierende Ästchen aus, die als Endarterien die Hirnsubstanz ernähren. Von Mensch zu Mensch variiert der Ort, wo sich der Hauptstamm der A. cerebri media in seine Äste aufzweigt. Darüber hinaus ist der ganze Verlauf dieser Seitenäste selber sehr variabel. Sie alle versorgen jedoch ein ziemlich konstantes Gebiet, so daß der Kliniker die einzelnen Äste angiographisch identifizieren kann.

Die A. temporalis anterior, die unmittelbar distal von der Abgangsstelle der Aa. lenticulostriatae entspringt, versorgt den vorderen Pol des Temporallappens. Die A. frontalis ascendens bzw. die A. frontalis orbitalis ist der größte und komplizierteste Ast der A. cerebri media. Ihre Seitenäste verlaufen in der Tiefe der Sulci nach vorn und lateral,

steigen dann an der Konvexität des Frontallappens hoch, um schließlich mit Ästen der A. callosomarginalis, welche sich um die Hemisphärenkante winden, zu anastomosieren. Die A. temporalis posterior versorgt die obere und laterale Seite des Temporallappens. Die A. parietalis posterior verläuft nach lateral und hinten oben durch die Sylvius-Furche; bei den meisten Menschen gibt sie einen Hauptast ab, die A. angularis, die die Versorgung der lateralen Oberfläche des Parietallappens und der oberen Abschnitte des Temporallappens ergänzt. Die Endabschnitte dieser Arterien anastomosieren mit Ästen der Aa. cerebri anterior et posterior (Abb. 2.6).

Klinisches Korrelat

1. Die A. cerebri media versorgt ein wesentlich größeres Gebiet als die A. cerebri anterior bzw. die A. cerebri posterior und transportiert mehr als 80% des Blutvolumens, das den Großhirnhemisphären zugeführt wird.
2. Die A. cerebri media und auch ihre Seitenäste werden durch Thrombi oder Emboli häufiger verschlossen als irgendwelche andere intrakranielle Arterien.

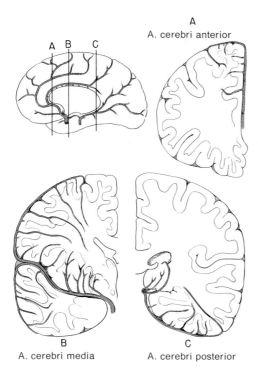

A

A. cerebri anterior

A   B   C

B   C
A. cerebri media   A. cerebri posterior

Abb. 2.6

3. Die A. cerebri media versorgt die Insel, einen Teil des orbitalen Frontallappengebietes, den Gyrus frontalis inferior (die Broca-Windung) und den Gyrus frontalis medius, Teile des Gyrus prae- und postcentralis auf der lateralen Hirnoberfläche, die Lobuli parietalis superior et inferior, die Gyri temporales superior et medius des Temporallappens sowie Anteile des Parietallappens. Folglich verursacht ein Verschluß dieser Arterie oder eines ihrer Äste eine sehr unterschiedliche klinische Symptomatik, je nachdem welche Äste betroffen und ob anastomotische Verbindungen offen sind oder nicht.

4. Da die Aa. lenticulostriatae, Zweigäste der A. cerebri media, nicht miteinander anastomosieren, führt der Verschluß irgendeiner dieser Arterien zu einem Infarkt des betroffenen Versorgungsgebietes.

5. Die A. cerebri media wurde in der dominanten Hemisphäre als „Aphasie-Arterie" bezeichnet.

6. Eine proximal gelegene Obstruktion dieser Arterie führt zu einer kontralateralen Hemi-

plegie – insbesondere der oberen Extremität –, zu einer Hemihypalgesie, einer homonymen Hemianopsie und zu Zeichen einer Dysfunktion des Parietallappens.

Vertebro-basiläres Arteriensystem

Die A. subclavia dextra entspringt hinter dem Sternoklavikulargelenk aus dem Truncus brachiocephalicus und liegt ganz am Halsansatz; die A. subclavia sinistra entspringt im oberen Mediastinum aus dem Aortenbogen und nimmt ebenfalls einen intrathorakalen Verlauf. Normalerweise stellen die Aa. vertebrales die ersten Äste der Aa. subclaviae dar. Nach ihrem Abgang am Halsansatz steigen die Aa. vertebrales im knöchernen Kanal der Querfortsätze der Halswirbel zur Schädelbasis hoch und dann durch das Foramen magnum in das Schädelinnere (Abb. 2.7). Sie vereinigen sich intrakranial zur A. basilaris. Die Aa. subclaviae, vertebrales und basilares bilden eine Versorgungseinheit für das okzipital gelegene Zirkulationssystem. Dieses Versorgungssystem ist einmalig, denn nirgends sonst im Körper verbinden sich zwei große Arterien (die Aa. vertebrales) zu einer einzigen (der A. basilaris). Das durch dieses System transportierte Blut ist von vitalster Bedeutung für das Gehirn, denn im damit versorgten Hirn-

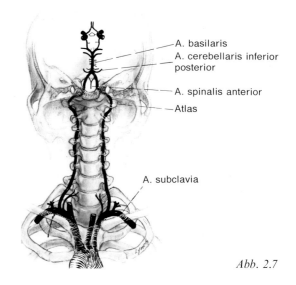

A. basilaris
A. cerebellaris inferior posterior

A. spinalis anterior

Atlas

A. subclavia

Abb. 2.7

stamm liegen dicht gedrängt alle aufsteigenden und absteigenden Bahnen, die meisten Hirnnervenkerne und die Zentren, die das Bewußtsein und die Homöostase aufrechterhalten.

Aa. vertebrales

Bei 1% der Bevölkerung entspringt die A. vertebralis sinistra direkt aus dem Aortenbogen, und zwar zwischen der A. carotis communis und der A. subclavia sinistra. Fast immer ist eine der Vertebralarterien dicker als die andere. Ist jedoch eine von ihnen besonders dünn, so ist die andere mit ziemlicher Wahrscheinlichkeit ungewöhnlich dick, so daß das gesamte Blutvolumen für das hintere Zirkulationssystem konstant bleibt. Gelegentlich ist eine der Vertebralarterien so hypoplastisch, daß sie nur wenig Blut befördern kann; in seltenen Fällen kann eine sogar ganz fehlen.

Nach ihrem Abgang aus der A. subclavia steigt die A. vertebralis eine kurze Strecke am Halsansatz medial des M. scalenus anterior hoch, bis sie in das Foramen eines Querfortsatzes eintritt, in der Regel in dasjenige des sechsten Halswirbels. Weniger häufig tritt sie in den Knochenkanal auf Höhe von C7 oder C5 und in seltenen Fällen von C4 ein.

Die A. vertebralis verläuft dann durch den knöchernen Kanal, der durch die benachbarten Querfortsätze und die Ligamente des sechsten bis hinauf zum ersten Halswirbel (dem Atlas) gebildet wird. In diesem Tunnel verläuft sie zusammen mit einem Venenplexus und einem sehr dichten sympathischen Nervengeflecht, das mit zervikalen Ganglien in Verbindung steht. Auf Höhe eines jeden Zwischenwirbelraums liegen zervikale Nervenwurzeln und die Zwischenwirbelgelenke in unmittelbarer Nähe der Arterie. Die A. vertebralis gibt Äste ab, welche die Halsnerven, die Wirbel und deren Gelenke versorgen, ferner große Muskeläste, die durch die Foramina intervertebralia austreten und die Blutversorgung der hinteren Nackenmuskulatur gewährleisten. Andere Äste der A.

vertebralis treten neben den zervikalen Wurzeln in den Wirbelkanal ein, um das Rückenmark zu versorgen. Von besonderer Bedeutung ist ein großer, ziemlich konstanter Ast, der den Wirbelkanal gewöhnlich auf Höhe von C5 betritt und mit der A. spinalis anterior anastomosiert. Dieser Ast ist der Zubringer für einen Kollateralkreislauf.

Sobald die A. vertebralis C1 durchquert hat, verläuft sie in einer Rinne um den hinteren Wirbelbogen von C1 herum, bevor sie durch das Foramen magnum in die Schädelhöhle gelangt. Im Trigonum suboccipitale, wo sie nur von Weichteilen bedeckt wird, macht sie eine dem Karotissiphon ähnliche Schleife und bildet freie Anastomosen mit dem Ramus occipitalis der A. carotis externa.

Klinisches Korrelat

1. An der Abgangsstelle der A. vertebralis aus der A. subclavia bilden sich besonders gern atherosklerotische Plaques, die zu einer Einengung oder einem Verschluß des Ostiums führen können.
2. Auf dieser Höhe wird die Arterie manchmal durch kongenitale, von Halsrippen ausgehende fibröse Bänder oder Muskeln eingeengt. Diese obstruktive Wirkung wird – zumindest teilweise – durch Veränderungen der Lagebeziehung von Kopf und Arm zum Hals beeinflußt.
3. Es ist durchaus möglich, daß Abknickungen, die mit einer Elongation des Gefässes einhergehen, zu intermittierenden Verschlüssen führen können.
4. Eine Osteochondrose und Osteoarthrose der Halswirbel kann zur Bildung von Osteophyten führen, welche in die Foramina costotransversaria eindringen und auf die A. vertebralis übergreifen. Ändert sich die Lage zweier Wirbel zueinander durch Beugung oder Streckung, Seitwärtsbeugung oder Drehung des Kopfes, so kann dies den Blutdurchfluß durch die A. vertebralis nur minimal oder auch vollständig drosseln und somit Symptome einer Ischämie des Hirnstammes verursachen. Dies betrifft vor allem Personen, bei denen gleichzeitig eine Erkran-

kung des Karotissystems bzw. eine Atresie oder Erkrankung der anderen A. vertebralis vorliegt.

5. Eine Drehung des Kopfes auf dem Halse findet meistens auf der Höhe von C1 und C2 statt (zwischen Atlas und Epistropheus). An dieser Stelle windet sich die A. vertebralis um den Atlas und ist bei Drehung des Kopfes einer Scherkraft unterworfen. Wird nun der Blutstrom in einer A. vertebralis durch diese Bewegung vorübergehend behindert, dann nimmt das Blutvolumen der anderen Arterie zu, so daß die Blutzufuhr zur A. basilaris und deren Ästen konstant bleibt. Bei kongenitalem Fehlen oder krankheitsbedingtem Verschluß einer A. vertebralis kann diese Drehbewegung eine ischämische Attacke im Hirnstamm auslösen.

6. Akute Verletzungen der Halswirbelsäule, die eine vorübergehende Dislokation eines Halswirbels zur Folge haben (sog. „Peitschenhieb-" oder Hyperextensionsverletzungen), können die A. vertebralis in ihrem Kanal traumatisieren. Der anschließend beobachtete Gefäßspasmus kann zu länger dauernden neurologischen Ausfällen führen. Unsachgemäße Manipulationen des Halses (z. B. in der Chiropraxis), extreme Extension des Nackens während einer Intubation (der Trachea), eine Zahnextraktion oder heftige Zugbewegungen im Halsbereich können einen ähnlichen Mechanismus hervorrufen.

7. Eine atlanto-axiale Dislokation – sowohl eine akute als auch eine chronische – kann den Blutdurchfluß durch die A. vertebralis ebenfalls gefährden.

8. Beim Klippel-Feil-Syndrom (der teilweisen oder vollständigen kongenitalen Verschmelzung von Halswirbeln) und bei der basalen Impression des Schädels bis zum Atlas (C1) kann eine Kompression der Arterien durch Knochendruck Zeichen einer Ischämie des Hirnstammes und/oder des Halsmarkes hervorrufen.

Intrakranialer Verlauf der Aa. vertebrales

Bei ihrem Eintritt in die Schädelhöhle durch das Foramen magnum durchbrechen die beiden Aa. vertebrales die Dura mater und steigen entlang der ventrolateralen Seiten der Medulla oblongata, an die sie zahlreiche unbenannte perforierende Äste abgeben, aufwärts. Am Übergang zwischen Pons und Medulla oblongata verschmelzen die beiden Vertebralarterien miteinander und bilden die einmalige Anastomose, aus der die A. basilaris hervorgeht (Abb. 2.8 A u. B). Sofort nach ihrem Durchtritt durch die Dura mater gibt jede A. vertebralis den außerordentlich wichtigen Ramus spinalis anterior ab, der sich scharf nach kaudal zum unteren Teil der Medulla oblongata wendet und dann gegen die Mittellinie abbiegt, wo er sich auf Höhe

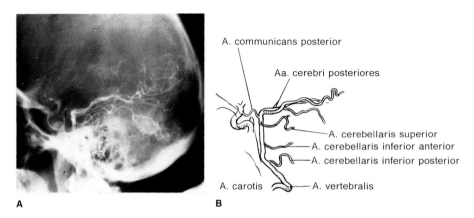

A. communicans posterior

Aa. cerebri posteriores

A. cerebellaris superior
A. cerebellaris inferior anterior
A. cerebellaris inferior posterior

A. carotis   A. vertebralis

A   **B**

Abb. 2.8 A u. B. Arteriogramm der vertebro-basilären Arterien in Seitenansicht

von C2 bis C3 mit dem Ramus spinalis anterior der Gegenseite verbindet. Beide verschmelzen zu einer Arterie, die in der Fissura mediana des Rückenmarks kaudalwärts zum Conus medullaris verläuft (vgl. Kap. 4).

Klinisches Korrelat

1. Obwohl ein Verschluß des Ramus spinalis anterior auf Höhe der Medulla oblongata selten vorkommt, findet sich gelegentlich eine Obstruktion in einer anderen Ebene, die einen Infarkt des Rückenmarks mit Funktionsverlust des zugehörigen Versorgungsgebietes verursacht. Klinisch ergibt sich eine Para- oder Tetraplegie mit Verlust der Sphinkterkontrolle sowie eine Störung der Schmerz- und Temperaturempfindung, da der Tractus spinothalamicus in Mitleidenschaft gezogen wird. Die Funktion der Columnae posteriores bleibt erhalten. Deshalb sind der Berührungs-, Vibrations- und Lagesinn noch normal. Bevor es eine spezifische Syphilistherapie gab, war diese Krankheit die häufigste Ursache für eine Okklusion der A. spinalis anterior.

2. Eine Kompression der A. spinalis anterior durch Tumoren der Halsregion kann eine spastische Tetraparese mit Atrophie der kleinen Handmuskeln zur Folge haben. Das klinische Bild hat entfernte Ähnlichkeit mit demjenigen einer amyotrophischen Lateralsklerose oder einer Syringomyelie.

3. Einige Autoren sind der Ansicht, daß die medullären Symptome bei mittelständiger Pulposushernie im Halsbereich auf eine Kompression der Arterie durch die Bandscheibe zurückzuführen sind. Die wahrscheinlichere Erklärung ist eine Beeinträchtigung der Blutzufuhr zum Zervikalmark durch medulläre Äste der Aa. vertebrales.

Aa. cerebellares inferiores posteriores

Die Aa. cerebellares inferiores posteriores (ACIP) entspringen aus den Aa. vertebrales etwa 1 cm unterhalb der Stelle, an der sich diese zur Bildung der A. basilaris zusammenschließen. Sie sind die größten Äste der Aa. vertebrales und von sehr variablem Charakter. Jede ACIP zieht kaudalwärts und um die laterale Oberfläche der Medulla herum bis auf Höhe des Foramen magnum, bevor sie sich wieder nach dorsal und kranial windet, um Anteile des Kleinhirns zu versorgen.

Diese Arterien versorgen ein dorso-laterales, keilförmiges Gebiet der Medulla, das sich in vertikaler Richtung von gerade oberhalb des Burdach- und Goll-Kerns bis zur oberen Grenze der Medulla erstreckt. An der Oberfläche dehnt sich das Gebiet in antero-posteriorer Richtung von unmittelbar hinter dem Olivenkern bis zum unteren Kleinhirnschenkel aus. Zentralwärts nähert sich die Spitze des Keils dem Boden des IV. Ventrikels. Die Arterien versorgen ferner zum Teil die Oberfläche der Kleinhirnhemisphären und unter Umständen einen Teil des Nucleus dentatus.

Klinisches Korrelat

1. Ein Infarkt der dorso-lateralen Medulla (das sog. Wallenberg-Syndrom) tritt im Versorgungsbereich dieser Arterie häufiger auf als in demjenigen irgendeiner anderen Kleinhirnarterie. Solche Läsionen manifestieren sich in der Regel durch einen plötzlichen Beginn mit Schwindel, Nystagmus, Dysphagie, Ataxie, Nausea und Erbrechen. Das Bewußtsein ist nicht getrübt. Da das Kleinhirn in Mitleidenschaft gezogen ist, besteht eine Falltendenz zur Seite des Herdes. Die spinothalamischen Funktionen fallen auf der kontralateralen Körperseite unterhalb des Gesichtes aus. Die Beteiligung der absteigenden Wurzel des V. Hirnnerven verursacht einen homolateralen Verlust der Schmerz- und Temperaturempfindung im Gesicht. Ein homolateraler Horner-Symptomenkomplex kann beobachtet werden.

2. Bei einer Hernie der Kleinhirntonsillen können die tonsillären Äste dieser Arterie kaudalwärts bis unter das Foramen magnum verlagert und in einem vertebralen Angiogramm sichtbar sein.

A. basilaris

Diese Arterie entsteht aus der Vereinigung der beiden Aa. vertebrales am Übergang von Medulla oblongata und Pons und zieht an der Unterseite des Pons entlang. Sie endet am Übergang des Pons zum Mittelhirn und bildet die beiden Aa. cerebri posteriores. Wie bereits erwähnt, stammen die beiden Aa. cerebri posteriores embryologisch gesehen aus dem Karotissystem. Folglich betrachten einige Anatomen das rostrale Ende der A. basilaris als mesenzephale Äste der Karotis, die das Tectum versorgen. Da jedoch das Blut der Aa. cerebri posteriores bei 90% der Bevölkerung aus dem vertebro-basilären System stammt, ziehen wir es vor, die Aa. cerebri posteriores als Endarterien des vertebro-basilären Systems anzusehen. Es mag in Ausnahmefällen vorkommen, daß die Blutzufuhr zu den Aa. cerebri posteriores durch beide Systeme gemeinsam erfolgt.

Seitenäste

Foix hat die Seitenäste des vertebro-basilären Systems in paramediane, kurze und lange Randarterien eingeteilt. Die oben beschriebenen Äste der A. carotis interna wurden nach dem gleichen Schema klassifiziert. Obwohl ihr Kaliber und ihr Versorgungsgebiet von Mensch zu Mensch großen Variationen unterworfen sind, sind diese Arterien in anatomischer Hinsicht ziemlich regelmäßig vorhanden (Abb. 2.9).

A. labyrinthi

Von ganz besonderer Bedeutung ist die Blutversorgung des Innenohres, der Bogengänge, des Sacculus, des Utriculus und der Cochlea. Bei mehr als 80% der zur Autopsie gelangenden Personen stammt die A. labyrinthi aus der A. cerebellaris inferior anterior. In den meisten übrigen Fällen geht sie direkt als A. labyrinthi aus der A. basilaris ab.

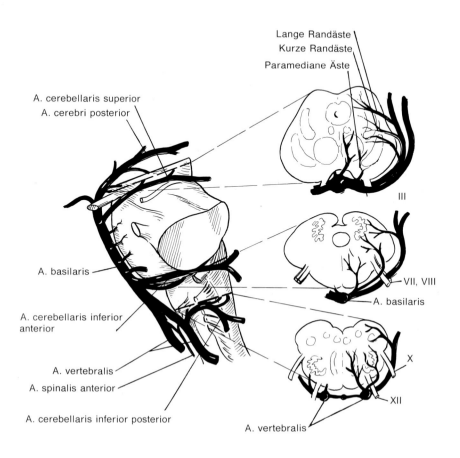

Abb. 2.9

Seitenäste

Die A. labyrinthi teilt sich in zwei Endverzweigungen auf, in die A. cochlearis und die A. vestibularis. Jede von ihnen bildet mit dem Karotiskreislauf eine sehr feine Anastomose.

Klinisches Korrelat

So wie die A. ophthalmica oft Rückschlüsse auf eine Erkrankung im Karotissystem erlaubt, gibt die A. labyrinthi manchmal den ersten Hinweis auf eine Erkrankung im vertebro-basilären System. Da sie ihrer Funktion nach eine Endarterie ist, und die Bogengänge so außerordentlich empfindlich sind, kann eine Verminderung des Blutdrucks und/oder des Blutvolumens in diesem Gefäß Gleichgewichtsstörungen mit Nausea, Erbrechen und Schwindel verursachen. Eine ähnliche Drosselung der Blutzufuhr zur A. cochlearis hat einen plötzlichen Gehörverlust zur Folge. Eine gleichzeitige Verminderung des Blutdrucks und/oder des Blutvolumens in beiden Gefäßen kann ein Syndrom hervorrufen, das große Ähnlichkeit mit einer Menière-Erkrankung hat.

A. cerebellaris inferior anterior

Diese Arterie versorgt die lateralen Anteile des Tegmentums, den mittleren Abschnitt des Hirnstammes, den unteren Teil des Brückenarmes (Crus pontocerebellare), den unteren Kleinhirnschenkel (Crus medullocerebellare), den Flocculus und die benachbarte Kleinhirnhemisphäre.

Klinisches Korrelat

Ein Verschluß dieser Arterie ist eine Seltenheit. Sollte es doch einmal dazu kommen, so verursacht der entstandene Infarkt auf der erkrankten Seite eine Funktionsstörung des Kleinhirns, eine Lähmung des Gesichts, Taubheit und – ebenfalls im Gesicht – eine Herabsetzung der Empfindlichkeit für leichte Berührung, Schmerz und Temperatur; auf der kontralateralen Seite der Läsion kommt

es am Rumpf und an den Extremitäten zu einem unvollständigen Ausfall der Schmerz- und Temperaturempfindung.

A. cerebellaris superior

Dieses Gefäß versorgt den dorsolateralen Anteil des oberen Hrinstammes, die Bindearme (Crura cerebello-cerebrales), die am Boden des IV. Ventrikels gelegenen Kerne, einen Teil des Nucleus dentatus und des oberen Rindengebietes der Kleinhirnhemisphären sowie einen unterschiedlich großen Anteil an Mittelhirn und Pons.

Diese drei, das Kleinhirn versorgenden Arterien – die Aa. cerebellares inferiores posteriores et anteriores sowie die Aa. cerebellares superiores – anastomosieren an der Hemisphärenoberfläche frei miteinander.

Klinisches Korrelat

Ein Verschluß führt zu Zeichen einer homolateralen Kleinhirnstörung, zu abnormen Bewegungen der gleichseitigen oberen und unteren Extremität. Gleichzeitig kommt es zu einem kontralateralen Verlust der Schmerz- und Temperaturempfindung am ganzen Körper.

Aa. cerebri posteriores

Bei den meisten Menschen stellen die beiden Aa. cerebri posteriores die Endäste der A. basilaris dar; bei 5–30% jedoch kann eine von ihnen aus der A. carotis interna abgehen. Sie entspringen rostral in der hinteren Schädelgrube, überqueren den N. oculomotorius, wenden sich bogig nach hinten und seitwärts um das Mittelhirn herum, wobei sie dicht am scharfen freien Rand des Tentorium cerebelli vorbeiziehen. Bald nach ihrem Abgang anastomosieren sie mit den Aa. communicantes posteriores, um den Circulus arteriosus cerebri (Willisii) zu vervollständigen. Sie gelangen bis zur unteren und medialen Seite der Temporallappen der Großhirnhemisphären. Beide laufen an der medialen Seite der

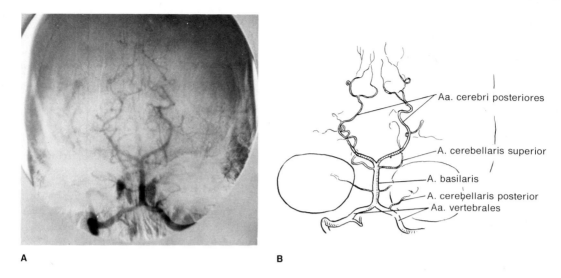

A   **B**

Abb. 2.10 A u. B. Arteriogramm, das den normalen Verlauf der Arterien in der hinteren Schädelgrube darstellt (a–p-Aufnahme)

Temporal- und Okzipitallappen entlang und enden am okzipitalen Pol (Abb. 2.10 A u. B).

Seitenäste

Winzige Äste versorgen die Hirnschenkel, das Corpus geniculatum mediale und die Colliculi.

Die Rami thalamogeniculati versorgen das Pulvinar und andere Strukturen des hinteren Thalamus sowie des Corpus geniculatum laterale.

Die Aa. chorioideae posteriores entspringen bald nach dem Ursprung der Aa. cerebri posteriores. Sie treten dann in die Fissura transversa ein und enden im Plexus chorioideus des III. Ventrikels. Sie versorgen Abschnitte des Thalamus und des Spleniums und anastomosieren mit Endästen der A. chorioidea anterior.

Die Unterseiten des Temporal- und Okzipitallappens werden von den Aa. temporales anterior et posterior, der A. parietooccipitalis und der A. calcarina versorgt. Ihre Endäste anastomosieren mit denjenigen der Aa. cerebri anteriores et mediae, um an dem anastomotischen Blutkreislauf der Leptomeninx beider Großhirnhemisphären teilzunehmen.

Klinisches Korrelat

1. Da der N. oculomotorius zwischen der A. cerebellaris superior und den Aa. cerebri posteriores verläuft, kann ein Aneurysma einer dieser Arterien eine Okulomotoriusparese verursachen.

2. Führt ein gesteigerter intrakranieller Druck zu einer Temporallappenhernie durch den Tentoriumschlitz, so kann es durch Kompression der A. cerebri posterior gegen den scharfen Rand des Tentoriums zu einem Infarkt des Okzipitallappens mit kontralateraler homonymer Hemianopsie kommen. Diese mechanische Kompression und Verlagerung der Arterie kann in einem gezielten zerebralen Angiogramm dargestellt werden.

3. Eine Ischämie oder ein Infarkt beider Okzipitallappen führt zu zentraler Blindheit, bei welcher die Pupillenreaktion auf Licht erhalten bleibt, das Sehvermögen jedoch beidseits erloschen ist. Der Patient ist sich manchmal seiner Erblindung nicht bewußt und wird sie nicht zugeben. Er kann konfabulieren, imaginäre Szenen beschreiben und unbekümmert in Hindernisse hineinrennen (Anton's-Syndrom). Man nimmt an, daß die Fähigkeit, zu träumen und mit dem „geistigen Auge" zu beschreiben, ebenfalls ver-

loren geht. Ein ganz ähnliches klinisches Bild kann transitorisch als Komplikation nach einem vertebralen Angiogramm auftreten.

4. Ein Verschluß der A. cerebri posterior auf der dominanten Seite kann einen Infarkt der homolateralen Sehrinde und des Splenium corporis callosi auslösen. Eine kontralaterale homonyme Hemianopsie kann die klinische Folge sein. Ein Infarkt des Spleniums verursacht eine Unterbrechung der Verbindung zwischen dem rechten Okzipitallappen und dem Sprachzentrum und damit eine Dyslexie, jedoch keine Dysgraphie.

5. Ein Verschluß der Rami thalamogeniculati der A. cerebri posterior kann ein Thalamussyndrom mit Verlust der Schmerz- und Temperaturempfindung hervorrufen, da der Teil des Thalamus, der diese Impulse erhält, infarziert ist. Diese fehlende Schmerzempfindung kann von einer besonders unangenehmen schmerzhaften Empfindung, der sogenannten Anaesthesia dolorosa, begleitet sein.

Hirnstammläsionen

Da alle langen Bahnen des Körpers – sowohl die aufsteigenden als auch die absteigenden – den Hirnstamm durchqueren müssen, und an dieser Stelle viele Hirnnervenkerne liegen, verursacht eine vaskuläre Erkrankung, welches dieses Konglomerat verschiedenster Strukturen in Mitleidenschaft zieht, eine Vielzahl von Befunden und Symptomen. Die wichtigsten unter ihnen sind Dysarthrie, Dysphagie, motorische und sensorische Ausfälle sowie Bewußtseinsstörungen. Folgende Phänomene sind von so großer diagnostischer Bedeutung, daß sie speziell erwähnt zu werden verdienen:

1. „Sturzanfälle" („drop seizures"): Es handelt sich dabei um plötzlichen Kraftverlust in den unteren Extremitäten, bei dem der Patient zu Boden stürzt. Das Bewußtsein bleibt voll erhalten. Diese Anfälle hören so plötzlich wieder auf, wie sie gekommen sind. Eine Aura fehlt; viele Patienten haben jedoch das Gefühl, daß sich unmittelbar vor einem Anfall die Position ihres Kopfes verändert, wobei vor allem eine Streckhaltung angegeben wird. Die Vermutung liegt nahe, daß diese Anfälle auf einer Ischämie im Übergangsbereich zwischen Halsmark und Medulla oblongata beruhen. Diese Ischämie ihrerseits könnte auf einer vorübergehenden Drosselung der Blutzufuhr durch die Aa. vertebrales infolge veränderter Position des Kopfes gegenüber dem Hals beruhen.

2. Anfälle von Schwindel, Nausea und Erbrechen: Obwohl diese Anfälle oft als Menière-Syndrom interpretiert werden, kann es sich durchaus um eine ischämische Attacke von Innenohr- oder Hirnstammstrukturen handeln. Treten sie in Verbindung mit einem Tinnitus oder Taubheitsgefühl auf, so kann es vorkommen, daß sie eher als Zeichen einer otologischen Abnormität und nicht einer vertebro-basilären Insuffizienz gewertet werden.

3. Der „blackout": Eine intermittierende Ischämie der Okzipitallappen verursacht einen vorübergehenden Verlust des Sehvermögens oder eine vollständige Erblindung auf beiden Augen, die als „blackout" bekannt ist.

4. Abnormitäten der Augen: Eine intermittierende Ischämie, die den Fasciculus longitudinalis medialis oder den Kern des N. abducens, den N. paraabducens und den N. oculomotorius in Mitleidenschaft zieht, kann eine Vielzahl von Augenmotilitätsstörungen zur Folge haben, von denen die Diplopie die häufigste ist. Läsionen des Fasciculus longitudinalis medialis verursachen eine internukleäre Ophthalmoplegie: Bewegungsstörung des adduzierenden Auges beim Seitwärtsblicken bei erhaltener Konvergenzbewegung.

5. Die gekreuzte oder alternierende Parese: Infarkte oder ischämische Attacken, die in verschiedenen Hirnstammebenen auftreten, resultieren charakteristischerweise in einer homolateralen Parese des unteren motorischen Neurons des (betroffenen) Hirnnerven und in einer gleichzeitigen kontralateralen Hemiparese.

6. Der Myoklonus: Ein Myoklonus der
Augen, der Zunge, des Gaumens, des Larynx
und sogar des Zwerchfells kann auf einer
Insuffizienz oder einem Infarkt der zentralen
Haubenbahn, der unteren Olive oder des
kontralateralen Nucleus dentatus beruhen.

Kopf- und Halsanastomosen

Extrakranielle Anastomosen

Diese Kollateralbahnen existieren (1) zwischen den Aa. carotides internae et externae
in der Orbita, (2) zwischen der A. carotis
externa und den Aa. vertebrales, (3) zwischen Ästen der Aa. subclaviae und der Aa.
vertebrales und (4) zwischen der A. carotis
externa und den Aa. subclaviae.

Klinisches Korrelat

1. Wenn diese Kollateralbahnen weit genug
sind, so tragen sie dazu bei, neurologische
Ausfälle zu vermindern, die auf extrakranielle Arterienveränderungen zurückzuführen
sind.
2. Gesteigerte Pulsationen in diesen Anastomosen können unterschiedliche Symptome
verursachen, beispielsweise pochende Kopfschmerzen, hörbare Geräusche und „eigenartige", unangenehme oder klopfende Sensationen am Kopf, am Hals und über der
Brust.
3. Solche Pulsationen, Sensationen oder hörbare Geräusche vermögen dem Arzt Hinweise auf eine Erkrankung der Karotis oder des
vertebro-basilären Blutkreislaufes zu geben.

Intrakranielle Anastomosen

Circulus arteriosus cerebri (Willisii)

Der Ring aus Blutgefäßen an der Hirnbasis
wird als Circulus arteriosus cerebri (Willisii)
bezeichnet. Dieses Polygon setzt sich zusammen aus den paarigen Aa. cerebri anteriores,
Aa. carotides internae, Aa. cerebri posteriores und Aa. communicantes posteriores
sowie der unpaarigen A. communicans ante-

rior. Es finden sich zahlreiche Variationen,
und eine „normale" Konfiguration gibt es
nur bei 50% der Bevölkerung. In der Mehrzahl der Fälle jedoch beruhen diese Variationen nicht auf der Anzahl der beteiligten
Arterien, sondern sie hängen mit deren rela-
tiver Weite zusammen (Abb. 2.11).

Klinisches Korrelat

1. Das Polygon ermöglicht für den Kollateralkreislauf zwischen den Blutgefäßen der
beiden Hirnhälften sowie zwischen der Karotis und dem vertebro-basilären Blutkreis-

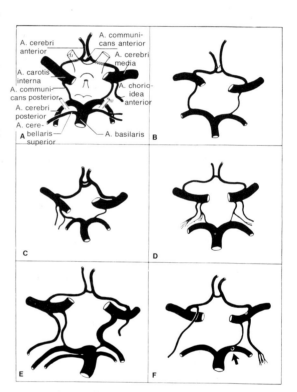

Abb. 2.11. Schematische Darstellung verschiedener
Grundmuster des Circulus arteriosus cerebri (Willisii).
Die Aa. communicantes posteriores weisen in bezug
auf ihre Abgangsstelle, Durchmesser und Verzweigungen große Unterschiede auf. Manchmal verläuft ein
Ast der A. communicans posterior (C u. D) parallel zur
A. chorioidea anterior und gibt Äste ab, die in der
Regel der A. chorioidea zugeschrieben werden. E Die
linke A. cerebri posterior ist ein Hauptast der A.
carotis interna. F Die rechte A. communicans posterior
fehlt; die rechte A. chorioidea anterior zweigt aus der
rechten A. cerebri anterior ab. Der Pfeil weist auf ein
kleines Aneurysma hin. (Abgeändert nach Lois A.
Gillilan, J. Comp. Neurol. 112, 59 (1959) Abb. 1.)

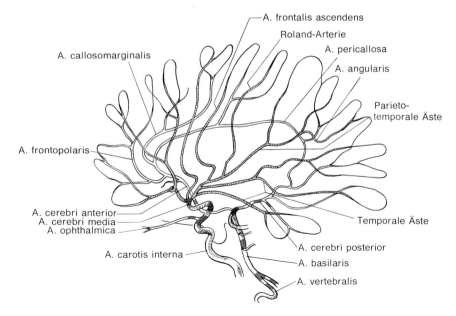

A. frontalis ascendens
Roland-Arterie
A. pericallosa
A. angularis
Parieto-temporale Äste
A. callosomarginalis
A. frontopolaris
Temporale Äste
A. cerebri anterior
A. cerebri media
A. ophthalmica
A. cerebri posterior
A. carotis interna
A. basilaris
A. vertebralis

Abb. 2.12

lauf. Die Blutströmung kann in der einen oder anderen Richtung erfolgen, je nach Durchgängigkeit der Kanäle und nach Druckgefälle.

2. Die Effizienz des Polygons ist ein Faktor, der für den Grad der neurologischen Ausfälle bei Stenose oder nach Verschluß einer oder mehrerer Halsarterien entscheidend ist. Bei Anomalien des Circulus arteriosus cerebri findet sich ein gehäuftes Auftreten von Hirninfarkten.

Anastomosen der Leptomeninx

Die Aa. cerebri anterior, media et posterior verzweigen sich fortlaufend über die gesamte Hirnoberfläche und bilden so ein dichtes leptomeningeales arterielles Netzwerk. Die Arterien sind untereinander verbunden, so daß das Blut zwischen den eigentlich der A. cerebri anterior, media bzw. posterior zuste-henden Gebieten frei zirkulieren kann (Abb. 2.12). Zuweilen sind auch Anastomosen mit den Aa. meningea anterior et media von Bedeutung, die für das leptomeningeale Netzwerk eine potentielle Blutreserve aus der A. carotis externa und aus Kollateralbahnen darstellen. Im Gegensatz zu dieser Vielzahl an Zwischenverbindungen des Netzwerkes stehen die perforierenden Äste, die von demselben ausgehen. Es gibt deren unzählige, und sie versorgen die graue und weiße Substanz der Hemisphären. Wenn überhaupt, dann anastomosieren diese aber nur selten mit benachbarten Arterien, bevor sie sich in kapilläre Endverzweigungen aufteilen. Die Kapillaren dagegen anastomosieren mit Nachbarkapillaren; das so entstehende Netz ist jedoch bei Verschluß eines perforierenden Astes als Quelle für eine kollaterale Blutversorgung unwirksam.

Literatur

Allgemeines

Courville, C. B.: Vascular patterns of the encephalic gray matter in man, Bull. Los Angeles Neurol. Soc. *23,* 30 (1958)

Gillilan, L. A.: Observations on the anatomy of the cerebral blood vessels which may influence cerebral circulation, with clinical interpretations. Arch. Neurol. Psychiat. *72,* 116 (1954)

Kaplan, H. A.: Embryology and anatomy of the blood vessels of the brain. In: Pathogenesis and Treatment of Cerebrovascular Disease. (ed. Fields, W. S.) pp. 5–35. Springfield, Ill.: Charles C. Thomas, 1961

Kaplan, H. A.: Anatomy and embryology of the arterial system of the forebrain
Vascular diseases of the nervous system, Bd. I, Handbook of clinical neurology (Hrsg. Vinken, P. J., Bruyn, G. W.) Amsterdam: North-Holland, New York: American Elsevier, 1972

Kaplan, H. A., Ford, D. H.: The Brain Vascular System. Amsterdam: Elsevier 1966

Krayenbühl, H., Yasargil, M. G.: Die vaskulären Erkrankungen im Gebiet der Arteria Vertebralis und Arteria Basilaris: Eine anatomische und pathologische, klinische und neuroradiologische Studie. Stuttgart: Thieme 1957

Lazorthes, G., Amaral-Gomes, F., Bastide, G., Compan, L., Espagno, J., Gaubert, J., Routhes, J., Roulleau. J.: Vascularisation et circulation cérébrales. Paris: Masson 1961

Stephens, R. B., Stilwell, D. L.: Arteries and Veins of the Human Brain, Springfield, Ill.: Charles C. Thomas, 1969

Van den Bergh, R.: Centrifugal elements in the vascular pattern of the deep intracerebral blood supply. Angiology. *20*, 88 (1969)

Aortenbogen

Bosniak, M. A.: An analysis of some anatomic-roentgenologic aspects of the brachiocephalic vessels, Am. J. Roentgenol. *91*, 1222, 1964

Daseler, E. H., Anson, B. J.: Surgical anatomy of the subclavian artery and its branches. Surg. Gynecol. Obstet. *108*, 149 (1959)

Halskarotiden

Lehrer, H. Z.: Relative calibre of the cervical internal carotid artery. Normal variation with the circle of Willi. Brain. *91*, 339 (1968)

Kopfkarotiden

Gillilan, L. A.: The arterial and venous blood supplies to the forebrain (including the internal capsule) of primates. Neurology. *18*, 653 (1968)

Manigand, G.: Syndromes Artériels Encéphaliques. Paris: Expansion Scientifique 1968

Wallace, S., Goldberg, H. I., Leeds, N. E., Mishkin, M. M.: The cavernous branches of the internal carotid artery. Am. J. Roentgenol. *101*, 34 (1967)

A. ophthalmica

Bergland, R., Ray, B. S.: The arterial supply of the human optic chiasm. J. Neurosurg *31*, 327 (1969)

Brucher, J.: Origin of the ophthalmic artery from the middle meningeal artery. Radiology. *93*, 51 (1969)

de Raad, R.: An angiographic study of the course of the opthalmic artery in normal and pathological conditions. Brit. J. Radiol. *37*, 826 (1964)

A. chorioidea anterior

Carpenter, M. B., Noback, C. R., Moss, M. L.: The anterior choroidal artery: Its origins, course, distributions, and variations. Arch. Neurol. Psychiat. *71*, 714 (1954)

Herman, L. H., Fernando, O. U., Gurdjian. E. S.: The anterior choroidal artery: An anatomical study of its area of distribution. Anat. Rec. *154*, 95 (1966)

Otomo, E.: The anterior choroidal artery. Arch. Neurol. *13*, 656 (1965)

A. cerebri anterior

Ahmed, D. S., Ahmed, R. H.: The recurrent branch of the anterior cerebral artery. Anat. Rec. *157*, 699 (1967)

Baptista, A. G.: Studies on the arteries of the brain: II. The anterior cerebral artery: Some anatomic features and their clinical implications. Neurology. *13*, 825 (1963)

MacCarty, C. S., Cooper, I. S.: Neurologic and metabolic effects of bilateral ligation of anterior cerebral arteries in man. Proc. Staff Meetings Mayo Clinic. *26*, 185 (1951)

Morris, A. A., Peck, C. M.: Roentgenographic study of the variations in the normal anterior cerebral artery: 100 cases studied in lateral plane. Am. J. Roentgenol. *74*, 818 (1955)

Sohn, D., Levine, S.: Frontal lobe infarcts caused by brain herniation. Compression of anterior cerebral artery branches. Arch. Pathol. *84*, 509 (1967)

A. cerebri media

Ring, B. A., Waddington, M.: Ascending frontal branch of middle cerebral artery. Acta radiol. (diagn.). *6*, 209 (1967)

Sindermann, F., Dichgans, J., Bergleiter, R.: Occlusion of the middle cerebral artery and its branches: Angiographic and clinical correlates. Brain. *92*, 607 (1969)

Vertebro-basiläres Arteriensystem

A. vertebralis

Harzer, K., Töndury, G.: Zum Verhalten der Arteria vertebralis in der alternden Halswirbelsäule. Fortschr. Röntgenstr. *104*, 687 (1966)

Jackson, R.: The Cervical Syndrome, 3d ed. Springfield, Ill.: Charles C. Thomas, 1971

Morris, L.: The anterior meningeal branch of the vertebral artery and other meningeal vessels arising from the internal carotid and vertebral arteries (Proc. Soc. Brit. Neurol. Surg.) J. Neurol. Neurosurg. Psychiat. *32*, 633 (1969)

A. cerebellaris inferior posterior

Gillilan, L. A.: The arterial and venous blood supplies to the cerebellum of primates. J. Neuropathol. Exptl. Neurol. *28*, 295 (1969)

Greitz, T., Sjogren, S. E.: The posterior inferior cerebellar artery. Acta radiol. (diagn.), *1*, 284 (1963)

Takahashi, M., Wilson, G., Hanafee, W.: The anterior inferior cerebellar artery: Its radiographic anatomy and significance in the diagnosis of extraaxial tumors of the posterior fossa. Radiology. *90*, 281 (1968)

A. basilaris

Schechter, M. M., Zingessser, L. H.: The radiology of basilar thrombosis, Radiology. *85*, 23 (1965)

Wackenheim, A., Braun, J. P.: Angiography of the Mesencephalon; Normal and Pathological Findings. New York: Springer 1970

Seitenäste

Adams, R. D.: Occlusion of the anterior inferior cerebellar artery. Arch. Neurol. Psychiat. *49*, 765 (1943)

Atkinson, W. J.: The anterior inferior cerebellar artery; its variations, pontine distribution, and significance in the surgery of cerebello-pontine angle tumours. J. Neurol. Neurosurg. Psychiat. *12*, 137 (1949)

Mani, R. L., Newton, T. H.: The superior cerebellar artery: Arteriographic changes in the diagnosis of posterior fossa lesions. Radiology, *92*, 1281 (1969)

Mazzoni, A., Hansen, C. C.: Surgical anatomy of the arteries of the internal auditory canal. Arch. Otolaryngol. *91*, 128 (1970)

Segarra, J.: Cerebral vascular disease and behavior: I. The syndrome of mesencephalic artery (basilar artery bifurcation). Arch. Neurol. *22*, 408 (1970)

Smith, C. G., Richardson, W. F. G.: The course and distribution of the arteries supplying the visual (striate) cortex. Am J. Ophthalmol *61*, 1391 (1966)

Hirnstammläsionen

Gillilan, L. A.: The correlation of the blood supply to the human brain stem with clinical brain stem lesions. J. Neuropathol. Exptl. Neurol. *23*, 78 (1964)

Hassler, O.: Arterial pattern of human brain stem. Normal appearance and deformation in expanding supratentorial conditions. Neurology. *17*, 368 (1967)

Kopf- und Halsanastomosen

Berry, R. G.: Discussion of "collateral circulation of the brain." Neurology. *11* (4) (part 2), 20 (1961)

Fields, W. S., Bruetman, M. E., Weibel, J.: Colateral circulation of the brain. Monographs Surg. Sci. *2* (3), 183 (1965)

Extrakranielle Anastomosen

Pakula, H., Szapiro, J.: Anatomical studies of the collateral blood supply to the brain and upper extremity. J. Neurosurg. *32*, 171 (1970)

Schechter, M. M.: The occipital-vertebral anastomosis. J. Neurosurg. *21*, 758 (1964)

Toole, J. F.: Interarterial shunts in the cerebral circulation. Circulation. *33*, 474 (1966)

Wolff, E.: The Anatomy of the Eye and Orbit; Including the Central Connections, Development, and Comparative Anatomy of the Visual Apparatus, 6th ed., revised by R. J. Last, W. B. Saunders Philadelphia: 1968

Intrakranielle Anastomosen

Gillilan, L. A.: Significant superficial anastomoses in the arterial blood supply to the human brain. J. Comp. Neurol. *112*, 55 (1959)

Weibel, J., Fields, W. S.: Atlas of Arteriography in Occlusive Cerebrovascular Disease, Philadelphia, W. B. Saunders 1969

Circulus arteriosus cerebri (Willisii)

Alpers, B. J., Berry, R. G.: Circle of Willis in cerebral vascular disorders: The anatomical structure, Arch. Neurol. *8*, 398 (1963)

Battacharji, S. K., Hutchinson, E. C., McCall, A. J.: The circle of Willis – The incidence of developmental abnormalities in normal and infarcted brains, Brain. *90*, 747 (1967)

Fisher, C. M.: The circle of Willis: Anatomical variations, Vascular Diseases. *2*, 99 (1965)

Riggs, H. E., Rupp, C.: Variation in form of circle of Willis. The relation of the variations to collateral circulation: Anatomic analysis. Arch. Neurol. *8*, 8 (1963)

Anastomosen der Leptomeninx

Vander Eeken, H. M.: The Anastomoses between Leptomeningeal Arteries of the Brain. Springfield, Ill., Charles C. Thomas 1959

Weidner, W., Hanafee, W., Markham, C. H.: Intracranial collateral circulation via leptomeningeal and rete mirabile anastomoses. Neurology. *15*, 39 (1965)

Angewandte Anatomie des venösen Systems

„Kein Teil des Körpers hat so viele Venen wie das Gehirn."

William Harvey

Das Blut des Gehirns wird über oberflächliche (äußere) und tiefe (innere) Venen abgeleitet. Die erste Gruppe sammelt das Blut des Cortex und der angrenzenden weißen Substanz, wohingegen die letztere die zentralen Strukturen drainiert. Beide Systeme führen in erster Linie in die Sinus durae matris, die ihrerseits in die Vv. jugulares internae münden. Beide Vv. jugulares internae verlaufen innerhalb der Karotisscheide in unmittelba-

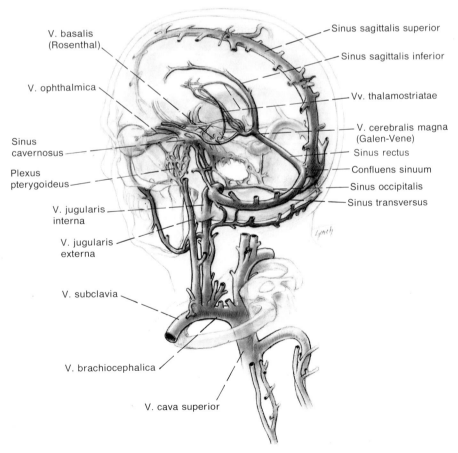

V. basalis (Rosenthal)

V. ophthalmica

Sinus cavernosus

Plexus pterygoideus

V. jugularis interna

V. jugularis externa

V. subclavia

V. brachiocephalica

V. cava superior

Sinus sagittalis superior

Sinus sagittalis inferior

Vv. thalamostriatae

V. cerebralis magna (Galen-Vene)

Sinus rectus

Confluens sinuum

Sinus occipitalis

Sinus transversus

Abb. 3.1

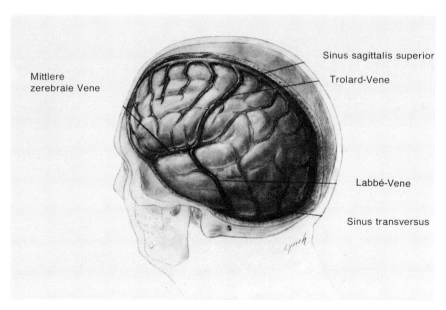

Abb. 3.2. Oberflächliche Drainage der Konvexität einer Hemisphäre

rer Nähe der A. carotis interna und des N. vagus; im oberen Mediastinum vereinigen sie sich mit den beiden Vv. subclaviae und bilden die rechte und linke V. brachiocephalica (anonyma). Die Vv. brachiocephalicae vereinen sich zur V. cava superior, die in den rechten Vorhof mündet (Abb. 3.1).

Die Anastomosen zwischen den Sinus durae und den Vv. diploicae bzw. Vv. emissariae des Schädels bilden einen Nebenabfluß, der normalerweise kleinere Blutmengen transportiert. Die durch Foramina der Tabula externa tretenden Vv. emissariae anastomosieren mit Ästen der Vv. jugulares, die das Blut des Gesichtes, der Kopfhaut und der Halsregion sammeln. Die Vv. jugulares externae führen am Hals entlang hinunter und münden in die Vv. subclaviae.

Oberflächliche Venen

Die oberflächlichen Venen drainieren den Cortex und die darunter liegende weiße Substanz. Sie werden in eine obere, mittlere (Sylvische) und untere zerebrale Gruppe eingeteilt. Sie liegen an der Hemisphärenoberfläche und erhalten ihr Blut von Pia-

ästen, die sich in den Windungen beider Hemisphären verzweigen. An der Unterseite ist dieses Netz eng verknüpft mit den Vv. emissariae, die die Virchow-Räume durchqueren und Blut aus den tieferen Hirnschichten mit sich führen.

Obere Gruppe (Abb. 3.2)

Die dorsalen, dorsolateralen und medialen Seiten jeder Hemisphäre oberhalb des Corpus callosum werden durch 10–20 kleine Venen drainiert, durch die das Blut nach oben in den Sinus sagittalis superior abfließt. Mehrere dieser Venen fließen zu vier oder fünf großen Stämmen zusammen, die auf ihrem Weg durch den Subarachnoidalraum über eine Strecke von 0.2–3,0 cm in eine arachnoidale Manschette eingehüllt sind, bevor sie in die großen venösen Lakunen neben dem Sinus sagittalis superior münden.

Die frontalen Venen sind etwas dünner als die parietalen. Sie münden fast rechtwinklig in den Sinus sagittalis superior. Die Venen der Parietalregion dagegen sind nach hinten gerichtet, so daß sie in einem spitzen Winkel, der auf das Occiput zeigt, in den Sinus sagittalis superior münden. Zu den frontalen Venen gehören die frontopolaren sowie die unteren, mittleren und oberen frontalen Venen. Vielfach nehmen diese Venen einen subduralen Verlauf, der bis zu 3 cm lang sein kann (Abb. 3.3 A u. B).

Klinisches Korrelat

1. Die venösen Lakunen liegen manchmal in flachen Vertiefungen der Tabula interna des Schädels, die im Röntgenbild als Aufhellungen nahe der Mittellinie erscheinen.
2. Die Granulae meningicae (Pacchioni-Granulationen), die beim Erwachsenen in den venösen Lakunen auftreten, helfen möglicherweise bei der Regulierung des Liquordruckes.
3. Gelegentlich sind die durch die Vv. emissariae gebildeten Foramina groß genug, um eine Knochenmetastase auf einem Schädel-Röntgenbild vorzutäuschen.
4. Manchmal erfolgt durch die Vv. emissariae eine vaskuläre Ausbreitung von Infekten in den Schädelinnenraum.
5. Entzündungen oder Thrombosen der oberflächlichen Venen können Insulte und neurologische Ausfallerscheinungen zur Folge haben, deren Natur von der Lokalisation und dem Ausmaß des Verschlußes abhängt.
6. Subdurale Hämatome entstehen u. U. durch die Zerreißung einer oder mehrerer Venen, wenn sie auf ihrem Weg von den Hemisphären zu den Sinus der Dura den Subduralraum durchqueren.
7. Die Trolard-Vene ist ein grober Anhaltspunkt bei der Suche nach dem Sulcus centralis (Roland-Furche).

Mittlere Gruppe

Die Insel und das darüberliegende Operculum werden durch ein venöses Sammelnetz drainiert, das mit den distalen Ästen der oberen und unteren Venengruppe anastomosiert. Die mittleren zerebralen Venen verlaufen durch die Fissura Sylvii zur Hirnbasis, wo sie in den Sinus cavernosus, Sinus sphe-

noparietalis und mittleren meningealen Sinus münden. Die Trolard-Vene verbindet sie an der lateralen Hemisphärenoberfläche mit dem höher gelegenen Sinus sagittalis superior, und die kleinere Labbé-Anastomose stellt die Verbindung zum tiefer gelegenen Sinus transversus her. An der Hirnunterseite stehen die mittleren zerebralen Venen mit den basalen Venen (Rosenthal-Vene) in Verbindung.

Klinisches Korrelat

Ein Venenverschluß in dieser Gruppe kann fokale motorische Anfälle und eine zentrale Fazialisschwäche verursachen. Es kann außerdem zu einer Aphasie kommen, wenn die Läsion in der dominanten Hemisphäre liegt.

Untere Gruppe

Die untere Venengruppe mit der Labbé-Anastomose drainiert den größten Teil der lateralen Oberfläche sowie die Unterseiten der Temporal- und Okzipitallappen. Das in diesen Gebieten gesammelte Blut wird hauptsächlich in den Sinus transversus abgeleitet. Die Unterseite des Temporallappens wird darüber hinaus in den Sinus petrosus superior und in die basalen zerebralen Venen (Rosenthal) drainiert. Dagegen wird das Blut der unteren und medialen Seite des Okzipitallappens in die V. cerebralis magna (Galeni) sowie in den Sinus transversus abgeleitet. An der Unterfläche des Temporallappens liegen außerdem etwa eine bis sechs Venen, die nach einem langen freien Verlauf durch den Subduralraum in den Sinus transversus münden. Dieser erhält ebenfalls Venen aus der Schläfenbeinpyramide. Diese Venen stellen einen Verbindungsweg zwischen dem Mittelohr und dem Schädelinnenraum dar.

Tiefe Venen

Die tiefen Venen bilden das Abflußsystem für die paraventrikuläre weiße Substanz, die

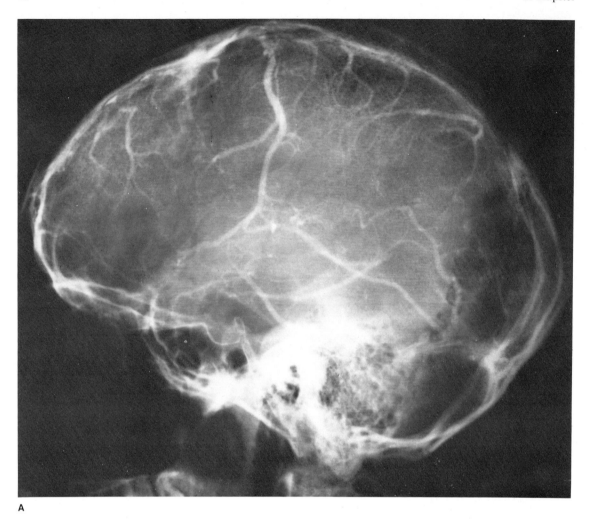

A

Abb. 3.3 A u. B. Venöse Phase eines Arteriogramms in Seitenansicht, das die oberflächlichen venösen Abflüsse darstellt

basalen Ganglien und für andere zentrale Gehirnstrukturen. Es besteht aus dem Galen-System und den paarigen Rosenthal-Venen. Diese Gruppe sammelt das Blut aus dem Gebiet, das von den beiden Karotiden und einem Teil des vertebro-basilären Systems versorgt wird.

Das Galen-System

Die V. septi pellucidi wird beidseitig an der vorderen Spitze des Seitenventrikels erkennbar und verläuft am Septum pellucidum entlang nach dorsal zum Foramen interven-

triculare, wo sie mit der V. thalamostriata zusammenfließt (Abb. 3.4 A u. B).

Die V. thalamostriata entsteht am Boden des Seitenventrikels, und zwar in einer zwischen dem Nucleus caudatus und dem Thalamus gelegenen Furche. Sie verläuft nach vorn und erhält ihr Blut aus Ästen, die die weiße Substanz in der Nähe der Seitenventrikel drainieren.

Die V. chorioidea nimmt das Blut aus dem Plexus chorioideus des Seitenventrikels auf.

Die V. cerebralis interna entsteht auf beiden Seiten aus dem Zusammenfluß der Vv. septalis, thalamostriata et chorioidea am Foramen interventriculare. Die beiden Vv.

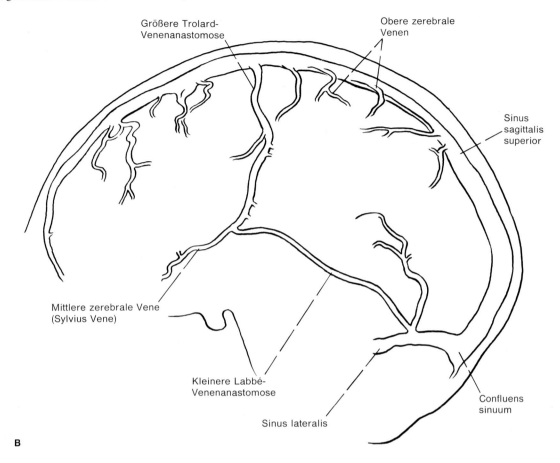

Größere Trolard-
Venenanastomose

Obere zerebrale
Venen

Sinus
sagittalis
superior

Mittlere zerebrale Vene
(Sylvius Vene)

Kleinere Labbé-
Venenanastomose

Sinus lateralis

Confluens
sinuum

B

cerebrales internae ziehen am Dach des III. Ventrikels nach dorsal. Sie vereinigen sich gerade unterhalb des Splenium corporis callosi und oberhalb der Epiphyse zur V. cerebralis magna (Galeni).

Nach einem bogenförmigen Verlauf um das Splenium corporis callosi nach oben mündet die V. cerebralis magna spitzwinklig in den Sinus rectus. Sie nimmt die beiden Vv. basales (Rosenthal-Venen), die Vv. cerebrales posteriores, die Vv. occipitales und die Vv. cerebellares superiores sowie kleine Venenäste der Epiphyse und der Vierhügelplatte auf.

Klinisches Korrelat

Eine Verlagerung dieser in der Tiefe gelegenen Venen kann der einzige angiographische Hinweis auf einen zentral gelegenen Tumor sein, da Tumoren der Zentralregion vielfach die Arterien an der Hirnoberfläche nicht verschieben.

1. Der Angulus venosus, Treffpunkt der V. thalamostriata und der V. cerebralis interna, liegt am Foramen interventriculare (Monroi) und ist in der venösen Phase eines Angiogrammes in Seitenansicht sichtbar. Tumoren des Frontallappens können diesen Angulus venosus verformen.
2. Eine im antero-posterioren (ap) Angiogramm sichtbare Verlagerung der Vv. cerebrales internae nach lateral läßt eine Raumforderung in den Großhirnhemisphären vermuten.
3. Der ebenfalls in einer ap-Aufnahme sichtbare bogenförmige Verlauf der Vv. thalamostriatae wird durch Dilatation der Seitenventrikel, z. B. bei Hydrozephalus, verstärkt.

Vv. basales (Rosenthal-Venen)

Die beidseitigen Vv. basales werden erstmals im Gebiete der Area olfactoria sichtbar.

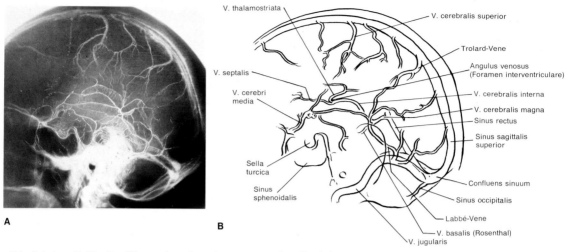

Abb. 3.4 A u. B. Venöse Phase eines Arteriogrammes, das die tiefen Venen zeigt

Beide entstehen aus dem Zusammenfluß der V. cerebralis anterior, der unteren Vv. striatae und der tiefen V. cerebri media. Die V. basalis verläuft entlang des Tractus opticus dorsalwärts, schlingt sich um das Crus cerebri und mündet in der Regel in die V. cerebri magna (Galeni); sie endet jedoch gelegentlich in der V. cerebri interna oder direkt im Sinus rectus. Die Vv. basales bilden das Abflußsystem für das mediale Pallidum, die präoptische Region, den Hypothalamus, das subthalamische Gebiet und Teile des oberen Hirnstammes. Sie nehmen außerdem die unteren Vv. chorioidales der Temporallappen auf.

Klinisches Korrelat

Bei Hernien im Tentoriumschlitz ist die Verlagerung der V. basalis nach kaudal gelegentlich im Venogramm zu erkennen. Wird diese Vene gegen den scharfen Rand des Tentorium cerebelli gepreßt, so können im oberen Mittelhirn Ödeme und Hämorrhagien entstehen.

Die Sinus durae matris

Sinus sagittalis superior

Dieser große, im Querschnitt dreieckige venöse Sinus liegt auf der Verbindungslinie zwischen der Falx cerebri und dem Schädel-

dach. Er beginnt am Foramen caecum (ossis frontalis) und an der Crista galli und führt zur Protuberantia occipitalis interna, wo er in den Confluens sinuum mündet (Abb. 3.5). Vor der Sutura coronaria transportiert er nur kleine Mengen Blut, danach jedoch nimmt sein Kaliber rasch zu, und er führt ein großes Blutvolumen. In der benachbarten Dura seitlich der Sinus liegen zahlreiche große venöse Seen; Pacchioni-Granulationen springen in diese Lakunen vor und erleichtern möglicherweise bei Erwachsenen die Resorption des Liquor cerebrospinalis.

In den Sinus sagittalis superior münden die Vv. cerebrales superiores, Venen aus der Diploë und Dura mater und jene, die mit den Venen der Kopfhaut sowie den nasalen und perikraniellen Venen in Verbindung stehen.

Klinisches Korrelat

Dieses wird in Kapitel 21 besprochen.

Sinus sagittalis inferior

Dieser relativ kleine Sinus hat ein rundes Lumen, dessen Durchmesser mit dem Verlauf des Gefäßes zunimmt. Der Sinus liegt in den hinteren zwei Dritteln des freien unteren Randes der Falx cerebri und nimmt Venen vom Corpus callosum und vom Kleinhirn auf, bevor er selber seine Fortsetzung im Sinus rectus findet.

Sinus rectus

Der Sinus rectus hat ein dreieckiges Lumen und entsteht durch den Zusammenschluß des Sinus sagittalis inferior und der V. cerebralis magna (Galeni). Er verläuft dorsalwärts in der Verbindungslinie zwischen der Falx cerebri und der Falx cerebelli und erreicht den Confluens sinuum an der Protuberantia occipitalis interna.

Klinisches Korrelat

1. Es kommt vor, daß der Sinus rectus durch Tumoren der hinteren Schädelgrube nach oben verlagert wird.
2. Hämatome in der hinteren Schädelgrube infolge geburtstraumatischer Verletzungen, die eine Blutung aus dem Sinus rectus verursachen, können letale Folgen haben.

Sinus occipitalis

Der Sinus occipitalis ist der kleinste von allen intraduralen Sinus. Er liegt am fixierten Rande der Falx cerebelli und verläuft vom Foramen magnum nach oben zum Confluens sinuum. Auf seinem Wege nimmt er Venen aus der Falx cerebelli und von der medialen Kleinhirnoberfläche auf. Er steht ebenfalls mit vertebralen venösen Plexus in Verbindung.

Klinisches Korrelat

Der Sinus occipitalis liegt manchmal in einem Sulcus der Tabula interna des Hinterhauptbeins (Os occipitale). Dieser Sulcus kann auf Röntgenaufnahmen mit einer durch eine Dermoidzyste verursachten Ausbuchtung verwechselt werden.

Confluens sinuum (Torcular Herophili)

Der Sinus sagittalis superior, der Sinus rectus und der Sinus occipitalis fließen in der Regel innerhalb der Dura mater an der Protuberantia occipitalis interna zusammen und bilden den Confluens sinuum oder den „Torcular Herophili" (die „Weinpresse des Herophilus"). Der größte Teil des Blutes, das aus dem Großhirn, dem Kleinhirn und dem oberen Teil des Hirnstammes drainiert wird, muß daher diesen kritischen Knotenpunkt durchqueren. Im Confluens sinuum wendet sich der Sinus sagittalis superior scharf nach rechts, während der Sinus sagittalis inferior und der Sinus rectus nach links fließen, so daß hier eine Vermischung des Blutes u. U. gar nicht stattfindet.

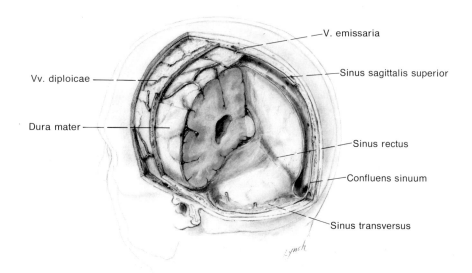

Vv. diploicae

Dura mater

V. emissaria

Sinus sagittalis superior

Sinus rectus

Confluens sinuum

Sinus transversus

Abb. 3.5

Sinus transversus und Sinus sigmoideus

Der Sinus transversus beginnt am Confluens sinuum und verläuft im fixierten Rand des Tentorium cerebelli zur Basis der Pars petrosa des Schläfenbeins, wo er abrupt kaudalwärts abbiegt. Von hier an wird er als Sinus sigmoideus bezeichnet. Auf seinem absteigenden Verlauf durch den Sulcus sinus sigmoidei des Processus mastoideus ossis temporalis befindet sich der Sinus sigmoideus in unmittelbarer Nachbarschaft der zum Mittelohr gehörigen Lufträume des Mastoids (der Cellulae mastoideae). Der Sinus sigmoideus verläßt den Schädel durch das Foramen jugulare und wird hier zur V. jugularis interna. Unmittelbar medial von ihm verlassen der N. glossopharyngeus, der N. vagus und der N. accessorius die Schädelhöhle.

Der Sinus transversus nimmt den größten Teil der unteren Venengruppe der Vv. cerebrales superficiales sowie den Sinus petrosus superior und inferior auf, der seinerseits zum Teil den Sinus cavernosus drainiert. Der Sinus transversus steht durch die Vv. emissariae mit den Venen der Kopfhaut und außerdem mit Venen des Mastoids in Verbindung.

Klinisches Korrelat

1. Ein entzündlicher Prozeß im Processus mastoideus kann eine Thrombose des Sinus transversus oder des Sinus sigmoideus verursachen (vgl. Kap. 21).
2. Im Schädel-Röntgenbild wird häufig eine von den Sinus transversi gebildete Furche in der Tabula interna des Schädels beobachtet. Sie ist ein recht zuverlässiger Anhaltspunkt für die Größe der beiden Sinus.
3. Die Sinus transversi sind meistens verschieden groß, wobei der rechte in der Regel größer ist.

Sinus sphenoparietalis

Dieser Sinus zieht am unteren Keilbeinflügel entlang und endet im Sinus cavernosus. Seine Zubringer sind die mittleren und unteren oberflächlichen zerebralen Venen sowie ein Ast der V. cerebralis media, der den Sinus sphenoparietalis gewöhnlich mit dem Sinus sagittalis superior verbindet.

Klinisches Korrelat

Eine Zerreißung der Sinus oder ihrer zuführenden Venen kann ein Subduralhämatom in der mittleren Schädelgrube zur Folge haben.

Die Sinus cavernosi

Diese paarigen Venenplexus liegen zu beiden Seiten der Sella turcica und führen ihren Namen dank ihres reichen Geflechts an fibrösen Bindegewebsfasern, welche die Sinus in zahlreiche Kammern unterteilen. Die Sinus erstrecken sich vom medialen Ende der Fissura orbitalis bis zur Pyramidenspitze (bis zum Apex partis petrosae ossis temporalis). Durch jeden Sinus cavernosus verlaufen – von dessen Blutstrom durch eine endotheliale Wand getrennt – die A. carotis interna mit ihrem periarteriellen sympathischen Nervengeflecht, die beiden ersten Reste des N. trigeminus und die drei Augenmuskelnerven (Abb. 3.6). In den Sinus cavernosus münden der Sinus sphenoparietalis und die Vv. ophthalmicae.

Ein ausgedehntes Netz venöser Anastomosen sichert zahlreiche Abflußmöglichkeiten für das Blut aus dem Sinus cavernosus. Innerhalb dieses Netzwerkes bestehen folgende intrakranielle Verbindungen:

1. zwischen dem Sinus petrosus superior und dem Sinus transversus,
2. zwischen dem Sinus petrosus inferior und dem untersten Abschnitt des Sinus sigmoideus,
3. zwischen der mittleren oberflächlichen Venengruppe und der Labbé-Vene sowie dem Sinus transversus,
4. zwischen der mittleren Venengruppe und der Trolard-Vene sowie dem Sinus sagittalis superior,
5. zwischen den vorderen und den hinteren interkavernösen Venenplexus, die das Diaphragma sellae durchqueren und die Hypo-

physe umgeben, um so den Sinus circularis zu bilden,
6. zwischen den Vv. basales (Rosenthal) und dem Sinus rectus.

Zwischen den intra- und extrakraniellen Gefäßen bestehen folgende Verbindungen:

1. vom Sinus cavernosus zur V. ophthalmica superior, durch die Fissura orbitalis superior in die Orbita und zu den Vv. faciales,
2. von der V. ophthalmica inferior zum Plexus pterygoideus unterhalb des Schädels,
3. durch unbenannte Vv. emissariae mit dem Plexus pterygoideus.

Klinisches Korrelat

1. Da alle diese Venen keine Klappen haben, kann das Blut durch diese Anastomosen sowohl aus dem Schädel heraus als auch in umgekehrter Richtung fließen. Somit können Infektionen der Augen, der Nase, des Gesichts, der paranasalen Sinus, des Pharynx und der Zähne in die Sinus cavernosi weitergeleitet werden und sich bei Veränderung der lokalen Druckverhältnisse rasch von einer Vene zur anderen ausbreiten.
2. Der Abschnitt der Karotis, der im Sinus cavernosus liegt, kann zerreißen und eine karotiko-kavernöse Fistel bilden, die erst nach einer unterschiedlich langen Latenzzeit Symptome verursacht. Die Symptome und Befunde einer solchen Fistel hängen zum Teil von der Durchgängigkeit und der Anordnung der Venen ab, welche die Sinus drainieren (vgl. Kap. 25).

Die Sinus petrosi

Sinus petrosus superior

Dieser kleine dünne Sinus verbindet den Sinus cavernosus mit dem Sinus transversus. Er verläuft nach hinten unten und lateral in der Befestigung des Tentorium cerebelli an der Pars petrosa des Schläfenbeins. Er nimmt das Blut aus einigen der unteren Vv. occipi-

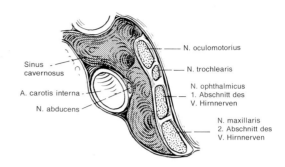

Abb. 3.6. Diagramm des Sinus cavernosus

tales und cerebellares auf und stellt eine Zwischenverbindung zu den Venen des Mittelohres her.

Sinus petrosus inferior

Dieser Sinus liegt in einer flachen Rinne an der Verbindungsstelle der Pars petrosa des Schläfenbeins und der Basis des Hinterhauptbeins. Er verbindet den Sinus cavernosus mit dem Bulbus cranialis venae jugularis internae. In ihn münden die Venen des Innenohres, des Pons, der Medulla und der basalen Seite des Kleinhirns.

Klinisches Korrelat

Wenn ein entzündlicher Prozeß des Mittelohres zu einer Thrombose dieses Sinus führt, so ergibt sich daraus ein Syndrom der Pyramidenspitze (Gradenigo-Syndrom), d. h. eine einseitige Otitis media mit homolateralem Fazialisschmerz und Abduzensparese.

Venen des Kleinhirns und des Hirnstammes

Venen des Kleinhirns

An der Oberseite des Kleinhirns liegen nahe der Mittellinie zwei bis vier Vv. cerebellares superiores, die das Blut aus dem Kleinhirnparenchym in die V. magna cerebralis (Galeni) drainieren (Abb. 3.7).

Der Nucleus dentatus und der vordere Abschnitt der basalen Seite einer jeden Kleinhirnhemisphäre werden durch die Vv. cerebellares anteriores drainiert, die mit dem venösen Plexus des Pons in Verbindung stehen.

Die Vv. cerebellares posteriores drainieren den Kleinhirnwurm und die okzipitale Seite der Kleinhirnhemisphäre und münden in den Sinus rectus oder den Sinus transversus.

Klinisches Korrelat

1. Bei chirurgischen Eingriffen, die eine Freilegung der Vierhügelplatte erfordern, können die Vv. cerebellares superiores, ohne ein Risiko einzugehen, geopfert werden, vorausgesetzt, daß die V. cerebralis magna (Galeni) nicht verletzt wird.
2. Da die V. cerebellaris anterior in unmittelbarer Nähe des N. trigeminus liegt, kann sie bei operativen Eingriffen zur Behebung einer Trigeminusneuralgie verletzt werden.

Venen des Hirnstammes

Die zentralen und lateralen Venen des Mittelhirns münden in die Vv. cerebrales basales (Rosenthal).

Die Venen des Pons bestehen aus einem reichen Geflecht von Anastomosen, die zu beiden Seiten mit den Vv. petrosae, nach oben mit den Vv. basales und nach unten mit medullären Venen in Verbindung stehen.

Die Venen der Medulla stehen nach oben mit den Venen des Kleinhirns und nach unten mit denen des Rückenmarks und des Plexus vertebralis in Verbindung. Sie münden in den Sinus occipitalis und – in unterschiedlichem Ausmaß – in die Vv. emissariae.

Klinisches Korrelat

1. Der Reichtum an anastomotischen Verbindungen zwischen den venösen Plexus des Hirnstammes, wie beispielsweise diejenigen des Plexus cavernosus, erlaubt eine sofortige Wiederanpassung des Blutstromes, wenn einzelne Venen verschlossen sind.

2. Wird bei der Exzision eines Tumors im Kleinhirnbrückenwinkel ein Zug auf den Pons ausgeübt, so kann – falls die Brückenvenen zerrissen werden – eine tödliche Hämorrhagie entstehen.
3. Da die Sinus durae matris und die Venen des Hirnstammes mit den Plexus vertebrales (Batson) in Verbindung stehen, können auf diesem Weg die Metastasen sowohl zum Kleinhirn als auch zur Schädelkalotte und zu den Sinus durales gelangen.

Plexus basilaris

Der Plexus basilaris besteht aus einem Netzwerk von sinusoidalen Venen, die in dem Teil der Dura liegen, der den Clivus bedeckt. Er steht mit dem vorderen Plexus venosus vertebralis und dem Sinus petrosus inferior in Verbindung.

Sekundäre venöse Drainage des Gehirns

Die Vv. emissariae sind Verbindungswege zwischen den intrakraniellen venösen Sinus und den Zubringern der V. jugularis externa oder den venösen Plexus vertebrales.

Die wichtigsten Vv. emissariae und deren Verbindungen sind:

1. die V. emissaria ophthalmica (die V. ophthalmica inferior und der Plexus pterygoideus)
2. die V. emissaria ethmoidalis (der Sinus sagittalis superior und die Vv. nasales)
3. die V. emissaria parietalis (der Sinus sagittalis superior, das Knochenmark des Schädels und die Venen der Kopfhaut)
4. die V. emissaria occipitalis (der Confluens sinuum und der Plexus perivertebralis)
5. die V. emissaria des Mastoids (der Sinus transversus und der Plexus occipitalis)
6. die V. emissaria condyloidea (der Sinus sigmoideus und der Plexus perivertebralis)
7. die V. emissaria hypoglossica (der Sinus sigmoideus und die Vv. vertebrales)

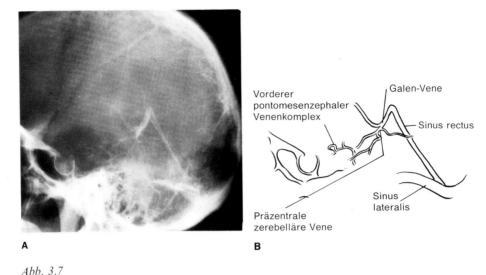

A   B

Abb. 3.7

8. die V. emissaria des Pharynx (der Sinus cavernosus, der Sinus petrosus und der Plexus pterygoideus)

Zuweilen kann bis zu einem Viertel des Gesamtblutvolumens der Vv. jugulares externae aus dem Gehirn stammen, üblicherweise ist aber der Anteil an Hirnblut wesentlich geringer. Die genauen Mengen sind von der Kapazität der soeben aufgeführten Verbindungswege und von Veränderungen der Druckverhältnisse zwischen den Gefäßsystemen der Vv. jugularis externa et interna abhängig.

Klinisches Korrelat

1. Die Vv. emissariae gleichen einem zweischneidigen Schwert. Bei Vorliegen einer intrakraniellen Sinusthrombose kann einerseits der venöse Abfluß durch die Kanäle, die in den perivertebralen Plexus münden, aufrechterhalten werden. Da jedoch der Plexus venosus vertebralis und auch die Kopf- und Halsvenen keine Klappen haben, kann anderseits ein plötzlicher intrathorakaler, intraabdomineller oder pelvischer Druckanstieg (beispielsweise beim Valsalva-Manöver) die Blutströmungsrichtung in den Plexus und den Vv. emissariae umkehren und septische oder metastatische Emboli in das venöse System von Rückenmark und Gehirn befördern.

2. Ist der Plexus venosus vertebralis ausreichend (wie z. B. bei jungen Menschen oder Personen mit nicht sitzender Lebensweise), so verursacht die Entfernung der Vv. jugularis externa et interna auf einer oder beiden Seiten lediglich geringe oder vorübergehende Zeichen eines erhöhten intrakraniellen Drucks.

3. Es gibt gelegentlich Patienten, die auf eine Kompression der V. jugularis nicht mit einer Druckerhöhung des Liquor cerebrospinalis reagieren. Die Erklärung dafür mag in einem besonders dichten vertebralen Plexus venosus liegen, der so große Blutmengen drainiert, daß der Liquordruck bei Kompression der Vv. jugulares nicht ansteigt.

Literatur

Allgemeines

Kaplan, H. A.: The transcerebral venous system: An anatomical study. Arch. Neurol. *1*, 148 (1959)

Schlesinger, B.: The venous drainage of the brain with special reference to the Galenic system. Brain. *62*, 274 (1939)

Woodhall, B.: Anatomy of the cranial blood sinuses with particular reference to the lateral. Laryngoscope, *49*, 966 (1939)

Oberflächliche Venen

Di Chiro, G.: Angiographic patterns of cerebral convexity veins and superficial dural sinuses. Am. J. Roentgenol. *87*, 308 (1962)

Wolf, B. S., Huang, Y. P., Newman, C. M.: The superficial Sylvian venous drainage system. Am J. Roentgenol. *89*, 398 (1963)

Tiefe Venen

Banna, M., Young, J. R.: Normal anatomical variation and asymmetry of the Galenic venous system. Brit. J. Radiol. *43*, 126 (1970)

Hassler, O.: Deep cerebral venous system in man: A microangiographic study on its areas of drainage and its anastomoses with the superficial cerebral veins. Neurology. *16*, 505 (1966)

Die Sinus der Dura

Sinus sagittalis superior

Lerner, M. A.: The angiographic evaluation of the calvarial impressions and channels, and the clinical significance of the parasagittal sinusoidal cerebral veins. Clin. Radiol. *20*, 157 (1969)

Sinus occipitalis

Das, A. C., Hasan, M.: The occipital sinus. J. Neurosurg. *33*, 307 (1970)

Die Venen des Kleinhirns und des Hirnstammes

Venen des Kleinhirns

Epstein, H. M., Linde, H. W., Crampton, A. R., Ciric, I. S., Eckenhoff, J. E.: The vertebral venous plexus as a major cerebral venous outflow tract. Anesthesiology. *32*, 332 (1970)

Gillilan, L. A.: The arterial and venous blood supplies to the cerebellum of primates. J. Neuropathol. Exptl. Neurol. *28*, 295 (1969)

Huang, Y. P., Wolf, B. S., Antin, S. P., Okudera, T.: The veins of the posterior fossa – Anterior or petrosal draining group. Am J. Roentgenol. *104*, 36 (1968)

Plexus basilaris

Vuia, O., Alexianu, M.: Insuffisance veineuse du cerveau ramollissement et hémorragie cérébrale d'origine veineuse. J. Neurol. Sci. *7*, 495 (1968)

Klinische Bedeutung

Perese, D. M.: Superficial veins of the brain from a surgical point of view. J. Neurosurg. *17*, 402 (1960)

4. Kapitel

Anatomie und Physiologie der Rückenmarksgefäße

Alle Segmente des zervikalen und oberen thorakalen Rückenmarks werden von Ästen (Rami spinales) der Aa. vertebrales und von tiefen zervikalen, kosto-zervikalen bzw. aufsteigenden zervikalen Ästen der Aa. subclaviae versorgt. Die übrigen thorakalen, lumbalen und sakralen Rückenmarksgebiete erhalten ihre Blutzufuhr aus Ästen der thorakalen und abdominalen Aorta sowie der Aa. iliacae (Abb. 4.1). An der Versorgung des Rückenmarks und der Spinalnervenwurzeln sind verschiedene Gefäßarten beteiligt:

1. Die segmentalen Arterien: Aus den Aa. vertebrales, der Aorta und den Aa. iliacae entspringen paarige segmentale Arterien, welche die paravertebrale Muskulatur, die Wirbel, Meningen und Wurzelfasern mit Blut versorgen. Seitenäste dieser Arterien begleiten die Spinalnerven des zugehörigen Segments auf ihrem Verlauf durch die Foramina intervertebralia. Hier teilen sie sich in ventrale und dorsale Wurzelarterien auf (Abb. 4.2).

2. Die Wurzelarterien: Jede Segmentarterie gibt Wurzelarterien ab. Diese ziehen durch das Foramen intervertebrale und versorgen auf entsprechender Höhe die ventralen und dorsalen Wurzelfasern sowie die Spinalganglien. Sie leisten einen nur geringen Beitrag zur Blutversorgung des Rückenmarkes.

3. Die medullären Arterien: Einige Segmentarterien geben ebenfalls unpaarige medulläre Arterien ab, die – ohne sich weiter zu verzweigen – zur A. spinalis anterior oder zu

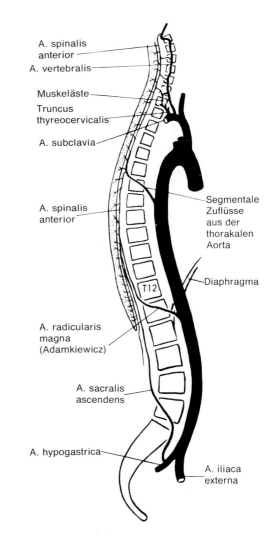

A. spinalis anterior
A. vertebralis
Muskeläste
Truncus thyreocervicalis
A. subclavia
A. spinalis anterior
Segmentale Zuflüsse aus der thorakalen Aorta
Diaphragma
T12
A. radicularis magna (Adamkiewicz)
A. sacralis ascendens
A. hypogastrica
A. iliaca externa

Abb. 4.1. Schematische Darstellung der wichtigsten Quellen für die Blutversorgung des Rückenmarks. Die Rami spinales anteriores sind nicht dargestellt

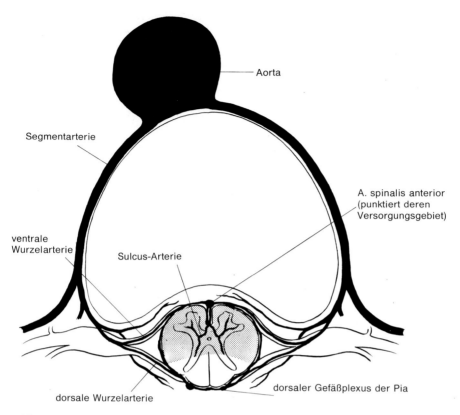

Aorta

Segmentarterie

A. spinalis anterior
(punktiert deren
Versorgungsgebiet)

ventrale
Wurzelarterie

Sulcus-Arterie

dorsaler Gefäßplexus der Pia

dorsale Wurzelarterie

Abb. 4.2

dem dorsalen Gefäßplexus der Pia ziehen.
Entgegen allgemeiner Auffassung entspringen die medullären Arterien nicht auf Höhe
eines jeden Segments und versorgen keine
Nervenwurzeln.

In der Halsregion entspringen zu beiden
Seiten je drei oder vier vordere medulläre
Arterien aus den Aa. vertebrales sowie aus
den aufsteigenden und tiefen zervikalen Arterien. Einige obere thorakale Segmente des
Rückenmarks erhalten Zuflüsse aus medullären Ästen der tiefen und/oder oberen Inter-
kostalarterien. Das übrige thorakale Rük-
kenmark wird durch wenige, aus segmentalen Ästen der thorakalen Aorta stammende
medulläre Arterien ernährt. Es handelt sich
hier um das Gebiet des Rückenmarks, das
die schlechteste Blutversorgung hat und daher auf den Verschluß einer medullären
Arterie am empfindlichsten reagiert.

Die größte und oft die einzige lumbale
medulläre Arterie wird als A. radicularis

magna bezeichnet. Sie findet sich in der
Regel auf Höhe von L1 oder L2, gelegentlich
jedoch bis auf Höhe von Th12 oder L4. Nach
Vereinigung mit der A. spinalis anterior
(mediana) gewährleistet diese Arterie die
gesamte Blutversorgung der ventralen zwei
Drittel aller lumbalen und sakralen Rücken-
markssegmente und manchmal auch der
unteren thorakalen Segmente.

A. spinalis anterior

Die beiden Rami spinales anteriores, die von
den Aa. vertebrales als erste intrakranielle
Äste abgegeben werden, ziehen an der Ventralseite des Rückenmarks bis auf Höhe des
2. oder 3. Zervikalsegments kaudalwärts.
Hier vereinigen sie sich zu einem einzigen
Gefäß, der A. spinalis anterior. Gelegentlich
kann einer der Rami spinales anteriores
dünn oder gar nicht vorhanden sein, und in

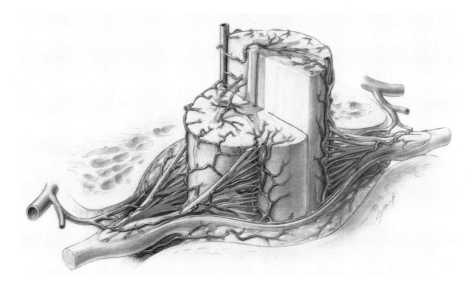

Abb. 4.3

seltenen Fällen ziehen die beiden Arterien getrennt bis hinunter zur unteren Halswirbelsäule oder sogar zum Sakralmark, ohne sich miteinander zu verbinden.

Die A. spinalis anterior ändert ihr Kaliber während ihres gesamten Verlaufes. Die stärkste Erweiterung zeigt sie im zervikalen und lumbalen Abschnitt, möglicherweise wegen der größeren Menge an Marksubstanz, die hier zu versorgen ist.

Auf ihrem Weg kaudalwärts im Sulcus ventralis der Medulla spinalis erhält die A. spinalis anterior sporadisch auf verschiedenen Höhen Zuflüsse aus den ventralen medullären Arterien. Obwohl es sich in der Regel um 7–10 Zuflüsse handelt, können es auch nur 5 oder aber bis zu 17 sein (Abb. 4.3).

Dies ist einmalig, da sie die insgesamt längste Arterie des Körpers ist und ihr Blut aus so vielen Zuflüssen bezieht.

Seitenäste der A. spinalis anterior

Die A. spinalis anterior ernährt die ventralen zwei Drittel des Rückenmarks durch (paramediane) Aa. sulco-commissurales und

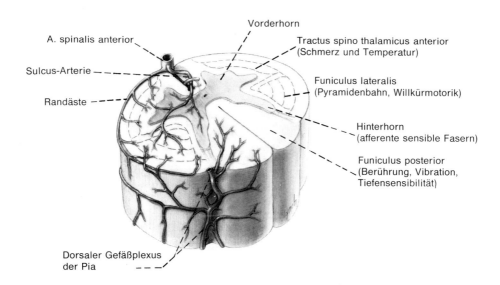

Abb. 4.4

durch ventrolaterale Äste des Gefäßplexus, der von den einen Plexus bildenden Arteriolen der Pia mater gebildet wird. Die Sulcus-Arterien dringen in den Sulcus ventralis ein, bis sie die Nervensubstanz erreichen. Danach wenden sie sich alternierend nach rechts und links und ziehen in das Parenchym des Rückenmarks hinein, um die graue und weiße Substanz zu versorgen. Über die gesamte Länge des Rückenmarks verteilt finden sich insgesamt 250–300 dieser Sulcus-Arterien. Obwohl zwischen den Arterien der beiden Rückenmarkshälften, wenn überhaupt, dann nur wenige Verbindungswege bestehen, finden sich zwischen den Arterien der gleichen Seite zahlreiche kapilläre oder präkapilläre Anastomosen. Dieses Kapillarnetz ist besonders reich in der grauen Substanz in der Umgebung der Ganglienzellen ausgebildet, wo die kapilläre Dichte und der Blutdurchfluß größer als in der weißen Substanz sind.

Der arterioläre Gefäßplexus der Pia gibt perforierende Äste ab, die zusammen mit den Sulcus-Arterien in einem Kapillarnetz enden (Abb. 4.4). Diese Arterien ernähren den lateralen und ventralen Tractus spino thalamicus, die kortiko-spinalen Leitungsbahnen sowie die Vorder- und Seitenhörner der grauen Substanz. Alle diese Strukturen liegen in den ventralen zwei Dritteln des Rückenmarks.

Rami spinales posteriores und der arterioläre Gefäßplexus der Pia

Die paarigen Rami spinales posteriores entspringen als sehr feine Ästchen aus dem intrakraniellen Abschnitt der Aa. vertebrales. Sie winden sich um die Seitenfläche der zerviko-medullären Markregion, um beidseits eine Lage unmittelbar lateral vom Eintritt der Hinterwurzeln einzunehmen. Sie enden im zweiten oder dritten Segment des Halsmarks, wo sie sich mit dem lateralen und ventralen Teil des arteriolären Gefäßplexus der Pia vereinigen. In diesem Plexus endet über die gesamte Länge des Rückenmarks eine variable Anzahl von dorsalen medullären Ästen, die aus den segmentalen Arterien der zervikalen und thorakalen Region stammen. Unterhalb des thorakalen Rückenmarks verbindet sich die große A. medullaris posterior mit dem Gefäßnetz und bildet die einzige Blutversorgungsquelle für das dorsale Drittel des unteren Rückenmarks. Diese Anastomosen im Gefäßnetz der Pia sind so gut ausgebildet, daß der Verschluß eines beliebigen Astes oder auch mehrerer Äste ohne klinisch faßbare Ausfälle bleiben kann.

Klinisches Korrelat

1. Dank der Vielzahl an Arterien, welche die Blutzufuhr zum spinalen Arteriensystem gewährleisten, ist das Rückenmark gegen ischämische Schädigungen ziemlich resistent. Eine Ausnahme bilden die Endstromgebiete („Wasserscheiden"), beispielsweise das mittlere thorakale Rückenmark, das am schlechtesten mit Blut versorgt wird.
2. Im thorakalen Bereich wird das Rückenmark hauptsächlich durch einige wenige medulläre Arterien mit arteriellem Blut versorgt. Im lumbo-sakralen Bereich erfolgt die Blutversorgung durch nur eine einzige Arterie. Ein Verschluß derselben kann zu einer Störung in den ventralen zwei Dritteln der lumbo-sakralen Medulla spinalis führen.
3. Das Rückenmark kann potentiell auf zwei Stufen mit Kollateralblut versorgt werden, nämlich durch den Gefäßplexus der Pia und auf kapillärer Ebene. Dieser Kollateralkreislauf genügt nur, um neurologische Störungen im Versorgungsgebiet des Plexus, der das dorsale Drittel des Rückenmarks ernährt, zu verhindern.
4. Im Gegensatz zu den Hirnarterien bleiben die intraspinalen Gefäße von arteriosklerotischen Prozessen weitgehend verschont, so daß diese keine klinischen Symptome hervorrufen.
5. Sackförmige Aneurysmen, die bei den Hirnarterien häufig vorkommen, finden sich bei den Spinalarterien nur selten.

Angewandte Anatomie der venösen Gefäße

Während es sich bei den Gefäßen an der Ventralseite des Rückenmarks zur Hauptsache um Arterien handelt, finden sich an der Rückseite in erster Linie Venen. Bei den Rückenmarksvenen handelt es sich um ein Venengeflecht, bei dem jedoch sechs Hauptkanäle zu unterscheiden sind: eine V. spinalis posterior, zwei posterolaterale Venen, zwei anterolaterale Venen und die V. spinalis anterior. Die zentralen Rückenmarksvenen münden größtenteils in die V. spinalis anterior, die in der gesamten Rückenmarkslänge in der Nähe des Sulcus ventralis verläuft.

Die sechs longitudinalen venösen Abflüsse münden in die radikulären Venen, die mit den ventralen und dorsalen Wurzeln der Spinalnerven verlaufen. Diese spinalen Wurzelvenen ziehen durch den Subarachnoidalraum und durchbrechen die Dura, um sich mit dem epiduralen Venenplexus zu vereinigen, der seinerseits mit dem Plexus venosus vertebralis internus in Verbindung steht. Letzterer mündet in die V. cava inferior und durch den perivertebralen Plexus in das System der V. azygos.

Im Bereich der Halswirbelsäule treten die longitudinalen Rückenmarksvenen und der Plexus venosus vertebralis internus mit den intrakraniellen Venen in Verbindung und bilden mit diesen zusammen ein durchgehendes klappenloses Venensystem, welches Blut aus der hinteren Schädelgrube in den Canalis spinalis oder umgekehrt vom Rückenmark in die hintere Schädelgrube leiten kann.

Physiologie der Blutzirkulation des Rückenmarks

Da es sich beim Rückenmark um eine Fortsetzung des Gehirns handelt, ist es nicht überraschend, daß die Physiologie der Blutzirkulation im Rückenmark im allgemeinen derjenigen der zerebralen Blutzirkulation ähnlich ist. Die Gefäße passen sich durch Autoregulation den Veränderungen des systemischen arteriellen Blutdrucks an; bei Erhöhung des CO_2-Gehaltes tritt eine Erweiterung und bei dessen Erniedrigung eine Verengerung der Gefäße ein. Die Perfusion des Rückenmarks ist jedoch stärker als jene des Gehirns von Veränderungen des systemischen Blutdrucks abhängig. Es hat sich gezeigt, daß ein niedriger peripherer Gefäßwiderstand, der zu einer Hypotension in der Aorta führt, den Blutstrom aus der Aorta von den Rückenmarksgefäßen wegleitet, und daß bei erhöhtem peripherem Gefäßwiderstand der unteren Extremitäten der Blutstrom aus der Aorta zum Rückenmark hingeleitet wird und somit den Blutdruck und möglicherweise auch die Durchblutung im Rückenmark selbst erhöht.

Klinisches Korrelat

1. Bei einem Patienten mit Hypertonie und erhöhtem peripherem Gefäßwiderstand bleibt das Kontrastmittel während einer Aortographie in der Aorta länger sichtbar und wird in Richtung des spinalen Blutkreislaufs geleitet. Bei Verminderung des peripheren Widerstandes fließt das Blut rasch ab, und die Aorta ist am Ende eines Herzzyklus praktisch entleert.
2. Der Blutbedarf des Rückenmarks nimmt mit der Aktivität der beteiligten Neuronen zu.
3. Es kommt vor, daß das Blutvolumen, das normalerweise zum Rückenmark fließt, unter den anderen Versorgungsgebieten der Aorta reaktiv aufgeteilt wird. Dies ist bei reflektorischen Änderungen im Vasomotorentonus der Fall. Ein spezifischer und wichtiger Reflex bei Tieren und möglicherweise auch beim Menschen ist der Tauchreflex. Das Netzen des Gesichts bzw. der Schnauze mit Flüssigkeit löst über afferente Fasern (des N. trigeminus) einen Reflex aus. Über efferente Fasern (des N. vagus) und den Kreislauf im Splanchnikusgebiet kommt es zu einer Bradykardie und einer peripheren Vasokonstriktion mit Umleitung des Blutes zum Gehirn und zum Rückenmark.

Das Rückenmark ist – ähnlich dem Gehirn – von einem schützenden Knochengerüst umgeben, so daß jegliche Volumenzu-

nahme nur auf Kosten des Liquor cerebrospinalis, des Blutes oder des Nervengewebes
selbst möglich ist. Darüber hinaus kann eine
Kompression des thorakalen Rückenmarks
infolge Stimulation der sympathischen
Kerngebiete zwischen Th12 und L1 zu einer
vasopressorischen Reaktion mit Pulsver-
langsamung führen.

Bei Katzen fließt das Blut im Rückenmark
langsamer als im Gehirn und erreicht in der
grauen Substanz einen Wert von $1{,}63$ ml/g/-
min und in der weißen Substanz einen solchen von $0{,}14$ ml/g/min.

Es wird vermutet, daß der durchschnittliche arterielle Blutdruck im Rückenmark
wesentlich niedriger ist als in der Aorta.

Literatur

Arterientypen, die das Rückenmark und die Wurzeln der Spinalnerven versorgen

Corbin, J. L.: Anatomie et Pathologie Artérielles de la Moelle. Paris: Masson et Cie, 1961

Doppman, J., Di Chiro, G.: The arteria radicularis magna: Radiographic anatomy in the adult. Brit. J. Radiol. *41*, 40 (1968)

Gillilan, L. A.: Arterial and venous anatomy of the spinal cord. In: Cerebral Vascular Diseases, Transactions of the Seventh Princeton Conference, (ed. Moossy J., Janeway R.,) pp. 3–9. New York: Grune & Stratton

Hassler, O.: Blood supply to the human spinal cord: A microangiographic study. Arch. Neurol. *15*, 302 (1966)

Lazorthes, G., Gouaze, A., Zadeh, J. O., Santini, J. J., Lazorthes, Y., Burdin, P.: Arterial vascularization of the spinal cord. Recent studies of the anastomotic substitution pathways. J. Neurosurg. *35*, 253 (1971)

Romanes, G. J.: The arterial blood supply of the human spinal cord. Paraplegia. *2*, 199 (1965)

Turnbull, I. M., Brieg, A., Hassler, O.: Blood supply of cervical spinal cord of man: A micro-angiographic cadaver study. J. Neurosurg. *24*, 951 (1966)

Angewandte Anatomie der venösen Gefäße

Batson, O. V.: The vertebral system of veins as a means for cancer dissemination. In: Progress in Clinical Cancer, vol. 3 ed. Ariel, I. M., pp. 1–18. New York: Grune & Stratton, 1967

Di Chiro, G., Doppman, J. L.: Endocranial drainage of spinal cord veins. Radiology. *95*, 555 (1970)

Gillilan, L. A.: Veins of the spinal cord. Anatomic details; Suggested clinical applications. Neurology. *20*, 860 (1970)

Physiologie der Blutzirkulation des Rückenmarks

Di Chiro, G., Fried, L. C.: Blood flow currents in spinal cord arterie. Neurology. *21*, 1088 (1971)

Margolis, G.: Circulatory dynamics of the spinal cord. In: Cerebral Vascular Diseases. Transactions of the Seventh Princeton Conference Grune & Stratton, ed. Moossy, J., Janeway, R. pp. 10–17 New York: 1971

Palleske, H., Herrman, H.-D.: Experimental investigations on the regulation of the blood flow of the spinal cord. I. Comparative study of the cerebral and spinal cord blood flow with heat clearance probes in pigs. Acta neurochir. *19*, 73 (1968)

Palleske, H., Kivelitz, R., Loew, F.: Experimental investigation on the control of spinal cord circulation. IV. The effect of spinal or cerebral compression on the blood flow of the spinal cord. Acta neurochir. *22*, 29 (1970)

5. Kapitel

Klinische Physiologie des zerebralen Blutkreislaufs

„Eine Besonderheit der Literatur über den zerebralen Blutkreislauf liegt – unserer Ansicht nach – in der Widersprüchlichkeit der Ergebnisse, die von verschiedenen Forschern ermittelt wurden."

C.S. Roy und C. S. Sherrington

Obwohl das Herzminutenvolumen und der arterielle Blutdruck bei Belastung enorm erhöht sind, und das Blut im Stehen die Tendenz hat, sich in den unteren Extremitäten anzusammeln, bleibt die Durchblutung des Gehirns relativ konstant.

Ob nun der Mensch wach ist oder schläft, glücklich ist oder traurig, sich nach vorn beugt, liegt oder aufrecht steht, sich auf dem Mond oder als Taucher tief im Ozean befindet, das Gehirn eines Erwachsenen hat – zur Aufrechterhaltung seiner normalen Funktion – einen Sauerstoffbedarf von 500–600 ml/min und einen Glucosebedarf von 75–100 mg/min. Um diesen ständigen Bedarf zu decken, fließen pro Minute 1.000 ml sauerstoffreiches, mit Glucose beladenes Blut (1/5 des Herzminutenvolumens) durch das Gehirn und liefern somit die 30 W Energie*, die das Gehirn für ein ordnungsgemäßes Funktionieren benötigt.

$$* \quad \frac{144 \text{ g Glucose}}{24 \text{ Std}} \times \frac{4,3 \text{ kcal}}{\text{g Glucose}} = \frac{619,2 \text{ kcal}}{24 \text{ Std}},$$

$$\frac{619,2}{24 \text{ Std}} \times \frac{4,185 \text{ J}}{\text{kcal}} = \frac{2591350 \text{ J}}{24 \text{ Std}} = 107970 \text{ J/Std}$$

$$= 30 \text{ J/s}$$

1 W (Watt) = 1 J/s, somit braucht das Gehirn ca. 30 W (an Energie)

Bei Kindern erfordert die Durchblutung des Gehirns einen Anteil von mehr als einem Drittel des Herzminutenvolumens (ca. 400 ml Blut/min).

In einem Zeitraum von 24 Std fließen etwa 1500**l Blut durch das Gehirn, das etwa 144 g Glucose verbrennt und bei diesem Prozeß 72 l Sauerstoff verbraucht. In Ruhe werden somit bei einem Erwachsenen etwa zwei Drittel der gesamten verbrauchten Glucose und die Hälfte des Sauerstoffs vom Gehirn benötigt. Wird die Blutzufuhr zum Gehirn nur 30 s lang unterbrochen, so leidet der neurale Metabolismus bereits darunter; nach 2 min hört der Stoffwechsel auf, und nach 5 min setzt der Zelltod ein.

Wirkung systemischer Faktoren

Das schlagende Herz liefert die Antriebskraft für den Blutkreislauf, und der Tonus der kleinen peripheren Arterien regelt den arteriellen Blutdruck. Versagt einer dieser Mechanismen, so versagt auch das Gehirn. Da

** 1500 l/Tag · 365. 25 Tage/Jahr · 70 Jahre (durchschnittliche Lebensdauer) = 38,35 Millionen l während des Lebens

alle Gefäßbetten durch die gleiche Pumpstation mit Blut beliefert werden, steht jedes Gefäß mit den anderen im Hinblick auf das verfügbare Blut bis zu einem gewissen Grade in Konkurrenz. Wenn lokal größere Blutmengen erforderlich werden (beispielsweise bei Arm- oder Beinbewegungen), so müssen das Herzminutenvolumen erhöht, der Vasomotorentonus adaptiert und die Blutzufuhr umverteilt werden, wenn die Hirndurchblutung konstant bleiben soll. Das Kreislaufsystem hat jedoch seine eigene Hierarchie. Gehirn, Herz und Nieren werden immer noch ausreichend durchblutet, wenn andere Organe und die Skelettmuskulatur bereits ischämisch geworden sind.

Herzminutenvolumen

Bei jeder Systole werden etwa 70 ml Blut aus dem linken Ventrikel in die Aorta ausgeworfen, die ihrerseits das Blut in die peripheren Gefäße befördert. Das Herzminutenvolumen beträgt in Ruhe 70 (Kontraktionen) mal 70 ml/min, d.h. etwa 5000 ml/min. Davon sind 1000 ml Blut für das Gehirn bestimmt. Bei Belastung kann nun das Herzminutenvolumen auf 15 000 ml/min ansteigen, das Gehirn erhält jedoch weiterhin 1000 ml/min.

Klinisches Korrelat

Pathologische Symptome, die den Eindruck erwecken, als seien sie auf Störungen im Blutkreislauf des Gehirns zurückzuführen, können in Wirklichkeit auf Abnormitäten der Herzfrequenz oder des Herzrhythmus beruhen, welche eine Abnahme des Herzminutenvolumens auf kritische Werte verursachen.

Arterieller Blutdruck

Der arterielle Blutdruck kann bei Belastung, Ärger, Aufregung, Angst oder beim Valsalva-Manöver (Ansteigen des intrapulmonalen Drucks durch forciertes Ausatmen gegen die geschlossene Glottis) auf außerordentlich hohe Werte ansteigen. Änderungen der Körperhaltung können einen raschen Blutdruckabfall bewirken. Solche Blutdruckschwankungen werden durch die Karotiden, die Vertebralarterien und den Circulus arteriosus cerebri (Willisii) direkt auf die Hirnarterien übertragen. Der mittlere arterielle Blutdruck ist im Circulus arteriosus cerebri nur wenig niedriger als im Aortenbogen; er sinkt jedoch zunehmend und zwar bis auf 50 mm Hg in den Arteriolen, auf 5–10 mm Hg in den Kapillaren und auf negative Werte in den großen Venen. Bei aufrechter Haltung paßt sich das Kaliber der in die Hirnsubstanz eindringenden Arterien und Arteriolen bei gesunden Personen den Veränderungen des mittleren arteriellen Blutdrucks an. Somit bleiben der Kapillardruck und die Perfusion konstant, sofern der mittlere arterielle Blutdruck nicht unter etwa 70 mm Hg absinkt oder über 160 mm Hg ansteigt.

Klinisches Korrelat

1. Steigt der mittlere arterielle Blutdruck über 160 mm Hg an, so ist die Fähigkeit der Arteriolen zur weiteren Konstriktion erschöpft. Die Folge ist ein erhöhter Druck im Kapillarnetz, Austritt von Flüssigkeit und Diapedese roter Blutkörperchen ins Interstitium. Ein ausgeprägter Gefäßspasmus kann zu distalen Mikroinfarkten führen, dem Syndrom der hypertensiven Enzephalopathie (vgl. Kap. 19).
2. Sinkt bei einem Patienten mit Arteriosklerose oder langdauernder Hypertonie der Blutdruck in den Arteriolen ab, so können bei ihm wegen der verminderten Dilatationsfähigkeit der zerebralen Arteriolen Synkopen bei Blutdruckwerten auftreten, die bei gesunden Personen durchaus noch keine Symptome verursachen.
3. Rasche arterielle Blutdruckschwankungen können die Reaktionsfähigkeit der zerebralen Arteriolen überfordern und zu vorübergehenden Veränderungen der zerebralen Durchblutung führen.
4. Eine Blutdrucksenkung, die zu wenig ausgeprägt ist, um den Druck oder die

Durchblutung des Gehirns in seiner Gesamtheit zu beeinträchtigen, kann dagegen lokal in einem Gefäßbett distal einer Stenose zur Reduktion dieser beiden Größen und somit zu fokalen neurologischen Ausfällen führen.

Intrathorakale Druckänderungen

Die Durchblutung des Gehirns ist ferner Einflüssen unterworfen, die auf intrathorakalen Druckänderungen beruhen. Das Valsalva-Manöver vermag das Herzminutenvolumen in einem solchen Ausmaß herabzusetzen, daß der zerebrale Blutdurchfluß auf kritische Werte absinkt. Bei Personen mit normaler zerebraler Perfusion ist eine leichte Benommenheit das einzige Symptom. Dagegen kann bei Kindern das Anhalten des Atems zu Bewußtlosigkeit führen; bei Erwachsenen mit Gefäßschädigungen, niedrigem Herzminutenvolumen oder Lungenkrankheiten können nach Heben einer schweren Last, heftigem Husten oder ungewöhnlicher Anstrengung beim Stuhlgang oder Wasserlösen Synkopen auftreten.

Blutviskosität

Unter der Voraussetzung, daß andere variable Faktoren konstant bleiben, steht die Durchblutung mit der Blutviskosität in Zusammenhang. Bei Vorliegen einer Anämie ist die Durchblutung gesteigert, und bei erhöhter Blutviskosität – beispielsweise infolge Dehydratation oder Vermehrung von Plasmaproteinen oder Zellbestandteilen – ist sie herabgesetzt.

Klinisches Korrelat
1. Bei der Polyglobulie oder Polycythaemia vera rubra können die zerebrale Blutströmungsgeschwindigkeit und das Durchflußvolumen so stark herabgesetzt sein, daß Symptome einer zerebro-vaskulären Insuffizienz auftreten.
2. Bei einer Paraproteinämie (Makroglobulinämie Waldenström) kann der Anteil der pathologischen Eiweißkörper im zirkulierenden Plasma so hoch sein, daß der Blutdurchfluß beeinträchtigt wird und zerebrale Symptome auftreten.
3. In bestimmten Krankheitsstadien können die Blutzellen Aggregate oder Klumpen bilden, die den Blutdurchfluß durch das Gehirn erschweren.

Arterielles System

Zerviko-kraniale Arterien

Jede A. carotis interna versorgt die homolaterale Orbita und Großhirnhemisphäre mit etwa 300–400 ml Blut/min. Der größte Teil davon ist für die A. cerebri media und deren Äste bestimmt. Im Gegensatz dazu fließen durch die Aa. vertebrales weniger als 200 ml Blut, welches die Halsmuskulatur, den Hirnstamm, den oberen Teil des Rückenmarks, das Kleinhirn, die Okzipitallappen, Teile des Schläfenlappens und das Innenohr versorgt.

Normalerweise haben die beiden Aa. carotides internae ein etwa gleich großes Kaliber, und jede beliefert nur ihr eigenes Versorgungsgebiet mit Blut. Die beiden Aa. vertebrales dagegen sind häufig verschieden weit, und diejenige mit dem größeren Kaliber beliefert dann eigentliche Versorgungsgebiete der anderen Arterie. Da das Blut des Karotissystems sich normalerweise nicht mit demjenigen des vertebro-basilären Systems vermischt, darf man durchaus von zwei zerebralen Blutkreisläufen sprechen.

In den Karotiden fließt das Blut schneller als im vertebro-basilären System. Das Blut fließt in etwa 7 s aus der A. carotis communis bis in die V. jugularis, benötigt dagegen von der proximalen A. vertebralis bis zu deren Sammelvenen ungefähr 8–9 s. Eine bestimmte Blutmenge verbringt in jedem Kapillarbett jedoch nur 2 s, und in dieser kurzen Zeit muß der metabolische Prozeß stattfinden. Ein weiterer, bis jetzt noch nicht ganz abgeklärter Unterschied liegt offenbar in der Gefäßreaktion dieser beiden Systeme auf pharmakologische Substanzen und auf Änderungen der Blutgase.

Der Druck nimmt in der A. carotis von ihrem Verlaufsbeginn bis zur intrakraniellen Verzweigung nur wenig ab. Zwischen dem arteriellen Druck in der Karotis und demjenigen im vertebro-basilären Blutkreislauf sollte kein Unterschied bestehen, da der Circulus arteriosus cerebri (Willisii) normalerweise einen Druckausgleich schafft.

Klinisches Korrelat

1. Sind die anastomotischen Verbindungen im Circulus arteriosus cerebri wegen kongenitaler Variationen oder arteriosklerotischer Veränderungen unwirksam, so kann der Blutdruck eines jeden Kreislaufsystems unabhängig vom anderen Schwankungen unterworfen sein.

2. Eine Arterienstenose verändert den Druck, die Strömungsgeschwindigkeit und das Durchflußvolumen im betroffenen Gefäß. Wenn auch die Folgen einer Stenose weitgehend von der Verfügbarkeit von Nebenkanälen abhängen, durch die das Blut ein Hindernis umgehen kann, so darf doch nicht übersehen werden, daß die Auswirkung einer einzigen ringförmigen Konstriktion eine andere ist als diejenige einer langgezogenen Verengung oder multipler Stenosen auf dem Verlaufsweg einer einzigen Arterie. Diese Auswirkungen werden in den Kapiteln 10 und 13 eingehender behandelt.

Mikrozirkulation des Gehirns

Die Endäste der Aa. cerebri anterior, media et posterior sind durch leptomeningeale Anastomosen in einer Weise miteinander verbunden, daß ein Shunt auf diesem Wege ebenso gut möglich ist wie durch den Circulus arteriosus cerebri (Willisii) an der Hirnbasis.

Diese großen zuführenden Oberflächenarterien geben eine Reihe kleiner Verteilerarterien ab, die miteinander in Verbindung stehen und sich über die Hirnoberfläche verästeln. Diese wiederum senden Arterien und Arteriolen aus, die verschieden tief in die Hirnsubstanz eindringen, bevor sie sich in

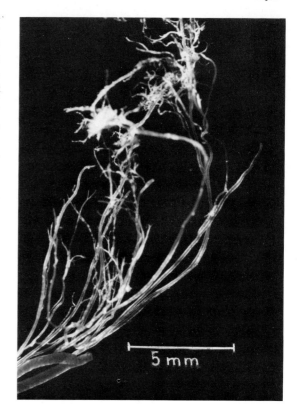

Abb. 5.1. Korrosionspräparat der Gruppe der Aa. lenticulostriatae eines menschlichen Gehirns. Dargestellt sind die in die Hirnsubstanz eindringenden Arterien und Arteriolen

ein terminales Kapillarnetz zur Ernährung der grauen und weißen Substanz auflösen (Abb. 5.1). Die kapilläre Dichte ist in der grauen Substanz (die Hirnrinde und die tiefen Kerne, die etwa 60% des Hirngewichtes ausmachen) wesentlich größer als in der weißen. Desgleichen erhält die graue Substanz 3–5 mal mehr Blut als die weiße, zweifelsohne weil die in der grauen Substanz enthaltenen Ganglienzellen für die Aufrechterhaltung ihres Zellmetabolismus mehr Blut als ihre Neuriten und Dendriten brauchen, welche die Hauptmasse der weißen Substanz ausmachen. Die Schichten 3, 4 und 5 der Hirnrinde (mit der dichtesten Zellzahl und dem intensivsten Stoffwechsel) haben das dichteste Kapillarnetz.

Da das interkapilläre Netz von Anastomosen in der Hirnsubstanz ineffizient ist, geht der Verschluß einer Arteriole fast immer mit dem Absterben des versorgten Gewebes einher. Obwohl die Anpassung des Kalibers der Arteriolen normalerweise Druck und Blutdurchfluß im Kapillarnetz konstant hält, kann sich diese Situation durch zahlreiche Erkrankungen ändern.

Die anastomotische Konfiguration der Mikrozirkulation ändert sich von einem Hirnparenchymgebiet zum anderen (Abb. 5.2). Im Archipallium ist das Netz von Arteriolen dünn und wenig differenziert. Im Neopallium sind die Beziehungen zwischen Arteriolen, Kapillaren und Neuronen wesentlich komplizierter, und diese Bezirke sind stärker vaskularisiert. Es wird vermutet, daß in den eng benachbarten Arteriolen und Venolen, die mit ihrem Kapillarnetz eine Mikrosäule von Hirnzellen mit Blut versorgen, eine periodische Konstriktion und Dilatation stattfindet. Dieser Kaliberwechsel führt in seiner Gesamtheit zu einem periodischen An- und Abschwellen des Blutstromes durch die verschiedenen Anteile des Hirnparenchyms.

Diese enge Nachbarschaft von Arteriolen und Venolen erfüllt eine wichtige physiologische Funktion, indem sie eine Meldung des venösen Gehaltes an CO_2, Milchsäure und Histamin sowie der venösen Temperatur auf die Arteriole gestattet. Somit wird der arterielle Blutzufluß in das Kapillarnetz im Sinne eines „feedback"-Systems reguliert.

Laminäre Blutströmung

Die Blutströmung ist in allen Arterien und Venen laminär, da das Blut am Rande, nahe der Gefäßwand, langsamer als in der Mitte des Stromes fließt. In den großen Arterien bleiben Plasma und Blutzellen gut durchmischt; in den kleineren Gefäßen jedoch, wie in den Arteriolen und Kapillaren, werden die Zellelemente im schnell fließenden zentralen Strom transportiert, und das klare Plasma kann in der Nähe der Gefäßwand beobachtet werden. Daher kommt es an Abzweigungen von kleineren Kapillaren zu einer Änderung des Verhältnisses von Blutkörperchen zu

Plasma, indem mehr Plasma in das abzweigende Gefäß fließt.

Die roten Blutkörperchen werden in der Regel als solide, dicht gepackte Kolonnen durch die Arteriolen und Venolen transportiert. Auf Kapillarebene sind die roten Blutkörperchen größer als das Gefäßlumen und nehmen folglich eine längliche Form an.

Klinisches Korrelat

1. Unregelmäßigkeiten im Gefäßlumen der Arterien oder Arteriolen stören den laminä-

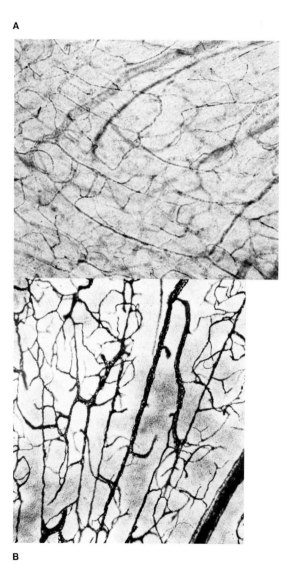

Abb. 5.2. Photographien der Mikrozirkulation in der Hirnrinde *A* und in subkortikalen Strukturen *B* (Silberimprägnationsmethode)

ren Blutstrom. Daraus resultierende Turbulenzerscheinungen können zu weiteren
Wandveränderungen führen.
2. Bei einigen hämatologischen Erkrankungen können die roten Blutkörperchen Aggregate bilden, die deren Fähigkeit, durch das
Kapillarsystem zu wandern, beeinträchtigen.
Die Sichelzellanämie beispielsweise ist eine
solche Erkrankung.

Autoregulation

Eine Arteriole ist ein mit einem Endothel
ausgekleideter Muskelschlauch, der sich bei
steigendem Druck kontrahiert und so – trotz
Blutdruckschwankungen – in den Kapillaren Druck und Durchfluß konstant erhält
(Bayliss-Effekt). Da der systemische Blutdruck sich ständig verändert, muß sich das
Kaliber der Arteriolen diesen Veränderungen laufend anpassen. Darüber hinaus reagiert die Arteriole auf Veränderungen des
Zellstoffwechsels in ihrem Versorgungsgebiet, womit also die Regulierung des Blutdrucks in den Arteriolen einem zweiten Faktor unterliegt. Die meisten Forscher sind der
Ansicht, daß dieser Kontrollmechanismus
die Folge einer diffusen Tonusveränderung
entlang der Arteriole ist. Andere wiederum
führen ihn auf die Rouget-Zellen (Perizyten)
zurück, die in den Endstrecken der Arteriolen lokalisiert sind und als präkapilläre
Sphinkteren wirken.

Wirkung des Hirnstoffwechsels

Der Stoffwechsel in den Geweben, die von
den Arteriolen versorgt werden, beeinflußt
den Blutstrom innerhalb des Gefäßes in
entscheidender Weise. Durch die Tätigkeit
der Neuronen kommt es beispielsweise zu
einer Anhäufung von Kohlendioxid, Wärme
und Stoffwechselprodukten in den lokalen
Geweben. Diese Produkte finden ihren Weg
zu den venösen Kapillaren und werden unter
Umständen abtransportiert. Zuvor führen
sie jedoch zu einer Dilatation der Arteriolen
und einer Zunahme des Blutdurchflusses.

Dieses Phänomen zeigt sich bei fokalen Konvulsionen in dramatischer Weise.

Wenn Gruppen von Neuronen aktiv werden, kommt es zu einem lokalen Abfall von
pO_2 und Glucose und zu einer Anhäufung
von CO_2 und anderen Metaboliten, die
einen Anstieg des Blutdurchflusses in dem
betreffenden Hirnareal bewirken. Dies ist
z. B. der Fall, wenn das Corpus geniculatum
laterale oder die Sehrinde Impulse aus der
Retina erhält, oder wenn durch Reizung des
motorischen Rindengebietes die Bewegung
einer Extremität ausgelöst wird.

Das Gehirn kann keine beliebige Menge
an Glucose speichern und sich nicht auf
einen leistungsfähigen anaeroben Stoffwechsel umstellen, auch nicht, wenn die Durchblutung für nur 10 s sistiert. Daher kommt es
zu einer Beeinträchtigung der Neuronenak-
tivität, zu einer Milchsäureproduktion und
zu einem Sistieren der Gewebsfunktionen.
Die Nervenzellen und deren Gliagerüst bleiben noch während 30 min am Leben, sind
allerdings funktionsuntüchtig, bevor dann
eine Zellschädigung eintritt. Wird der Blutdurchfluß behindert, jedoch nicht vollständig unterbrochen, so können die Nervenzellen funktionsuntüchtig werden, aber noch 6–
8 Std überleben, selten bis zu 48 Std.

Bei Zunahme des Gehirnstoffwechsels
kommt es ebenfalls zu einer Zunahme des
Blutdurchflusses, damit der Sauerstoff- und
Glucosebedarf des Gewebes befriedigt sowie
Wärme, CO_2 und Stoffwechselprodukte –
beispielsweise Milchsäure, Histamin und
Wasser –abtransportiert werden.

Auf eine Zunahme der Wasserstoffionen,
die Milchsäure inbegriffen, reagieren die Arteriolen mit einer Dilatation. Dieser Effekt
tritt ein, ob nun der Blutdurchfluß durch die
umgebende extrazelluläre Flüssigkeit verändert ist oder nicht. Der Blutdurchfluß durch
Millionen von Arteriolen, die Milliarden von
Zellgruppen beliefern, ist somit ständigen
Veränderungen unterworfen. Bewegt sich ein
Finger, oder ändert die Iris ihren Durchmesser, so muß sich der Blutdurchfluß im Berei-

che der Zellgruppen ändern, welche die betroffenen Muskeln versorgen. Bei Konvulsionen gerät diese Reaktion auf Milchsäure und Wasserstoffionen in gefährliche Extreme, da saure Stoffwechselprodukte die Arteriolen überschwemmen und somit eine maximale Gefäßdilatation und Hyperämie des Gehirns verursachen. Die normale autoregulatorische Reaktion der Arteriolen auf Veränderungen des arteriellen Blutdrucks fällt aus, so daß sich die Perfusion des Gewebes direkt mit den Schwankungen des arteriellen Blutdrucks verändert. Die Hyperämie des Gehirns ist so ausgeprägt, daß ein Rückfluß von sauerstoffreichem venösem Blut aus diesem Gebiet beobachtet werden kann.

Klinisches Korrelat

1. Wenn der pCO_2 oder die Milchsäure in den Arterien oder im Gewebe ansteigen, nimmt die zerebrale Durchblutung zu, auch wenn der arterielle Blutdruck konstant bleibt. Ein Anstieg des arteriellen Blutdrucks wird dann direkt auf das arteriolo-kapilläre Netzwerk übertragen und bewirkt eine gefährliche Zunahme des Perfusionsdrucks. Sinkt der arterielle Blutdruck, so sinkt auch die Perfusion.

2. Die Möglichkeit, daß eine Wiederherstellung des Blutdurchflusses im Intervall zwischen dem Aktivitätsverlust des Neurons und dem Gewebetod eventuell auch die Funktion wiederherstellen könnte, gilt als Basis für die Therapie eines beginnenden Hirninfarktes. Der klinische Zustand des Patienten hängt in dieser Zeitspanne von dem in Mitleidenschaft gezogenen Hirnareal ab. In der nicht dominanten Hemisphäre kann beispielsweise ein ausgedehntes Gebiet ischämisch werden, ohne objektivierbare pathologische Symptome zu verursachen. Wird dagegen die Blutzufuhr zu einem *kleinen* Gebiet der mesenzephalen grauen Substanz im oberen Hirnstamm gedrosselt, so tritt innerhalb von 15 s ein Koma auf. Unser ganzes Leben lang hängt unser Bewußtsein also an einem sehr dünnen Faden.

Wirkung von Kohlendioxid und Sauerstoff

Obwohl der Tonus der zerebralen Arteriolen durch neurale Reflexe nicht verändert wird, reagiert er außerordentlich empfindlich auf Veränderungen der Kohlensäurespannung im arteriellen Blut (p_aCO_2). Diese Spannung wird normalerweise mit einem Druck von ungefähr 40 mm Hg (Torr) aufrecht erhalten. Bei Werten zwischen 20 und 55 mm Hg wird der zerebrale Blutdurchfluß pro Druckeinheit um etwa 1 ml/100 g/min verändert. Bei Abatmung übermäßiger Mengen an Kohlendioxid kann der p_aCO_2 bis auf 15–20 mm Hg absinken; die Folge davon ist eine zerebrale Vasokonstriktion, die die Durchblutung um 75% reduzieren kann. Im Elektroenzephalogramm zeigt sich infolge dieser reaktiven Vasokonstriktion eine diffuse Verlangsamung der Hirnwellen. Bei besonders ängstlichen Personen, die in Ruhe übermäßig atmen (Hyperventilationssyndrom), kann sich eine bedrohliche respiratorische Alkalose entwickeln, die zu Bewußtseinsverlust und in seltenen Fällen zu Konvulsionen führt. Eine forcierte Atmung nach Anstrengung ruft keine zerebrale Vasokonstriktion hervor, da die Muskelaktivität zu einer Anhäufung von Lactat und Kohlendioxid im Blut geführt hat.

Wenn jemand mit Luft vermischtes Kohlendioxid einatmet, oder wenn die Ausatmung des im Körperstoffwechsel produzierten Kohlendioxids durch eine pulmonale Erkrankung behindert wird, so führt dies zu einer zerebralen Vasodilatation und damit unter Umständen zu einem Anstieg des Blutdurchflusses bis zu 50%. In diesen Fällen wird die autoregulatorische Fähigkeit der zerebralen Blutgefäße durch die respiratorische Azidose überspielt. Die Folge davon ist eine starke Vasodilatation und manchmal eine Transsudation von Flüssigkeit. Dies führt zu einem Hirnödem und zu erhöhtem intrakraniellem Druck. Klinisch kann dieser Zustand bei Patienten beobachtet werden, deren Atmungsregulation durch eine Obesitas behindert ist (Pickwick-Syndrom), bei Erkrankungen der Thoraxmuskulatur sowie bei Lungenkrankheiten, wie z. b. beim Emphysem und bei der Lungenfibrose.

Im allgemeinen wirkt sich ein Zuviel oder Zuwenig an Sauerstoff genau gegensätzlich zu dem soeben für das Kohlendioxid Gesagten aus. Der arterielle pO_2 liegt normalerweise bei 75–80 mm Hg, während der pO_2 in den Vv. jugulares ungefähr 34 mm Hg beträgt. Die Sauerstoffspannung ist im Gewebe etwas niedriger als in den Kapillaren, da der Sauerstoff aus dem Blut durch die Kapillarwand in das umliegende Gewebe diffundieren muß.

Obwohl bei Hypoxie eine gewisse Vasodilatation eintritt, so ist diese nur selten groß genug, um die Sauerstoffabgabe konstant zu halten. Bei einem arteriellen pO_2 von etwa 25 mm Hg ist die Vasodilatation am stärksten. Sinkt der arterielle pO_2 auf 18 mm Hg ab, so tritt ein Bewußtseinsverlust ein.

Wird Patienten mit einer ungenügenden alveolären Ventilation zusätzlich Sauerstoff verabreicht, so kann dies zu einer Atemdepression und damit zu einer weiteren Verminderung der alveolären Ventilation von Sauerstoff und Kohlendioxid führen. Die daraus resultierende Anhäufung von Kohlendioxid im Blut kann eine Kohlendioxidnarkose verursachen. Die Anwendung von Sauerstoff bei Personen mit *normaler* alveolärer Ventilation führt zu einem leichten Anstieg der im Plasma gelösten Sauerstoffmenge. Wird der Sauerstoffdruck auf 3 bar erhöht, dann wird dem Gehirn eine wesentlich größere Menge an Sauerstoff zugeführt. Eine Hyperoxie ist jedoch für die Nervenzellen toxisch und beeinträchtigt deren Funktion.

Wirkung pharmakologischer Substanzen

Die zerebralen Arteriolen reagieren wegen ihres autoregulatorischen Mechanismus nur indirekt auf Substanzen, die den systemischen arteriellen Blutdruck beeinflussen. Die meisten Pharmaka haben keine direkte Wirkung auf die zerebralen Arterien, sondern verändern den systemischen arteriellen Blutdruck durch Beeinflussung des Gefäßbettes in anderen Körperregionen. Einige Substanzen haben eine nur schwache Wirkung auf das zerebrale Gefäßbett; ihre Wirkung auf den systemischen arteriellen Blutdruck ist dagegen so groß, daß diese den unmittelbaren zerebralen Effekt überlagert. Nur bei wenigen Medikamenten wurde eine klinisch ins Gewicht fallende Beeinflussung der zerebralen Arterien und Arteriolen festgestellt, wobei heute angenommen wird, daß einige dieser Substanzen auf die Karotiden bzw. das vertebro-basiläre Gefäßbett in unterschiedlicher Weise wirken. Hyperkapnie, Hypoxie und Medikamente, wie z. B. Papaverin und Acetazolamid (Diamox), sind alle zerebrale Vasodilatatoren mit unterschiedlichem Wirkungsgrad. Viele im Handel als zerebrale Vasodilatatoren erhältliche Medikamente (u. a. Nicotinsäure, Pentylentetrazol-Tartrat und Papaverin) haben eine extrem schwache direkte oder aber eine so tiefgreifende Wirkung auf das systemische Gefäßbett, daß ihre Wirkung auf die Gefäße des Zentralnervensystems in den Schatten gestellt wird. Im Endeffekt kann dann die Durchblutung des Gehirns durch deren Anwendung eher vermindert als gefördert werden. Sowohl Nicotinsäure als auch beispielsweise Alkohol haben in der Regel eine nur schwache Wirkung auf die Hirnarterien, führen jedoch zu einer starken allgemeinen Vasodilatation. Die Folge kann eine lokale oder allgemeine Abnahme des zerebralen Perfusionsdrucks und Blutdurchflusses sein. Aminophyllin und Propranolol (beta-adrenerger Blocker) haben eine zerebrale Vasokonstriktion zur Folge. Die Untersuchungen über die Wirkungsweise pharmakologischer Substanzen auf die einzelnen zerebralen Gefäßbetten stecken noch in den Kinderschuhen, und eine Erforschung der alpha- und beta-adrenergen Eigenschaften der zerebralen Gefäße wäre dringed notwendig.

Es soll ferner daran erinnert werden, daß pharmakologische Substanzen auf erkrankte zerebrale Gefäße völlig anders als auf gesunde Arterien wirken können. Bei einer generalisierten zerebralen Arteriosklerose können

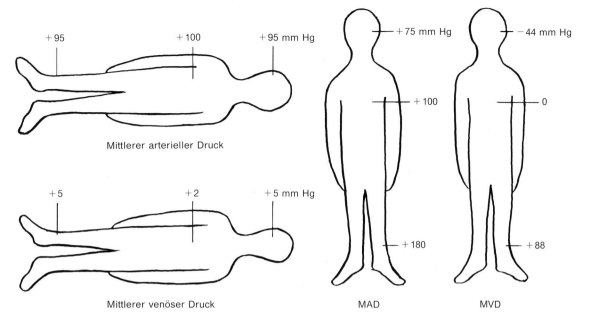

+95   +100   +95 mm Hg

Mittlerer arterieller Druck

+5   +2   +5 mm Hg

Mittlerer venöser Druck

+75 mm Hg   −44 mm Hg

+100   0

+180   +88

MAD   MVD

Abb. 5.3

die normalerweise elastischen, reaktionsfähigen Arterien zu starren Rohren werden, die lediglich noch als Leitung für den Blutdurchfluß dienen. Solche Gefäße sind unter Umständen nicht mehr in der Lage, auf irgendeine Substanz zu reagieren, nicht einmal auf Kohlendioxid oder Sauerstoff. Hypertonie und Hypotonie haben ebenfalls ihre Wirkung auf den Vasomotorentonus sklerotischer Gefäße verloren. In diesen Fällen können abnorme Blutdruckerhöhungen auf die Arteriolen und Kapillaren übertragen werden und eine Ruptur derselben verursachen, wohingegen eine nur leichte Hypotonie zu schwerer Ischämie und manchmal zum Infarkt führen kann.

Hydrostatische Wirkung

Da die Schwerkraft auf die arteriellen und venösen Blutsäulen, die Herz und Hirn miteinander verbinden, einen Einfluß ausübt, hängt die zur Aufrechterhaltung eines konstanten Perfusionsdrucks in den Hirnkapillaren notwendige hydrostatische Kraft von der Position des Kopfes gegenüber dem Herzen ab. Wenn sich Kopf und Herz auf gleicher Höhe befinden, sind die arteriellen Druck-

werte im Circulus arteriosus cerebri (Willisii), in der A. cerebri media und vermutlich auch im vertebro-basilären System ungefähr gleich hoch wie der systemische arterielle Blutdruck. Im Stehen reduziert die hydrostatische Wirkung der Schwerkraft ($+ 1\ g_z$) den Druck in den Hirnarterien um etwa 20%. Beim Kopfstand wird die hydrostatische Wirkung umgekehrt ($- 1\ g_z$), und der Druck in den Hirnarterien steigt an (Abb. 5.3).

Der Liquordruck wird durch die Schwerkraft in ähnlicher Weise beeinflußt und gleicht die Veränderungen im Blutkreislauf des Gehirns, die sonst bei Lagewechsel auftreten würden, aus. Im Stehen liegt der Druck des Liquor cerebrospinalis am Scheitelpunkt der Schädelhöhle unter dem atmosphärischen Druck und ist gleich Null in der Cisterna cerebellomedullaris. Auf Höhe des lumbalen Liquorraumes ist der Druck gleich hoch wie derjenige einer bis hinauf zur Cisterna cerebellomedullaris reichenden Liquorsäule. Der Druck, den der Liquor cerebrospinalis auf die Arterien und Venen des Rückenmarks ausübt, ist deswegen gering, weil der subatmosphärische Druck in der Schädelhöhle die Tendenz hat, das Gewicht der spinalen Flüssigkeitssäule aufzuheben.

Dieser Schutzmechanismus funktioniert nicht, wenn das Schädelgewölbe defekt ist. In horizontaler Lage ist der Liquordruck auf jeder Stufe des zerebrospinalen Flüssigkeitssystems gleich hoch, und bei Kopfstand ($-1\,g_z$) findet eine Umkehr des Druckgradienten statt.

Bei Beschleunigung, wenn beispielsweise Flieger einer starken Kraft von $+3$ bis $+6\,g_z$ ausgesetzt werden, sind die zerebralen und peripheren Gefäßbetten in ihrer Anpassungsfähigkeit an Druckschwankungen überfordert, und die Folge ist eine zerebrovaskuläre Insuffizienz. Die hydrostatische Wirkung bei aufrechtem Stehen kann unter Umständen bei Patienten mit abnormen zerebralen oder peripheren Kreislaufreflexen ähnliche Reaktionen hervorrufen. Bei abgeschwächten systemischen Reflexen kann sich das Blut in den unteren Extremitäten ansammeln, wenn die betreffende Person bewegungslos steht. In diesen Fällen sind der Druck und die Durchblutung von Kopf und Augen herabgesetzt, obwohl das Herzminutenvolumen normal oder sogar erhöht sein kann.

Das erste Anzeichen einer zerebro-vaskulären Insuffizienz ist ein peripherer Gesichtsfeldausfall (das sog. „relative Skotom", das von den Patienten als Verschwommensehen, trübes Sehen, als Schleier- oder als Nebelsehen beschrieben wird). Dabei bleibt nur das Macula- oder zentrale Sehen erhalten. Sinkt der Perfusionsdruck weiter ab, so geht auch das zentrale Sehen verloren. Die Folge ist ein absolutes Skotom („blackout"). In diesem Stadium zerebraler Hypotonie ist der Patient erblindet, jedoch bei Bewußtsein; das Gehör ist intakt, und das Elektroenzephalogramm zeigt eine normale Hirnstromkurve. Bei weiterem Blutdruckabfall führt die Unterbrechung im zerebralen Blutkreislauf zu Hypoxie und Bewußtseinsverlust, nachdem für die Dauer von etwa 10 s eine Euphorie aufgetreten ist, während der die Geräusche sich entfernen und undeutlich werden. Zur gleichen Zeit wird im Elektroenzephalogramm eine Verlangsamung der Hirnwellen sichtbar.

Der Sehverlust geht einer Trübung des Bewußtseins voraus, da der auf die Arteriolen und Venen der Retina ausgeübte intraokulare Druck 16–20 mm Hg beträgt. Dies bedeutet, daß der Druck in der A. centralis retinae immer niedriger als derjenige in den anderen Hirnarterien ist, obwohl alle Gefäße durch die A. carotis interna versorgt werden. Der mittlere arterielle Blutdruck beträgt in der A. ophthalmica normalerweise etwa 60–70 mm Hg und in den Hirnarterien etwa 80–90 mm Hg. Bei normalem intraokularem Druck kommt es zu einem peripheren Gesichtsfeldausfall, wenn der mittlere arterielle Druck rasch auf einen Druck von etwa 40 mm Hg abfällt. Bei einem Blutdruckabfall auf 20 mm Hg erlischt das zentrale Sehen. Bei Patienten mit einem Glaukom genügt – wegen des erhöhten intraokularen Drucks – ein geringerer Blutdruckabfall, um einen Sehverlust hervorzurufen.

Neurale Regulation

Autonome Nervenfasern umgeben die Karotiden, die Aa. vertebrales und deren intrakranielle Äste mit einem dichten Plexus. Die Fasern folgen den in die Hirnsubstanz eindringenden Arterien auf ihrem Verlauf und werden in den Arteriolen mit einem Durchmesser bis zu 20 μ gefunden. Ihre Funktion ist unbekannt, obwohl einige kompetente Autoren der Ansicht sind, daß sie vasoregulatorische Aufgaben erfüllen.

Es wurde bereits darauf hingewiesen, daß die zerebralen Arterien und Arteriolen autoregulatorische Fähigkeiten besitzen. Diese beruhen auf einer Reaktion der Tunica muscularis auf Veränderungen des arteriellen Blutdrucks sowie des Sauerstoff- und Kohlendioxidgehalts. Diese regulatorische Fähigkeit gewährleistet einen konstanten Blutdurchfluß durch das Gehirn und erlaubt eine Umverteilung des Blutes innerhalb des Gehirns als Reaktion auf lokale metabolische Bedürfnisse. Es besteht begründeter Verdacht, daß vasoregulatorische Nervenfasern bei einer solchen regionalen Umverteilung des Blutes mithelfen. Einige Forscher haben die Hypothese aufgestellt, daß sie eine Hauptrolle im gesamten Regulationsmechanismus spielen. Parasympathische vasodilatatorische Fasern verlaufen vom N. facialis via N. petrosus superficialis major zum Plexus, der die A. carotis interna umgibt.

Die sympathischen mittleren und oberen zervikalen Ganglien sowie das Ganglion stellatum tragen offenbar nur wenig zur konstriktorischen Wirkung bei. Eine Blockierung der sympathischen Plexus cervicales hat bei gesunden Personen keinen Einfluß auf die Durchblutung des Gehirns. Indessen ist es denkbar, daß ein diffuser Vasospasmus, wie er bei einigen klinischen Zustandsbildern – u. a. bei Embolie – vorkommen kann, auf eine übermäßige Reaktion des sympathischen Plexus auf einen Fremdkörper im arteriellen System zurückzuführen ist.

Der Karotissinus wird lediglich durch Mechanorezeptoren innerviert, deren Aufgabe darin besteht, den Blutdruck in den Karotiden und den Aa. vertebrales innerhalb enger Grenzen aufrecht zu erhalten. Diese Druckrezeptoren senden über den N. glossopharyngeus Impulse zu den Vasomotorenzentren in der Medulla oblongata. Aus diesen Zentren werden zwei oder möglicherweise drei Reflexantworten übermittelt: 1. über den N. vagus eine Verlangsamung der Herztätigkeit, 2. über die thorako-lumbalen sympathischen Nervenfasern eine systemische Vasodilatation, die zu einem Abfall des systemischen Blutdrucks führt, und 3. über sympathische Nervenfasern des Karotissystems möglicherweise ein primärer zerebraler vasokonstriktorischer Reflex. Externe Massage oder Kompression im normalen Sinusbereich kann zumindest die ersten beiden dieser Reflexantworten auslösen.

Eine Durchtrennung des N. glossopharyngeus wirkt sich auf den regulatorischen Tonus des Karotissinus aus und führt zu einem sofortigen, wenn auch nur vorübergehenden Anstieg des systemischen Blutdrucks. Ein stabiler Zustand stellt sich wieder ein, sobald der Tonus des Sinus der Gegenseite seinen Einfluß geltend macht.

Es bedarf weiterer Untersuchungen, um Aufschluß über die neuroregulatorische Wirkung des zerebralen Vasomotorentonus zu gewinnen, sofern es eine solche überhaupt gibt.

Wirkung des intrakraniellen Druckes

Das Gehirn liegt in einer knöchernen Höhle eingebettet. Sein spezifisches Gewicht ist etwas höher als dasjenige des Liquor cerebrospinalis, der die Hirnsubstanz umgibt. In aufrechter Stellung ist das Gehirn an Venen, die es mit der Dura verbinden, aufgehängt und schwebt gewissermaßen auf den unten gelegenen Arterien und knöchernen Strukturen.

Bei jeder Systole geht eine Pulswelle durch die zerebralen Arterien, übermittelt dem Gehirn einen Impuls und bewirkt möglicherweise einen gewissen Anstieg des Blutvolumens. Unter normalen Bedingungen dehnt sich das Gehirn selbst – wenn überhaupt – etwas aus, da das venöse Blut das Hirnparenchym verläßt, sobald arterielles Blut einströmt. Das Blutvolumen in den intrakraniellen Arterien und Venen liegt zu jedem beliebigen Zeitpunkt zwischen 50 und 100 ml. Verändert sich das Blutvolumen im Gehirn aus irgendeinem Grunde, so muß gleichzeitig ein Volumenausgleich durch den Liquor cerebrospinalis erfolgen; andernfalls ändert sich der intrakranielle Druck, da das Gehirn nicht komprimierbar ist (Munro-Kellie-Doktrin) (Abb. 5.4).

Klinisches Korrelat

Über Knochendefekten der Schädelkalotte, die mit Haut bedeckt sind, lassen sich Pulsationen beobachten, wenn sich das Blutvolumen im Schädel bei jeder Systole vergrößert. Deswegen wird vermutet, daß das Gehirn ebenfalls pulsiert.

Wirkung des zerebralen Gefäßwiderstandes

Der zerebrale Gefäßwiderstand (ZGW) ist im wesentlichen abhängig vom Widerstand

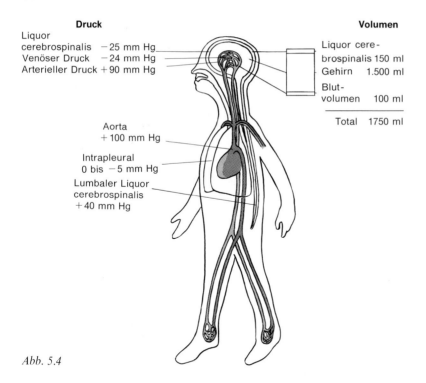

Druck

Liquor
cerebrospinalis   − 25 mm Hg
Venöser Druck   − 24 mm Hg
Arterieller Druck + 90 mm Hg

Aorta
+ 100 mm Hg

Intrapleural
0 bis − 5 mm Hg

Lumbaler Liquor
cerebrospinalis
+ 40 mm Hg

Volumen

Liquor cere-
brospinalis 150 ml
Gehirn   1.500 ml
Blut-
volumen   100 ml

Total   1750 ml

Abb. 5.4

des zerebralen arteriolo-kapillären Netzwerkes und dem Widerstand des Blutes selbst (Viskosität), mit dem es durch dieses tubuläre System fließt. Er kann mit Hilfe der nachstehenden Gleichung berechnet werden:

$$\text{ZGW} = \frac{\text{Perfusionsdruck*}}{\text{zerebrales Durchflußvolumen}}$$

Fluktuationen haben einen Einfluß auf das Gefäßbett und tragen zum zerebralen Gefäßwiderstand bei. Beim Menschen beträgt der ZGW annähernd 1,6 mm Hg, was dem Druck entspricht, der für die Durchblutung von 100 g Hirngewebe mit 1 ml Blut/min erforderlich ist.

Klinisches Korrelat

1. Bei erhöhtem intrakraniellem Druck wird das Gehirn komprimiert, und der Gefäßwiderstand steigt an.
2. Eine Steigerung des Liquordrucks erhöht den zerebralen Gefäßwiderstand und kann

eine Abnahme des zerebralen Blutdurchflusses bewirken.
3. Tumoren, die eine freie Kommunikation innerhalb der subarachnoidalen Räume verhindern, erhöhen den zerebrospinalen Liquordruck und verändern die Volumenverhältnisse von Hirnmasse, Hirnblut und Liquor cerebrospinalis.
4. Intrakranielle Tumoren können durch Kompression zerebraler Venen ein Hirnödem verursachen. Werden sie genügend groß, so wird die Möglichkeit einer intrakraniellen Kompensation überschritten, und der intrakranielle Druck steigt an. Dieser Druckanstieg kann so groß sein, daß die venösen Abflüsse komprimiert werden. Die Folge ist eine Transsudation von Flüssigkeit, ferner ein Anschwellen des Hirngewebes und ein erneutes Ansteigen des intrakraniellen Drucks.
5. Ein Hydrozephalus kann das Gehirn von innen her komprimieren, den Druck auf die Kapillaren übertragen und die Durchblutung vermindern.
6. Beim Hirninfarkt und bei intrakraniellen Tumoren kann die Kompression des Ge-

---

* Mittlerer arterieller Druck minus mittlerer venöser Druck

hirns einen Verlust der autoregulatorischen Fähigkeit mit Lähmung der Vasomotoren zur Folge haben.

7. Bei einem Verschluß erweitern sich die distalen Abschnitte einer Arterie auf ihre maximale Kapazität. Wird das Hindernis entfernt, so wird das zuvor ischämische Gewebe reaktiv hyperämisch mit arteriellem Blut durchflutet. Kann das Gewebe diesem Blut nicht den gesamten Sauerstoff entziehen, so kann das abfließende venöse Blut noch Sauerstoff enthalten (rotes Blut), die sogenannte „Luxusperfusion".

Venöses System

Der zerebrale Venendruck ist enormen Schwankungen unterworfen, die von der Stellung des Kopfes im Verhältnis zum übrigen Körper abhängig sind.

Um die Auswirkungen einer veränderten Körperhaltung zu verstehen, bedarf es einer genauen Kenntnis der Anatomie des Venensystems. Für die hier behandelte Thematik sind vier Punkte von wesentlicher Bedeutung:

1. Die kortikalen Venen können kollabieren und sind von Liquor cerebrospinalis umgeben.
2. Die Sinus der Dura sind starrwandig und können nicht kollabieren. Ihr intraluminaler Druck wird durch Druckänderungen des Liquor cerebrospinalis nicht beeinflußt.
3. Die Vv. jugulares sind komprimierbar und dem Außendruck ausgesetzt.
4. Die Stelle, an der eine Veränderung der Körperhaltung *keine* Veränderung des Venendrucks bewirkt (der Punkt der hydrostatischen Indifferenz), liegt in der V. cava superior.

Da sie dehnbar sind, wirken die kortikalen Venen als Speichersystem, das seine Blutmenge vergrößern oder verkleinern kann. Da die starrwandigen Sinus diese Fähigkeit nicht besitzen, wirken sich intrakranielle Druckveränderungen und eine Kompression der V. jugularis als Änderung der Blutmenge

in den kortikalen Venen aus. Bei einer Behinderung des venösen Abflusses dehnen sich die kortikalen Venen, und das sich im Gehirn befindliche Blut nimmt um 10–15% zu. Dieser Mechanismus ist die Ursache für eine Druckerhöhung des Liquor cerebrospinalis bei Kompression der Vv. jugulares.

Rückenlage

In liegender Stellung befindet sich der Kopf auf gleicher Höhe wie die V. cava superior und der rechte Vorhof, und es erfolgt eine stete Abnahme der venösen Druckgradienten von den kortikalen Venen (+3 mm Hg) über die Sinus durales zu den Vv. jugulares und dem rechten Vorhof (0 bis −3 mm Hg). Dieser Druckgradient bleibt nicht konstant, sondern ändert sich mit der Herzaktion und der Atmung. Während der Systole steigt der Druck im Vorhof an und wird auf das brachiozephale venöse System übertragen, wobei sich der venöse Rückfluß aus dem Gehirn verlangsamt. Während der Diastole wird der Rückfluß beschleunigt.

Die Atmung zieht kompliziertere Veränderungen der venösen Druckverhältnisse nach sich, da der Druck des Liquor cerebrospinalis und der kortikalen Venen von den Druckverhältnissen in der Liquorsäule und in den vertebralen Venen abhängt. Bei ruhiger Inspiration senkt sich das Zwerchfell, die Eingeweide werden komprimiert, und der Rückfluß venösen Blutes aus den vertebralen Venen nimmt ab. Gleichzeitig jedoch nimmt der Rückfluß von Blut aus der Schädelhöhle zu. Der Druck in den starrwandigen Sinus der Dura ist bei Inspiration vermindert, möglicherweise bis auf negative Druckwerte, so daß dem (kortikalen) Speichersystem der Hirnvenen Blut entzogen wird. Während der Exspiration nimmt der Blutdurchfluß in den Vv. jugulares ab und der Rückfluß aus den Vv. vertebrales zu.

Mit dieser alternierenden Wirkung werden zwei Resultate erzielt: 1. eine Tendenz des Liquor cerebrospinalis, zwischen der Schädelhöhle und dem Rückenmarkskanal auf und ab gepumpt zu werden, und 2. ein Verschieben venösen Blutes durch das reiche Venensystem im Rückenmarkskanal und der Schädelhöhle. Die Kapazität der kortikalen Venen ist 2–3 mal so groß wie diejenige des arteriellen Systems, so daß sie sich mit Leichtigkeit während der verschiedenen Phasen der Atmung ausdehnen und wieder kollabieren können. Obwohl die Venen keine Muskelfasern besitzen, wird ferner vermutet, daß sie eine klappenähnliche Funktion ausüben können, die wie ein Einbahnsystem vom Gehirn in Richtung der Sinus durales wirkt.

Das Eintreffen einer arteriellen Pulswelle in der Schädelhöhle verursacht einen vorübergehenden Anstieg des intrakraniellen Druckes. Dadurch entsteht die Tendenz, Blut aus den kortikalen Venen in die Sinus durales zu pressen. Folglich sind die intra-

kraniellen venösen Pulsationen mit den Pulsationen der Retinavenen innerhalb des hydraulischen Systems des Auges synchron.

Die Sinus der Dura und auch die kortikalen Venen besitzen ein Nervengeflecht, dessen Funktion jedoch nicht bekannt ist. Über die Existenz von Druckrezeptoren im venösen System des Gehirns weiß man noch nichts Genaues. Einige Autoren vermuten indessen, daß das Glomus jugulare eine solche Aufgabe haben könnte.

Aufrechte Haltung

Beim Aufstehen wird der Druck in den Vv. jugulares, den Sinus der Dura und den kortikalen Venen negativ; der Druckgradient dieses Systems bleibt dagegen unverän-

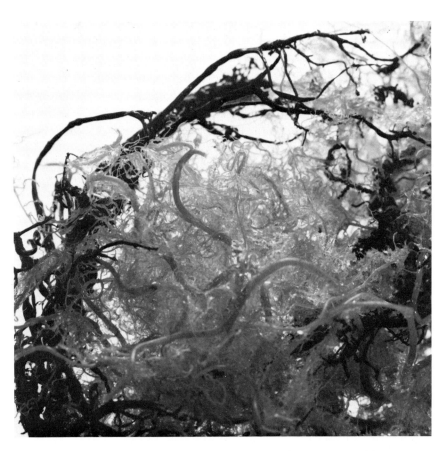

Abb. 5.5. In diesem verflochtenen Wirrwarr sind bei einer Angiographie nur die großen Arterien und Venen erkennbar

dert. Gleichzeitig wird der Liquordruck am Scheitelpunkt negativ. Wäre der intralumi-nale, durch das venöse Blut hervorgerufene Druck nicht größer als der Liquordruck, so würden die kortikalen Venen kollabieren, und das Blut würde zu fließen aufhören.

Kopftieflage

Beim Kopfstand wird der zerebrale Venen-druck so erhöht, daß die empfindlichen kor-tikalen Venen wahrscheinlich zerreißen wür-den, wenn nicht der Druck des Liquor cere-brospinalis am Scheitelpunkt ebenso sehr anstiege, so daß sich die transmuralen venö-sen Druckverhältnisse ausgleichen. Für den Rückfluß des Blutes aus der tief liegenden Schädelhöhle in die Vv. jugulares und den rechten Vorhof ist ein komplizierter Mecha-nismus verantwortlich. Es ist tatsächlich so, daß der Rückfluß des Blutes vom Kopf zum Herzen bei Kopftieflage physiologisch un-möglich erscheint. Daß es aber dennoch geschieht, legt die Schlußfolgerung nahe, daß dieses Gebiet weiterer Untersuchungen be-darf. Die Speicherung von Blut im Venensy-stem manifestiert sich in der Überfüllung extrakranieller Systemabschnitte: Ein Völle-gefühl tritt auf, die Augen quellen vor, und das Gesicht wird dunkelrot. Während der Inspiration wird das Blut in den Thorax-raum gesogen. Da die Vv. jugulares jedoch keine Klappen haben, bleibt dieser Vorgang ziemlich wirkungslos.

Klinisches Korrelat

1. Da der Druck in den Vv. jugulares am Halsansatz während der Diastole unter dem Atmosphärendruck liegt, wird das venöse Blut aus dem Schädel in diese Venen angeso-gen. Wenn sie durchtrennt werden, ent-strömt zwar während der Systole Blut, in der Diastole jedoch kann der negative Druck ein Ansaugen von Luft bewirken und somit zu Luftembolien im rechten Herzen führen.
2. Bei Ligatur der Vv. jugulares kommt es zu einem Anstieg des venösen Druckes. Dieser

wird auf die Hirnkapillaren zurück übertra-gen und führt manchmal zu einer Transsuda-tion von Flüssigkeit, zum Hirnödem und zu einer Steigerung des intrakraniellen Drucks. Hierzu kommt es jedoch selten, wenn nur eine Jugularvene ligiert wird. Außerdem tre-ten klinische Symptome – selbst bei Ver-schluß beider Venen – nur selten auf.
3. Bei starker $+g_z$-Beschleunigung erfolgt eine beträchtliche Abnahme des Druckes in den Vv. jugulares. Die somit enstehende Saugwirkung kann das Blut aus den Arterio-len und Kapillaren in den venösen Blutkreis-lauf ziehen.

Bestimmung der zerebralen Durchblutung

Mittels Arteriographie können anatomische und pathologische Veränderungen der gro-ßen Arterien und Venen (Erweiterungen, Verschlüsse und ungewöhnliche Konfigura-tionen oder andere Anomalien) dargestellt und die Durchflußgeschwindigkeit von Kon-trastmitteln durch dieses System bestimmt werden. Die Angiographie gibt jedoch nur indirekt Aufschluß über die Mikrozirkula-tion, in welcher der metabolische Austausch tatsächlich stattfindet. Es wird beispielsweise geschätzt, daß nur 10% des gesamten arte-riellen und venösen Blutkreislaufes zur Dar-stellung gelangen (Abb. 5.5). Aus diesem Grunde waren Messungen des gesamten und regionalen zerebralen Blutdurchflusses von außerordentlich großem Wert für die Be-schaffung von Informationen über die Phy-siologie des Blutkreislaufs des Gehirns bei gesunden Personen. Diese Informationen wurden bisher bei der Erforschung von krankhaften Zuständen nur experimentell verwendet, und sie wirken sich bei der Be-handlung von Patienten vorerst nicht aus.

Der zerebrale Blutdurchfluß kann durch folgende Gleichungen ermittelt werden:

$$ZBD = \frac{MABD - ZVD}{ZGW}$$

Dabei ist
ZBD   = zerebraler Blutdurchfluß,
MABD = mittlerer arterieller Blutdruck
         (diastolischer Druck plus halbe
         Blutdruckamplitude),
ZVD   = zerebraler Venendruck,
ZGW   = zerebraler Gefäßwiderstand.

Das Grundprinzip, das allen Untersuchungen über die regionale und globale Durchblutung des Gehirns durch den intakten Schädel zugrunde liegt, besteht darin, daß die vom Gehirn pro Zeiteinheit aufgenommene Menge einer Substanz gleich groß ist wie das Verhältnis des Blutdurchflusses durch das Organ zur arteriovenösen Konzentrationsdifferenz (Fick-Prinzip).

Dieses Prinzip kann durch folgende Gleichung ausgedrückt werden:

$$t = \frac{M_t}{K_a - K_v}.$$

Dabei ist:
t = Blutdurchfluß pro Zeiteinheit (Zeitvolumen),
M_t = Menge an pro Zeiteinheit aufgenommener Substanz,
K_a = Konzentration der Substanz im arteriellen Blut,
K_v = Konzentration der Substanz im venösen Blut.

Im Gegensatz zu den meisten Körperorganen, die identifizierbare Metaboliten ausscheiden, besteht das „Ausscheidungs"-produkt des Gehirns vor allem im Denken und Handeln, das als Ausgangspunkt für die Bestimmung der zerebralen Durchblutung oder des Metabolismus naturgemäß nicht verwertet werden kann. Da das Gehirn Gase wie Stickoxidul und Krypton absorbiert, kann die arteriovenöse Konzentrationsdifferenz mit Hilfe radioaktiver Isotopen gemessen werden, und das Meßergebnis kann als Index für die zerebrale Durchblutung gelten. Der Blutdurchfluß wird in Milliliter pro 100 g Gewebe pro Min. ausgedrückt. Die

Messungen des Gesamtblutdurchflusses basieren auf der Annahme, daß das durchschnittliche Hirngewicht eines Erwachsenen 1500 g beträgt. Die Meßwerte des zerebralen Gesamtblutdurchflusses unter verschiedenen Bedingungen sind in Tabelle 5.1 dargestellt.

Die Bestimmungen des regionalen zerebralen Blutdurchflusses haben gezeigt, daß die graue Substanz mit etwa 80 ml Blut/100 g/min. beteiligt ist; die Durchblutung der weißen Substanz beträgt etwa 25 ml Blut/100 g/min. Es gibt Hinweise dafür, daß die Durchblutung der Frontallappen bei geistiger Aktivität größer ist als in Ruhe, und daß die Durchblutung der parieto-okzipitalen Region beim Kopfrechnen verstärkt ist (ein entsprechendes Zentrum ist normalerweise in der Parietalregion lokalisiert). Überraschenderweise nimmt die zerebrale Gesamtdurchblutung im Schlafe zu. Im Koma, das durch die gebräuchlichsten Anästhetika induziert wird, nimmt die zerebrale Durchblutung ab. 70%iges Stickoxidul (Lachgas) z. B. setzt die zerebrale Durchblutung auf etwa 40 ml/100 g Gewebe/min herab und 5%iges Cyclopropan auf 26 ml/100 g Gewebe/min. Halothan und Äther reduzieren den zerebralen Blutdurchfluß am wenigsten; Thiopental dagegen zeigt eine sehr ausgeprägte Reduktion auf 27 ml Blut/100 g Gewebe/min.

Klinisches Korrelat

1. Wird im Verlaufe einer Operation die A. carotis interna abgeklemmt und dabei der regionale zerebrale Blutdurchfluß (rZBF) in der fronto-temporalen Region um mehr als 25% reduziert, so kommt es zu einer mehr oder weniger ausgeprägten Hemiparese.
2. Die Bestimmung des zerebralen Blutdurchflusses gibt mehr Aufschluß über die Mikrozirkulation des Gehirns als die Messung des Blutdurchflusses durch die proximalen Arterien. Die Bestimmung des rZBF zeigt jedoch nach Rekonstruktion der Aa. carotides in der Regel einen deutlichen Anstieg.

Tabelle 5.1. Physiologische und pathologische Zustände, die Veränderungen des zerebralen Gefäßwiderstandes und des Blutdurchflusses hervorrufen.
Reproduziert mit Genehmigung durch S. S. Kety, Circulation and metabolism of the human brain in health and disease, Am. J. Med., *8*, 205, 1950, S. 207

	Mittlerer arterieller Blutdruck [mm Hg]	Zerebraler Blutdurchfluß [ml/100 g/min]	Zerebraler O_2-Verbrauch [ml/100 g/min]	Zerebraler Gefäßwiderstand [mm Hg/ml/100 g/min]
Normal	85	54	3.3	1.6
Hyperventilation	98	34	3.7	2.9
CO_2 (5–7%)	93	93	3.3	1.1
O_2 (85–100%)	98	45	3.2	2.2
O_2 (10%)	78	73	3.2	1.1
Intrakranielle Druckerhöhung	118	34	2.8	3.5
Polycythaemia vera	108	25	3.0	4.3
Anämie	78	79	3.3	1.0
Zerebrale Arteriosklerose	121	41	2.8	3.0
Zerebrales Hämangiom	75	164	3.3	0.5
Essentielle Hypertonie	159	54	3.4	3.0

Literatur

Allgemeines

Editorial: Zum Thema Hirndurchblutung. Diagnostik. *8*, 459 (1975)

Fenske, A.: Pathophysiologie des Hirninfarktes. Akt. Neurol. *4*, 85–93 (1977)

Gänshirt, H. (Hrsg.): Der Hirnkreislauf. Physiologie, Pathologie, Klinik. Stuttgart: Thieme 1972

Gänshirt, H.: Pathologische Hirndurchblutung: Neuroradiologischer Nachweis. Diagnostik. *10*, 179 (1977)

Herrschaft, H.: Gehirndurchblutung und Gehirnstoffwechsel (Meßverfahren, Physiologie, Pathophysiologie, Veränderungen bei den hirnorganischen Erkrankungen, Pharmakologie). Fortschr. Neurol. Psychiatr. *44*, 195 (1976)

Huber, P.: Angiographische Funktionsdiagnostik des Hirnkreislaufs. In: Der Hirnkreislauf (Hrsg. Gänshirt, H.) Stuttgart: Thieme 1972

Kety, S. S.: The cerebral circulation, In: Handbook of Physiology, vol. 3, Neurophysiology, Washington, D. C.: p. 1751. American Physiology Society. 1960

Lübbers, D. W.: Physiologie der Gehirndurchblutung. In: Der Hirnkreislauf. (Hrsg. Gänshirt, H.) Stuttgart: Thieme 1972

Luyendijk, W. (ed.): Cerebral circulation, In: Progress in Brain Research, vol. 30, New York: Elsevier. 1968

Meyer, J. S., Schade, J. P. (eds.): Cerebral blood flow, In: Progress in Brain Research, vol. 35, Amsterdam Elsevier 1972

Naumenko, A. I., Benua, N. N.: The Physiological Mechanisms of Crebral Blood Circulation, Springfield, Ill.,: Charles C. Thomas 1970

Sokoloff, L.: Aspects of cerebral circulatory physiology of relevance to cerebrovascular disease. Neurology. *11*, (4) (part 2) 34 (1961)

Wells, C. E.: The cerebral circulation: The clinical significance of current concepts. Arch. Neurol. *3*, 319 (1960)

Wirkung systemischer Faktoren

Herzminutenvolumen

Shapiro, W., Chawla, N. P.: Observations on the regulation of cerebral blood flow in complete heart block. Circulation. *40*, 863 (1969)

Arterieller Blutdruck

Adams, J. H., Brierley, J. B., Connor, R. C. R., Treip, C. S.: The effects of systemic hypertension upon human brain. Clinical and neuropathological observations in 11 cases, Brain. *89*, 235 (1966)

Agnoli, A., Fieschi, G., Bozzao, L., Battistini, N., Prencipe, M.: Autoregulation of cerebral blood flow. Studies during drug-induced hypertension in normal subjects and in patients with cerebral vascular diseases, Circulation. *38*, 800 (1968)

Arnold, O. H.: Störungen des Gehirnkreislaufs bei inneren Erkrankungen. In: Der Hirnkreislauf (Hrsg. Gänshirt, H.) Stuttgart: Thieme 1972

Bevan, A. T., Honour, A. J., Stott, F. H.: Direct arterial pressure recording in unrestricted man, Clin. Sci. *36*, 329 (1969)

Gross, M.: Diurnal blood pressure variations in cerebrovascular disease, Ann. Internal Med. *72*, 823 (1970)

Intrathorakale Druckänderungen

Arnold, O. H.: Störungen des Gehirnkreislaufs bei inneren Erkrankungen. In: Der Hirnkreislauf (Hrsg. Gänshirt, H.) Stuttgart: Thieme 1972

Comroe, J. H.: Physiology of Respiration; An Introductory Text, Chicago: Year Book Medical Publishers 1965

Klein, L. J., Saltzman, H. A., Heyman, A., Sieker, H. O.: Syncope induced by Valsalva maneuver: A study of the effects of arterial blood gas tensions, glucose concentration, and blood pressure, Am. J. Med. *37*, 263 (1964)

Meyer, J. S., Gotoh, F., Takagi, Y., Kakimi, R.: Cerebral hemodynamics, blood gases, and electrolytes during breth-holding and the Valsalva maneuver, Circulation. *33–34* (suppl. 2),35 (1966)

Walsh, R. E., Michaelson, E. D., Harkleroad, L. E., Zighelboim, A., Sackner, M. A.: Upper airway obstruction in obese patients with sleep disturbance and somnolence, Ann. Internal Med. *76*, 185 (1972)

Arterielles System

Adolph, R. J., Fukusumi, H., and Fowler, N. O.: Origin of cerebrospinal fluid pulsations, Am. J. Physiol. *212*, 840 (1967)

Zerviko-kraniale Arterien

Fieschi, C., Garello, L., and Salan, A.: Comparative angiographic and radioisotopic study of the vertebro-basilar circulation, Acta radiol. (diagn.). *2*, 41 (1964)

Hardesty, W. H., Roberts, B., Toole, J. F., and Royster, H. P.: Studies of carotid-artery blood flow in man, New Engl. J. Med. *263*, 944 (1960)

Hardesty, W. H., Whitacre, W. B., Toole, J. F., Randall, P., Royster, H. P.: Studies on vertebral artery blood flow in man, Surg. Gynecol. Obstet. *116*, 662 (1963)

Potter, J. M.: Redistribution of blood to the brain due to localized cerebral arterial spasm: The possible importance of the small peripheral anastomotic cerebral arteries, Brain. *82*, 367 (1959)

Mikrozirkulation des Gehirns

Kennady, J. C., Taplin, G. V.: Shunting in cerebral microcirculation, Am. Surgeon. *33*, 763 (1967)

Rosenblum, W. I.: Cerebral microcirculation: A review emphasizing the interrelationship of local blood flow and neuronal function, Angiology. *16*, 485 (1965)

Autoregulation

Altura, B. M.: Evaluation of neurohumoral substances in local regulation of blood flow, Am. J. Physiol. *212*, 1447 (1967)

Fujishima, M., Busto, R., Scheinberg, P., Reinmuth, O. M.: Metabolic mechanisms in autoregulation of cerebral blood flow, Neurology. *20*, 374 (1970)

Harper, A. M.: Autoregulation of cerebral blood flow: Influence of the arterial blood pressure on the blood flow through the cerebral cortex, J. Neurol. Neurosurg. Psychiat. *29*, 398 (1966)

Jennett, W. B.: Experimental studies on the cerebral circulation: Clinical aspects, Proc. Roy, Soc. Med. *61*, 606 (1968)

Lassen, N. A.: Autoregulation of cerebral blood flow, Circulation Res. *15*(suppl. 1), 201 (1964)

Meyer, J. S., Marx, P.: Cerebral autoregulation and "dysautoregulation" and their relation to cerebral vascular symptoms, Current Concepts Cerebrovascular Dis.–Stroke. *6*, 1 (1971)

Pálvölgyi, R.: Regional cerebral blood flow in patients with intracranial tumors, J. Neurosurg. *31*, 149 (1969)

Risberg, J., and Ingvar, D. H.: Regional changes in cerebral blood volume during mental activity, Exptl. Brain Res. 5, 72 (1968)

Symon, L.: Experimental features and therapeutic implications of "intracerebral steal," J. Neurol. Neurosurg. Psychiat. *32*, 631 (1969)

Wirkung des Hirnstoffwechsels

Gottstein, U., Bernsmeier, A., Sedlmeyer, I.: Der Kohlenhydratstoffwechsel des menschlichen Gehirns Klin. Wschr. *41*, 943 (1963)

Hoyer, S.: Hirnstoffwechsel und Hirndurchblutung Excerpta Medica (Amsterdam) 1976

Posner, J. B., Plum, F.: Independence of blood and cerebrospinal fluid lactate, Arch. Neurol. *16*, 492 (1967)

Wirkung von Kohlendioxid und Sauerstoff

Dunkin, R. S., Bondurant, S.: The determinants of cerebrospinal fluid P_{O_2}: The effects of oxygen and carbon dioxide breathing in patients with chronic lung disease, Ann. Internal Med. *64*, 71 (1966)

Gotoh, F., Meyer, J. S., Takagi, Y.: Cerebral effects of hyperventilation in man, Arch. Neurol. *12*, 410 (1965)

Gottstein, U., Zahn, U., Held, K., Gabriel, F. H.: Einfluß der Hyperventilation auf Hirndurchblutung und cerebralen Stoffwechsel des Menschen: Untersuchungen bei fortlaufender Registrierung der arterio-hirnvenösen Glucosedifferenz. Klin. Wschr. 54, 373 (1976)

Held, K., Symon, L., Dorsch, N. W. C.: Untersuchungen zur Autoregulation des Hirnkreislaufs in akute druckinduzierte Änderungen des zerebralen Gefäßwiderstandes in Normo- und Hyperkapnie. Z. Kardiol. 62, 59, (1973)

Raichle, M. E., Posner, J. B., Plum, F.: Cerebral blood flow during and after hyperventilation, Arch. Neurol. 23, 394 (1970)

Schade, J. P., McMenemey, W. H. (eds.): Selective Vulnerability of the Brain in Hypoxaemia, Oxford: Blackwell Scientific Publications 1963

Woodbury, D. M., Karler, R.: The role of carbon dioxide in the nervous system, Anesthesiology. 21, 686 (1960)

Wirkung pharmakologischer Substanzen

Gottstein, U.: Der Hirnkreislauf unter dem Einfluß vasoaktiver Substanzen. Heidelberg: Hüthig 1962

Huber, P.: Die medikamentöse Beeinflussung der Hirndurchblutung Praxis 56, 1738, (1967)

Kaiser, H.: Die Hirndurchblutung und ihre therapeutischen Probleme. Aktuel, Gerontol. 5, 175, (1975)

Karlsberg, P., Elliott, H. W., Adams, J. E.: Effect of various pharmacologic agents on cerebral Neurology. 13, 772 (1963)

Sökoloff, L., Kety, S. S.: Regulation of cerebral circulation, Physiol. Rev. 40 (suppl. 4):38 (1960)

Hydrostatische Wirkung

Physiology in the Space Environment, vol. I, circulation report of a study conducted by the Space Science Board of the National Academy of Sciences National Research Council 1966–67, Publication 1485 A, Washington, D. C., National Academy of Sciences, 1968

Tindall, G. F., Craddock, A., and Greenfield, J. C., Jr.: Effects of the sitting position on blood flow in the internal carotid artery of man during general anesthesia, J. Neurosurg. 26, 383 (1967)

Toole, J. F.: Effects of change of head, limb and body position on cephalic circulation, New Engl. J. Med. 279, 307 (1968)

Neuroregulatorische Wirkung

Carrato-Ibanez, A., Abadia-Fenoll, F.: Morphology and origin of the perivascular fibers into the brain substance, Angiology. 17, 771 (1966)

Fang, H. C.: Cerebral arterial innervations in man, Arch. Neurol. 4, 651 (1961)

Krog, J.: Autonomic nervous control of the cerebral blood flow in man, J. Oslo City Hosp. 14, 25 (1964)

Morgan-Hughes, J. A.: Cough seizures in patients with cerebral lesions. Brit. Med. J. 2, 494 (1966)

Rosenblum, W. I.: Neurogenic control of cerebral circulation, Stroke. 2(5), 429 (1971)

Wirkung des intrakraniellen Druckes

Fox, J. L.: Development of recent thoughts on intracranial pressure and the blood-brain barrier, J. Neurosurg. 21, 909 (1964)

Greitz, T.: Effect of brain distention on cerebral circulation, Lancet. 1, 863 (1969)

Heiss, W.-D., Prosenz, P., Herles, H. J.: Effekt von Hämodilution und Dehydration auf die regionale Hirndurchblutung. Nervenarzt. 44, 166 (1973)

Kety, S. S., Shenkin, H. A., Schmidt, C. F.: Effects of increased intracranial pressure on cerebral circulatory functions in man, J. Clin. Invest. 27, 493 (1948)

Venöses System

Eckenhoff, J. E.: The physiologic significance of the vertebral venous plexus, Surg. Gynecol. Obstet. 131, 72 (1970)

Epstein, H. M., Linde, H. W., Crampton, A. R., Ciric, I. S., Eckenhoff, J. E.: The vertebral venous plexus as a major cerebral venous outflow tract, Anesthesiology. 32, 332 (1970)

Osterholm, J. L.: Reaction of the cerebral venous sinus system to acute intracranial hypertension, J. Neurosurg. 32, 654 (1970)

Shenkin, H. N.: Air embolism from exposure of posterior cranial fossa in prone position. J. A. M. A. 210, 726 (1969)

Bestimmung des zerebralen Blutdurchflusses

Cerebral blood flow; clinical and experimental results. In: International Symposium on the Clinical Applications of Isotope Clearance Measurement of Cerebral Blood Flow, Mainz, 1969 (ed. Brock, M., Fieschi, C., Ingvar, D. H., Lassen, N. A., Schürmann, K.) Berlin: Springer 1969

Gänshirt, H.: Pathologische Hirndurchblutung: Neuroradiologischer Nachweis. Diagnostik. 10, 179 (1977)

Hartmann, A., Lange, D., Alberti, E.: Die Bestimmung der regionalen Hirndurchblutung mit der Gammakamera. Fortschr. Geb. Röntgenstr. Nuklearmed. 126, 52 (1977)

Heiss, W. D.: Aussagekraft regionaler Hirndurchblutungsmessungen bei zerebro-vaskulären Erkrankungen. Samml. Zwangl. Abh. Geb. Psychiat. 45, 23 (1975)

Herrschaft, H. F.: Die regionale Gehirndurchblutung, Schriftenreihe Neurologie, Bd. 15. Berlin: Springer 1975

Hliscs, R., Franke, W. G.: Ein Verfahren zur Messung der Hirndurchblutung mit Hilfe der i. v. Injektion von 133 Xe. Radiol. Diagn. (Berl.) 18, 239 (1977)

Huber, P.: Die angiographische Beurteilung der Hirndurchblutung: der klinische Wert der Densitome-
trie. Schweiz. Arch. Neurol. Psychiat. *100*, 1/37
(1967)

Kohlmeyer, K.: Untersuchungen der Hirndurchblutung mit Xenon-133-Therapiewoche *26*, 4516 (1976)

Lassen, N. A., Ingvar, D. H.: Quantitative und regionale Messung der Hirndurchblutung. In: Der Hirnkreislauf, (Hrsg. Gänshirt, H.) Stuttgart: Thieme
1972

Lechner, H.: Impedanzmethoden. In: Der Hirnkreislauf, (Hrsg. Gänshirt, H.) Stuttgart: Thieme 1972

McHenry, L. C., Jr.: Cerebral blood flow, New Engl. J.
Med. *274*, 82 (1966)

Sapirstein, L. A.: Measurement of the cephalic and
cerebral blood flow fractions of the cardiac output
in man, J. Clin. Invest. *41*(part 2):1429 (1962)

Skinhøj, E., Lassen, N. A., Høedt-Rasmussen, K.:
Cerebellar blood flow in man, Arch. Neurol. *10*, 464
(1964)

6. Kapitel

Anamnese und neurovaskuläre Untersuchung

„Meine Herren, mehr Fehler werden gemacht, sehr viel mehr, durch Nichtsehen als durch Nichtwissen."

Sir William Jenner

„So nützlich unsere mannigfaltigen Untersuchungshilfsmittel auch sein mögen, nichts kann unser aufmerksames Auge, unser wachsames Ohr, unseren tastenden Finger und unser logisches Denken ersetzen."

W. Keen

Das Erheben der Anamnese bei Patienten mit zerebro-vaskulären Erkrankungen ist eine subtile Kunst, die so rasch wie möglich zu einer genauen Krankengeschichte führen soll. Erfahrene Kliniker behaupten, daß sich die wichtigsten Anhaltspunkte für die Diagnose in 80–90% der Fälle aus der Anamnese ergeben, und daß wenigstens die Hälfte der bei der ersten Untersuchung zur Verfügung stehenden Zeit zur Erhebung der Anamnese beim Patienten und dessen Familie verwendet werden sollte.

Krankheitsbedingte Gedächtnis- und Sprachstörungen können die Aufgabe erschweren; der Arzt darf jedoch nie vergessen, daß die Ursache für eine unvollständige Anamnese in der Regel bei ihm selber und nicht beim Patienten liegt. Ihm wurde diese Kunst gelehrt, dem Patienten hingegen nicht. Der Arzt soll seine Fragen so stellen, daß sein Patient sie versteht; er soll *zu* ihm und nicht *über* ihn sprechen und auch unter den mühsamsten Umständen Wärme und Anteilnahme zeigen. Schon manch ein gut ausgebildeter, gründlicher und fachkundiger Arzt stellte eine Fehldiagnose, weil er zu rasch auf eine neurologische Untersuchung drängte und dabei durch seine ungeduldige und herablassende Art den Patienten zu oberflächlichen Angaben veranlaßte.

Die Anamnese

Die Anamnese sollte beim Patienten so erhoben werden, daß sich daraus die Beantwortung folgender Fragen ergibt:

1. Welches ist die Ursache der Störung (Ätiologie)?
2. Welches Hirnareal ist an der Erkrankung beteiligt (Lokalisation)?

Bevor der Patient nach den letzten Krankheitsepisoden befragt wird, sollte er aufgefordert werden, in der Darstellung seines Leidens mit dem Anfang der Erkrankung oder mit der Zeit zu beginnen, in der er sich zum letzten Mal völlig gesund fühlte. Dieses einfache Sich-Zurückbesinnen wird Patienten oft dazu veranlassen, wichtige Symptome zu erwähnen, die sie bisher für unwichtig hielten. Die aufschlußreichsten Punkte in einer Krankengeschichte sind folgende:

1. Was tat der Patient im Zeitpunkt, als die erste Störung auftrat? Die Erfahrung lehrt, daß sich eine Ischämie oder ein Infarkt gewöhnlich in Ruhe ereignet, daß eine Blutung dagegen meist während einer Tätigkeit beginnt.
2. Handelt es sich um einen plötzlichen Beginn (eine Apoplexie) – wie z. B. bei einer Blutung oder einer Embolie – oder um einen schrittweisen, dem unter Umständen kurzdauernde, jedoch ähnliche Episoden vorausgingen (z. B. bei flüchtigen ischämischen Attacken, die einem Infarkt oft als Warnsignal vorausgehen)?
3. Wie ausgeprägt waren die Symptome, bevor eine Besserung eintrat? Eine kontinuierliche Zunahme der Symptome läßt eine Blutung vermuten, während nach einer Embolie oft eine rasche Besserung eintritt.
4. Entstanden bleibende Ausfälle?
5. Wieviele Attacken erlitt der Patient? Falls er mehrere durchmachte, sollte der Patient aufgefordert werden, die erste, die letzte und die schlimmste Attacke in allen Einzelheiten zu beschreiben. Manchmal ist die graphische Darstellung der vom Patienten beschriebenen Ereignisse eine große Hilfe.

Nachdem der Patient seine Krankengeschichte erzählt hat, sollte er gezielt über folgende, vorher noch nicht berührte Punkte befragt werden: 1. intellektuelle Veränderungen, 2. Bewußtseinsverluste, 3. Schwierigkeiten beim Sprechen, Lesen oder Schreiben, 4. Lähmungen oder sensible Ausfälle irgendeines Körperteils, 5. Sehstörungen, 6. Hörverlust oder Gleichgewichtsstörungen, 7. Kopfschmerzen, 8. Schädeltrauma, 9. Systemerkrankungen wie z. B. Diabetes, Hypertonie, Herzkrankheiten, Arrhythmien und Anämie sowie über 10. Medikamente, die der Patient genommen haben könnte. Da die Kenntnis dieser Faktoren von fundamentaler Bedeutung ist, werden sie hier gesondert betrachtet.

Ihre Beziehung zu spezifischen Erkrankungen wird in anderen Kapiteln eingehender behandelt.

Psychische Veränderungen

Die Art und Weise, in welcher der Patient seine Symptome umschreibt, gibt oft Aufschluß über seine Beobachtungsgabe, sein Urteilsvermögen sowie über sein Frisch- und Altgedächtnis. Es gibt jedoch Patienten, die nicht realisieren, daß sie ihr Gedächtnis und ihre intellektuellen Fähigkeiten zum Teil verloren haben. Diese werden – selbst bei Vorhandensein eindeutiger Ausfälle – eine Beeinträchtigung ihrer geistigen Funktionen verneinen. Daher sollte man immer auch Familienangehörige befragen.

Bewußtseinsverluste

Ein Bewußtseinsverlust kann ohne Prodromi oder nach einem einige Sekunden dauernden Leeregefühl des Kopfes (Schwindelgefühl) auftreten. Da Bewußtlosigkeit manchmal mit einer Amnesie für die der Episode unmittelbar vorausgehenden oder nachfolgenden Ereignisse einhergeht, kann ein Patient sich möglicherweise nicht an Stürze erinnern. Es ist deshalb außerordentlich wichtig, daß eine Drittperson, die den Anfall beobachtete, die Ereignisse zum Zeitpunkt des Geschehens genau beschreiben kann. Folgenden wichtigen Punkten sollte Beachtung geschenkt werden:

1. Der Schnelligkeit des Beginns: Gingen keine Prodromi voraus (wie bei den meisten Grand-Mal-Anfällen und beim kurzdauernden Herzstillstand), oder begann der Anfall mit einem Leeregefühl des Kopfes, wie es meist bei Synkopen, Herzrhythmusstörungen und Hypoglykämien der Fall ist?
2. Dem Aussehen des Patienten während des Anfalls: Blässe und Schwitzen sind typisch für Ohnmacht und Hypoglykämie; Zyanose kann auf einen Krampfanfall hinweisen. Pa-

tienten mit Herzrhytmusstörungen sind oft blaß, während diejenigen mit einer kurzdauernden Asystolie gestaut erscheinen und zyanotisch sind (Adam-Stokes-Anfälle).

3. Der Herzfrequenz und dem Herzrhythmus des Patienten: Wenn ein Beobachter die Geistesgegenwart hat, den Puls während eines solchen Anfalls zu messen, kann dies der einzige Anhaltspunkt für die Diagnose einer intermittierenden Herzrhythmusstörung sein.

4. Der Stuhl- oder Urininkontinenz sowie irgendwelchen Zuckungen der Extremitäten oder des Rumpfes: Das Vorhandensein eines dieser Symptome deutet auf Krampfanfälle, da ohnmächtige Patienten meistens schlaff sind und die Sphinkterkontrolle behalten. Jedoch keine Regel ohne Ausnahme: Gewisse Epileptiker sind während des Anfalls akinetisch, und einige Patienten, die aufgrund einer der vielen möglichen Ursachen an Ohnmachtsanfällen leiden, können Krampfbewegungen ausführen.

Schwierigkeiten beim Sprechen, Lesen oder Schreiben

Es ist möglich, daß vorübergehende Störungen im Verstehen des gesprochenen oder geschriebenen Wortes vom Patienten nicht bemerkt werden. Der Arzt muß deshalb die Angehörigen sorgfältig nach Fehlern beim Sprechen befragen, die eine temporäre Dysphasie oder Paraphasie vermuten lassen. Ferner sollte der Patient aufgefordert werden, zu lesen und zu schreiben.

Lähmungen oder Sensibilitätsstörungen

Der Patient verwendet oft die Ausdrücke *„Gefühllosigkeit"* und *„Lähmung"* für ein und dasselbe, denn viele Laien realisieren nicht, daß eine Lähmung ohne Sensibilitätsverlust auftreten kann. So muß sich der Arzt bemühen, diese beiden Begriffe voneinander zu trennen. Besonders wichtig ist es, eine hyste-

rische Parese von einem neurologischen Ausfall zu unterscheiden. Die Diagnose des letzteren wird durch das Vorhandensein abnormer neurologischer Symptome bestätigt, obwohl z. B. eine transitorische Ischämie passagere Gefühllosigkeit oder Lähmungen hervorrufen kann, ohne bei der späteren Untersuchung faßbare Residuen zu hinterlassen. In solchen Fällen muß man sich auf die Aussagen des Patienten und seiner Angehörigen verlassen. Folgende Faktoren können dazu beitragen, eine hysterische Parese von einer Lähmung neurologischer Genese zu unterscheiden.

1. Der Beginn: Eine zerebrale Ischämie irgendwelcher Aetiologie erfolgt häufiger in Ruhe, während die hysterische Lähmung eher mit einem dramatischeren Beginn in der Öffentlichkeit und zu Zeiten seelischer Belastung auftritt.

2. Die Dauer: Transitorische ischämische Attacken dauern selten länger als 24 Std; der Patient nimmt recht häufig an, sein Arm oder Bein sei – wegen der Stellung, in der die Extremität gehalten wurde – einfach „eingeschlafen". Die hysterische Episode dauert gewöhnlich Tage oder Wochen.

3. Die Haltung des Patienten: Der Hysteriker scheint oft nicht sehr beunruhigt zu sein. Dies ist jedoch von geringem diagnostischem Wert, da Patienten mit transitorischer Ischämie in der Regel erstaunlich ruhig sind, auch dann noch, wenn eine Extremität gelähmt ist.

4. Der Sensibilitätsverlust: Hysterische Veränderungen bestehen gewöhnlich in einem vollständigen Gefühlsverlust des betroffenen Gebietes, wohingegen beim Patienten mit neurologischen Ausfällen meistens noch eine gewisse Sensibilität, wenn auch vermindert, erhalten bleibt. Bei der Hysterie entspricht das Bild des Sensibilitätsverlustes gewöhnlich nicht den anatomischen Regeln.

5. Die Persönlichkeit: Hysterische Anfälle kommen nur bei unreifen Persönlichkeiten vor. Hinweise für eine Persönlichkeitsstörung können fast immer von den Angehörigen erhalten werden. Ein Anfall, der erstmals bei einem vorher ausgeglichenen

Patienten der mittleren oder höheren Altersgruppe auftritt, ist selten hysterischer Natur.

Eine andere Störung, die nur schwer von einer flüchtigen zerebralen Ischämie irgendwelcher Ätiologie unterschieden werden kann, ist ein *fokaler motorischer Krampfanfall* (Jackson Epilepsie). Da ischämische Episoden das Gehirn in der Regel nicht reizen, sind Krämpfe ungewöhnliche Manifestationen. Sie können jedoch vorkommen, so daß eine Lähmung, die durch eine zerebrale Ischämie hervorgerufen wird, mit einem fokalen Krampfanfall beginnen kann. Sie ist dann von einer vorübergehenden Lähmung, die auf einer Erschöpfung der Hirnrinde beruht, schwer zu differenzieren. Nicht immer kann allein anhand klinischer Daten unterschieden werden.

Sehstörungen

Wenn die Augen auch nicht der Spiegel der Seele sein mögen, so widerspiegeln sie eine zerebro-vaskuläre Erkrankung doch bis zu einem gewissen Grad. Augensymptome treten gewöhnlich in Zusammenhang mit Erkrankungen der A. carotis und des vertebrobasilären Systems auf. Deswegen ist es besonders wichtig, nach visuellen Phänomenen zu forschen.

Erkrankungen der A. carotis

Durch Erkrankung der A. carotis bedingte Gesichtsfeldausfälle können die Folge einer Ischämie der Sehbahnen oder der Retina sein. Ausfälle durch Ischämie der Hirnrinde sind ungewöhnlich; sie betreffen fast immer die Sehstrahlung und ergeben das Bild einer homonymen Hemianopsie auf der Gegenseite. Beim Gesichtsfeldausfall infolge Ischämie der Retina handelt es sich entweder um 1. eine konzentrische Gesichtsfeldeinengung des homolateralen Auges – bedingt durch einen zu niedrigen Blutdruck in der A. ophthalmica (wie z. B. bei Ohnmacht) – oder 2. um einen Ausfall mit vertikaler Begrenzung, der als Schatten oder Schleier in der oberen

oder unteren Gesichtsfeldhälfte beschrieben wird. Solche Ausfälle werden durch Emboli verursacht, welche die oberen oder unteren Äste der A. centralis retinae verschließen (Abb. 6.1).

1. Flüchtige Amaurose. Episoden monokulärer Blindheit von Sekunden oder Minuten Dauer sind – vor allem bei wiederholtem Auftreten – höchst verdächtig auf eine Ischämie der Retina als Folge einer Insuffizienz der gleichseitigen A. ophthalmica bzw. der A. carotis. Blindheit, die auf einer zerebrovaskulären Erkrankung beruht, beginnt in den meisten Fällen plötzlich. Der Zeitpunkt ihres Auftretens wird vom Patienten bemerkt und die Attacke von ihm gewöhnlich als Verschwommensehen, Schwarzwerden oder Nebelsehen beschrieben. Wenn das periphere Sehen erlischt, wird manchmal ein gelbliches oder grünliches Farbensehen bemerkt. Gelegentlich kommt und geht das Sehvermögen in vertikaler Richtung, wobei die übliche Klage die eines „Vorhangs" oder Schattens ist, der vor einem Auge hinauf- oder heruntergeht. Der Ausfall kann das ganze Gesichtsfeld oder nur einen Teil desselben betreffen (Abb. 6.2).

Da die Patienten während des Anfalls kaum je ein Auge zudecken, sind sie meistens nicht in der Lage zu sagen, ob nur ein Auge oder je eine Hälfte beider Gesichtsfelder beteiligt war. Durch das ungewöhnliche Ereignis sind einige Patienten so erschreckt, daß sie glauben, auf beiden Augen erblindet zu sein, auch wenn sie lediglich verschwommen sahen, oder ein Skotom nur in einem Segment des Gesichtsfeldes auftrat. Einen intelligenten und kooperativen Patienten kann man lehren, seine eigenen Gesichtsfelder bei Auftreten möglicher späterer Attacken zu prüfen.

Die gemeinsame Ursache all dieser Erscheinungen ist eine Ischämie oder ein Infarkt der Retina, die meist als sekundäre Folge eines Durchblutungshindernisses auf der arteriellen Seite der Retinazirkulation auftreten. Ein Verschluß der A. carotis oder der A. ophthalmica durch einen Thrombus, Embolus oder Spasmus kann den Druck abrupt senken. Manchmal kann sich bei einer arteriellen Erkrankung oder Phlebosklerose infolge des erniedrigten Venendrukkes eine Phlebothrombose entwickeln. Dies führt wegen Auftretens von Retinaödem und Blutungen zu einer längeren Sehbeeinträchtigung.

2. Hemianopsie. Während eine flüchtige Amaurose ein strenges Indiz für eine Erkrankung der A. carotis ist, stellt eine intermittierende homonyme Hemianopsie eher ein ungewöhnliches Symptom für eine solche dar.

Vertebro-basiläres Syndrom

Eine Erkrankung des vertebro-basilären Systems ist mit einer größeren Anzahl von Sehstörungen verbunden, zu denen 1. die Diplopie, 2. Gesichtsfeldstörungen, 3. visuelle Halluzinationen und Illusionen und 4. die Oszillopsie gehören.

1. Diplopie. Eine vorübergehende horizontale oder vertikale Diplopie ist ein häufiges Symptom der vertebro-basilären Insuffizienz. Manche Patienten beschreiben das Doppeltsehen als „verschwommenes Sehen", obwohl sie beim Schließen eines Auges klar sehen.

Die Attacken dauern selten länger als 3–5 min und können sich wiederholen. In der Differentialdiagnose der intermittierenden Diplopie müssen Lähmungen der Hirnnerven III, IV und VI sowie Störungen der äußeren Augenmuskeln selbst in Betracht

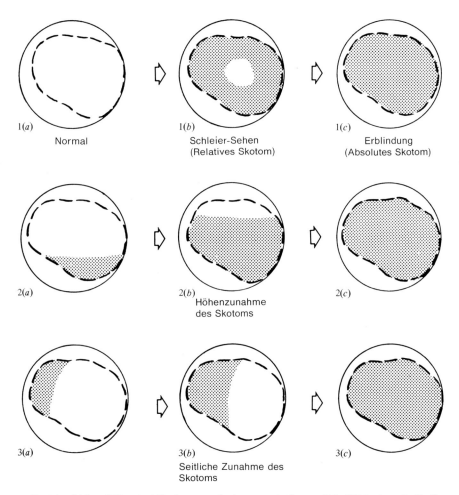

1(a) Normal

1(b) Schleier-Sehen (Relatives Skotom)

1(c) Erblindung (Absolutes Skotom)

2(a)

2(b) Höhenzunahme des Skotoms

2(c)

3(a)

3(b) Seitliche Zunahme des Skotoms

3(c)

Abb. 6.1. Ausbreitung von Gesichtsfeldausfällen bei Patienten mit Amaurosis fugax. (Modifiziert nach C. C. Ewing, 1968.)

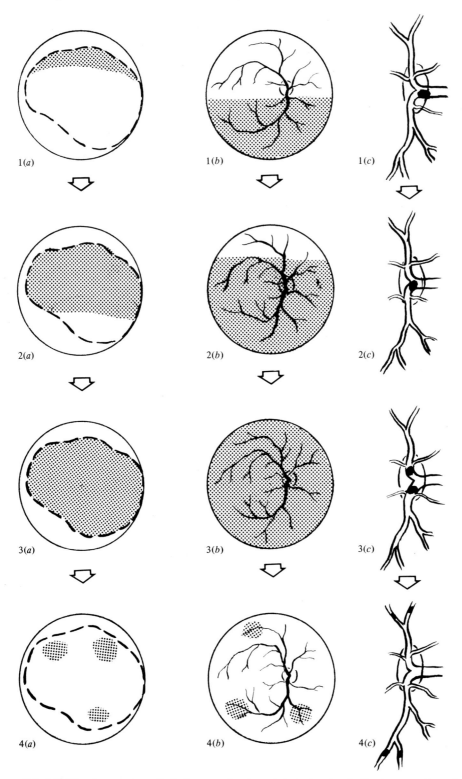

Abb. 6.2. Wanderung eines Embolus von der A. ophthalmica durch die A. centralis retinae in Seitenäste. *Von oben nach unten:* Spalte a Progredienter Gesichtsfeldausfall in vertikaler Richtung, so als ob ein Vorhang sich senke und sich in fleckige Skotome auflöste. Spalte b Von unten nach oben sich ausbreitende Ischämie der Retina. Spalte c Wanderung eines Embolus in die oberen und unteren Retinagefäße. (Modifiziert nach C. C. Ewing, 1968.)

gezogen werden. Diese haben in der Regel länger dauernde Diplopien zur Folge, die selten intermittierend sind.

2. Gesichtsfeldabnormitäten. Diese können in Form von homonymen Ausfällen oder Blindheit auftreten.

a) Homonyme Ausfälle. Solche Ausfälle können durch einen Funktionsunterbruch des Tractus opticus, des lateralen Corpus geniculatum, der Sehstrahlung oder des Lobus occipitalis bedingt sein. Sämtliche dieser Strukturen werden wenigstens zum Teil durch Äste der A. basilaris versorgt.

Ein plötzlicher Sehverlust oder eine Sehverschlechterung, die beide Augen betreffen, deuten auf einen homonymen Gesichtsfeldausfall. Einige Patienten bemerken den Verlust zunächst als Schatten oder Vorhang, der das Sehen behindert; andere berichten, daß Teile von Gegenständen plötzlich verschwinden, oder daß Worte oder Buchstaben auf einer gedruckten Seite zu fehlen scheinen. Weil das zentrale Sehen in der Regel erhalten bleibt, können eine Quadrantenanopsie oder eine Hemianopsie vom Patienten solange nicht bemerkt werden, bis es zu einer ungewöhnlichen Anzahl von Mißgeschicken kommt, wie z. B. Stolpern über Gegenstände, die auf der blinden Seite liegen, oder Autounfälle infolge mangelnden Erkennens von Hindernissen aus dem „Blickwinkel" der betreffenden Seite.

b) Transitorische Blindheit oder Verschwommen-Sehen. Dieser Zustand wird manchmal als „blackout" (Verdunkelung) beschrieben und kann verschiedene Ursachen haben, unter anderem eine Hypotonie, eine Anämie oder eine Verschlußkrankheit des vertebro-basilären Arteriensystems. In der überwiegenden Mehrzahl der Fälle sind solche vorübergehenden Episoden Vorläufer schwerwiegender Folgen. In vereinzelten Fällen entsteht eine kortikale Blindheit, wenn zu einer homonymen Hemianopsie später ein Ausfall der anderen Gesichtsfeldhälfte hinzukommt.

Ein Sehverlust bei normalen Fundi und guten Pupillenreaktionen auf Licht ist das Charakteristikum der kortikalen Blindheit. Differentialdiagnostisch kann diese von einer hysterischen Blindheit durch folgende Besonderheiten abgegrenzt werden: Fehlen des Blinzelreflexes bei visueller Bedrohung, Fehlen des optokinetischen Nystagmus und von EEG-Veränderungen in den okzipitalen Ableitungen bei Photostimulation. Der Patient ist oft verwirrt, desorientiert und kann seine Blindheit völlig abstreiten (Anton-Syndrom).

Einige Patienten mit anfallsweiser Insuffizienz der vertrebro-basilären Arterien weisen periphere Gesichtsfeldverluste bei erhaltenem Maculasehen auf. Diese Einengung der Gesichtsfelder kann vorübergehend sein, wie bei der Ischämie, oder bleibend, wie beim Infarkt im Okzipitallappen. Eine erworbene Lesestörung und das Nichterkennen von Gegenständen oder Gesichtern in bekannter Umgebung (visuelle Agnosie) beruhen auf Veränderungen in den parieto-okzipitalen Assoziationsgebieten.

3. Visuelle Halluzinationen und Illusionen. Diese Phänomene können auf einer Dysfunktion des Parietal-, Temporal- oder Okzipitallappens beruhen. Gesichtsfeldausfälle infolge von Störungen im Okzipitallappen verursachen in der Regel keine positiven Bilder, können jedoch *ungeformte Skotome* oder Photopsie hervorrufen. Geformte und zuweilen recht naturgetreue Bilder (visuelle Halluzinationen), wie sie beim vertebro-basilären Syndrom vorkommen können, entstehen meistens bei einer Störung im Parietal- und Temporallappen.

4. Oszillopsie. Wenn ein Patient mit Nystagmus in seinem Gesichtsfeld Bilder sieht, die sich über die Retina fortbewegen, kann sowohl eine horizontale als auch eine vertikale Bewegung vorgetäuscht werden. Die häufigste Ursache eines horizontalen oder vertikalen Nystagmus sind Medikamente, insbesondere Barbiturate und Hydantoinderivate. Handelt es sich nicht um eine Arzneimittelvergiftung, so ist ein vertikaler Nystagmus

fast untrügliches Zeichen für eine Hirnstammläsion, möglicherweise vaskulärer Art.

Hörstörung und Gleichgewichtsverlust (Taubheit, Schwindel oder Ataxie)

Der Hör- und Vestibularapparat, der in der Pars petrosa des Os temporale (Schläfenbeinpyramide) eingebettet liegt, wird durch das vertebro-basiläre Arteriensystem versorgt. Schwindelanfälle mit oder ohne Gehörverlust können auf einer Gefäßerkrankung im Hirnstamm oder im Vestibularapparat selbst beruhen. Gewisse ischämische Attacken werden durch eine Lageveränderung des Kopfes gegenüber dem Hals (wie z. B. beim Hinaufschauen an einem hohen Gebäude) oder durch Drehen des Kopfes auf eine Seite (wie z. B. beim Rückwärtsfahren mit dem Auto oder beim Rasieren) ausgelöst. Eine plötzliche Bewegung des Körpers oder des Kopfes kann heftigen Schwindel, Oszillopsie, Übelkeit und Erbrechen auslösen. Manchmal ist es schwierig, den gewöhnlich mit einem Drehgefühl verbundenen Schwindel von dem unsicheren, einer Ohnmacht vorausgehenden Gefühl zu unterscheiden. Viele Patienten, die an Schwindel leiden, halten die Augen fest geschlossen und sind nicht imstande zu sagen, ob sich die Gegenstände zu bewegen scheinen oder nicht; sie hören jedoch und sind sich ihrer Umgebung klar bewußt. Bei der Ohnmacht sind die Augen nicht unbedingt geschlossen, das Sehen hingegen ist beeinträchtigt, und die Geräusche entfernen sich mit dem Schwinden des Bewußtseins.

Einige Patienten mit Gefäßläsionen leiden intermittierend an einem Hörverlust, der gegenüber einer Menière-Krankheit abgegrenzt werden muß. Andere klagen über Kopfgeräusche, bei denen es sich nicht um Ohrensausen, sondern um Stenosegeräusche handelt. Der Patient sollte immer aufgefordert werden, eventuell vorhandene intrakranielle Geräusche genau zu beschreiben. Er sollte gezielt befragt werden, ob diese pulssynchron sind. Gelegentlich wird der Patient darauf bestehen, daß er ein pulssynchrones intrakranielles Geräusch hat, auch wenn der Arzt es nicht hören kann.

Kopfschmerzen

In der überwiegenden Mehrzahl der Fälle beruhen Kopfschmerzen auf Abnormitäten in schmerzempfindlichen Strukturen, die nicht im Schädelinnern liegen, wie z. B. Arterien, Nerven, Periost, Ligamente, Muskeln, paranasale Sinus und Zähne. Intrakranielle Kopfschmerzen haben ihren Ursprung in den Meningen, den großen Basisarterien, den Sinus durales und den Hirnnerven mit sensiblen Anteilen. Ein Schmerz, der von der A. carotis ausgeht, wird in der gleichseitigen Orbita oder im fronto-temporalen Bereich wahrgenommen, während derjenige, der von den Aa. vertebrales ausgeht, in die gleichseitige Schulter, den Hals oder in die Subokzipitalregion projiziert wird, je nach betroffenem Anteil des Gefäßes. Schmerzen infolge Erkrankung der A. basilaris werden als Kopfweh in der Mittellinie des Hinterhaupts angegeben. Kopfschmerzen, ähnlich wie bei Migräne, kommen manchmal bei Ruptur eines Aneurysmas oder bei einem Arterienverschluß vor.

Obwohl viele zerebro-vaskuläre Erkrankungen nicht von Kopfschmerzen begleitet sind, können letztere der Schlüssel zu einer genauen Diagnose sein. Dies trifft besonders dann zu, wenn der Kopfschmerz einseitig ist, einen hämmernden oder pochenden Charakter hat und – wie bei der Migräne – von einer Aura eingeleitet wird. Tritt der Schmerz stets auf der gleichen Seite des Kopfes auf, kann dies ein Hinweis auf eine arteriovenöse Mißbildung sein. Entgegen allgemeiner Auffassung macht ein Aneurysma selten Kopfschmerzen, bevor es rupturiert, außer es komprimiere zufällig einen Hirnnerven.

Subdurale Hämatome verursachen fast immer dumpfe Kopfschmerzen, die gewöhnlich bei Größenzunahme des Hämatoms stärker werden. Die Kopfschmerzen verschlimmern sich beim Valsalva-Preßversuch, beim Vornüberbeugen oder beim Schütteln des Kopfes. Da die meisten Hirnblutungen im Anfangsstadium im Hirnparenchym lokalisiert sind, ziehen oder drücken sie zunächst nicht auf schmerzempfindliche Strukturen. Folglich treten Kopfschmerzen erst dann auf, wenn das Hämatom groß genug ist, um einen Zug an diesen Strukturen auszuüben. Beim Durchbruch der Blutung an die Oberfläche oder bei Ruptur in einen Ventrikel entstehen sofort quälende Kopfschmerzen, die in der Regel mit massiven neurologischen Ausfällen einhergehen.

Eine Arteriitis cranialis verursacht Dauerkopfschmerzen, die nicht klopfend sind, sondern als nagendes Unbehagen empfunden werden. Sie beginnt nach dem mittleren Alter und wird oft von subfebrilen Temperaturen, Unwohlsein und Gewichtsverlust begleitet. Die Blutsenkung ist immer stark beschleunigt.

Obwohl die Arteriosklerose zerebraler Gefäße die Sinne abstumpfen mag, verursacht sie keine Kopfschmerzen. Gelegentlich kann ein akuter Verschluß der A. carotis interna einseitige Kopfschmerzen, die denjenigen bei Migräne oder sogar bei Arteriitis cranialis gleichen, hervorrufen. Es wird vermutet, daß dieser Schmerz auf einer kompensatorischen Dilatation der Aa. carotides externae beruht.

Kopfverletzungen

Bei älteren Patienten, vorzugsweise bei jenen mit Grundkrankheiten wie Diabetes oder Hypertonie, und bei antikoagulierten Patienten kann sogar ein unbedeutendes Trauma ein chronisches Subduralhämatom verursachen.

Zuweilen kann ein Trauma die Intima der Karotiden in ihren zervikalen oder intrakraniellen Abschnitten zerreißen und somit eine Dissektion und Obstruktion des Gefäßlumens bewirken.

Systemische Erkrankungen

Besonders wichtig sind Anämie, Polyzythämie, Hypertonie, koronare Herzkrankheit mit oder ohne vorausgegangene Herzinfarkte, Lungenkrankheiten und Diabetes mellitus. Jede dieser Erkrankungen kann die Sauerstoffversorgung oder die Hirndurchblutung beeinträchtigen.

Medikamente

Die vom Patienten eingenommenen Medikamente, insbesondere Phenothiazinderivate und Antihypertensiva, können Krankheitssymptome verursachen oder verschlimmern, indem sie eine orthostatische Hypotonie und transitorische ischämische Attacken auslösen. Steroide, die über längere Zeit gegeben werden, haben manchmal Nebenwirkungen auf die Hirndurchblutung. Antikoagulantien können eine intrakranielle Blutung auslösen. Eine wichtige, wenn auch ungewöhnliche Komplikation der Monoaminooxidasehemmer (psychotrope Medikamente) ist die hypertensive Krise nach dem Genuß von Käse oder Chianti-Wein. Diese Kombination kann zerebro-vaskuläre Episoden verursachen. Alkohol, Antidiabetika, Ovulationshemmer, Hydantoine und Barbiturate sind weitere Beispiele von Medikamenten, die das Zentralnervensystem beeinflussen und Symptome hervorrufen können, die eine zerebro-vaskuläre Erkrankung vortäuschen.

Zusammenfassung

Der Arzt muß die anamnestischen Angaben, die er vom Patienten und dessen Angehörigen erhalten hat, gut abwägen und dabei im Auge behalten, daß der Patient infolge Konfabulation und Gedächtnisverlust die Realität vielleicht entstellt oder wegen einer versteckten Neurose beziehungsweise aus Angst wichtige Fakten unterdrückt. Die Erhebung einer Anamnese ist dynamisch und erfordert oft mehr als eine Konsultation. Wie ein Künstler malt der geschickte Arzt das Bild seines Patienten nach der ersten Konsultation oft in Form einer Skizze und fügt Einzelheiten und Farbe erst bei späteren Gelegenheiten hinzu.

Die neurovaskuläre Untersuchung

Beim Körperstatus und bei der neurologischen Untersuchung eines Patienten mit einer zerebro-vaskulären Erkrankung sollte ganz besonders auf folgende Punkte geachtet werden:

1. abnorme Pulsationen einer Arterie oder eines Arterienastes, welche die Blutversorgung des Kopfes gewährleisten
2. kraniale oder zervikale Geräusche
3. eine Steigerung des Karotissinusreflexes
4. Blutdruckunterschiede an beiden Armen
5. eine orthostatische Hypotonie oder Abnahme des Herzminutenvolumens während des Valsalva-Preßversuchs

6. pathologische Druckwerte in der A. ophthalmica
7. bestimmte Abnormitäten der Retina.

Die Klärung dieser spezifischen Punkte ergeben das, was wir als „neurovaskuläre Untersuchung" bezeichnen. Diese wird zwar im Rahmen der üblichen körperlichen und neurologischen Untersuchungen durchgeführt, in diesem Kapitel jedoch gesondert betrachtet, um ihre Wichtigkeit zu unterstreichen.

Palpation

Technik: Folgende Hals- und Kopfarterien müssen in nachstehender Reihenfolge beidseitig und simultan palpiert werden: die A. temporalis superficialis, die A. facialis, die Aa. supra- et infraorbitales und die okzipitalen Äste der Aa. carotides externae, dann die A. carotis communis an der Bifurkation hinter dem Kieferwinkel und unten am Hals, die Aa. subclaviae ober- und unterhalb der Klavicula sowie die Aa. radiales und ulnares.

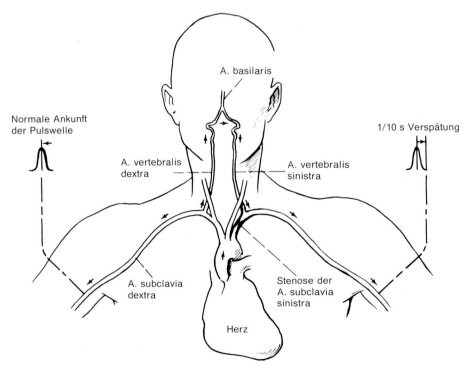

Abb. 6.3. Ursache für das verspätete Eintreffen der Pulswelle in der A. radialis beim „subclavian steal syndrome". Das Blut gelangt auf der Seite des Verschlusses auf dem Umweg über die Vertebralarterien in den Arm, so daß der Radialispuls verspätet und weniger kräftig zu tasten ist

Als nächstes sollten die Aorta abdominalis, die Aa. iliacae, die Aa. femorales und die Fußpulse palpiert werden. Ein Pulsvergleich kann über eine Zu- oder Abnahme oder sogar das Fehlen von Pulsationen in einer oder mehreren Arterien Aufschluß geben. Besonders wichtig ist die gleichzeitige Palpation der beiden Radialarterien, um ein möglicherweise verspätetes Eintreffen der Pulswelle auf einer Seite zu erkennen. Ein solcher Befund kommt praktisch der Diagnose eines „subclavian steal syndrome" gleich (Abb. 6.3) (vgl. Kap. 12).

Die A. carotis interna kann mit der behandschuhten Fingerspitze in der Mundhöhle, und zwar in der Fossa tonsillaris, palpiert werden. Diese Untersuchung ist hilfreich für die Diagnostizierung einer Erkrankung der A. carotis interna, jedoch ziemlich schwierig durchzuführen und meist erst nach Schleimhautanästhesierung möglich.

Gelegentlich wird die Palpation der übrigen Arterien eine unvermutete Erkrankung aufdecken, wie z. B. ein Aneurysma der abdominalen oder poplitealen Gefäße, das nicht direkt mit dem Hauptproblem zusammenhängt.

Auswertung der Untersuchungsbefunde

1. Abgeschwächte oder fehlende Pulsationen einer der oberflächlichen Temporal- oder Okzipitalarterien deuten auf eine Erkrankung dieses Gefäßes beziehungsweise der A. carotis externa oder der A. carotis communis. Ist die Arterie druckempfindlich, so muß an eine Arteriitis cranialis gedacht werden (Abb. 6.4). Ist sie es nicht, so liegt wahrscheinlich ein arteriosklerotischer Verschluß vor.
2. Verstärkte Pulsationen der A. temporalis superficialis oder der A. facialis sind manchmal Zeichen einer Stenose oder eines Verschlusses der gleichseitigen A. carotis interna mit Entwicklung eines Kollateralkreislaufes über die A. carotis externa.
3. Eine nicht palpable A. carotis communis kombiniert mit guten Pulsationen der oberflächlichen Temporal- und Okzipitalarterien deuten auf eine geschlängelte A. carotis communis hin, die hinter der Trachea liegt.
4. Fehlende Pulsationen einer Karotis im Pharynxgebiet weisen auf einen Karotisverschluß hin; können beide Karotiden nicht palpiert werden, so ist dies eher auf eine mangelhafte Palpationstechnik zurückzuführen.
5. Bei abgeschwächten oder fehlenden Pulsen der A. subclavia ist der proximale Abschnitt des Gefäßes erkrankt.
6. Wenn weder Anämie noch Aortenstenose vorliegen, weist ein Schwirren über einer Arterie in der Regel auf eine Erkrankung am Ort der Palpation hin.
7. Ein verspäteter Pulswellengipfel einer A. radialis ist fast pathognomonisch für eine Erkrankung der A. subclavia proximal vom Abgang der gleichseitigen A. vertebralis.
8. Das Fehlen der Radialis-, Ulnaris- oder Fußpulse kommt bei Verschlußkrankheiten der großen Gefäße vor und weist auf die Möglichkeit einer generalisierten Arteriosklerose oder einer Embolie hin.
9. Fehlende Pulsationen der Aorta, der Aa. femorales und fehlende Fußpulse sind auf einen Verschluß der Aorta infolge Aortenisthmusstenose, Embolie oder Arteriosklerose zurückzuführen.
10. Das Wiederauftreten vorher nicht mehr vorhandener Pulse läßt an einen Spasmus, eine Rekanalisation der Arterien oder eine vorübergehende Umleitung des Blutdurchflusses denken.

Auskultation

Wo sollte auskultiert werden?

Nach der üblichen Auskultation von Herz und Lungen über dem Thorax und präkordial sollte man versuchen, Geräusche ausfindig zu machen, die durch eine Erkrankung der aorto-kranialen Arterien bedingt sind. Bei der Auskultation ist dem Verlauf der Aa. vertebrales und der Karotiden zu folgen. Besondere Beachtung sollte der Abgangsstelle der A. vertebralis aus der A. subclavia, dem Bereich über dem Mastoid, dem Gebiet

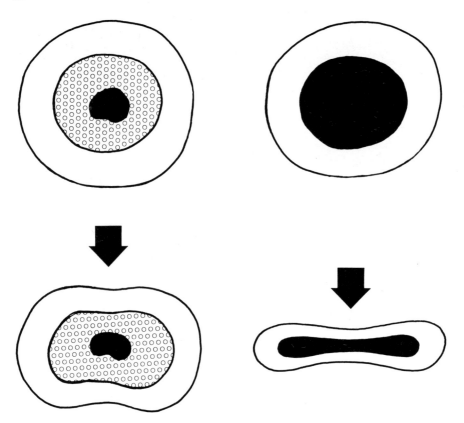

Abb. 6.4. Palpation der A. temporalis superficialis. Die Arterie rechts im Bild ist normal komprimierbar, diejenige links im Bild stellt eine verdickte Arterie mit verminderter Komprimierbarkeit dar

entlang der A. carotis communis und der Karotisbifurkation unmittelbar unterhalb des Kieferwinkels geschenkt werden (Abb. 6.5). Da sie von außerordentlicher Wichtigkeit ist, muß die Karotisbifurkation besonders sorgfältig auskultiert werden, und zwar zunächst in normaler, dann in nach rechts und links gedrehter Kopfhaltung. Geräusche, die in neutraler Kopfposition nicht hörbar sind, können oft nach Drehen des Kopfes manifest werden. Die Erklärung dafür mag in der Knickung oder der Kompression der Arterie beim Drehen des Kopfes liegen. Es ist jedoch ebenso denkbar, daß der M. sternocleidomastoideus, der sich beim Drehen des Kopfes über die Arterie legt, die Hörbarkeit von Geräuschen verändert. Zuweilen kann die Massa lateralis des ersten Halswirbels (Atlas) die Arterie beim Drehen des Kopfes von hinten komprimieren und eine turbulente Strömung verursachen.

Zunächst sollten die *Orbitae* auskultiert werden, indem der Trichter des Stethoskops sanft, aber bestimmt auf das geschlossene Augenlid gesetzt wird. Der Patient wird dann aufgefordert, die Augen zu öffnen und seinen Blick starr auf einen entfernten Gegenstand zu richten. Auf diese Weise entspannt er den M. orbicularis oculi und Nebengeräusche, die durch Muskel- und Augapfelbewegungen hervorgerufen werden, verschwinden. Schließlich wird der Patient gebeten, einen Moment den Atem anzuhalten, so daß Atemgeräusche, die oft im Schädelinnenraum gehört werden, wegfallen und somit leise Geräusche deutlicher werden (Abb. 6.6). Man nimmt an, daß Geräusche, die nur über der Orbita hörbar sind, mit dem konischen Bau der Orbita zusammenhängen, deren Spitze in unmittelbarer Nähe des Schädelzentrums dicht neben der A. carotis interna und ihren Ästen liegt. Dieser megaphonähnliche Trichter leitet den Schall vermutlich aus der Tiefe des Kopfes an die Oberfläche. Welches auch immer der Grund sein mag, Kopfgeräusche sind oft über der Orbita hörbar.

Das *Mastoid* ist ein weiterer Ort, zu dem Geräusche übertragen werden, vielleicht weil die dichte Schläfenbeinpyramide Töne gut weiterleitet. Es sei daran erinnert, daß die A. carotis diesen Knochen durchquert und die Aa. vertebrales und die A. basilaris benachbart liegen.

Der *Schädel* hat eine charakteristische Resonanzfrequenz von ca. 300 Hz, so daß er die Tendenz hat, hochfrequente Geräusche herauszufiltrieren. Töne können in der einen oder anderen Region des Schädeldaches hörbar sein; in der Regel wird jedoch in der Parietalregion auskultiert, da diese frei von darüberliegender Muskulatur ist.

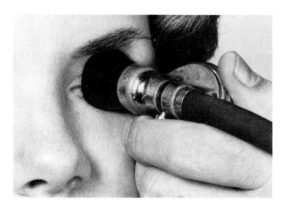

Abb. 6.6. Technik zur Auskultation der Orbita. Der Patient wird aufgefordert, beide Augen zu schließen. Dann wird der Trichter des Stethoskops auf ein Auge aufgesetzt. Der Patient wird jetzt aufgefordert, die Augen zu öffnen und einen entfernten Gegenstand zu fixieren

Wie wird auskultiert?

Intrakranielle und zervikale Geräusche variieren in ihrer Tonfrequenz, so daß einige Geräusche mit dem Trichter und nicht mit der Membran gehört werden können. Es kommt selten vor, daß sie weder mit dem einen noch mit dem anderen, dagegen ohne Schwierigkeiten mit dem Ohr am Kopf oder Hals des Patienten gehört werden können.

Unerfahrene Untersucher erzeugen manchmal Geräusche durch Kompression einer Arterie. Dies geschieht besonders leicht bei Auskultation der Karotiden. Obwohl einige Neurologen die Kompression einer Karotide befürworten, um leise Geräusche zu unterdrücken oder den Blutdurchfluß auf der Gegenseite zu verstärken und damit Geräusche „herauszuholen", birgt diese Technik Gefahren in sich und sollte – wenn überhaupt – nur mit äußerster Vorsicht angewandt werden. Durch Kompression beider Vv. jugulares unten am Hals wird ein venöses Summen meistens verschwinden, und Geräusche werden verstärkt, die durch Fisteln im Sinus cavernosus entstehen.

Wie wichtig es ist, während der Auskultation den Kopf in verschiedene Positionen zu drehen, wurde bereits erwähnt. Der Patient sollte ferner liegend und sitzend mit den Armen in unterschiedlichen Positionen un-

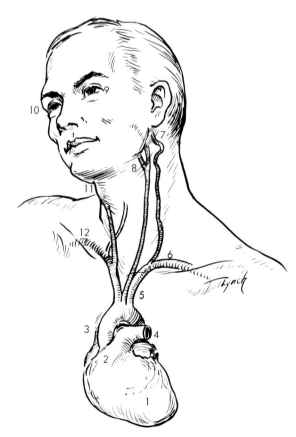

Abb. 6.5. Aorto-kraniale Auskultationspunkte. (Mit Genehmigung der American Heart Association)

tersucht werden. Da die A. subclavia hinter der Klavikula verläuft und bei ausgestrecktem Arm zwischen Klavikula und erster Rippe komprimiert werden kann, variiert die Intensität der Subklavia-Geräusche mit der Stellung des Armes.

Manchmal werden Geräusche hörbar, indem man den Patienten Turnübungen ausführen läßt und damit eine Zunahme des Herzminutenvolumens und der Durchflußgeschwindigkeit herbeiführt. Andere empfohlene, jedoch noch nicht völlig erprobte Methoden, die Hörbarkeit von Geräuschen durch Änderung des Blutstromes zum Gehirn zu verbessern, sind die Hyperventilation (zur Erzielung einer zerebralen Vasokonstriktion) oder die Inhalation von Kohlendioxid oder Amylnitrit.

Welche Bedeutung haben die Geräusche?

Obwohl Patienten, die sonst keine Symptome haben, manchmal laute Geräusche aufweisen und bei anderen mit einer schweren Gefäßerkrankung keine Geräusche gefunden werden, ist die Auskultation die beste Methode, am Krankenbett eine Arteriosklerose aufzudecken. Das Geräuschmaximum liegt gewöhnlich über der Läsion, gibt aber nicht unbedingt einen Anhaltspunkt für deren Ursache oder Schweregrad, weil Volumen, Tonhöhe und Übertragungscharakteristika keine verläßlichen Indizes für den Einengungsgrad eines Gefäßlumens sind.

Der gemeinsame Nenner aller Geräusche ist die Strömungsturbulenz, die auf einem oder mehreren der folgenden Faktoren beruht: abnorme Blutviskosität, Änderung der Strömungsgeschwindigkeit des Blutes, Unregelmäßigkeiten des Arterienlumens oder der Intima sowie abrupte Änderungen im Gefäßkaliber.

Ob nun diese Turbulenzerscheinungen Wirbel im Blutstrom oder Flatterbewegungen der Gefäßwand erzeugen, die Folge davon ist ein systolisches Geräusch variabler Intensität, das sich bis in die Diastole erstrecken kann.

Wie bereits erwähnt, sind nicht alle Geräusche für eine Gefäßerkrankung von patho-

gnomonischer Bedeutung; in vielen Fällen mögen sie mit dem Stethoskop durch übermäßigen Druck auf die Arterie künstlich hervorgerufen werden. Sie können auch die Folge einer erhöhten Strömungsgeschwindigkeit bei einer Anämie sein. Geräusche, die im Kopf, in den Orbitae oder am Hals gehört werden, können das Ergebnis von Strömungsänderungen sein, wie sie bei Anämie, Anstrengung, Hyperthyreose, Angst, Fieber oder Schwangerschaft vorkommen. Bei der Interpretation von Geräuschen müssen deshalb das Alter des Patienten, das Vorhandensein einer systemischen Erkrankung sowie das Vorliegen oder Fehlen von Symptomen einer zerebro-vaskulären Erkrankung mitberücksichtigt werden (Abb. 6.7).

Bei Erwachsenen ist eine Erkrankung der Arterien die weitaus häufigste Ursache für Geräusche im Halsbereich. Bei einem Patienten mit Symptomen, die auf eine aortokraniale Erkrankung verdächtig sind, sollte daher ein Geräusch über den Karotiden oder den Vertebralarterien den Untersucher veranlassen, eine extrakranielle Läsion zu vermuten, die chirurgisch angegangen werden könnte.

Andererseits sollte das Fehlen von Geräuschen uns nicht in falsche Sicherheit wiegen. Patienten mit schwerer Stenose oder Verschluß von einem, zwei oder sogar drei der größeren Gefäße weisen u. U. keine Geräusche im Thorax-, Hals-, Kopf- oder Orbitabereich auf: Ohne Blutdurchfluß kann es keine Geräusche geben.

Geräusche im Kopfbereich

Fast 50% der gesunden Säuglinge und Kinder haben leise systolische Geräusche über dem Schädel, weil Strömungsgeschwindigkeit und Durchflußvolumen des Blutes durch die scharf gewinkelten Hirngefäße noch verhältnismäßig groß sind (etwa 40% des Herzminutenvolumens). Einige Neurologen glauben, physiologische von pathologischen Geräuschen, die bei erhöhtem intrakraniellem Druck entstehen, unterscheiden zu können. Ein physiologisches Geräusch sei kurz und leise, ein pathologisches dagegen

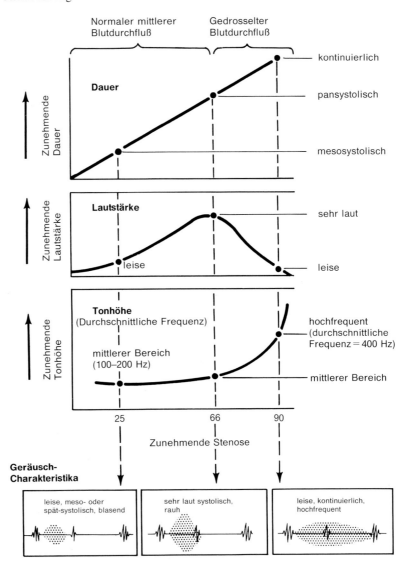

Abb. 6.7. Charakteristika arterieller Geräusche – dargestellt in Beziehung zum Stenosegrad – bei Patienten mit normalem Herzminutenvolumen und normaler Blutviskosität. Der genaue Zeitpunkt des Auftretens eines Geräusches in bezug auf die Herztöne hängt von der Entfernung der Läsion zum Herzen ab. Je größer die Distanz, desto später tritt das Geräusch auf. (Modifiziert nach einem Diagramm von Merrill P. Spencer)

kratzend, hochfrequenter und länger. Bei Erwachsenen müssen Geräusche im Kopfbereich solange als pathologisch angesehen werden, bis das Gegenteil bewiesen ist, da sie nur bei weniger als 1% der „normalen" Erwachsenen vorkommen. Diese Geräusche geben einen Hinweis auf arteriovenöse Mißbildungen, seltener auf ein stark vaskularisiertes Neoplasma, ein intrakranielles Hämatom oder einen M. Paget des Schädels.

Jedes intrakranielle Geräusch, das sich bis in die Diastole erstreckt, ist pathologisch. Hingegen sind venöse Geräusche im Halsbereich (wie z. B. ein venöses Summen) normal und können von arteriellen Geräuschen dadurch unterschieden werden, daß sie bei sanfter Kompression der Jugularvenen auf der Seite des Geräusches verschwinden. Außerdem verschwindet ein venöses Summen oder wird in der Regel leiser, wenn der

Patient sich hinlegt, was bei pathologischen Geräuschen nicht der Fall ist.

Geräusche im Halsbereich

Sie können in allen Altersgruppen physiologisch sein. Das typische physiologische Geräusch ist am Halsansatz, gewöhnlich auf der rechten Seite, gelegen und ist als leiser frühsystolischer Laut zu hören. Die häufigste Ursache für Geräusche über den Karotiden oder den Vertebralarterien ist bei Erwachsenen die Arteriosklerose mit Aufrauhen der Intima und Stenosierung des Lumens. Ein Geräusch im Halsbereich bei einem Patienten mit Zeichen einer aorto-kranialen Erkrankung ist daher hochgradig verdächtig auf eine Läsion in einem der extrakraniellen Gefäße.

Bei Patienten mit einer arteriosklerotischen zerebro-vaskulären Erkrankung werden Geräusche am häufigsten im Bereich der Karotisbifurkation gehört. Sie können daselbst lokalisiert sein oder durch die A. carotis interna kranialwärts verlagert werden, um so über dem Mastoid und zuweilen auch über dem Temporalgebiet hörbar zu werden. Ein kurzes frühsystolisches Geräusch, das an der Halsbasis über der A. carotis communis hörbar ist, steht häufiger mit einer Aortenklappenerkrankung als mit einer Erkrankung der Karotis selbst in Verbindung. Ein Geräusch, dessen Punctum maximum über der Karotisbifurkation liegt, beruht oft auf einer Stenose oder einem Verschluß der Karotis an dieser Stelle. Das Geräusch kann durch eine Erkrankung der A. carotis externa, interna oder communis zustande kommen. Wird es gleichzeitig über der Orbita gehört, dann stammt es wahrscheinlich aus der A. carotis interna.

Da der Verschluß einer Karotis oder einer Vertebralarterie einen vermehrten Durchfluß durch die entsprechenden Gefäße der Gegenseite zur Folge hat, werden Geräusche manchmal über der weniger betroffenen Karotisbifurkation oder Vertebralarterie, also auf der Seite kontralateral zur Obstruktion gehört. Bei anderen Patienten, die keine Geräusche im Halsbereich aufweisen, kann über der einer verschlossenen Karotis gegenüberliegenden Orbita ein leises blasendes Geräusch gehört werden, das dem vermehrten Blutdurchfluß durch den Karotissiphon entspricht.

Ein venöses Summen kommt bei Kindern häufig vor, ist aber bei Erwachsenen eher ungewöhnlich. Wenn es gehört wird, sollte es an eine intrakranielle arteriovenöse Mißbildung denken lassen, sofern keine andere systemische Krankheitsursache gefunden werden kann.

Karotismassage und Karotisdruckversuch

Bei der Untersuchung eines Patienten mit Ohnmachtsanfällen gerät man in Versuchung, den Karotissinus zu massieren um festzustellen, ob es sich um Bewußtseinsstörungen handeln könnte, die durch Überempfindlichkeit des Karotissinus ausgelöst werden. Unserer Ansicht nach sollte diese Untersuchung nur mit den in Kapitel 8 beschriebenen Methoden durchgeführt werden.

Blutdruck

Der Blutdruck soll an beiden Armen im Liegen und im Stehen gemessen und die Werte miteinander verglichen werden, desgleichen während und nach dem Valsalva-Preßversuch. Ein systolischer Druckunterschied zwischen beiden Seiten von mehr als 20 mm Hg ist ein klarer Hinweis auf eine Erkrankung der A. subclavia. Der Blutdruck kann durch Bewegung des obstruierten Armes jäh abfallen. Wird der Blutdruck an beiden Armen gleichzeitig gemessen, so wird man ein verspätetes Eintreffen der Pulswelle auf der erkrankten Seite feststellen.

Danach sollen (im sog. Orthostaseversuch) während einiger Minuten wiederholte Messungen am stehenden Patienten gemacht werden, weil der Blutdruck im Stehen normalerweise während 1 oder 2 min unverändert bleibt, bevor er auf hypotensive Werte abfällt. Während des Stehens sollte der Patient aufgefordert werden, ein Valsalva-Manöver durchzuführen. Dabei können durch die aufrechte Stellung der arterielle Blutdruck abfallen, infolge der Anstrengung das Herzminutenvolumen abnehmen und somit durch maximale Inanspruchnahme der zerebro-vaskulären Reserve möglicherweise Insuffizienzsymptome hervorgerufen werden. Gleichzeitig kann der Blutdruck mit der Manschettentechnik gemessen werden.

Auch der Blutdruck in der A. ophthalmica muß gemessen und mit dem Brachialarteriendruck korreliert werden (vgl. Kap. 7).

Ophthalmoskopische Untersuchung

Die meisten Ärzte führen eine Untersuchung mit dem Augenspiegel nach der direkten Methode durch, die nur eine beschränkte Einsicht in den Fundus gewährt.

Ein wesentlich besseres und umfassenderes Bild erhält man durch indirekte Ophthalmoskopie nach Dilatation der Pupillen mit Mydriatika. Auch die mehr peripher gelegenen Anteile der Retina können mit dieser Methode eingesehen werden.

Eine Arteriosklerose der Netzhautarteriolen verursacht folgende Veränderungen, die mit dem Augenspiegel diagnostiziert werden können und von Scheie wie folgt eingeteilt wurden:

Grad 0:   Hypertoniker ohne Anhaltspunkte für eine Arteriosklerose
Grad I: Zunahme oder Verbreiterung des Lichtreflexes auf den Gefäßen mit minimalen Kreuzungsphänomenen
Grad II: Stärker ausgeprägte Veränderungen
Grad III: Ausgeprägtere Kreuzungsphänomene. Der Lichtreflex überlagert den größten Teil der Arteriole, die kupferdrahtähnlich aussieht
Grad IV: Veränderungen wie bei Grad III. Zusätzlich ist die Gefäßwand undurchsichtig und hat ein silberdrahtähnliches Aussehen.

Obwohl angezweifelt wurde, daß diese Veränderungen jene an Gefäßen widerspiegeln, die das Gehirn versorgen, so glauben wir doch, daß sie wertvolle Hinweise auf den Grad der Arteriosklerose intrakranieller Arteriolen liefern. Ein falsches Bild kann jedoch entstehen, wenn in der A. ophthalmica oder im Karotissinussiphon Plaques vorliegen, dank derer die Retinaarteriolen unter Umständen geschützt werden, während andere intrakranielle Arteriolen stärkeren Veränderungen unterliegen.

Arteriosklerotische Veränderungen irgendeines Abschnitts der A. carotis proximal vom Abgang der A. ophthalmica können mit einer Druckerniedrigung in der A. ophthalmica einhergehen. Sobald der Druck tief genug ist, verursacht eine Ischämie der Retina sowohl Attacken von flüchtiger Blindheit auf dem betreffenden Auge (Amaurosis fugax) als auch Hämorrhagien und Exsudate infolge Hypoxie des Endothels. Tritt ein Infarkt des N. opticus oder der Retina auf, so ist die Retina blaß und die Pupille weiß, die Arterien sind schwer zu erkennen und die Venen dünn.

Eine Erkrankung der A. carotis kann ebenfalls zu einer Thrombose der Retinavenen führen, möglicherweise infolge verlangsamter Blutzirkulation durch die Retina. Ophthalmoskopisch sieht man ein Sistieren der Pulsationen und eine Stauung der V. centralis retinae mit Netzhautödem, Blutungen und Exsudaten. Bei Verschluß eines Astes der Netzhautvene entsteht ein ähnliches Bild in einem Retinasegment.

Gelegentlich können in den Arteriolen lichtbrechende Körperchen beobachtet werden, die das Licht des Augenspiegels lebhaft reflektieren. Es handelt sich hierbei um Cholesterinfragmente, die sich von atheromatösen Plaques in der Aorta oder in der Karotis losgelöst haben. Manchmal können sie auf ihrer Wanderung entlang der Arterie beobachtet werden. Sie sind lang und schmal, liegen im Arterienlumen, verschließen dieses aber nicht. Wird mit dem Finger ein sanfter Druck auf den Augapfel ausgeübt, der den diastolischen Druck übersteigt, so pulsieren die Cholesterinfragmente mit dem Blutstrom, da sie im Lumen der Arteriolen liegen.

Im Gegensatz dazu sind Thrombozytenemboli sahnig weiß und verursachen einen Spasmus der Arteriolen mit Segmentierung der distalen Blutsäule. Diese Segmentierung oder dieser „Güterwageneffekt" wird in der Vene beobachtet, die das betreffende Gebiet drainiert. Kliniker, die den Fundus während einer Amaurosis fugax beobachteten, beschrieben eine Strömungsverlangsamung in den Arteriolen und eine Segmentierung der Blutsäule mit „Geldrollenbildung". Diese Segmentierung findet sich auch bei Patienten unmittelbar vor einer Ohnmacht und bei Fliegern, die durch den starken Einfluß der Schwerkraft einen „blackout" erleiden. Kalkhaltige Mikroemboli der Retina sollen nach einer Mitralklappenvalvulotomie als kalkweiße intravaskuläre Fragmente erscheinen; im Gegensatz dazu sind diejenigen, die nach Endarterektomie der Karotis beobachtet werden, lichtbrechend.

Liegt an den Augenfundi eine hypertensive Retinopathie vom Grad III oder IV vor, so muß an eine Enzephalopathie gedacht werden. Die hypertensive Retinopathie wird nach der Skala von Keith-Wagener wie folgt eingeteilt:

Grad I: Kaliberschwankungen der Blutsäule in den Arteriolen (Spasmen)
Grad II: Spastische Verengerung der Arteriolen und Kreuzungsphänomene, welche diesen ein perlschnurartiges Aussehen verleihen können
Grad III: Zusätzlich zu der spastischen Verengerung und den Kreuzungsphänomenen Blutungen und Exsudate
Grad IV: Alle oben erwähnten Befunde plus Papillenödem.

Eine Subarachnoidalblutung kann zuweilen ophthalmoskopische Befunde bewirken, die denjenigen der hypertensiven Retinopathie gleichen. Hämorrhagien sind indessen ausgedehnt, halbmondförmig und subhyaloid (vor der Retina gelegen), im Gegensatz zu den winzigen streifenförmigen Retinablutungen bei Hypertonie. Subhyaloide Blutungen können sich innerhalb von Stunden nach Beginn einer Subarachnoidalblutung entwickeln. Sie können das Sehvermögen behindern und sind Ausdruck eines akuten intrakraniellen Druckanstiegs, der meistens – wenn auch nicht immer – durch eine Subarachnoidalblutung verursacht wird. Die Form dieser Blutungen ändert sich langsam bei Lagewechsel des Patienten. Streifige oder kugelförmige Blutungen bleiben im retinalen Gewebe liegen, beeinträchtigen das Sehvermögen nicht und ändern ihre Form nicht.

Die Konjunktiven sollten auf Petechien und Segmentierung der Blutsäule untersucht werden.

Gefäßneubildungen in der Retina werden manchmal bei Patienten mit einer chronischen Erkrankung der Karotis – gleich welcher Genese – beobachtet.

Die Rubeosis oculi ist eine zirkumlimbale Proliferation und Dilatation der Kapillaren in der Conjunctiva bulbi, die bei extremer Obstruktion der A. carotis externa und interna vorkommt. Der rote Kranz von Gefäßen um die Kornea gleicht demjenigen bei akuter Iritis.

In diesem Kapitel wurde nicht versucht, die weniger häufigen, jedoch nichtsdestoweniger wichtigen Befunde zu besprechen, die bei der Anamnese oder allgemeinen Untersuchung des Patienten erhoben werden können. Symptome spezifischer Krankheiten werden in den entsprechenden noch folgenden Kapiteln behandelt.

Literatur

Allgemeines

Aring, C. D.: Differential diagnosis of cerebrovascular stroke, Arch. Internal Med. *113*, 195 (1964)
Shapiro, H. M., Ng, L., Mishkin, M., Reivich, M.: Direct thermometry, ophthalmodynanometry, auscultation and palpation in extracranial cerebrovascular disease: An evaluation of rapid diagnostic methods, Stroke. *1*, 205 (1970)
Toole, J. F.: Diagnosis and Management of Stroke, American Heart Association: New York 1968

Anamnese

Toole, J. F.: Some aspects of the neurologic interview. In: Special Techniques for Neurologic Diagnosis (Contemporary Neurology Series, 3), (ed. Toole, J. F., pp. 1–9., Philadelphia: F. A. Davis 1969

Sehstörungen

Dailey, E. J., Holloway, J. A., Murto, R. E., Schlezinger, N. S.: Evaluation of ocular signs and symptoms in cerebral aneurysms, Arch. Ophthalmol. *71*, 463 (1964)

Dark, A. J., Rizk, S. M.: Progressive focal sclerosis of retinal arteries: A sequel to impaction of cholesterol emboli. Brit. Med. J. *1*, 270 (1967)

Ewing, C. C.: Recurrent mononuclear blindness, Lancet. *1*, 1035 (1968)

Fisher, C. M.: Some neuro-opthalmological observations, J. Neurol. Neurosurg. Psychiat. *30*, 383 (1967)

Hoyt, W. F.: Transiet bilateral blurring of vision: Considerations of an episodic ischemic symptom of vertebral-basilar insufficiency, Arch. Ophthalmol. *70*, 746 (1963)

Karjalainen, K.: Occlusion of the central retinal artery and retinal branch arterioles. A clinical, tonographic and fluorescin angiographic study of 175, patients, Acta ophthalmol. suppl. *109*, 1 (1971)

Kearns, T. P., Hollenhorst, R. W.: Venous-stasis retinopathy of occlusive disease of the carotid artery, Proc. Staff Meetings Mayo Clinic, *38*, 304 (1963)

Symonds, C., Mackenzie, L.: Bilateral loss of vision from cerebral infarction, Brain. *80*, 415 (1957)

Hörstörungen und Gleichgewichtsverlust (Taubheit, Schwindel oder Ataxie)

Bergan, J. J., Levy, J. S., Trippel, O. H., Jurayi, M.: Vascular implications of vertigo, Arch. Otolaryngol. *85*, 292 (1967)

Fisher, C. M.: Vertigo in cerebrovascular disease, Arch. Otolaryngol. *85*, 529 (1967)

Medikamente

Spillane, J. P.: Drug-induced neurological disorders, Proc. Roy. Soc. Med. *57*, 135 (1964)

Neurovaskuläre Untersuchung

Palpation

Fisher, C. M.: Facial pulses in internal carotid artery occlusion, Neurology. *20*, 476 (1970)

Auskultation, allgemein

Allen, N.: The significance of vascular murmurs in the head and neck, Geriatrics, *20*, 525 (1965)

Howells, D. P. M.: Arterial auscultation in a relative atheroma-free population, Lancet. *2*, 242 (1971)

Janeway, R.: The art of listening, Current Concepts Cerebrovascular Dis.-Stroke, *6*, 17 (1971)

McDowell, F., Ejrup, B.: Arterial bruits in cerebrovascular disease. A follow-up study, Neurology. *16*, 1127, (1966)

Silverstein, A.: Auscultation, palpation and compression of the neck and head, J. Mt. Sinai Hosp. *33*, 265 (1966)

Toole, J. F., Janeway, R.: Diagnostic techniques, chap. 10. In: Handbook of Clinical Neurology, vol. II, (ed. Vinken, P. J., Bruyn, G. W., Amsterdam: North-Holland 1972

Ziegler, D. K., Zileli, T., Dick, A.: Correlation of bruits over the carotid artery with angiographically demonstrated lesions, Neurology. *20*, 374 (1970)

Auskultation im Kopfbereich

Fisher, C. M.: Augmentation bruit of the vertebral artery, J. Neurol. Neurosurg. Psychiat. *29*, 343, 1966

Gareeboo, H.: Severe anemia as a cause of cranial bruit, Brit. Med. J. *1*, 294 (1968)

Hardison, J. E.: Cervical venous hum. A clue to the diagnosis of intracranial arteriovenous malformations, New Engl. J. Med. *278*, 587 (1968)

Wadia, N. H., Monckton, G.: Intracranial bruits in health and disease, Brain. *80*, 492 (1957)

Auskultation im Halsbereich

Crevasse, L.: Carotid artery murmurd: Clinical and pathophysiologic correlation, Neurology. *11* (4) (part 2): 100 (1961)

Fowler, N. O., Marshall, W. J.: The supraclavicular arterial bruit, Am. Heart J. *69*, 410 (1965)

Hammond, J. H., Eisinger, R. P.: Carotid bruits in 1,000 normal subjects. Arch. Internal Med., *109*, 563 (1962)

Jones, F. L., Jr.: Frequency, characteristics and importance of the cervical venous hum in adults. New Engl. J. Med. *267*, 658 (1962)

Nelson, W. P., Hall, R. J.: The innocent supraclavicular arterial bruit – Utility of shoulder maneuvers in its recognition. New Engl. J. Med. *278*, 778 (1968)

Siekert, R. G., Millikan, C. H.: Changing carotid bruit in transient cerebal ischemic attacks. Arch. Neurol. *14*, 302 (1966)

Karotismassage und Karotisdruckversuch

Toole, J. F.: Bruits, ophthalmodynamometry, carotid compression tests and other diagnostic procedures, Res. Pub. Assoc. Nerv. Ment. Dis. *41*, 267 (1961)

Blutdruck

Bannister, R., Ardill, L., Fentem, P.: Defective autonomic control of blood vessels in idiopathic orthostatic hypotension, Brain. *90*, 725 (1967)

Ophthalmoskopische Untersuchung

AtLee, W. E., Jr.: Talc and cornstarch emboli in eyes of drug abusers, J.A.M.A. *219*, 49 (1972)

Baghdassarian, S. A., Crawford, J. B., Rathbun, J. E.,
Jr.: Calcific emboli of the retinal and ciliary arteries,
Am. J. Ophthalmol. *69*, 372 (1970)

David, N. J., Klintworth, G. K., Friedberg, S. J., Dillon,
M.: Fatal atheromatous cerebral embolism associated with bright plaques in the retinal arterioles: Report of a case, Neurology. *13*, 708 (1963)

Fisher, C. M.: Observations of the fundus oculi in
transient monocular blindness, Neurology. *9*, 333
(1959)

Frayser, R., Houston, C. S., Bryan, A. C., Rennie, I. D.,
Gray, G.: Retinal hemorrhage at high altitude, New
Engl. J. Med. *282*, 1183 (1970)

Hoefnagels, K. L. J.: Rubeosis of the iris associated
with occlusion of the carotid artery, Opthal-
mologica. *148*, 196 (1964)

Hollenhorst, R. W.: Significance of bright plaques in
the retinal arterioles. J.A.M.A.. *178*, 23 (1961)

McBrien, D. J., Bradley, R. D., Ashton, N.: The nature
of retinal emboli in stenosis of the internal carotid
artery, Lancet. *1*, 697 (1963)

Van Buchem, F. S. P., v.d. Heuvel-Aghina, J. W. M. T.,
v. d. Heuvel, J. E. A.: Hypertension and changes of
the fundus oculi, Acta med. scand. *176*, 539 (1964)

Walsh, F. B., Hoyt, W. F.: Clinical Neuro-
ophthalmology, 3d ed., Baltimore: Williams &
Wilkins 1969

Walsh, T. J., Garden, J. W., Gallagher, B.: Obliteration
of retinal venous pulsations: During elevation of
cerebrospinal-fluid pressure, Am. J. Ophthalmol.
67, 954 (1969)

Zusätzliche Angaben

Moore, R. Y., Baumann, R. J.: Intracranial bruits in
children. Develop. Med. Child Neurol. *11*, 650
(1969)

Müller, H. R.: Der Beitrag der Echoenzephalographie
und der Ultraschall-Doppler-Technik zur Differentialdiagnose des zerebrovaskulären Insultes. Praxis
62, 128 (1973)

7. Kapitel

Ophthalmodynamometrie

„*Technische Ausdrücke stellen für jedes Philosophiesystem – ob nun asiatisch oder europäisch – eine Gefahr dar. Sie können nämlich zu Formeln werden, welche die natürliche Entwicklung des Denkens so behindern wie ausgefahrene Geleise den Verkehr auf der Straße.*"

Albert Schweitzer

Die Ophthalmodynamometrie (ODM), d. h. die Messung des Druckes in der A. ophthalmica, wurde in den frühen 20er Jahren durch Bailliart bekannt gemacht. Das von ihm entwickelte Ophthalmodynamometer (Abb. 7.1) ist ein in Gramm kalibriertes, mit einer Feder versehenes Meßinstrument, dessen Fußplatte so konstruiert ist, daß sie auf die Augensklera aufgesetzt werden kann (Abb. 7.2). Unter gleichzeitiger Beobachtung der A. centralis retinae mit dem Augenspiegel wird auf das Instrument ein Druck ausgeübt. Normalerweise hat die A. centralis retinae keine sichtbaren Pulsationen. Wird jedoch

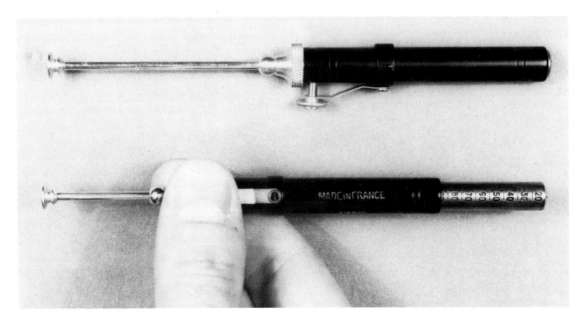

Abb. 7.1. Ophthalmodynamometer von Bailliart. Auf das unten abgebildete Instrument wurde ein Druck von 85 g ausgeübt und die Gleitskala durch Druck auf das Daumenstück blockiert. (Mit Genehmigung von F. A. Wood und J. F. Toole, JAMA *165*, 1266 (1957)

der diastolische Druck überschritten, so treten die Arterienpulsationen in Erscheinung; bei Erreichen des systolischen Druckes verschwinden sie wieder.

Da etwa 90% aller Karotisverschlüsse proximal vom Abgang der A. ophthalmica liegen, gibt diese Untersuchung häufig den entscheidenden Hinweis für die Diagnose einer aorto-kranialen Verschlußkrankheit.

Einige Ärzte, die sich diese Technik anzueignen versuchten, haben ihre Bemühungen aufgegeben, weil sie im Umgang mit dem Augenspiegel oder dem Ophthalmodynamometer zu wenig Geschick besaßen. Andere wurden durch gelegentliche Fehlresultate entmutigt. Trotz dieser Schwierigkeiten empfehlen wir die ODM jedem Arzt, der Patienten mit zerebro-vaskulären Erkrankungen zu behandeln hat. Die Untersuchung ist harmlos und verursacht keine Schmerzen. Sie ist in wenigen Minuten durchführbar und vermittelt oft wertvolle Informationen über Diagnose und Verlauf einer zerebro-vaskulären Erkrankung.

Allgemeine Richtlinien

Da die A. carotis interna von ihrem Ursprung im Halsbereich bis zum Circulus arteriosus cerebri (Willisii) aufsteigt, ohne

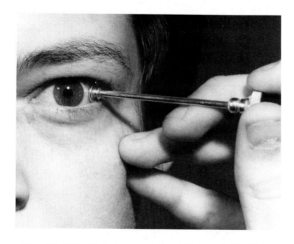

Abb. 7.2. Die Fußplatte wird seitlich auf die Sklera gesetzt, wobei der Blick starr in die Ferne gerichtet ist. (Mit Genehmigung von F. A. Wood und J. F. Toole, JAMA *165*, 1266 (1957)

außer der A. ophthalmica größere Äste abzugeben, reflektiert der Druck in der A. ophthalmica den Druck in der A. carotis selbst. Normalerweise ist der Druck im proximalen Teil der A. ophthalmica praktisch gleich hoch wie derjenige im Karotissiphon, während der Druck in der A. centralis retinae drei Viertel desjenigen im Karotissiphon ausmacht (ungefähr 80/50 mm Hg bei einer normotensiven Person). Der Druck in den distalen Retinaarteriolen sinkt wegen des intraokularen Druckes (normalerweise 16–20 mm Hg) weiter ab auf ungefähr 60/30 mm Hg. Der Ophthalmikadruck reflektiert nicht unbedingt den Druck in anderen Ästen des Karotissystems, da der Circulus arteriosus cerebri (Willisii) – außer bei einer Erkrankung oder Anomalie – in der distalen A. carotis und deren Ästen einen Druckausgleich schafft.

Untersuchungstechnik

Gelegentlich wird der Arzt es vorziehen, daß eine Hilfskraft das Ophthalmodynamometer bedient, während er die A. centralis retinae beobachtet. Es ist jedoch gar nicht schwierig, mit einer Hand das Meßinstrument und mit der anderen den Augenspiegel zu halten. Anstatt einen Augenspiegel zu verwenden, bitten einige Ärzte den Patienten anzugeben, wann der Sehverlust eintritt. Das geschieht in dem Augenblick, in dem der Druck des Meßinstrumentes den systolischen Druck in der A. ophthalmica übersteigt. Obwohl diese indirekte Methode weniger genau ist als die direkte Beobachtung der Retinaarteriole, hilft sie denjenigen, die im Umgang mit dem Ophthalmoskop nicht so vertraut sind.

Wann immer möglich, sollte die Untersuchung am sitzenden Patienten durchgeführt werden. Infolge Einwirkung des hydrostatischen Drucks sind nämlich die Druckwerte in der A. ophthalmica in aufrechter Stellung niedriger als im Liegen. In vereinzelten Fällen können Druckunterschiede beider Augen nur beim aufrechten Patienten beobachtet werden.

Direkte Methode

Die Fußplatte des Meßinstruments wird auf die Augensklera gesetzt, während der Patient seinen Blick auf einen entfernten Gegenstand fixiert. Bei gedämpftem Licht werden die Pupillen gewöhnlich genügend weit sein. Ist dies nicht der Fall, so kann ein kurzwirkendes Mydriatikum verwendet werden. Eine Lokalanästhesie ist in der Regel nicht notwendig. Falls die Conjunctiva bulbi außergewöhnlich empfindlich sein sollte, können ein oder zwei Tropfen eines Lokalanästhetikums in den Konjunktivalsack instilliert werden, oder aber das Meßgerät wird vorzugsweise dem Oberlid und nicht der Sklera aufgesetzt. Um genaue Werte zu erzielen, sollte die Kraftdrucklinie des Instruments auf das Zentrum des Augapfels gerichtet werden, und das Meßgerät darf nicht nach hinten oder oben abgleiten.

Während der Untersucher auf das Meßinstrument einen Druck ausübt, macht er sich unter Verwendung seines Augenspiegels ein Bild von der A. centralis retinae und zwar an der Stelle, an der sie die Sehnervenpapille überquert. Der Druck des Meßgeräts sollte stufenweise um etwa je 5 g pro Herzschlag erhöht werden. Einige Untersucher steigern den Druck kontinuierlich, andere schrittweise. Die Pulsationen in den Retinavenen werden beobachtet, noch bevor ein Druck von 10 g ausgeübt wird. Mit steigendem Druck werden die Retinavenen an der Papille kollabieren, während sie in der Retina gestaut sind. Bald darauf können Pulsationen der A. centralis retinae beobachtet werden. Bei zu rascher Drucksteigerung wird der gesuchte Wert zwischen zwei Pulsationen der Arterien überschritten. Beim ersten kurzen Kollaps der Blutsäule in der Arteriole entspricht der angezeigte Wert dem diastolischen Druck. Dann wird der Druck erhöht, bis die Arteriole während des ganzen Herzzyklus an der Papille blutleer bleibt. Der systolische Druckwert wird abgelesen und der ausgeübte Druck sofort nachgelassen.

Da ein Karotisverschluß den systolischen Druck oft stärker erniedrigt als den diastolischen, müssen in jedem Fall beide Druckwerte gemessen werden. Die Untersuchung wird am anderen Auge wiederholt, und die entsprechenden Druckwerte werden aufgezeichnet und miteinander verglichen.

Indirekte Methode

Der Patient wird angewiesen, ein Auge zuzudecken und in die Weite zu schauen, während das Meßinstrument am anderen Auge appliziert wird. Er soll angeben, wann sein Sehvermögen zu schwinden beginnt. Ein einigermaßen intelligenter und kooperativer Patient kann nach vorheriger Anweisung den Augenblick, in dem das periphere Sehen bei erhaltenem zentralen Sehen zu schwinden beginnt, mit ziemlicher Genauigkeit angeben. In diesem Augenblick ist der diastolische Druck der Retinaarterien ausgeglichen oder überschritten, und die Druckwerte werden abgelesen. Der Druck wird nochmals gesteigert, bis der Patient angibt, daß er überhaupt nichts mehr sieht. Man läßt dann sofort mit dem Druck nach. Der in diesem Moment gemessene Wert wird als systolischer Druck registriert. Wie bei der direkten Methode werden die Druckwerte an beiden Augen gemessen und miteinander verglichen.

Für den Leser kann ein Selbstversuch lehrreich sein: Drückt er mit einem Finger auf den äußeren Kanthus seines Auges, während er in die Weite blickt und das andere Auge schließt, so projiziert sich bei der geringsten Druckanwendung ein negatives Bild der Retina in die Nähe des inneren Kanthus. Wird der Druck erhöht, so beginnt das Sehvermögen rasch von der Peripherie her konzentrisch zu schwinden, bis es plötzlich total ausfällt. Beim geringsten Nachlassen des Druckes kehrt das Sehvermögen praktisch sofort wieder zurück. Viele von uns tun dies unabsichtlich mehrmals am Tag, wenn sie die Augen so stark reiben, daß sie für einen Augenblick nichts mehr sehen. Ein genügend starker, zur Erblindung führender

Druck sollte nur einen kurzen Moment ausgeübt werden, da die Retina geschädigt werden könnte.

Interpretation
der Untersuchungsbefunde

Da sich die Druckwerte in der A. ophthalmica – wie der systemische arterielle Druck – von einer Minute zur anderen etwas ändern, können die zu verschiedenen Zeiten gemessenen Werte nicht oder nur ganz allgemein miteinander verglichen werden. Beide Augen haben gewöhnlich den gleichen Druck – die maximale Variationsbreite beträgt 15% beim systolischen Druck und 10% beim diastolischen Druck. Größere Unterschiede weisen gewöhnlich auf Strömungsbehinderung hin, die auf der Seite der tieferen Druckwerte irgendwo zwischen dem Aortenbogen und der Retinaarterie liegen kann.

Unter normalen Bedingungen ist der intraokulare Druck beider Augen gleich hoch, und eine Messung des Augeninnendrucks wird selten nötig sein, wenn eine Dynamometrie durchgeführt wird. Ist jedoch der Druck in einem Auge infolge eines Glaukoms erhöht oder wegen einer Verletzung erniedrigt, so wird der Dynamometerdruck, der nötig ist, um den Druck in der A. ophthalmica des betreffenden Auges zu übersteigen, verändert sein. Um die tatsächlichen Druckwerte in der A. ophthalmica zu erhalten, müssen Augeninnendruck und Dynamometerdruck addiert werden. Augeninnendruck und Ophthalmodynamometerdruck sind jedoch in ihren Relationen nicht einfach addierbar, da sie durch individuelle Variablen – wie z. B. die Elastizität der Sklera und die Dauer der Druckausübung mit dem Dynamometer – beeinflußt werden.

Klinische Anwendung

Die Ophthalmodynamometrie hat drei Hauptanwendungsgebiete:

1. die Diagnose von aorto-kranialen Verschlußkrankheiten, 2. die Auswertung der Resultate nach Ligatur oder Rekonstruktion der A. carotis im Halsbereich und 3. die Bestimmung des arteriellen Druckes im zerebralen Gefäßsystem.

Diagnose der aorto-kranialen
Verschlußkrankheiten

Bei ungefähr 75% der Patienten mit einem Verschluß oder einer mehr als 50%igen Stenose der A. carotis ist der Blutdruck in der A. ophthalmica der erkrankten Seite abnorm niedrig. Ausnahmen von dieser Regel bilden in erster Linie Patienten mit alten Verschlüssen, bei denen sich ein Kollateralkreislauf entwickeln konnte, und zwar zwischen dem vertebro-basilären System und dem System der Aa. carotides externae. In solchen Fällen ist eine Rekonstruktion der Arterie nur noch selten durchführbar.

Sind beide Karotiden erkrankt, so können die Druckwerte auf beiden Seiten gleich stark erniedrigt sein. In diesen Fällen wird sich bei einem Vergleich zwischen den Druckwerten in der A. ophthalmica und dem Blutdruck am Arm zeigen, daß letzterer relativ hoch ist (Tabelle 7.1.). Das Umgekehrte geschieht, wenn beide Aa. subclaviae stenosiert sind, und das Karotissystem durchgängig ist, wie beim bilateralen „subclavian steal syndrome". Normalerweise betragen die Druckwerte in der A. ophthalmica (gemessen in g) etwas mehr als die Hälfte des Blutdruckes am Arm (gemessen in mm Hg). Zum genauen Vergleich der beiden Werte wurden Nomogramme geschaffen, jedoch tragen diese nur wenig zur klinischen Beurteilung des Patienten bei.

Messung des Ophthalmikadruckes
vor und nach Karotisligatur
wegen eines intrakraniellen Aneurysmas

Diese wertvolle Art der Verlaufsbeurteilung für das Ausmaß der Druckerniedrigung wurde von den Neurochirurgen nicht voll ausge-

Tabelle 7.1. Beziehung zwischen einem Gefäßverschluß und dem Blutdruck

Betroffenes Gefäß	Druck in der	
	A. brachialis [mm Hg]	A. ophthalmica [g]
Eine Karotis	seitengleich	auf der befallenen Seite niedrig
Beide Karotiden	seitengleich	beidseits niedrig, verglichen mit den Aa. brachiales
Truncus brachiocephalicus	rechts niedrig	rechts niedrig
Proximale A. subclavia ("Subclavian steal syndrome")	seitendifferent	seitengleich
A. vertebrobasilaris	seitengleich	seitengleich
Beide Aa. subclaviae	seitengleich niedrig	seitengleich hoch

nutzt. Periodische Messungen über Monate oder Jahre helfen bei der Frage, ob es zur Ausbildung eines Kollateralkreislaufes gekommen ist.

Beurteilung der chirurgischen Rekonstruktion der A. carotis

Prä- und postoperative Bestimmungen des Druckes in der A. ophthalmica liefern den objektiven Beweis dafür, daß die arterielle Rekonstruktion erfolgreich war; sie ist unentbehrlich für die Beurteilung, ob die Arterie dauernd offen bleibt (vgl. Kap. 17).

Bestimmung des Arteriendruckes im zerebralen Gefäßsystem

Es wurden einige Fälle beschrieben, bei denen der intrakranielle Blutdruck höher als der systemische Blutdruck zu sein schien (die sogenannte „zentrale Hypertonie"). Eine Theorie, die zur Erklärung einer solchen regionalen Hypertonie aufgestellt wurde, besagt, daß eine Kaliberänderung der intrakraniellen Arteriolen reflektierte oder stehende Wellen erzeugt, die den Blutdruck lokal erhöhen können. Eine wahrscheinlichere Erklärung ist die, daß gelegentlich ein Patient mit einer durch ODM gemessenen arteriellen Hypertonie einen scheinbar „normalen" Druck der A. brachialis aufweist, weil beide Aa. subclaviae stenosiert sind.

Kontraindikationen und Komplikationen

Die einzige Kontraindikation für diese Untersuchung ist eine frische Retinaablösung oder ein unlängst vorgenommener augenchirurgischer Eingriff. Abgesehen von seltenen und harmlosen subkonjunktivalen Blutungen waren die einzigen bekannt gewordenen Komplikationen auf ungeschickte Handhabung des Instrumentes zurückzuführen. In vereinzelten Fällen kam es zu einer Abschürfung der Kornea, und es liegen vereinzelte Berichte vor über bleibende Blindheit nach dieser Untersuchung. Die Ursache dafür war vermutlich ein zu langer Druck des Instrumentes auf den Augapfel. Wie bereits erwähnt, muß der Druck auf das Auge vermindert werden, sobald der retinale systolische Druck überschritten wird, so daß die Blutzufuhr sofort wiederhergestellt werden kann.

Wichtige Überlegungen

1. Das Ophthalmodynamometer mißt den Druck und **nicht** den Blutdurchfluß durch die A. ophthalmica. Niedrige Druckwerte können bei einem großen Blutdurchfluß vorliegen und umgekehrt.
2. Der Druck des Ophthalmodynamometers auf den Augapfel bewirkt, daß eine kleine

Menge an wäßriger Flüssigkeit herausge-
preßt wird. Es müssen daher mindestens 5
min. bis zur nächsten Messung am gleichen
Auge vergehen, damit die Menge an Flüssigkeit wieder ersetzt werden kann.

3. Wenn die Herzfrequenz ungewöhnlich
langsam oder unregelmäßig ist, wie z. B. bei
Vorhofflimmern oder häufigen ventrikulären
Extrasystolen mit kompensatorischer Pause,
kann das Gefäß während der Asystolie blutleer sein. In solchen Fällen ist es unmöglich, die systolischen und diastolischen End-
werte genau zu messen.

4. Wir befürworten die Kompression der A.
carotis bei der Ophthalmodynamometrie
nicht. Obwohl diese Untersuchung Auskunft
über die Durchgängigkeit der A. carotis gibt,
so stimuliert sie doch auch den Karotissinus
und kann gefährliche Nebenwirkungen erzeugen, die im Kapitel 8 näher beschrieben
werden.

5. In seltenen Fällen entspringt die A. ophthalmica aus dem mittleren meningealen Ast
der A. carotis externa, viel seltener noch aus
der A. carotis selbst. Häufiger besteht zwischen den beiden Arterien eine variable
Anzahl von Anastomosen. In diesen Fällen
hängt die Druckerniedrigung in der A. ophthalmica infolge Erkrankung der A. carotis
vom Ausmaß der Anastomosierung ab.

6. Wenn ein Karotisverschluß sich langsam
ausbildet, wie dies bei der Arteriosklerose die
Regel ist, kann die Entwicklung eines Kollateralkreislaufes eine Druckerniedrigung in
der A. ophthalmica trotz ausgedehnter Karotiserkrankung verhindern.

7. Spontane arterielle Pulsationen werden
beobachtet, wenn der intraokulare Druck
hoch und die arterielle Blutdruckamplitude
groß oder sehr klein ist.

8. Eine ungewöhnlich große Blutdruckamplitude in der A. ophthalmica ist Zeichen
einer systolischen Hypertonie, einer Aorteninsuffizienz oder eines geringen peripheren
Widerstandes. Seltene Ursachen dafür sind
arteriovenöse Fisteln und Verschluß der A.
carotis auf der Gegenseite.

9. Eine Obstruktion der A. carotis unmittelbar distal vom Abgang der A. ophthalmica
kann eine abnorme Erhöhung des Ophthalmikadruckes auf der Seite des Verschlusses
‚verursachen.

Literatur

Allgemeines

Pach, J., Dorndorf, W., Gänshirt, H.: Ophthalmodyna-
mographie beim Carotisverschluß Z. Neurol. *199*,
224 (1971)
Palena, P. V., Jaeger, E. A., Behrendt, T., Duane, T. D.:
Quantitative effect of increased intraocular pressure
on blackout. Arch. Ophthalmol. *82*, 84 (1970)
Toole, J. F.: Ophthalmodynamometry, Neurology. *11*,
97 (1961)
Weigelin, E., Lobstein, A.: Ophthalmodynamometry,
New York: Hafner 1963
Wunsh, S. E.: Ophthalmodynamometry, New Engl. J.
Med. *281*, 446 (1969)

Technik

Indirekte Methode

Hager, H.: Ophthalmodynamographie in der Diagnostik von Stenosen und Verschlüssen der Karotiden.
In: Der Hirnkreislauf, (Hrsg. Gänshirt, H.) Stuttgart: Thieme 1972

Toole, J. F.: Ophthalmodynamometry – A simplified
method, Arch. Internal Med. *112*, 981 (1963)

Interpretation der Untersuchungsbefunde

Borras, A., Martinez, A., Mendez, M. S.: Carotid
compression test and direct measurement of ophthalmic artery pressure in man, Am. J. Ophthalmol.
67, 688 (1969)
Ewing, C. C.: Ophthalmodynamometry in retinal
infarction. The difficulty of differentiating internal
carotid from central retinal artery occlusion, Am. J.
Ophthalmol. *58*, 759 (1964)
Finke, J., Buchthal, A.: Aussagewert des Ophthalmo-
dynamogrammms (ODG) bei zerebralen Zirkulationsstörungen: eine Zwischenbilanz. Z. Kardiol.
62, 977, (1973)
Hedges, T. R., Weinstein, J. D., Kassell, N. F., Langfitt,
T. W.: Correlation of ophthalmodynamometry
with ophthalmic artery pressure in the rhesus
monkey, Am. J. Ophthalmol. *60*, 1098 (1965)

Klinische Anwendung

Hager, H.: Ophthalmodynamographie in der Diagnostik von Stenosen und Verschlüssen der Karotiden. In: Der Hirnkreislauf, (Hrsg. Gänshirt, H.) Stuttgart: Thieme 1972

Hollenhorst, R. W., Kublin, J. G., Millikan, C. H.: Ophthalmodynamometry in the diagnosis of intracerebral orthostatic hypotension. Proc. Staff Meetings Mayo Clinic. *38*, 532 (1963)

Pach, J., Dorndorf, W., Gänshirt, H.: Ophthalmodynamographie beim Carotisverschluß Z. Neurol. *199*, 224, (1971)

Russel, R. W., Cranston, W. I.: Ophthalmodynamometry in carotid artery disease, J. Neurol. Neurosurg. Psychiat. *24*, 281 (1961)

Ziegler, P. F., Müller, J. H. A., Ulrich, Ch.: Vergleich angiographischer und ophthalmodynamographischer Befunde bei operierten Patienten mit zerebrovaskulärer Insuffizienz infolge extrakranieller Gefäßprozesse. Radiol. Diagn. (Berl.) *16*, 393–399 (1975)

Kontraindikationen und Komplikationen

Hollwich, F.: Question and answer: Damage to the eye after pressure on the eyeball: Could repeated pressure on the eyeball to stop attacks of paroxysmal tachycardia cause damage to the eye? German Med. Monthly. *10*, 297 (1965)

Wichtige Überlegungen

Calderon, R. G.: Postural ophthalmodynamomentry in carotid artery occlusive disease, J. A. M. A. *185*, 826, (1963)

Zappia, R. J., Winkelman, J. Z., Roberson, G. H., Rosenbaum, H. E., Gay, A. J.: Progressive intracranial arterial occlusion syndrome. Report of a case with unusually high ophthalmodynamometry (O.D.M.) values, Arch. Ophthalmol. *86*, 455 (1971)

8. Kapitel

Karotissinusmassage und Karotisdruckversuch

„Säugetiere zeichnen sich nicht nur durch das Säugen ihrer Jungen, sondern auch durch eine Erweiterung ihrer Halsschlagader aus, bevor diese in den Schädel eintritt."

W. E. Adams

„Auch wenn die körperliche Untersuchung und die Laborwerte keine pathologischen Befunde ergeben, ist die Untersuchung eines Patienten, der über Synkopen klagt, nicht abgeschlossen, bevor nicht die Wirkung von Hyperventilation, Karotissinusdruck und reglosem Stehen geprüft wurde."

Eugene Stead

Seit undenklichen Zeiten wurde die A. carotis komprimiert, um Menschen bewußtlos* zu machen, und seit fast ebenso langer Zeit wurde der Einfluß dieses Eingriffs auf die zerebrale Durchblutung diskutiert (Abb. 8.1).

Obwohl einige Ärzte die Zuverlässigkeit von Untersuchungen mit Manipulation der Karotis in Frage stellen und andere verheerende Folgen befürchten, sind wir der Meinung, daß die Karotissinusmassage und die Kompression der A. carotis – so wie in diesem Kapitel dargestellt – äußerst wertvolle Hilfsmittel bei der Diagnose und Beurteilung der obstruktiven Formen aortokranialer Erkrankungen sind. Der Test sollte erst gemacht werden, nachdem eine umfassende körperliche und neurologische Untersuchung sowie gewisse zusätzliche Voruntersuchungen durchgeführt wurden. Von einigen

Ärzten werden beide Untersuchungen in der Praxis oder am Krankenbett durchgeführt, doch wir sind der Ansicht, daß die Karotiskompression ausnahmslos in einem gut eingerichteten Labor durchgeführt werden sollte, wo Veränderungen im Elektroenzephalogramm, im Elektrokardiogramm und Veränderungen des Blutdrucks überwacht werden können. Die so gewonnene Information kann anschließend analysiert werden, um die Korrelation zwischen Hirnaktivität, Herzaktion und Blutdruck aufzuzeigen.

Physiologie des Karotissinusreflexes

Um die Wirkung der Karotismassage oder des Karotisdrucks zu verstehen, muß man sich in Erinnerung rufen, daß der Karotissinus in der A. carotis interna unmittelbar distal der Bifurkation der A. carotis communis liegt. Der Sinus wird reichlich mit sensi-

---

* Das Adjektiv „carotid" stammt von griech. „karos" und bedeutet „schwerer Schlaf"

blen Nervenendigungen versorgt, in erster Linie vom N. glossopharyngeus. Unmittelbar daneben liegt das gleich innervierte Glomus caroticum. Das Glomus caroticum ist auf Blutgasveränderungen empfindlich und hat eine atmungsregulatorische Wirkung.

Der Karotissinus hat zwei, möglicherweise drei Reglerfunktionen, für die in der Adventitia des Sinus und in den unmittelbar benachbarten Regionen der Aa. carotis interna, communis et externa Rezeptoren vorhanden sind. Impulse werden über afferente Fasern des N. glossopharyngeus zu Kernen in der Formatio reticularis des Hirnstammes geleitet, wo „Zentren" efferente Impulse erzeugen, die folgende Wirkungen haben:

1. Verlangsamung der Herzfrequenz und Verminderung des Herzminutenvolumens durch vagale Hemmreflexe, die über den N. vagus zum Sinusknoten des Herzens geleitet werden.

2. Vasodepressorische Impulse gelangen zu den thorakolumbalen Regionen des Rückenmarks und von da über die Spinalwurzeln zu den paravertebralen Strängen des Sympathikus. Die daraus resultierende Erweiterung der arteriellen Strombahn des Splanchnikusgebietes und der Extremitäten verursacht einen arteriellen Blutdruckabfall.

3. Impulse aus „Hirnstammzentren", die einen bisher nur wenig bekannten Verlaufsweg nehmen (beispielsweise den im vorangehenden Absatz beschriebenen) oder einer direkten intrakraniellen Route entlang den parasympathischen Fasern des N. facialis folgen, können möglicherweise eine Konstriktion der zerebralen Arterien und Arteriolen bewirken.

In den späten 20er und frühen 30er Jahren begann Dr. Soma Weiss mit klinischen Forschungen, die ihn zu der Schlußfolgerung brachten, daß ein oder mehrere dieser phy-

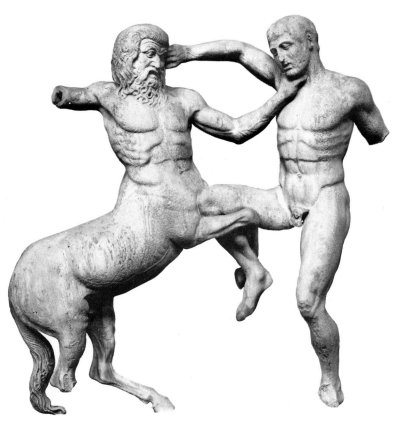

Abb. 8.1. Die Kompression der Karotis ist seit der Antike bekannt und wurde in der 31. Skulptur an der Südseite des Parthenons dargestellt. Veranschaulicht wird die Kompression der linken Karotis, die einen Adversiv-Anfall nach rechts bewirkt. (Reproduktion mit Genehmigung des Britischen Museums)

siologischen Reflexe überschießend werden und zu Synkopen oder bei einigen Patienten sogar zu Krämpfen führen können. Er glaubte, die drei soeben beschriebenen Wirkungen klar voneinander unterscheiden zu können, und zwar 1. einen Vagushemmreflex mit einer Verlangsamung der Herzfrequenz oder einem Herzstillstand, 2. eine rein vasodepressorische Wirkung mit jähem Blutdruckabfall ohne Verlangsamung der Herzaktion und 3. eine zerebrale Vasokonstriktion. Er stellte auch fest, daß einer oder mehrere dieser Reflexe zu einer zerebro-vaskulären Insuffizienz führen können.

Dr. Weiss fand, daß der Vagushemmreflex parasympathischer Natur und durch Blockade und Atropin unterdrückbar ist. Die sympathische vasodepressorische Wirkung wird durch vasokonstriktorische Mittel wie Noradrenalin oder Adrenalin unterdrückt. Die „direkte zerebrale Wirkung" spricht auf keinerlei Medikamente an.

Niemand hat je die Genauigkeit seiner Schlußfolgerungen angezweifelt, soweit es die beiden ersten Formen von Überempfindlichkeit des Karotissinus betrifft. Manche Forscher allerdings nehmen an, daß Dr. Weiss, der seine Forschungen vor Einführung der zerebralen Angiographie und der Elektroenzephalographie durchführte, seinen sogenannten zerebralen „Reflexmechanismus" durch Okklusion der A. carotis mit Verminderung der zerebralen Durchblutung auslöste. Es muß folglich klar zwischen *Sinusmassage* und *Kompression der Arterie* – sei es am Sinus oder unterhalb desselben – unterschieden werden, da die erzielten Wirkungen ganz unterschiedlicher Natur sein können. Die Massage löst einen Reflex aus, während die Kompression lediglich durch mechanische Obstruktion des Gefäßes eine Verminderung des Blutstromes bewirkt.

Die oben beschriebenen Reflexe können bei den meisten Menschen ausgelöst werden, doch nur wenige weisen Symptome wie Ohnmacht, Schwindel, Benommenheit und gelegentlich Krämpfe auf. Bei diesen Menschen wird der Karotissinus als „überempfindlich" bezeichnet.

Wegen ihrer ungewöhnlichen Konfiguration sind die Karotisbifurkation und der Karotissinus unmittelbar distal davon prädisponiert für die Ansammlung atheromatöser Plaques. Diese Plaques verstärken den Karotissinusreflex, indem sie die Arterienwand starr machen und ihre normale Dehnbarkeit aufheben. In vielen Fällen engen sie noch das Gefäßlumen ein, so daß Patienten mit einem hypersensitiven Karotissinus gleichzeitig Symptome einer Durchblutungsinsuffizienz aufweisen können. In diesen Fällen kann sogar eine sanfte Massage der Arterie das Gefäßlumen vorübergehend verschließen. Die Bifurkation ist ferner Prädilektionsort für die Takayasu-Angiopathie (vgl. Kap. 28). Bei Patienten mit dieser Krankheit sind Symptome eines hypersensitiven Karotissinus die Regel.

Eine Reizung oder Neuralgie des N. glossopharyngeus kann in seltenen Fällen infolge Hypotonie oder Bradykardie zu Krämpfen führen.

Untersuchungstechnik

Massage des Karotissinus

Eine Massage kann in der Praxis oder am Krankenbett gefahrlos vorgenommen werden, sofern die Ableitung II des Elektrokardiogrammes und der Blutdruck genau überwacht werden. Eine Injektionsspritze mit 1 mg Atropin sollte für den Notfall zur Hand sein, obwohl diese äußerst selten gebraucht wird.

Der Untersucher legt einen Finger der einen Hand auf die A. temporalis superficialis und mehrere Finger der anderen Hand auf den Karotissinus, der normalerweise als bulbäre Erweiterung gerade unterhalb des Kieferwinkels medial vom M. sternocleidomastoideus getastet werden kann. Der Patient sollte stehen, und der Kopf sollte dabei nicht zur Seite gedreht werden, da dies den Blutstrom durch eine der Karotiden oder Vertebralarterien vermindern kann. Die Karotis wird während 30 s sanft massiert. Sollte dabei die Herzfrequenz stark absinken oder eine Arrhythmie auftreten, wird die Massage sofort unterbrochen. Danach wird die andere Seite auf gleiche Weise massiert. Wird die Massage auf beiden Seiten ohne Zeichen einer vagalen Hemmung ertragen, sollte die Untersuchung am sitzenden Patienten wiederholt werden, um die Möglichkeit eines Vasodepressorenreflexes beurteilen zu können. Das Gefäß sollte unter keinen Umständen komprimiert werden. Während der ganzen Dauer der Untersuchung muß der Puls der A. temporalis superficialis überwacht werden, um sicher zu sein, daß es nicht durch allzu kräftige Massage zu einer Karotiskompression gekommen ist. Nach jeder Massage sollten alle Symptome und Befunde, die während des Versuches auftraten, aufgezeichnet werden.

Kompression der A. carotis

Die Kompression der Arterie verlangt immer Voruntersuchungen. Diese bestehen aus einem vollständigen Elektrokardiogramm, um sicher zu sein, daß beim Patienten keine Myokardschädigung oder Herzrhythmusstörung vorliegt, und aus einem Elektroenzephalogramm unter Normalbedingungen, um eventuell vorhandene zerebrale Dysrhythmien auszuschließen.

Es besteht eine geringe, jedoch sehr reale Gefahr bei der Kompression der A. carotis. Daher sollte die Untersuchung nur dann durchgeführt werden, wenn eine chirurgische Rekonstruktion des karotiko-vertebro-basilären Systems ernsthaft in Betracht gezogen wird. Auch wenn diese Voraussetzung gegeben ist, muß man sich bei der Entscheidung immer wieder vor Augen halten, daß sich bestimmte Patienten in einem zu schlechten Allgemeinzustand befinden, um diese Untersuchung komplikationslos zu ertragen. Patienten mit Angina pectoris oder einem frischen Herzinfarkt sollten nicht untersucht werden. Herzfrequenz, Herzrhythmus und die elektroenzephalographisch registrierte Hirnaktivität sollten normal sein. Ist das Ausgangselektrokardiogramm oder -enze-

phalogramm pathologisch, so ist es schwierig zu beurteilen, ob im Verlaufe der Untersuchung auftretende Veränderungen spontanen Variationen entsprechen oder durch die Manipulation der Karotis hervorgerufen wurden.

Elektroenzephalographische Elektroden werden über den Frontal- und Temporalregionen jeder Hemisphäre angelegt. Nachdem der Patient in liegender Stellung fest auf dem kippbaren Untersuchungstisch angeschnallt wurde, werden die Ableitung II des Elektrokardiographen und die Blutdruckmanschette angelegt. Eine objektive Pulsmessung der A. carotis externa kann mittels einer Photozelle am oberen Rand eines jeden Ohres durchgeführt werden.

Zunächst wird die soeben beschriebene Sinusmassage vorgenommen. Ruft die Massage auf der einen oder anderen Seite eine vagale Hemmung oder eine vasodepressorische Reaktion hervor, ohne die Symptome des Patienten zu reproduzieren, dann sollte zur Blockierung der Reflexantwort Atropin oder ein blutdrucksteigerndes Mittel gegeben werden, bevor die Untersuchung fortgesetzt wird. Eine Alternativmethode, die wir jedoch nicht empfehlen, besteht darin, das Gebiet des Karotissinus mit Procain zu infiltrieren, um den afferenten Ast des Reflexbogens zu blockieren.

Ruft die Massage keine Reflexantwort hervor, oder soll das Ausmaß der obstruktiven aorto-kranialen Erkrankung, die unter Umständen mit einem hypersensitiven Karotissinus kombiniert vorliegt, bestimmt werden, so kann die A. carotis communis unterhalb des Sinus komprimiert werden. Jede A. carotis interna versorgt ihre zugehörige Hemisphäre normalerweise mit 300–400 ml Blut/min. Eine Kompression des Gefäßes beeinträchtigt die zerebrale Durchblutung. Liegt nun infolge Erkrankung eine Obstruktion der kontralateralen A. carotis vor, so wird auch ein nur vorübergehender Verschluß des Gefäßes durch die Kompression zu Zeichen einer zerebro-vaskulären Insuffizienz führen. Wenn überhaupt EEG-Veränderungen auftreten, dann han-

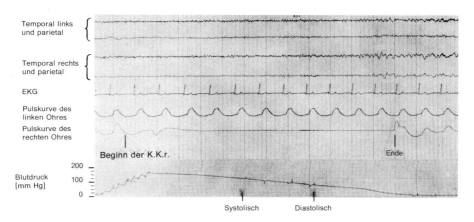

Temporal links und parietal

Temporal rechts und parietal

EKG

Pulskurve des linken Ohres

Pulskurve des rechten Ohres

Beginn der K.K.r.   Ende

Blutdruck [mm Hg]

200
100
0

Systolisch   Diastolisch

Abb. 8.2. Verlangsamung der Hirnaktivität temporo-parietal rechts infolge Karotiskompression rechts. Eine Veränderung der Herzfrequenz oder des Herzrhythmus zeigt sich im EKG und in der Blutdruckkurve. Die Registrierung des Ohrpulses dient als Index für eine ausreichende Kompression

delt es sich um langsame Rhythmen aus dem Theta- und Deltawellenbereich nach einer Kompressionsdauer von etwa 10–15 s. Nach weiteren 5–10 s schwindet das Sehvermögen, und es treten Anzeichen einer zerebralen Ischämie auf. Sobald das EEG Veränderungen zeigt, und noch bevor sich klinisch eine Ischämie manifestiert, wird das Gefäß losgelassen und der Blutdruck registriert (Abb. 8.2). Der Patient wird gefragt, ob und welche Symptome er hatte; in der Regel wird er keine angeben. Es sollte ihm kein Hinweis auf die zu erwartende Symptomatik gegeben werden, da leicht beeinflußbare Patienten imaginäre Symptome angeben könnten.

Wird die Kompression der Karotis beidseits ohne Auftreten von Symptomen ertragen, dann wird der Untersuchungstisch bis zu einem Winkel von 70° derart gekippt, daß der Kopf des Patienten nach oben zu liegen kommt. Der Patient wird aufgefordert, sich nicht zu bewegen und sich zu entspannen, während der Blutdruck in Intervallen von 15 s gemessen wird. Sobald der Blutdruck während 3 min stabil bleibt, wird die Karotiskompression nochmals gleich wie zuvor wiederholt. Aufgrund des Vasodepressoren- reflexes und zusätzlicher hydrostatischer Einwirkungen ist es möglich, daß die im Liegen ertragene Kompression in aufrechter Stellung nicht toleriert wird. Erträgt der

Patient die Untersuchung an beiden Karoti- den mit dem Blick geradeaus, so wird die Kompression nochmals wiederholt, jetzt un- ter Drehung des Kopfes zur einen, dann zur anderen Seite.

Durch diese Untersuchungen ist es mög- lich, den Patienten systematisch auf alle drei Formen der Karotissinusüberempfindlich- keit zu testen, d. h. die vagushemmende, die vasodepressorische und die sogenannte zere- brale Form. Darüber hinaus werden seine zerebro-vaskuläre Reserve und die Auswir- kung von Körper- und Kopfstellung auf seine zerebrale Durchblutung geprüft. Diese Maßnahmen können drei unterschiedliche Wirkungen zur Folge haben: 1. eine Reflex- wirkung, provoziert durch die Massage des Karotissinus, 2. eine mechanische Wirkung durch die Kompression der Arterie und 3. eine Wirkung als Folge einer Änderung der Körperlage und Kopfstellung.

Sobald sich zu irgendeinem Zeitpunkt der Untersuchung ein positives Resultat ergibt, sollte diese abgebrochen werden, ausgenom- men wenn die Reflexwirkungen durch Phar- maka blockiert wurden, oder wenn die Reak- tion noch auf der Gegenseite geprüft werden soll. Löst z. B. die Massage eines der beiden Karotissinus einen Herzstillstand aus, darf nicht zur Karotiskompression übergegangen werden ohne vorherige Blockierung der Vaguswirkung, indem der Karotissinus mit Procain infiltriert wird oder – besser noch – dem Patienten 0,4–0,6 mg Atropin i. v. gespritzt werden. Tritt in einem anderen Fall nach der Karotismassage keine Wirkung ein, verursacht indessen die Kompression der rechten Karotis in liegender Position eine Verlangsamung der Hirnaktivität über der rechten Hemisphäre, dann sollten keine weiteren Kompressionsmanöver an der rechten Karotis mehr durchgeführt werden. Die linke Karotis hingegen sollte während 30 s komprimiert werden, nachdem eine Pause von 1–2 min Dauer zur Restitution des zerebralen Kreislaufes eingeschaltet wurde. Danach sollte die Untersuchung abgebrochen werden. Werden schließlich sowohl die Massage als auch die Kompression im Liegen ertragen, sollte der Patient um 70° mit dem Kopf nach oben gekippt und die Untersuchung wiederholt werden. Die Untersuchung muß wiederum abgebrochen werden, sobald zu irgendeinem Zeitpunkt eine positive Wirkung eintritt.

Obwohl die Kompression der Karotis einfach zu sein scheint, erfordert die Ausführung dieser Untersuchung Kenntnis der Grundlagen, auf denen sie beruht, und Kenntnis folgender Aspekte:

1. Die möglichen Risiken und die zu treffenden Vorsichtsmaßnahmen, um eventuell auftretende Notfallsituationen zu beherrschen: Der Arzt sollte über Grundkenntnisse in der Interpretation eines Elektroenzephalogramms und eines Elektrokardiogramms verfügen und sich selber während der Untersuchung so plazieren, daß er sein Hilfspersonal im Auge behalten kann.

2. Variationen in der Lokalisation des Karotissinus: Bei einigen Patienten liegt er oben hinter dem Kieferwinkel, bei anderen auf Höhe des Schildknorpels. Es besteht nicht immer eindeutige Klarheit darüber, ob nun der Sinus oder die A. carotis communis getestet wird.

3. Die unterschiedlichen Wirkungen bei der Kompression der A. carotis communis: Bei einigen Patienten bewirkt dieses Manöver

eine Umkehr der Blutströmung in der A. carotis externa, so daß trotz der Kompression ein Teil des Blutstromes durch die A. carotis interna zum Kopf weiterfließt. Bei anderen Patienten wiederum kommt es zu einer Umkehr der Blutströmung in der A. carotis interna, und in Wirklichkeit fließt Blut vom Gehirn zum System der A. carotis externa. Es ist deshalb vorzuziehen, die Karotiskompression unmittelbar unterhalb des Karotissinus durchzuführen, so daß sowohl das System der A. carotis communis als auch dasjenige der A. carotis externa wirksam verschlossen werden können.

4. Die Notwendigkeit häufiger Blutdruckmessungen: Der Blutdruck muß unmittelbar vor der Kompression, in der Mitte der Kompression und unmittelbar nach Loslassen des Gefäßes gemessen werden. Die vasodepressorische Antwort tritt gewöhnlich abrupt auf, wobei der Blutdruck praktisch sofort nach Beginn der Kompression abfällt und innerhalb von Sekunden nach Loslassen der Karotis zu den Ausgangswerten zurückkehrt. In vielen Fällen wird ein Vasodepressorenreflex nicht erkannt, weil der Untersucher den Blutdruck während der Untersuchung nicht mißt, und andere neurologische Ereignisse die Hypotonie überlagern. Dabei muß nachdrücklich betont werden, daß nicht nur das Ausmaß der Hypotonie, sondern die *Geschwindigkeit des Blutdruckabfalls* der wichtige Faktor bei der Auslösung einer zerebro-vaskulären Insuffizienz ist.

5. Die Bedeutung der Gesichtsblässe: Zahlreiche Patienten werden auffallend blaß, und zwar unmittelbar bevor eine Verlangsamung der Hirnstromkurve im EEG eintritt. Diese Blässe entsteht möglicherweise aufgrund einer Gefäßkonstriktion im System der A. carotis externa, wenn diese Gefäße die Blutzufuhr zum intrakraniellen Kreislauf sicherzustellen versuchen. Was immer auch der Grund sein mag, Gesichtsblässe ist ein zuverlässiges klinisches Zeichen für eine drohende zerebrale vaskuläre Insuffizienz und sollte dem Untersucher ein Warnsignal sein.

6. Hyperventilation infolge Stimulation des Glomus caroticum: Da als erwiesen gilt, daß

eine Hyperventilation sowohl auf mechanischer Ursache als auch auf Angst beruhen kann, braucht der Hyperpnoe keine besondere Bedeutung beigemessen zu werden.

7. Die Gefahr der gleichzeitigen Massage oder Kompression beider Karotissinus: Dies sollte unter gar keinen Umständen je gemacht werden.

Prüfung des okulo-kardialen Reflexes

Sind die Ergebnisse der Karotismassage und des Karotisdruckversuches normal, so läßt sich unter Umständen durch Prüfung des okulo-kardialen Reflexes eine Erklärung für Episoden, die auf eine zerebro-vaskuläre Insuffizienz verdächtig sind, finden. Der Reflex wird geprüft, indem ein Augapfel so fest in die Orbita gedrückt wird, bis es schmerzt. Dadurch werden afferente Impulse über den Augenast des N. trigeminus erzeugt. Diese Impulse, die über einen bisher schlecht definierten Weg zu den Vaguskernen im Hirnstamm geleitet werden, können eine Verlangsamung der Herzfrequenz oder eine Asystolie verursachen. Diese Reflexantwort soll bei Patienten vorkommen, die aufgrund vasovagaler Reflexe an einer orthostatischen Hypotonie leiden.

Prüfung des Tauchreflexes

Der N. trigeminus ist besonders über seinen Ramus ophthalmicus empfindlich auf Wasser, das mit der Haut des Gesichtes in Berührung kommt. Dadurch kommen über den Vagus eine Verlangsamung der Herzfrequenz, eine periphere Vasokonstriktion mit Neuverteilung des Blutzuflusses zum Gehirn und eine Zunahme des systemischen arteriellen Blutdruckes zustande. Theoretisch könnte dies bei Patienten mit zerebro-vaskulären Erkrankungen eine Zunahme der zerebralen Durchblutung bewirken, was jedoch noch nicht bewiesen worden ist.

Indikationen für die Karotismassage und die Karotiskompression

Diese Untersuchungen sollten nur bei denjenigen Patienten vorgenommen werden, die Anzeichen für eine zerebro-vaskuläre Insuffizienz oder einen hypersensitiven Karotissinus aufweisen. Sie sollten sich in einem Allgemeinzustand befinden, der es erlaubt, die erhaltene Information bei der Wahl der geeigneten Therapie sinnvoll zu verwerten. Wird durch die Untersuchungen eine zerebro-vaskuläre Insuffizienz nachgewiesen, dann sollte im Hinblick auf die chirurgische Korrektur einer eventuellen extrakraniellen Gefäßläsion eine Angiographie in Betracht gezogen werden.

Die Karotiskompression wird auch angewendet, um die Durchführbarkeit einer Karotisligatur bei Patienten mit einem intrakraniellen Aneurysma beurteilen zu können. In diesen Fällen sollte die Arterie – wenn nötig – bis zu einer Dauer von 10 min komprimiert werden, um einen hypersensitiven Karotissinus und eine zerebro-vaskuläre Insuffizienz mit Sicherheit auszuschließen. Bei Patienten mit einer dieser Abnormitäten muß das Gefäß mit einer Klemme langsam und schrittweise verschlossen werden, eventuell erst nach Denervation des Sinus. Einige dieser Patienten ertragen jedoch einen Verschluß unter gar keinen Umständen. Wurden die genannten Untersuchungen nicht vor der Angiographie durchgeführt, so müssen sie aufgeschoben werden, bis die durch Hämatom und Traumatisierung der Arterie bedingte Schmerzempfindlichkeit nachgelassen hat.

Interpretation der Resultate

Die durch Karotissinusmassage und Karotisdruckversuche erzielten Ergebnisse müssen unter Berücksichtigung von Anamnese und neurovaskulären Untersuchungsbefunden ausgewertet werden.

Ergebnisse der Karotissinusmassage

Bei vielen älteren Patienten ist eine gesteigerte Empfindlichkeit des Karotissinus auf die Massage asymptomatisch und steht mit der Krankheit des Patienten in keinerlei Zusammenhang. Andererseits darf dann mit einiger Sicherheit angenommen werden, daß die Erkrankung des Patienten mit einem hypersensitiven Karotissinus in Beziehung steht, wenn die erzielten Untersuchungsergebnisse die Symptome des Patienten verstärken und insbesondere, wenn der Patient spontan äußert, daß die gleichen Symptome bei seinen klinischen Attacken auftreten. In der Mehrzahl der Fälle beruht der hypersensitive Karotissinusreflex auf einer aorto-kranialen Arteriosklerose.

Orthostatische Hypotonie

Ein rascher Blutdruckabfall beim Kippen des Patienten um 70° in die aufrechte Stellung weist auf einen spontanen Verlust des Vasomotorentonus hin. Dies kann mit folgenden Faktoren in Zusammenhang stehen: 1. mit Medikamenten, die der Patient einnimmt, 2. mit endokrinen Störungen, wie z. B. Nebennierenmarkinsuffizienz, Hypophysenunterfunktion oder Salzmangel, 3. mit peripheren Neuropathien irgendwelcher Art, meist jedoch diabetischen Ursprungs, oder 4. mit einer orthostatischen Hypotonie psychogener Genese, – obwohl ein so bedingter Blutdruckabfall während der Untersuchung erstaunlich selten vorkommt.

Ergebnisse der Karotiskompression

Die Kompression der Karotis ist bei der Beurteilung der zerebro-vaskulären Reserve wertvoll und gibt Aufschluß über die Durchgängigkeit des Karotissystems. Wird eine A. carotis communis komprimiert, so erfolgt eine kompensatorische Zunahme des Blutstromes durch die andere A. carotis und beide Aa. vertebrales – manchmal bis zu 50%

–, außer bei gleichzeitigem Auftreten eines Sinusreflexes mit Hypotonie oder Verlangsamung der Herzfrequenz. Normalerweise erfolgt diese Volumenzunahme zusammen mit einer Umverteilung der intrakraniellen Blutzirkulation durch den Circulus arteriosus cerebri (Willisii). Demzufolge wird das Gebiet, das normalerweise durch die komprimierte Arterie versorgt wird, nun durch Blut aus der gegenüberliegenden A. carotis und dem vertebro-basilären System versorgt. Bei Vorliegen einer Erkrankung – wie z. B. einer Arteriosklerose des aorto-kranialen Gefäßsystems – oder bei kongenitalen Anomalien, die zu einer ungenügenden kollateralen Zufuhr durch den Circulus arteriosus cerebri (insbesondere durch die Aa. communicantes anteriores et posteriores) führen, verursacht die Kompression einer Karotis Zeichen einer zerebro-vaskulären Insuffizienz.

Die durch eine Karotiskompression erzielten Ergebnisse sind wie folgt zu interpretieren:

1. Erträgt der Patient die Kompression einer der beiden Karotiden während 30 s, ist seine zerebro-vaskuläre Reserve wahrscheinlich ausreichend. Eine Obstruktion einer extra- oder intrakraniellen Arterie kann allerdings dennoch vorliegen. In unserem Krankengut fanden sich zahlreiche Patienten mit Verschluß einer oder sogar beider Aa. carotides internae in der Halsregion, welche die Kompression einer jeden Arterie symptomlos ertrugen. Die Erklärung liegt vermutlich im Vorhandensein einer ausreichenden kollateralen Blutversorgung durch den vertebrobasilären Kreislauf oder denjenigen der A. carotis externa bzw. in der Tatsache, daß bereits verschlossene Arterien nicht weiter komprimiert werden können.

2. Werden elektroenzephalographische Veränderungen infolge Druckausübung nur auf einer Seite beobachtet, darf daraus geschlossen werden, daß die entsprechende Karotis für eine hinreichende Blutzufuhr zum Hirn notwendig ist (Abb. 8.3). Die häufigsten Ursachen dafür sind: a) eine schwere Stenose oder ein Verschluß der Arterie auf der ande-

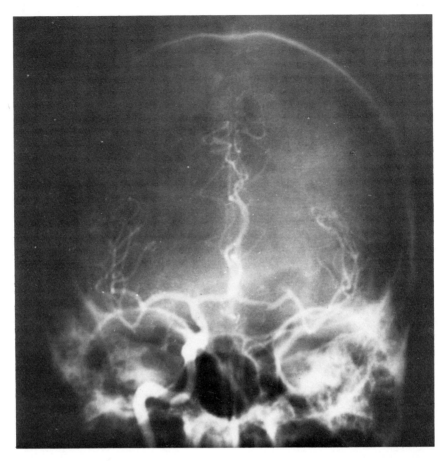

Abb. 8.3. Kontrastmitteldarstellung der rechten A. carotis während der Kompression der linken A. carotis bei einem Patienten mit einer gut durchgängigen A. communicans anterior, wobei es zu einer Füllung der A. cerebri anterior und der A. cerebri media links kommt

ren Seite, b) eine Anomalie des Circulus arteriosus cerebri (Willisii), die bewirkt, daß der größte Teil des zerebralen Blutstromes durch die A. carotis auf der positiven Seite fließt, und c) ein Verschluß der A. cerebri anterior in ihrem proximalen Abschnitt, sodaß kein genügender Kollateralkreislauf möglich ist.

3. Wenn keiner der beiden Karotissinus hypersensitiv ist, die Kompression jedoch auf keiner der beiden Seiten ertragen wird, sind beide Aa. carotides internae durchgängig. Die zerebrale Reserve dagegen liegt im Grenzbereich, und die kollaterale Blutzufuhr von einer Karotis zur anderen (durch die Aa. communicantes anteriores) oder vom hinteren zum vorderen zerebralen Kreislauf (durch die Aa. communicantes posteriores) ist nicht ausreichend. Eine andere mögliche Erklärung liegt in einem bilateralen Verschluß der Vertebralarterien oder in einem bilateralen "subclavian steal syndrome". In solchen Fällen sind sowohl der vordere wie der hintere zerebrale Kreislauf vollständig von den beiden Aa. carotides internae abhängig.

4. Verursacht die Kompression der Karotis nur beim Seitwärtsdrehen des Kopfes EEG-Veränderungen, dann sollte man an eine Verminderung des Blutdurchflusses durch die Vertebralarterien infolge veränderter Kopfhaltung und an eine solche durch die gegenüberliegende Karotis infolge Knickung oder Schleifenbildung denken.

5. Tritt bei der Kompression einer der beiden Karotiden ein Bewußtseinsverlust auf, ohne

daß im Elektroenzephalogramm Veränderungen zutage treten, so liegt die Ursache hierfür möglicherweise in einer psychophysiologischen Reaktion oder in einer vaskulären Insuffizienz im Hirnstamm, und zwar kombiniert mit einer Erkrankung der vertebro-basilären Arterie.

6. Ein vertikaler Nystagmus unmittelbar vor dem Auftreten elektroenzephalographischer Veränderungen läßt an eine Insuffizienz der A. basilaris denken.

Komplikationen

Die Manipulation arteriosklerotischer Karotiden führt in seltenen Fällen zu einem irreversiblen kardialen oder neurologischen Schaden. Die Ursache dafür liegt möglicherweise in einer plötzlichen Abnahme des Herzminutenvolumens, die wiederum die Folge eines hypersensitiven Karotissinusreflexes ist, oder aber in einer akuten Abnahme der zerebralen Durchblutung als Folge der Karotiskompression. Viel seltener noch wird das Gefäß selbst durch die Kompression geschädigt, oder es kommt zu zerebralen Embolien durch die Dislokation atheromatöser Plaques.

Eine längere Asystolie oder ein Herzstillstand mit Kammerflimmern durch einen Vagusreflex können ebenfalls auftreten. Obwohl diese Komplikationen in der Weltliteratur nur selten beschrieben wurden, sollte ein Defibrillator vorhanden und das Untersucherteam in der kardiopulmonalen Reanimation bewandert sein.

Literatur

Allgemeines

Engel, G. L.: On the existence of the cerebral type of carotid sinus syncope, Neurology. 9, 565 (1959)
Gurdjian, E. S., Webster, J. E., Hardy, W. G., Lindner, D. W.: Nonexistence of the so-called cerebral form of carotid sinus syncope, Neurology. 8, 818 (1958)
Lown, B., Levine, S. A.: The carotid sinus: Clinical value of its stimulation, Circulation. 23, 766 (1961)

Karotissinussyndrom

Anderson, G. M.: The carotid sinus syndrome, J. Louisiana Med. Soc. 116, 54 (1964)
Golding-Wood, P. H.: The laryngologist and vertigo: The carotid sinus and its syndromes, Proc. Roy. Soc. Med. 55, 180 (1962)

Technik

Silverstein, A., Doniger, D., Bender, M. B.: Manual compression of the carotid vessels, carotid sinus hypersensitivity and carotid artery occlusions, Ann. Internal Med. 52, 172 (1960)
Toole, J. F.: Stimulation of the carotid sinus in man: I. The cerebral response; II. The significance of head positioning, Am. J. Med. 27, 952 (1959)

Sinusmassage

Thomas, J. E.: Hyperactive carotid sinus reflex and carotid sinus syncope, Mayo Clinic Proc. 44, 127 (1969)

Indikationen für die Karotismassage und die Karotiskompression

Meyer, J. S., Leiderman, H., Denny-Brown, D.: Electroencephalographic study of insufficiency of the basilar and carotid arteries in man, Neurology. 6, 455 (1956)
Toole, J. F., Bevilacqua. J. E.: The carotid compression test: Evaluation of the diagnostic reliability and prognostic significance. Neurology. 13, 601 (1963)

Komplikationen

Greenwood, R. J., Dupler, D. A.: Death following carotid sinus pressure, J.A.M.A. 181, 605 (1962)
Meredith, H. C., Jr., Beckwith, J. R.: Development of ventricular tachycardia following carotid sinus stimulation in paroxysmal supraventricular tachycardia, Am. Heart J. 39, 604 (1950)
Zeman, F. D., Siegal, S.: Monoplegia following carotid sinus pressure in the aged, Am. J. Med. Sci. 213, 603 (1947)

Therapie

Herman, M., Levy, E. S.: Carotid sinus syncope treated with roentgen therapy, Arch. Internal Med. 109, 287 (1962)
Webster, J. E., Gurdjian, E. S.: Carotid artery compression as employed both in the past and in the present, J. Neurosurg. 15, 372 (1958)

Interpretation der Ergebnisse

Brodie, R. E., Dow, R. S.: Studies in carotid compression and sinus sensitivity, Neurology. *18*, 1047 (1968)

Gastaut, H., Fischer-Williams, M.: Electroencephalographic study of syncope: Its differentiation from epilepsy, Lancet. *2*, 1018 (1957)

Daneway, R.: The carotid compression test: Arteriographic correlations and observations on carotid sinus sensitivity. In: Cerebral Vascular Diseases, Transactions of the Sixth Princeton Conference, (ed. Siekert, R. G., Whisnant, J. P.) pp. 220–231. Inc., New York: Grune & Stratton 1968

Meyer, J. S., Gotoh, F., Favale, E.: Effects of carotid compression on cerebral metabolism and electroencephalogram, Electroencephalog. Clin. Neurophysiol. *19*, 362 (1965)

Solomon, S.: Evaluation of carotid artery compression in cerebrovascular disease. An electroencephalographic-clinical correlation, Arch. Neurol. *14*, 165 (1966)

9. Kapitel

Die Arteriosklerose des Aortenbogens und seiner Äste

„... eine Krankheit des höheren Alters, die einen Menschen überraschen kann, ihn jedoch nicht sofort töten muß, bei der ihm vielleicht noch – wenigstens für eine Jahreszeit – Erholung vergönnt ist und damit eine kurze Zeitspanne, um wieder etwas Kraft zu schöpfen, bevor er heimgeht und nicht mehr unter uns weilt.“

John Smith

Die Arteriosklerose ist eine nicht entzündliche, degenerative Erkrankung, die praktisch jede Körperarterie abschnittweise befallen kann. Sie ist die weitaus häufigste Gefäßerkrankung und ist bei den meisten Personen über 50 Jahren die eigentliche Todesursache. Man weiß, daß die Arteriosklerose früh im Leben beginnt, da Atherome in den Arterien von jungen Erwachsenen, Kindern oder sogar Kleinkindern mit Unfalltod als Zufallsbefunde festgestellt wurden. Symptome treten jedoch erst zu einem späteren Zeitpunkt in Erscheinung, da die Folgen dieser Krankheit in Form von Lähmungen nicht auf der Sklerose selbst beruhen, sondern sekundär durch eine Abnahme der Gewebsdurchblutung zustande kommen.

Eine Besprechung der Ursachen und Prophylaxe der Arteriosklerose würde den Rahmen dieses Buches sprengen, doch sollen einige wichtige Punkte festgehalten werden:

1. Wenn wir von der Tatsache ausgehen, daß schon in den Hirngefäßen ägyptischer Mumien aus dem Jahre 4000 v. Chr. arteriosklerotische Veränderungen gefunden wurden, dann hat diese Krankheit den Menschen wohl von jeher befallen.

2. Die Arteriosklerose ist nicht unbedingt eine Folge der Zivilisation. Sie tritt bei primitiven Stämmen ebenso gut wie bei Pavianen, Affen und Tauben spontan auf und kann mit entsprechender Kost bei Kaninchen und Hühnern induziert werden.

3. Trotz jahrelanger Forschung liegen Ätiologie und Pathogenese der Atheromatose immer noch im Dunkeln. Zu den vielen Faktoren, die für ein gehäuftes Auftreten verantwortlich gemacht werden, zählen die Heredität, der Fettgehalt der Nahrung, endokrine Veränderungen, chronischer psychischer Streß, Tabakgenuß und Mangel an Bewegung.

4. Einige Autoren sind der Meinung, die Verhütung der Arteriosklerose liege nicht in den Händen der Ärzte, sondern bei den Nahrungsmittelproduzenten.

5. Die Arteriosklerose erlangt größte klinische Bedeutung, wenn die Koronararterien, der Aortenbogen und dessen aortokraniale Äste, der renale arterielle Gefäßbaum und das aorto-iliakale Gebiet befallen sind. Personen mit ausgedehnter Arteriosklerose in einem dieser Gebiete können asymptomatisch bleiben, bis irgendein zusätzliches Ereignis die Blutzufuhr zu den distal gelege-

nen Bezirken plötzlich unter einen kritischen Wert absinken läßt. Obwohl die Arteriosklerose der aorto-kranialen Arterien Thema dieses Kapitels ist, muß sie der Kliniker immer im Rahmen einer generalisierten Erkrankung betrachten.

Pathogenese

Lipid- und Cholesterinbestandteile werden in der Intima der Hirnarterien abgelagert, insbesondere an Abknickungen, Gabelungen und dilatierten oder gewundenen Stellen. Es wird vermutet, daß diese Ablagerungen im Blutstrom Turbulenzen und Wirbel erzeugen, und daß dabei das glatte Endothel geschädigt wird. Anschließend sammeln sich

dicht strukturierte Chylomikronen und Lipoproteine mit Vorliebe in diesem aufgerauhten Gebiet an. Was immer die Ursache letztlich auch sein mag, so wichtige Stellen wie die Abgänge der aorto-kranialen Arterien aus dem Aortenbogen, der Abgang der A. vertebralis aus der A. subclavia, die Bifurkation der A. carotis communis, der Karotissinus und Krümmungen wie beim Karotissiphon können ernsthaft betroffen sein, während dazwischen liegende Gebiete von der Erkrankung verschont bleiben (Abb. 9.1 A u. B).

In der A. vertebralis und der A. basilaris dagegen sind die arteriosklerotischen Plaques generalisierter verteilt. Einige Forscher sind der Ansicht, daß die Lipidablagerungen in den Vertebralarterien, die in den Segmen-

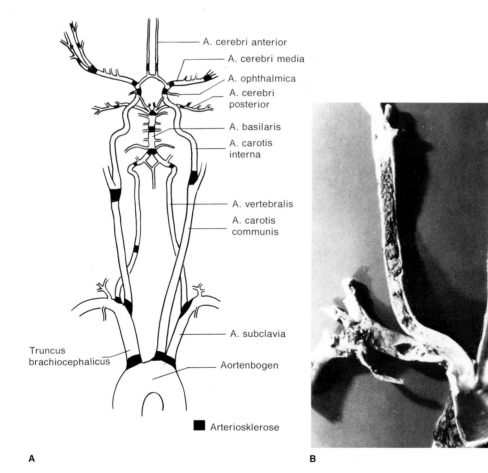

A. cerebri anterior
A. cerebri media
A. ophthalmica
A. cerebri posterior
A. basilaris
A. carotis interna
A. vertebralis
A. carotis communis
A. subclavia
Truncus brachiocephalicus
Aortenbogen
■ Arteriosklerose

A   **B**

Abb. 9.1. A Prädilektionsstellen für arteriosklerotische Plaques in den aorto-kranialen Arterien. *B* Segmentale Arteriosklerose und thrombotisches Material in den Ästen des Aortenbogens

ten zwischen den Processus transversi der Halswirbel auftreten, möglicherweise mit den stärkeren Pulsationen in diesen Segmenten in Zusammenhang stehen. Im Bereich des sechsten Halswirbels, an der üblichen Eintrittsstelle der A. vertebralis ins Foramen transversum, treten arteriosklerotische Plaques oft zuerst dort auf, wo die Arterie dem Processus transversus und dem Ganglion der Radix dorsalis eng benachbart anliegt. Diese Plaques könnten direkten Druckfolgen dieser Strukturen auf die Arterienwand entsprechen.

Unter normalen Bedingungen strömt das Blut in laminärer Form durch den Aortenbogen und die großen Gefäße, wobei es im Zentrum der Blutsäule schneller fließt als nahe der Endothelwand. Der Truncus brachiocephalicus, die linke A. carotis communis und die linke A. subclavia gehen aus dem Aortenbogen in einem solchen Winkel ab, daß ein ruhiges Weiterfließen der Blutsäule gewährleistet ist. Wenn der Aortenbogen sich infolge arteriosklerotischer Veränderungen verlängert, werden diese Abgangswinkel verändert. Damit kommt es zu einer Störung der laminären Strömung und zu Wirbelbildungen, welche die Arterien zusätzlich schädigen und den arteriosklerotischen Prozeß beschleunigen.

Zu den intrakraniell am häufigsten und am schwersten betroffenen Gebieten zählen der Karotissiphon, der Circulus arteriosus cerebri (Willisii) und die proximalen Abschnitte der Aa. cerebri anterior, media et posterior. In Mitleidenschaft gezogen werden oft auch die intrakraniellen Abschnitte der Vertebralarterien und der A. basilaris sowie die leptomeningealen Arterien und die Äste der A. basilaris.

Pathologisch-anatomische Befunde

Die arteriosklerotischen Läsionen treten zunächst in der Intima der großen und mittelgroßen Arterien auf, wo als erstes Fettspuren sichtbar werden. Mit der Zeit dringen die

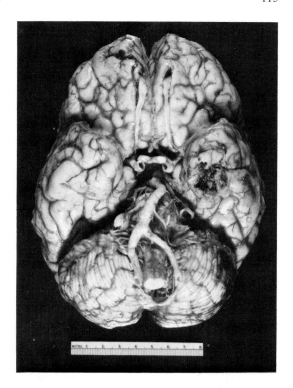

Abb. 9.2. Hirnbasis mit spindelförmiger Dilatation der Aa. vertebrales und der A. basilaris infolge Arteriosklerose

Atheromata in das Arterienlumen ein und breiten sich in der Media aus.

Eine arteriosklerotische Arterie kann in bezug auf Länge und Umfang normal oder aber dilatiert, elongiert oder gewunden sein. Im Frühstadium ist ihre normalerweise dünne und durchsichtige Wand von gelblichen, undurchsichtigen Flecken infiltriert.

Die Arterie ist bei fortgeschrittener Erkrankung starr und verdickt und kann dilatiert sein, insbesondere im Karotissiphon und in der A. basilaris, wo sich u. U. spindelförmige Aneurysmen entwickeln (Abb. 9.2).

Das Querschnittsbild hängt von der Schnittstelle ab. Das Lumen kann exzentrisch, verengt, sogar schlitzförmig oder auch weiter als normal sein. Unter der Intima, die ulzeriert, bröckelig oder mit thrombotischem Material bedeckt sein kann, finden sich atheromatöse Plaques mit scholligem Inhalt (Abb. 9.3). Unter den Plaques liegen eventuell frische oder alte Hämorrhagien, die

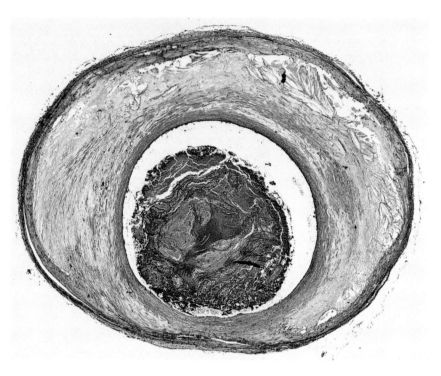

Abb. 9.3. Die A. carotis im Spätstadium einer Arteriosklerose. Beachten Sie die Einengung des Lumens (H. E.-Färbung)

aus einem Riß der Vasa vasorum stammen.

Eine gleichzeitige Schwächung der Arterienwand führt gegebenenfalls zur Dilatation, Aneurysmabildung oder subintimaler Dissektion; ferner kann der Inhalt der Plaques durch Ulzeration des Endothels als Emboli in den Blutstrom gelangen (Abb. 9.4).

Wird eine Arterie durch einen Thrombus oder Embolus verschlossen, so hört das Blut distal der Verschlußstelle zu fließen auf. Es gerinnt bis zur Abgangsstelle des nächsten Seitenastes, in dem die Strömung durch Kollateralen aufrechterhalten wird. Wird beispielsweise die A. carotis interna in ihrem Sinus verschlossen, so erstreckt sich der Thrombus gewöhnlich bis hinauf zu der A. carotico-tympanica oder der A. ophthalmica, wo sich ein Kollateralstrom entwickelt, und so die Gerinnselbildung verhindert wird. Zuweilen kann sich der Thrombus jedoch über diese Äste hinaus ausdehnen und auch hinein in die A. ophthalmica, die A. cerebri anterior und die A. cerebri media. Die Folge ist eine Opticusatrophie und ein ausgedehnter Hemisphäreninfarkt.

Später kommt es zu einer Proliferation von Fibroblasten, mit deren Hilfe das Gerinnsel fest an der Gefäßwand haftet, sich organisiert und nach ungefähr 3 Wochen zu einer Fibrosierung der Arterie führt. Schließlich wird das Lumen der obstruierten Arterie so eingeengt, daß sie zu einem dicken Strang wird. Wenn dieser Prozeß sich auch in die intrakraniellen Äste der A. carotis interna erstreckt, dann kommt es zu einer Störung, die einige Autoren als „zerebrale Thrombangiitis obliterans" klassifizieren.

Histologisch besteht das charakteristische Merkmal darin, daß die Plaques mit Fett beladene Schaumzellen enthalten. Darüber hinaus finden sich in den subintimalen Schichten Cholesterinkristalle, die eine Fremdkörperriesenzellreaktion auslösen können. In fortgeschrittenen Fällen ist die Lamina elastica interna zerrissen, und auch die Media weist degenerative Veränderungen auf.

Pathophysiologie

Es soll ausdrücklich betont werden, daß atheromatöse Plaques als solche keine Symptome verursachen, und daß es zur Zeit noch keine Methode gibt, die Fälle herauszufinden, bei denen sich zu einem späteren Zeitpunkt die Symptome einer arteriosklerotischen zerebro-vaskulären Erkrankung entwickeln. Obwohl eine Hyperlipämie oder eine koronare Herzkrankheit, eine retinale oder renale Arteriopathie häufig zusammen mit Manifestationen einer aorto-kranialen Arteriosklerose vorkommen, kann jedes dieser Krankheitsbilder für sich, d.h. ohne klinische Zeichen einer weiteren Erkrankung, auftreten. Alle diese Krankheitsprozesse stehen jedoch miteinander in enger Beziehung, und die arteriosklerotisch bedingte Funktionsbeeinträchtigung eines Organs kann zur Funktionsstörung eines anderen führen. Bei ursächlichem Vorliegen einer zerebralen Arteriosklerose beispielsweise kann eine Herzinsuffizienz infolge Koronarsklerose das Auftreten einer zerebro-vaskulären Insuffizienz beschleunigen. In solchen Fällen wird es durch Korrektur des Herzversagens zu einer Besserung der neurologischen Störungen kommen.

Eine Plaque, die das Lumen der A. vertebralis oder sogar der A. basilaris verschließt, wird bei manchen Patienten nicht zu neurologischen Ausfallerscheinungen führen, bei anderen dagegen verheerende Folgen haben. Im Einzelfall hängt das klinische Bild davon ab, ob für das zugehörige Versorgungsgebiet des verschlossenen Gefäßes genügend Kollateralblut zur Verfügung steht. Dies wiederum ist abhängig vom Bau der intrakraniellen Gefäße bei dem betreffenden Patienten und von der Geschwindigkeit, mit der sich der Verschluß entwickelt. Wenn die Aa. communicantes posteriores gut durchgängig sind, kann – vorausgesetzt, daß die Aa. penetrantes nicht gleichzeitig befallen sind – ein kurzer Abschnitt der A. basilaris verschlos-

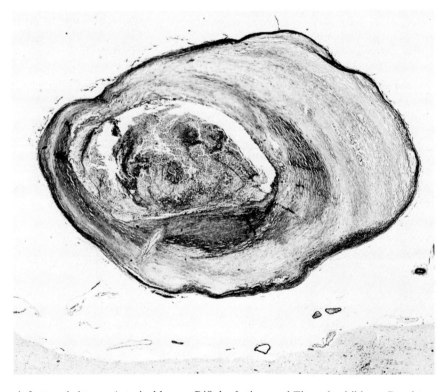

Abb. 9.4. Die A. basilaris mit fortgeschrittener Arteriosklerose, Riß der Intima und Thrombusbildung. Beachten Sie die Einengung des Lumens (H. E.-Färbung)

sen werden, ohne eine Funktionsstörung zu verursachen. Andererseits wird ein Patient mit fadenförmigen oder fehlenden Aa. communicantes posteriores möglicherweise einen invalidisierenden oder tödlichen Infarkt des Hirnstammes erleiden, wenn die A. basilaris in irgendeinem Abschnitt verschlossen ist. Zusammengefaßt bestimmen das embryogenetisch festgelegte Grundmuster der aorto-kranialen Gefäße und die Verteilung der atheromatösen Plaques, wie sich eine Arteriosklerose der zerebralen Gefäße klinisch auswirkt.

Die vom Aortenbogen abgehenden Gefäße, die das Gehirn versorgen, und jene des Circulus arteriosus cerebri (Willisii) an der Hirnbasis haben unterschiedliche Konfigurationen, die im Kapitel 13 besprochen werden. Die Ausbildung eines Kollateralkreislaufs nach Verschluß einer Arterie hängt nicht nur von diesen Konfigurationsmustern ab, sondern bis zu einem gewissen Grade auch von der Geschwindigkeit, mit der sich ein Verschluß entwickelt. Postmortale Injektionsstudien und zerebrale Angiogramme haben gezeigt, daß die Anastomosen im Bereich des Circulus arteriosus cerebri (Willisii) und der (oberflächlich verlaufenden) leptomeningealen Gefäße – falls überhaupt vorhanden – jederzeit offen sind und für den sofortigen Gebrauch im Bedarfsfall zur Verfügung stehen. Die weit verbreitete Vorstellung, daß die Dilatation dieser Gefäße oder die kompensatorische Mehrdurchblutung existierender Kanäle viel Zeit erfordert, entspricht möglicherweise nicht den Tatsachen. Zu- und Abnahme der zerebralen Zirkulation sind so geregelt, daß die kompensatorische Blutzufuhr zu einem Gebiet mit verminderter Zirkulation in dem Augenblick einsetzt, in dem der Druck in diesem System absinkt, und solange andauert, bis ein Druckausgleich erreicht ist. Diese Feststellung besagt jedoch nicht, daß die zusätzliche kompensatorische Dilatation eines Gefäßes zu einem späteren Zeitpunkt nicht ein wichtiger Faktor sein kann.

Es kann Jahre dauern, bis sklerotische Veränderungen das Lumen eines Gefäßes einengen. Während dieser Zeit kann sich der Arterienabschnitt unmittelbar nach der Verengung langsam erweitern, und die Arterien, die als mögliche Quellen für eine kollaterale Blutzufuhr infrage kommen, können ebenfalls kompensatorisch an Größe zunehmen. Auf diese Weise können sich Kollateralkanäle zu kaliberstarken Anastomosen entwickeln.

Es wurde darauf hingewiesen, daß fast 90% des Lumenquerschnitts der extrakraniellen Segmente der Karotis oder der A. vertebralis blockiert sein müssen, bevor deren Blutdurchflußvolumen signifikant abnimmt. Dagegen wird ihr Perfusionsdruck erniedrigt sein. Wenn jedoch die Hemisphärenäste keine weiteren stenosierenden oder okklusiven Läsionen enthalten, bleibt die Perfusion in den distalen Arterien dank der Eigenreserve und der Dilatation von Teilstrecken des Circulus arteriosus cerebri (Willisii) und der leptomeningealen Arterien ausreichend. Leider befällt die Arteriosklerose meistens zahlreiche Arterien gleichzeitig, so daß auch diese Anastomosen am Krankheitsprozeß beteiligt sein können.

In Betracht gezogen werden sollte noch ein zusätzlicher Faktor, nämlich der Unterschied zwischen den kritischen Schließungs- und Öffnungsdruckwerten sklerotischer Arterien. Bei jedem Abfall des arteriellen Blutdrucks unter einen bestimmten Wert kollabiert die Arterie (kritischer Schließungsdruck). Wegen der Haftkräfte des Endothels ist der für die Eröffnung eines solchen kollabierten Gefäßes erforderliche Druck größer als derjenige, der notwendig ist, um es offen zu halten. Können die Drucke nicht genügend gesteigert werden, dann bleibt die Arterie kollabiert, und es kann zu einem Infarkt des distal gelegenen Gewebes kommen. Darin mag die Ursache für das „no reflow"-Phänomen zu suchen sein, das nach Sistieren der Hirndurchblutung von mehr als 5–7 min Dauer auftritt. Unter diesen Umständen kann der Blutstrom durch das Gefäßbett des Gehirns trotz Steigerung des arteriellen Druckes weit über normotensive Werte nicht wiederhergestellt werden.

Das klinische Bild der aorto-kranialen Arteriosklerose wird ferner durch folgende Faktoren beeinflußt: 1. Lungenkrankheiten, welche die Sauerstoffsättigung des Blutes herabsetzen, 2. Schwankungen des systemischen arteriellen Blutdrucks, 3. Veränderungen des Herzminutenvolumens und 4. Abnormitäten der Blutviskosität sowie des Hämoglobin-, Sauerstoff- und Glucosegehaltes. Jede dieser Krankheiten kann einzeln oder in Kombination mit anderen Symptome einer zerebro-vaskulären Insuffizienz hervorrufen. Ob das Gehirn ganz oder nur gebietsweise an der Insuffizienz beteiligt ist, hängt von den Wechselbeziehungen zwischen dem für die Aufrechterhaltung des Hirnkreislaufs verfügbaren Kollateralblut und der Schnelligkeit ab, mit der auf die Versorgung durch Kollateralen umgestellt wird. Während bei einem plötzlichen Abfall des systemischen Blutdrucks oder bei einer Anämie infolge akuten Blutverlustes eine Synkope auftreten kann, wird eine sich langsam entwickelnde Hypotonie oder eine Anämie gleichen Grades gegebenenfalls ohne irgendwelche Symptome ertragen. Kommt zu diesem jedoch die Stenose eines oder mehrerer aorto-kranialer Gefäße hinzu, so können auch eine sich langsam entwickelnde Hypotonie oder Anämie zu Insuffizienzsymptomen in dem Hirnbereich führen, dessen Gewebe normalerweise durch das befallene Gefäß perfundiert wird. Diese Wirkung tritt vor allem dann in Erscheinung, wenn die kollaterale Blutzufuhr ungenügend ist, sei es wegen der angeborenen Konfiguration der Hirngefäße oder infolge einer erworbenen Krankheit.

Klinische Besonderheiten

Obwohl die Hirnarterien und deren Erkrankungen gesondert besprochen werden, wäre es falsch anzunehmen, die Erkrankungen der aorto-kranialen Arterien seien entweder extrakraniell oder intrakraniell. Ebenso falsch wäre es, die Abnormität einer A. carotis unabhängig von derjenigen der Gegenseite oder von einer Erkrankung des vertebrobasilären Systems betrachten zu wollen. Diese Arterien erfüllen ihre Aufgabe als Einheit, in der alle ihren Beitrag leisten und nach allen Seiten ausgleichend wirken. Um diese gegenseitige Abhängigkeit zu betonen, haben einige Neurologen den Ausdruck „karotiko-vertebrale Krankheit" geprägt. Im Hinblick auf therapeutische Aspekte jedoch werden bei der Diskussion zerebro-vaskulärer Erkrankungen die Veränderungen, die sich auf den zerebralen Gefäßbaum beziehen, gewöhnlich entweder als extrakraniell oder intrakraniell bzw. als dem Gebiet der Karotis oder dem vertebro-basilären System zugehörig gelten.

Eine Arteriosklerose des Aortenbogens macht für sich allein selten Symptome. Zuweilen kann eine elongierte und geschlängelte Arterie im Jugulum oder oberhalb des Sternoklavikulargelenks Pulsationen verursachen. Eine solche Arterie wird gelegentlich aneurysmatisch, wobei die Erweiterung groß genug werden kann, um dem Patienten Beschwerden zu machen. Es kommt vor, daß die Dilatation des Truncus brachiocephalicus (A. anonyma) die linke V. brachiocephalica komprimiert und somit zu einer Erweiterung der linken V. jugularis führt. In seltenen Fällen verursacht eine Arterie durch Druck auf dem Ösophagus eine Dysphagie.

Untersuchung des Patienten

Bei einer üblicherweise nicht auffälligen Arterie kann es sichtbare Pulsationen geben, die sich bei Palpation als stark pulsierende abnorme Resistenz erweisen. In den meisten Fällen handelt es sich dabei um eine Schleife in der Arterie, gelegentlich jedoch um ein echtes Aneurysma. Bei anderen Patienten wiederum sind die palpablen Abschnitte der A. carotis und der A. subclavia zwar nicht gewunden, aber starr und nicht komprimierbar, und es kann ein Schwirren palpiert werden.

Ist die Aorta ascendens infolge Atheromatose aufgerauht, können auskultatorisch

systolische Geräusche über dem Aortenge-
biet gehört werden. Diese werden manchmal
in die A. carotis an der Halsbasis fortgeleitet.
Geräusche, die über der A. subclavia, der A.
vertebralis und der A. carotis hörbar sind,
werden in den entsprechenden Kapiteln ausführlich behandelt.

Blutdruckmessungen an den Armen können eine charakteristische systolische Hypertonie mit großer Blutdruckamplitude ergeben.

Laboruntersuchungen

Röntgenbefunde

Pa-Thoraxaufnahmen können eine promi-
nente Aorta ascendens und den Aortenbogen
sowie eine Verbreiterung des oberen Media-
stinalschattens zeigen. Der Aortenbogen
kann entrollt und die Aorta thoracica gewunden sein. Verkalkungen der Arterien-
wände werden besonders in der Aorta ascendens und am Aortenknopf sichtbar. Halsauf-
nahmen decken gegebenenfalls Verkalkungen an der Karotisbifurkation auf. Diese
Verkalkungen sollen angeblich ein zuverlässiges Zeichen für das Vorhandensein einer
Stenose oder einer Okklusion der A. carotis
interna sein.

Arteriographie

Das Lumen des Aortenbogens ist weit und
die Arterie elongiert, sodaß sie im Thorax
nach oben verlagert ist. Dies führt zu einer
Veränderung der Abgangswinkel des Truncus brachiocephalicus, der A. carotis communis links und der A. subclavia links, die
Knickungen, Verdrehungen und vielleicht
eine Stenosierung dieser Gefäße zur Folge
haben kann. In der Halsregion können die
Aa. vertebrales und die Aa. carotides gewunden erscheinen und sichtbare Abknickungen
aufweisen (Abb. 9.5). Die Aa. carotides externae et internae gehen normalerweise spitzwinklig auseinander; bei einer Arteriosklerose jedoch kann dieser Winkel weiter sein.

Therapie

Konservative Therapie

Wenn die aorto-zervikale Arteriosklerose so
weit fortgeschritten ist, daß sie beim Patienten Krankheitssymptome verursacht, dann
gibt es keine Maßnahmen mehr, die nachge-
wiesenermaßen den Prozeß rückgängig machen könnten. Indessen sind viele Autoren
der Ansicht, daß der Prozeß sowohl durch
richtige Behandlung der Allgemeinerkran-
kungen wie Hypertonie, Diabetes mellitus
und Gicht als auch durch die nachfolgend
beschriebenen Maßnahmen verlangsamt
werden kann.

Diät

Da fett- und kohlenhydratarme Ernährung
die Serumlipide herabsetzen kann, sollten
Patienten mit Arteriosklerose den Konsum
dieser Nahrungsmittel einschränken. Eine
solche Diät wird die postprandiale Hyperli-
pidämie vermindern und die Entstehung der
Arteriosklerose verzögern.

Bei einem adipösen Patienten sollte die
Kalorienzufuhr so lange eingeschränkt werden, bis er das für seine Größe und seinen
Körperbau empfohlene Idealgewicht erreicht hat. Abgesehen von dem verringerten
Risiko weiterer zerebraler Episoden wird es
einem Patienten mit neurologischen Ausfällen durch die Gewichtsabnahme erleichtert,
wieder mobil zu werden.

Körperliche Bewegung

Obwohl es keinen schlüssigen Beweis dafür
gibt, daß körperliche Bewegung die zerebrale
Arteriosklerose verhütet, sind tägliche Lei-
besübungen als eine gesundheitsfördernde
Maßnahme zu empfehlen.

Nikotinabstinenz

In Anbetracht des starken Beweismaterials,
daß Nikotin das Auftreten kardio-vaskulärer
und zerebro-vaskulärer Erkrankungen för-
dert, sollten Patienten, die an okklusiven

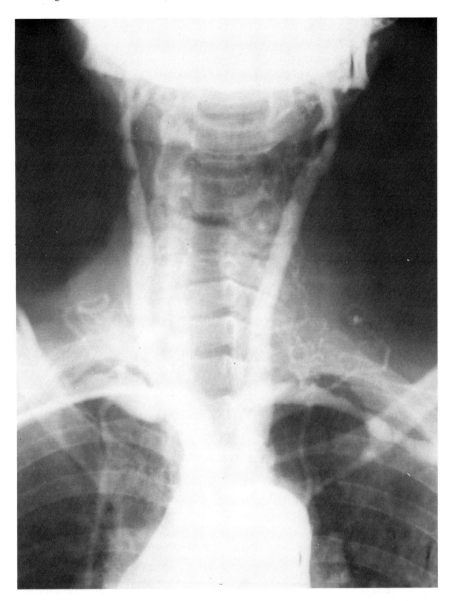

Abb. 9.5. Kontrastmittelinjektion in den Aortenbogen durch die rechte A. subclavia. Befund einer diffusen aorto-zervikalen Arteriosklerose. Beachten Sie die Stenose der rechten A. vertebralis und der rechten A. carotis interna kurz nach ihrem Abgang. Die linke A. subclavia ist abgeknickt und stenosiert, und die linke A. vertebralis ist nicht dargestellt, d. h. möglicherweise verschlossen

Formen zerebro-vaskulärer Erkrankungen leiden, unbedingt das Rauchen aufgeben.

Andere Therapien

Cholesterinsenkende Medikamente haben sich bei Patienten, deren Serumlipidspiegel auf Diätmaßnahmen nicht anspricht, als unbeliebt erwiesen. Eine Arteriosklerose ist bei Frauen vor der Menopause weniger häufig als bei Männern gleichen Alters; deswegen wird von einigen Autoren bei Frauen nach der Menopause eine Östrogen-behandlung empfohlen.

Hypertoniekontrolle

Eine andauernde systolische und diasto-lische Hypertonie beschleunigt die Atheroge-nese. Folglich sollte der Blutdruck als vorbeugende Maßnahme auf normalen Werten gehalten werden. Unglücklicherweise leiden viele Patienten gleichzeitig an einer Arteriosklerose und einer Hypertonie, so daß der erhöhte Blutdruck für die Hirn-, Nieren- und Herzdurchblutung lebenswichtig ist. Der Blutdruck darf bei diesen Patienten nur sehr langsam und in bescheidenem Ausmaß gesenkt werden.

Chirurgische Therapie

Einige Autoren befürworten den chirurgischen Eingriff zur Beseitigung fokaler Stenosen und zur Verkürzung elongierter Arterien mit Knickungen und Schleifenbildung. Eine vernünftige chirurgische Therapie wird in den folgenden Kapiteln eingehend behandelt.

Literatur

Allgemeines

Fisher, C. M., Gore, L., Okabe, N., White, P. D.: Atherosclerosis of the caritid and vertebral arteries – Extracranial and intracranial, J. Neuropathol. Exptl. Neurol. *24*, 455 (1965)

Gänshirt, H.: Hirnarteriosklerose aus nervenärztlicher Sicht. Med. Welt *24*, 1688 (1973a)

Martin, M. J., Whisnant, J. P., Sayre, G. P.: Occlusive vascular disease in the extracranial cerebral circulation, Arch Neurol. *3*, 530 (1960)

Task Force on Arteriosclerosis. Report by the National Heart and Lung Institute, National Institutes of Health, vols. I and II, Bethesda, Md. 1971–1972

Vogt, U.: Zur Bedeutung obturierender Prozesse in zuführenden Hirngefäßen. Stuttgart: Thieme 1973

Pathogenese

Caro, C. G., Fitz-Gerald, J. M., Schroter, R. C.: Arterial wall shear and distribution of early atheroma in man, Nature. *223*, 1159 (1969)

Constantinides, P.: Experimental Atherosclerosis. New York: Elsevier 1965

Dorndorf, W.: Extrakranielle Verschlüsse der Hirnarterien. Verh. dtsch. Ges. inn. Med. *78*, 440 (1972)

Firnhaber, W., Fügemann, W.: Orale Kontrazeptiva als Ursache cerebraler Gefäßprozesse? Z. Neurol. *206*, 177 (1974)

Fredrickson, D. S., Levy, R. I., Lees, R. S.: Fat transport in lipoproteins – An integrated approach to mechanisms and disorders. New Engl. J. Med. *276*, 34–44, 94–103, 148–156, 215–225, 273–281 (1967)

Geer, J. C., McGill, H. C., Jr.: The evolution of the fatty streak. In: Atherosclerotic Vascular Disease: A Hahnemann Symposium (ed. Brest, A. N., Moyer, J. H.) pp. 8–22. New York: Appleton-Century-Crofts 1967

Greenhouse, A. H.: Blood lipids and strokes; Are they related? J. Chronic Diseases. *23*, 823 (1971)

Gross, M., Marshall, J.: Blood pressure lability in ischaemic cerebrovascular disease, Clin. Sci. *38*, 563 (1970)

Kirschmeyer, W., Larsen, J., Gröschl, A.: Aneurysma dissecans mit akuter Aortenisthmusstenose und nachfolgender intrazerebraler Massenblutung. Med. Welt.*27*, 1138–1139 (1976)

Lloyd, J. K., Wolff, O. H.: A pediatric approach to the prevention of atherosclerosis, J. Atheroscler. Res. *10*, 135 (1969)

Neugebauer, J., Glass, J., Quandt, J.: Die zerebrovaskuläre Insuffizienz infolge extracranieller Arterienveränderungen. Berlin: VEB. Volk +Gesundh. (1975)

Prineas, J., Marshall, J.: Hypertension and cerebral infarction, Brit. Med. J. *1*, 14 (1966)

Stücker, F. J.: Die zerebrovasculäre Insuffizienz bei chronischen supraaortalen Stenosen und Verschlüssen. Dtsch. med. Wschr. *97*, 589 (1972)

Pathologisch-anatomische Befunde

Adams, J. H., Graham, D. L.: Twelve cases of fatal cerebral infarction due to arterial occlusion in the absence of atheromatous stenosis or embolism. J. Neurol. Neurosurg. Psychiat. *30*, 479 (1967)

Beneke, G., Mohr, W.: Pathologische Anatomie der zerebralen Durchblutungsstörungen. Med. Welt *27*, 67–682 (1976)

Fisher, C. M., Gore, I., Okabe, N., White, P. D.: Calcification of the carotid siphon. Circulation. *32*, 538 (1965)

Schwartz, C. J., Mitchell, J. R.: Atheroma of the carotid and vertebral arterial systems. Brit. Med. J. *2*, 1057 (1961)

Smith, E. B.: Intimal and medial lipids in human aortas, *Lancet, 1*, 799 (1960)

Makroskopischer Aspekt

Adams, R. D., vander Eecken, H. M.: Vascular disease of the brain. Ann. ev. Med. *4*, 213 (1953)

Blackwood, W., Hallpike, J. F., Kocen, R. S., Mair, W. G. P.: Atheromatous disease of the carotid arterial system and embolism from the heart in cerebral infarction: A morbid anatomical study. Brain. *92*, 897 (1969)

Pathophysiologie

Fazekas, J. F., Yuan, R. H., Callow, A. D., Paul, R. E., Jr., Alman, R. W.: Studies of cerebral hemodynamics in aortocranial disease. New Engl. J. Med. *266*, 224 (1962)

Ingvar, D. H.: The pathophysiology of occlusive cerebrovascular disorders related to neuroradiological findings, EEG, and measurements of regional cerebral blood flow. Acta neurol. scand. *43*, (suppl. 31):-93 (1967)

Moossy, J.: Cerebral infarcts and the lesions of intracranial and extracranial atherosclerosis. Arch. Neurol. *14*, 124 (1966)

Yates, P. O., Hutchinson, E. C.: Cerebral infarction: The role of stenosis of the extracranial cerebral arteries. Med. Res. Council Spec. Rept. Ser. *300*, 1 (1961)

Klinische Merkmale

Aarli, J. A.: Neurological manifestations in hyperlipidemia. Neurology. *18*, 883 (1968)

Gurdjian, E. S., Darmody, W. R., Thomas, L. M.: Recurrent strokes due to occlusive disease of extracranial vessels. Arch. Neurol. *21*, 447 (1969)

Heberer, G., Eisenhardt, H. J., Giessler, R.: Die zerebrovaskuläre Insuffizienz bei chronischen supraaortalen Stenosen und Verschlüssen. Dtsch. med. Wschr. *97*, 589 (1972)

Nizzoli, V., Nicola, G. C.: Completely asymptomatic multiple extracranial vascular obstruction. Europ. neurol. *3*, 105 (1970)

Poser, C. M., Zosa, A. M., Hardin, C. A.: Psychiatric manifestations of cerebrovascular insufficiency. Dis. Nervous System. *25*, 611 (1964)

Untersuchung des Patienten

Cooper, D., Hill, L. T., Jr., Edwards, B. A.: Detection of early arteriosclerosis by external pulserecording. J.A.M.A. *199*, 449 (1967)

Puls, R. J., Heizer, K. W.: Pulse-wave changes with aging. J. Am. Geriat. Soc. *15*, 153 (1967)

Laboruntersuchungen

Bauer, R., Sheehan, S., Meyer, J. S.: Arteriographic study of cerebrovascular disease: II. Cerebral symptoms due to kinking, tortuosity and compression of carotid and vertebral arteries in neck. Arch. Neurol. *4*, 119 (1961)

Bekier, A.: Asymmetrische Hirndurchblutung im Alter? Nucl. Med. (Stuttg.) *15*, 217 (1976)

Bradac, G. B., Simon, R. S.: Bericht über die routinemäßige Anwendung der Kathetertechnik in der zerebralen Angiographie (965 Untersuchungen). Fortschr. Geb. Röntgenstr. Nuklearmed. *125*, 66 (1976)

Feild, J. R., Robertson, J. T., DeSaussure, R. L., Jr.: Complications of cerebral angiography in 2,000 consecutive cases. J. Neurosurg. *19*, 775 (1962)

Gurdjian, E. S., Hardy, W. G., Lindner, D. W., Thomas, L. M.: Four vessel angiography: Experiences with three hundred consecutive cases. Clin. Neurosurg. *10*, 251 (1964)

Keller, H., Baumgartner, G., Regli, F.: Carotisstenosen und -okklusionen. Diagnose durch perkutane Ultraschall-Doppler-Sonographie an der A. supraorbitalis oder A. supratrochlearis. Dtsch. med. Wschr. *98*, 1961 (1973)

Keller, H., Baumgartner, G.: Doppler-Ultraschallsonographie: eine nicht-belastende Untersuchungsmethode zur Diagnose und Therapiekontrolle von Karotisstenosen. Schweiz. med. Wschr. *104*, 1281 (1974)

Lavy, S., Stern, S., Herishianu, Y., Carmon, A.: Electrocardiographic changes in ischemic stroke. J. Neurol. Sci. 7, 409 (1968)

Remmers, V.: Gefahren und Komplikationen bei Angiographien der Hirngefäße. Med. Welt. *27*, 650 (1976)

Shapiro, H. M., Ng, L., Mishkin, M., Reivich, M.: Direct thermometry, ophthalmodynamometry, auscultation and palpation in extracranial cerebrovascular disease: An evaluation of rapid diagnostic methods. Stroke. *1*, 205 (1970)

Vogelsang, H.: Die Bestimmung der Durchflußgeschwindigkeit im Carotisangiogramm und deren diagnostische Bedeutung bei cerebralen Gefäßerkrankungen. Nervenarzt. *35*, 31 (1964)

Weibel, J., Fields, W. S.: Atlas of Arteriography in Occlusive Cerebrovascular Disease. Philadelphia: W. B. Saunders 1969

Therapie

Birkmayer, W., Neumayer, E.: Die vorbeugende Behandlung der zerebralen Arteriosklerose und ihre Komplikationen. Arbeitsmed. Sozialmed. Präventivmed. *10*, 30 (1975)

Fredrickson, D. S., Levy, R. I.: Treatment of essential hyperlipidaemia. Lancet. *1*, 191 (1970)

Gillespie, J. A. (ed.): Extracranial Cerebrovascular Disease and Its Management. New York: Appleton-Century-Crofts 1969

Zusätzliche Angaben

Edwards, E. A.: Dynamic consequences of arterial stenosis. J. Cardiovascular Surg. 8, 386 (1967)

Fogelholm, R.: Occlusive lesions of the cervical arteries in patients with ischemic cerebrovascular disease. A clinical and angiographic study of 213 patients. Acta neurol. scand. *46*, suppl. 42 (1970)

Held, K., Jipp, P.: Zur Diagnostik, Ätiologie und Therapie des Aortenbogensyndroms. Med. Klin. 65, 845 (1970)

Psathakis, N.: Operative Behandlung des Kinking-Syndroms der A. carotis interna. Vasa. 5, 118 (1976)

Saggau, W., Laubach, K., Schaffelder, G.: Die Verlaufs-anomalie der Arteria carotis interna (Operations-indikation, Technik und Ergebnisse). Thoraxchir, Vask, Chir. 22, 94 (1974)

Karotisverschlußsyndrom

„Die Lokalisation ist nur eine Frage der Anwendung von Kenntnissen der allgemeinen Physiologie des Nervensystems – Fakten, die jedem Studenten vertraut sein sollten, und die notfalls von jedem praktizierenden Arzt mit Leichtigkeit wieder erlernt werden können."

W. R. Gowers

Schon vor der Ära des Hippokrates war bekannt, daß die digitale Kompression einer oder beider Aa. carotides communes manchmal eine Aphasie, eine Schwäche der Körpergegenseite und einen Bewußtseinsverlust hervorruft. Nachdem Sir Thomas Willis im Jahre 1664 erstmals über seinen berühmten Circulus berichtete, erkannte man, daß die A. carotis interna manchmal verschlossen sein kann, ohne irgendwelche Symptome zu verursachen (Abb. 10.1). Die außerordentlich große Vielzahl an Symptomen und Befunden bei Läsionen der A. carotis hat zu einer Verwirrung geführt, die noch heute besteht. In diesem Kapitel wollen wir versuchen, die Situation etwas zu klären.

Ätiologie

Ein Verschluß der A. carotis interna kann auf vielerlei Ursachen beruhen. Die Arterie kann von der Geburt an fehlen oder atretisch sein; dieser Zustand wird asymptomatisch bleiben, da ein kompensatorischer Kollateralkreislauf vorhanden ist. Ausnahmsweise können eine Tonsillitis oder eine Otitis media die A. carotis interna in der Fossa tonsillaris oder am Tegmen tympani in Mitleidenschaft ziehen und zu einer Karotisthrombose führen. Gelegentlich kommt es zu einem Verschluß der Arterie durch einen Embolus oder eine nicht septische Arteriitis. Andere seltene Ursachen sind:

1. Eine Kompression oder Durchwachsung der Arterie von außen her durch einen Tumor oder eine Narbe
2. ein Trauma mit subintimalem Hämatom und Dissektion
3. eine Kompression von hinten durch die Massa lateralis des Atlas
4. eine fibromuskuläre Dysplasie und
5. eine entzündliche Arteriitis (Takayasu-Krankheit) (vgl. Kap. 28)

Die weitaus häufigste Ursache einer Obstruktion der A. carotis ist die Arteriosklerose, die in diesem Kapitel als einzige Form besprochen werden soll.

Häufigkeit

Die Häufigkeit, mit der arteriosklerotisch bedingte Karotisverschlüsse vorkommen, variiert je nachdem, mit welchen Mitteln die

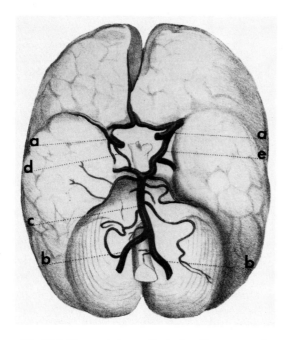

Abb. 10.1. Illustration von Sir Astley Cooper aus dem
Jahr 1821 mit Darstellung einer kompensatorischen
Dilatation der linken A. communicans posterior bei
einem Patienten, bei dem früher eine Ligatur der linken
Karotis in der Halsregion durchgeführt wurde. (Nach-
druck aus Guy's Hospital Rept. *1*, 58 (1836))

nifikanten", arteriographisch festgestellten
Karotiserkrankung in einigen Untersu-
chungsserien die beträchtliche Höhe von
40%. Bei Negern ist ein arteriosklerotischer
Verschluß der A. carotis oder der A. vertebralis im Halsbereich sehr ungewöhnlich,
eine Erkrankung der intrazerebralen Arterien dagegen tritt häufiger auf.

Pathogenese

Die klinischen Auswirkungen einer Stenose
oder eines Verschlusses der Karotis hängen
von vielen Faktoren ab. Ein plötzlicher Arterienverschluß verursacht eine ganz andere
Symptomatik als die schleichend progrediente Stenose, die schließlich in einen Verschluß mündet.

Obwohl der Schweregrad einer durch arteriosklerotische Plaques verursachten Stenose beim gleichen Patienten konstant
bleibt, kann sich das effektive Arterienvolumen infolge Kompression von außen und
Abknickung durch Kopfdrehung verändern.
Schwankungen des systemischen arteriellen
Blutdrucks, Veränderungen von Blutzucker,
Kohlendioxid, Sauerstoff und Lipiden sowie
Veränderungen der Blutzusammensetzung
bei Anämie oder Polyglobulie rufen eine
dynamische Situation hervor, deren einzige
Konstante darin besteht, daß das Gehirn
ständig einer adäquaten Blutmenge unter
genügend hohem Druck bedarf, um mit
Sauerstoff und Nährstoffen versorgt zu sein.
Für diese Versorgung spielen die kompensa-
torischen Mechanismen, die in Kapitel 5
detailliert beschrieben wurden, eine Rolle.

Patienten mit einem Karotisverschlußsyndrom leiden oft an rezidivierenden Attakken reversibler neurologischer Ausfallerscheinungen, die allgemein als „transitorische ischämische Attacken" bekannt
sind. Manchmal werden diese Attacken
durch einen lokalen oder systemischen Blutdruckabfall verursacht, der den Perfusionsdruck in den Gebieten, die von der A. carotis
oder ihren Ästen versorgt werden, unter dem
kritischen Schließungsdruck der leptome-

Untersuchung durchgeführt wurde und nach
welchen Kriterien die Bevölkerungsauswahl
erfolgte. Im Orient ist diese Krankheit ungewöhnlich, in den Vereinigten Staaten dagegen stellt sie ein epidemiologisch wichtiges
Problem dar. Männer werden fast doppelt so
häufig befallen wie Frauen, wobei die Krankheit ihr Häufigkeitsmaximum zwischen dem
50. und 70. Lebensjahr erreicht; ein arteriosklerotischer Karotisverschluß wurde jedoch
auch schon im 3. Lebensjahrzent bei Männern und Frauen beobachtet.

In den Vereinigten Staaten haben Autopsien bei über 60jährigen Angehörigen der
weißen Rasse, die zu Lebzeiten *keine Symptome* einer zerebralen Ischämie oder eines
Infarktes aufwiesen, ergeben, daß die Häufigkeit arteriosklerotischer Verschlüsse der A.
carotis interna etwa 6% beträgt; dagegen
finden sich eine Aufrauhung der Intima und
Stenosen sehr viel häufiger. Bei Patienten *mit
Symptomen* einer zerebro-vaskulären Erkrankung erreichte die Häufigkeit einer „sig-

ningealen (an der Hirnoberfläche oder in der Pia verlaufenden) und perforierenden Arterien absinken läßt. Meistens jedoch lösen sich Mikroemboli in Form von Cholesterinkristallen, Fibrin oder Thrombozytenaggregaten von den arteriosklerotischen Plaques und wandern durch die Äste der Karotis, bis sie schließlich in einer der kleineren Arterien stecken bleiben (Abb. 10.2). Die Obstruktion eines kleinen Gefäßes verursacht neurologische Ausfallerscheinungen, deren Dauer davon abhängt, ob eine ausreichende kollaterale Blutversorgung vorhanden ist, und ob sich der Embolus weiter nach distal bewegt. Bezüglich weiterer Einzelheiten wird auf Kapitel 15 verwiesen.

Pathologisch-anatomische Befunde

Bei etwa 90% der Patienten mit einem Verschluß der A. carotis interna findet sich die initiale Obstruktion im Sinusgebiet. Zu den übrigen bevorzugten Verschlußgebieten gehören – in der Reihenfolge ihrer Häufigkeit – der intrakavernöse Anteil des Karotissiphon (weniger als 8%), der suprakavernöse und seltener der in der Felsenbeinpyramide gelegene Abschnitt. Atheromatöse Stenosen oder Verschlüsse in anderen Segmenten der A. carotis interna sind äußerst selten, und selbst bei schwerem Befall des Sinus und des Siphons bleiben die dazwischen liegenden Gebiete in der Regel verschont. Die Läsionen können verkalken und die Arterie in ein starres Rohr verwandeln. Da das Gefäß während des Sklerosierungsprozesses an Länge zunimmt, können beide Faktoren zusammen – die Verlängerung und die Rigidität – zu einer Abknickung der Arterie führen und somit den Blutfluß zusätzlich beeinträchtigen.

Bei ausreichender Kollateralversorgung durch die orbitalen und leptomeningealen

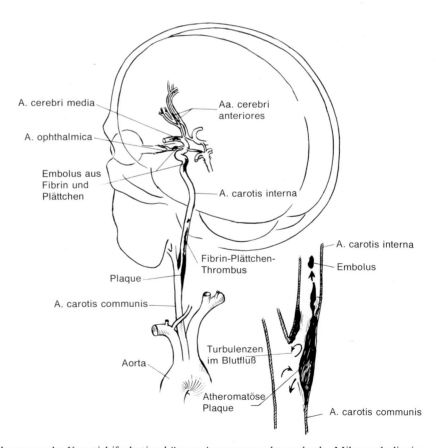

Abb. 10.2. Atheromatöse Plaques an der Karotisbifurkation können Ausgangspunkt zerebraler Mikroemboli sein

Arterien und den Circulus arteriosus cerebri (Willisii) wird ein Verschluß der A. carotis interna keine Ausfallerscheinungen verursachen (Abb. 10.3 A u. B). Ist der Kollateralkreislauf ungenügend, so führt ein Verschluß zum Infarkt in dem durch die A. cerebri anterior oder A. cerebri media bzw. durch beide versorgten Gebiet.

Bei den meisten Patienten mit einem Verschluß der A. carotis interna sind multiple Erweichungsherde ein Hinweis auf einen Infarkt im Versorgungsgebiet der A. cerebri media. Ein solcher Infarkt kann zusätzlich zur Hirnrinde auch den Nucleus lenticularis und den Kopf des Nucleus caudatus, das Knie, den vorderen Schenkel sowie den vorderen Abschnitt des hinteren Schenkels der Capsula interna erfassen. Isolierte Läsionen im Versorgungsgebiet der A. cerebri anterior sind weniger häufig und kommen in

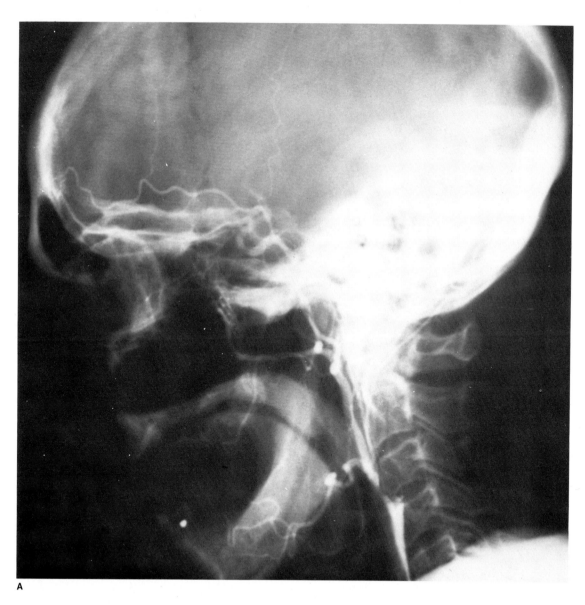

A

Abb. 10.3. A Karotisangiogramm mit offensichtlichem Verschluß der A. carotis interna mit minimalem Kollateralkreislauf. *B* Subtraktionsbild der in (A) gezeigten Aufnahme. Der extrakranielle Kreislauf kommt gut zur Darstellung, und die A. carotis interna weist eher eine Stenose als einen Verschluß auf

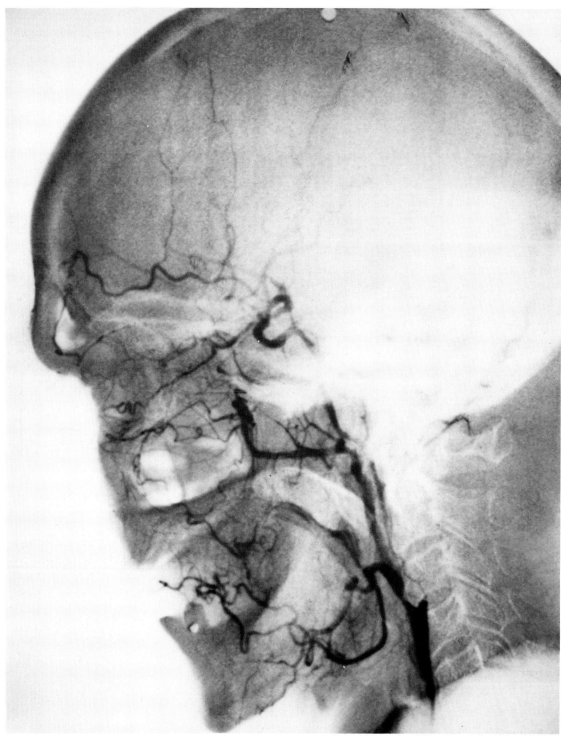

B

der Regel zusammen mit einer Beteiligung des durch die A. cerebri media versorgten Gebietes vor. Bei größeren Infarkten kommt es zu einer Anschwellung der Hemisphäre, zuweilen in einem solchen Ausmaß, daß der intrakranielle Druck ansteigt und das Mittelhirn infolge Hernienbildung des Uncus durch den Tentoriumschlitz komprimiert wird.

Pathophysiologie

Bei Autopsien beträgt der innere Durchmesser der A. carotis durchschnittlich 6 mm am Karotissinus (Normalwert 3–10 mm) und 3,3 mm in ihrem intraduralen Abschnitt, wo der Normalwert 2–5 mm beträgt; in vivo mag die Arterie etwas größer sein. Es wird vermutet, daß der normale Lumenquerschnitt um 50% reduziert sein muß, bevor der distale Druck beeinflußt wird. Der Blutdurchfluß nimmt nur dann ab, wenn das Lumen um 90% verkleinert ist. Theoretisch muß also das Lumen der A. carotis interna auf weniger als 5 mm^2 eingeengt sein, bevor der distale Perfusionsdruck abnimmt. Ein weiterer ziemlich wichtiger Faktor ist die Länge der Stenose, wobei eine Reihe von Stenosen entlang einer Arterie keine additive Wirkung zeigt. Bei Einengung des Lumens auf weniger als 2 mm^2 fällt der Mitteldruck im distalen Arterienabschnitt immer ab, und die Arterie wird in ihrer gesamten Länge bis zur Einmündungsstelle des ersten größeren Kollateralgefäßes vermindert durchblutet. Distal von dieser Stelle nimmt der Blutdurchfluß durch die Kollateralen zu, obwohl der Druck niedrig bleiben kann.

Normalerweise fällt der Blutdruck vom Ursprung der A. carotis bis zum Abgang der ophthalmischen und zerebralen Arterien nur geringfügig ab. Der intraokulare Druck jedoch, der auf die Retinaarteriolen ausgeübt wird, vermindert den Blutdruck in den Arteriolen und Kapillaren der Retina, so daß die Retinaarteriolen oft als erste durch einen Blutdruckabfall im Karotissystem betroffen werden. Deswegen kann eine Retinaischämie mit Visusabfall oder temporärer Erblindung des homolateralen Auges (Amaurosis fugax) einer Hemisphärensymptomatik vorausgehen.

Klinische Besonderheiten

Es ist klinisch nicht möglich, die durch eine Karotisstenose und einen Verschluß hervorgerufenen Symptome mit absoluter Sicherheit voneinander zu unterscheiden. Die von beiden verursachten Befunde und Symptome hängen von folgenden Faktoren ab:

1. Vom betroffenen Segment – ob es ober- oder unterhalb der Abgangsstelle der A. ophthalmica gelegen ist.
2. Von der Schnelligkeit, mit der sich der Verschluß entwickelt – ob allmählich, wie bei fortschreitenden atheromatösen Ablagerungen, oder plötzlich, wie bei Thrombose oder Embolie.
3. Von der Verfügbarkeit eines den Verschluß umgehenden Kollateralkreislaufes.
4. Vom Hirngebiet, das betroffen wurde – ob im Versorgungsgebiet der A. cerebri anterior oder der A. cerebri media.

Bevor es zu einer bleibenden Schädigung kommt, weisen mehr als 40% aller Patienten mit einer Karotiserkrankung Alarmsymptome in Form transitorischer neurologischer Funktionsstörungen (transitorische ischämische Attacken) auf. Bei etwa einem Drittel der Patienten treten diese transitorischen Anfälle während einer unterschiedlich langen Zeitdauer auf, um dann spontan abzuklingen; bei einem weiteren Drittel entwickelt sich schließlich ein dauernder Schaden, während das übrige Drittel weiterhin auf unbestimmte Zeit an reversiblen Anfällen leidet.

Bei mehr als 30% der Patienten beginnt die Erkrankung plötzlich, also in einer Weise, wie sie gewöhnlich als typisch für einen Infarkt erachtet wird. Die Mehrzahl hingegen zeigt einen schubweise oder schleichend progredienten Beginn, der sich manchmal über einen Zeitraum von mehreren Wochen entwickelt, so daß ein Neoplasma vermutet werden kann. Bei manchen Patienten wird das Ereignis durch Schmerzen auf der homolateralen Seite und gelegentlich Schmerzen über der A. carotis im Halsbereich eingeleitet.

Auch Sehstörungen künden manchmal einen Iktus an; sie bestehen meistens in einem vorübergehenden Sehverlust des homolateralen Auges, der von einigen Patienten als „Flecken", „gray-out" oder „Verschwommensehen" interpretiert wird. Gelegentlich entwickelt sich ein Retinainfarkt, der eine Optikusatrophie zur Folge hat; meistens ist jedoch die kollaterale arterielle Blutzufuhr hierfür zu groß. Einige Patienten verspüren ein Leeregefühl des Kopfes und verlieren gelegentlich sogar das Bewußtsein für eine unterschiedlich lange Zeitdauer. Als Prodromi wurden auch fokale motorische Anfälle beschrieben, die meistens im Frühstadium eines Infarktes vorkommen.

Eingeleitet wird ein Infarkt, der durch eine Erkrankung der A. carotis bedingt ist, meistens durch Parästhesien und Taubheitsgefühl der Körpergegenseite, Schwäche, erschwertes Begriffs- und Kommunikationsvermögen und eventuell Veränderungen der Persönlichkeit.

Da das klinische Erscheinungsbild außerordentlich vielgestaltig ist, läßt sich eine Beschreibung unmöglich so formulieren, daß sie jedem Fall eines Karotisverschlußsyndroms gerecht würde (Tabelle 10.1). Die symptomatischen Fälle lassen sich grob in folgende drei Gruppen einteilen:

1. Karotisverschlußsyndrom mit rezidivierenden neurologischen Ausfallerscheinungen, die innerhalb von Minuten oder Stunden vollständig sistieren. Pathognomonisch für diese Gruppe ist die homolaterale Amaurosis fugax, die hier zusammen mit Paresen oder sensiblen Ausfallerscheinungen der kontralateralen Seite vorkommt. Bei einigen Patienten manifestiert sich die Karotiserkrankung als vertebro-basiläres Syndrom, wobei sich im gesamten karotiko- und vertebro-basilären System diffus verteilt Störungen finden.

2. Karotisverschlußsyndrom mit apoplektischem Beginn, der sich in einer Hemiplegie ohne vorangehende Insuffizienzerscheinungen äußert. Dieser Typus kommt bei 35–40% der Patienten mit einem Karotisverschlußsyndrom vor. Die Symptomatologie ließe sich mit einer Erkrankung entweder der A. carotis oder der A. cerebri media vereinbaren. Differentialdiagnostisch kommen ebenfalls zerebrale Embolien und Hirnblutungen in Betracht.

3. Karotisverschlußsyndrom mit langsam progredienten neurologischen Ausfallerscheinungen, das sich mit verschiedenen intrakraniellen raumfordernden Prozessen – insbesondere mit einem Hirntumor- vereinbaren ließe. 15–25% aller Fälle gehören zu dieser Gruppe. Etwa bei 2–3% der Patienten, deren Symptome und Befunde vom Arzt auf ein intrakranielles Neoplasma zurückgeführt werden, findet sich ein Verschluß der A. carotis interna.

Von ganz besonderer Bedeutung ist die Patientengruppe, deren Symptomatik so langsam und schleichend progredient ist, daß kein plötzliches Ereignis auf die vaskulä-

Tabelle 10.1. Symptome des Karotisverschlußsyndroms ihrer Häufigkeit nach dargestellt

Symptom	Prozent der Fälle
Hemiplegie oder Hemiparese	80+
Aphasie	30–60
Kopfschmerzen	20–50
Psychische Symptome	20
Hemianästhesie oder Hemihypästhesie	15
Bewußtlosigkeit	15
Monoplegie oder Monoparese	10–15
Sehstörungen	10–30
Parästhesien in einer Extremität	10
Krampfanfälle	10–20
Homonymer Gesichtsfeldausfall	5–12
Optikusatrophie	5–10
Homolateraler Sehverlust mit kontralateraler Hemiparese	15–20

re Ätiologie der Abnahme geistiger Fähigkeiten und der Tetraparese hinweist. Die Erkrankung dieser Patienten wird unter Umständen als Demenz diagnostiziert, die eine Alzheimer-Krankheit oder einen *état lacunaire* imitiert (Kap. 13 u. 19). Obwohl die Angaben nur schwierig zu verwerten sind, stößt man in der Literatur auf die weit verbreitete Annahme, daß Depressionen, Reizbarkeit, Schläfrigkeit, Desorientiertheit, Verwirrtheit, emotionale Labilität sowie die Demenz von einem sonst asymptomatischen Verschluß einer oder beider Aa. carotides internae herrühren können. Viele Autoren sind der Meinung, daß es sich bei diesen Symptomen um nichts anderes als um eine Akzentuierung der prämorbiden Persönlichkeitsvarianten handelt.

Es ist verlockend, doch wahrscheinlich inkorrekt anzunehmen, daß die als normaler Alterungsprozeß betrachtete Abnahme geistiger Fähigkeiten de facto durch progrediente Veränderungen im Gefäßsystem der Karotis bedingt ist. Es wäre unklug, zwischen der Demenz und einer uni- bzw. bilateralen Karotiserkrankung einen kausalen Zusammenhang als gegeben vorauszusetzen, wenn keine anderen klinischen Hinweise für eine Karotisinsuffizienz bestehen.

Untersuchung des Patienten

Die Befunde hängen davon ab, welche Art des Syndroms der Patient aufweist:

1. Rezidivierende reversible neurologische Ausfallerscheinungen
2. apoplektischer oder schrittweiser Beginn
3. schleichend progrediente neurologische Ausfallerscheinungen

Rezidivierende reversible neurologische Ausfallerscheinungen (transitorische ischämische Attacken)

Wird der Patient zufällig während eines Anfalls beobachtet, so wird er alle im näch-

sten Abschnitt beschriebenen Phänomene aufweisen. Falls dies nicht der Fall ist, finden sich im Neurostatus normale Befunde. Bei Auskultation im Bereich der Karotisbifurkation wird vom Untersucher ein Geräusch wahrgenommen oder auch nicht. Es soll daran erinnert werden, daß das Vorhandensein von Geräuschen von vielen, sich ständig verändernden Faktoren abhängt, und daß eine wiederholte Auskultation von Kopf und Hals notwendig ist, um ein Geräusch wechselnder Intensität auszuschließen. Zwei weitere wichtige Faktoren, an die man sich erinnern sollte, sind:

1. Ein über der Karotisbifurkation lokalisiertes Geräusch weist auf einen abnormen Befund in diesem Bereich hin, bedeutet jedoch nicht, daß dem neurologischen Syndrom des Patienten eine *extrakranielle* Gefäßerkrankung zugrunde liegen muß.
2. Die Intensität des Geräusches hat mit dem Grad der Stenose wenig zu tun.

Dennoch handelt es sich beim Geräusch um den klinischen Befund, der am stärksten auf eine extrakranielle Gefäßerkrankung hinweist.

Obwohl in bezug auf die Bedeutung von Geräuschen über den Karotiden selbstverständlich keine Regel ohne Ausnahme angegeben werden kann, deutet ein hochfrequentes systolisches Geräusch über der Karotisbifurkation meistens auf eine Stenose an dieser Stelle hin. Ein Verschluß hebt das Geräusch gewöhnlich auf, doch kann die Umleitung des Blutes in die A. carotis externa auch ein lautes Geräusch hervorrufen. Darüber hinaus weist ein holosystolisches, bis evtl. weit in die Diastole verlängertes Geräusch auf einen vermehrten Blutdurchfluß durch eine Stenose hin und ist außerordentlich verdächtig auf einen Verschluß der kontralateralen A. carotis interna. In ähnlicher Weise gilt ein systolisches Geräusch über einer Orbita als guter Hinweis auf einen gesteigerten Blutdurchfluß durch den sklerotischen homolateralen Karotissiphon und ist auf einen Verschluß der kontralateralen Karotis verdächtig. Plötzliches Verschwinden oder Änderung des Geräuschcharakters deutet gelegentlich darauf hin, daß eine stenosierte Arterie nun völlig verschlossen ist.

Neben dem Geräusch dient ein abnorm niedriger Blutdruck in der A. ophthalmica bei Patienten mit transitorischen Anfällen als zuverlässigster Hinweis auf eine Karotiserkrankung. Die Messung dieses Blutdrucks wird eingehend in Kapitel 7 beschrieben.

Bei Palpation der A. carotis im Halsbereich finden sich gelegentlich ein Schwirren oder verminderte Pulsationen. Obwohl das Schwirren als Hinweis auf eine Stenose gilt, ist die Verminderung der Pulsationen unter Umständen ohne Bedeutung. Abgeknickte oder gewundene Aa. carotides communes können hinter der Trachea liegen, wo sie nicht palpabel sind. Bei diesen Patienten finden sich in der Regel gut pulsierende Temporalarterien, so daß der Untersucher die Gewißheit hat, daß die Aa. carotides communes et externae durchgängig sind. Bei Karotispalpation sollte der Untersucher nicht vergessen, daß der Karotissinus bei einigen Patienten so überempfindlich sein kann, daß sogar eine sanfte Massage oder Kompression Bradykardie und Blutdruckabfall verursachen können.

Verstärkte Pulsationen der A. temporalis superficialis deuten auf einen Verschluß der A. carotis interna mit einem Kollateralkreislauf durch die A. carotis externa hin. Verminderte oder fehlende Pulsationen der A. temporalis superficialis, die selten vorkommen, sprechen für einen arteriosklerotischen Prozeß der A. carotis externa oder für eine Arteriitis cranialis.

Die A. carotis interna kann im Pharynx palpiert werden (nötigenfalls unter Lokalanästhesie), indem die behandschuhte Fingerspitze in die Fossa tonsillaris eingeführt wird. Wenn die Pulsationen über einer A. carotis fehlen, während sie auf der anderen Seite vorhanden sind, so darf angenommen werden, daß die Karotis in der Halsregion verschlossen ist. Sind dagegen beide Karotiden nicht palpabel, so wird sich in der Regel herausstellen, daß die Arterien zwar durchgängig sind, die Palpationstechnik jedoch

mangelhaft ist; gelegentlich findet sich auch ein Verschluß beider Karotiden.

Ein interessanter Befund ist der, daß Hauttemperatur und Pulsamplitude über der medialen Stirn auf der gleichen Seite, auf der sich der Verschluß der A. carotis interna befindet, vermindert sein können, und zwar vermutlich wegen herabgesetzter Durchblutung der A. ophthalmica.

Einige Patienten mit Stenose der A. carotis interna weisen bei Augenspiegelung leuchtende Cholesterinkristalle in den Retinaarteriolen, seltener dagegen eine Thrombose der Retinavenen mit Hämorrhagien und Exsudaten auf. Diese Befunde werden eingehend in Kapitel 6 besprochen.

Wird der mit der Karotis verlaufende zervikale Plexus sympathicus in Mitleidenschaft gezogen, so tritt auf der homolateralen Seite ein unvollständiges Hornersyndrom in Erscheinung.

Apoplektischer oder schrittweiser Beginn

Der Patient zeigt meistens einen schlagartigen Beginn mit Dysphasie oder Ausfallerscheinungen (motorische bzw. sensible oder beides) im Bereich von Arm, Bein oder der

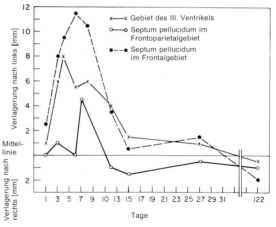

Abb. 10.4. Echoenzephalogramm. Die Lage des III. Ventrikels wurde zu verschiedenen Zeitpunkten dargestellt. Sobald das Ödem verschwindet, kehren die Strukturen wieder in die Mittellinienstellung zurück

Gesichtshälfte der Gegenseite. Den fortschreitenden Ausfällen können – müssen
aber nicht – anfallsweise transitorische neurologische Ausfallerscheinungen vorange-
hen. Falls es zu derartigen Attacken kommt,
kann diejenige, die dann progrediente Ausfälle zur Folge hat, mit gleichartigen klinischen Erscheinungen beginnen, wird jedoch
diesmal nicht von einer raschen Remission
gefolgt.

Die Palpations- und Auskultationsbefun-
de gleichen denjenigen, wie sie im vorangehenden Abschnitt beschrieben wurden. Der
Blutdruck ist in einer oder beiden ophthalmischen Arterien meistens auf Werte reduziert, die für einen Karotisverschluß typisch
sind.

Langsam progrediente neurologische Ausfallerscheinungen

Gelegentlich kommt es nicht zu plötzlichen
Ereignissen, die an eine Gefäßabnormität
denken lassen. Statt dessen deuten langsam
fortschreitende Demenz, Krampfanfälle und
progrediente motorische und/oder sensible Funktionsstörungen des Gesichtes,
des Armes oder des Beines auf die Möglichkeit eines intrakraniellen raumfordernden
Prozesses hin, beispielsweise auf ein Subduralhämatom oder Neoplasma. Diese Patienten leiden jedoch u. U. an einer bilateralen
Karotisstenose oder einem Verschluß ohne
eindeutige Zeichen für eine Lokalisation
oder Lateralisation dieses Prozesses. Die
Druckwerte der A. ophthalmica sind in beiden Augen gleichmäßig erniedrigt, so daß die
Ergebnisse mit den brachialen Blutdruckwerten verglichen werden sollten. Wenn die
ophthalmischen Blutdruckwerte beidseits
– im Vergleich zu den brachialen Blutdruckwerten – ziemlich tief sind, dann sollte an eine
bilaterale Karotiserkrankung gedacht werden.

Bei Patienten mit langsam progredienten
neurologischen Ausfallerscheinungen werden oft Geräusche wahrgenommen, wie sie
weiter oben in diesem Kapitel beschrieben

wurden. Es gibt gelegentlich Patienten, bei
denen eine Stenose oder ein Verschluß im
Bereich der Karotisbifurkation und des Karotissiphons mit einer Erkrankung des vertebro-basilären Systems kombiniert sein können. Dabei kommt es zu einer solchen Vielzahl an hämodynamischen Auswirkungen,
daß eine exakte Interpretation der Bedeutung dieser Geräusche unmöglich ist.

Laborbefunde

Blutbild, Urinanalyse und Liquoruntersuchung fallen gewöhnlich normal aus, es sei
denn, es handle sich um einen massiven
Hemisphäreninfarkt mit Hirnödem. In diesem Fall ist der Liquordruck erhöht. Liegt
beim Patienten zufällig ein hämorrhagischer
Infarkt vor, so wird der Liquor blutig sein.

Röntgenbefunde

Röntgenaufnahmen der Halsregion können
Verkalkungen im Bereich der Karotisbifurkation aufdecken. Die Schädelaufnahmen
zeigen in der Regel keine pathologischen
Befunde. Eine verkalkte Epiphyse wird in der
Mittellinie zur Darstellung gelangen – außer
im Falle eines massiven Infarktes, bei dem es
infolge Hirnödem zu einer Verlagerung der
Hemisphäre auf die Gegenseite kommt. Verkalkungen der Aa. carotides internae in der
Nähe der sella turcica liefern keine Anhaltspunkte in bezug auf die Lokalisation des
Karotisverschlusses und sollten wahrscheinlich nicht beachtet werden.

Elektroenzephalographie

Elektroenzephalographische   Ableitungen,
die bei anfallsweisem Auftreten reversibler
neurologischer Ausfallerscheinungen oder
bei einem Hirninfarkt im Stadium der Entwicklung nach Karotisverschluß gemacht
wurden, können über der beteiligten Hemisphäre langsame Wellen aufweisen. Die elek-

trische Hirnaktivität hat die Tendenz, im Laufe der Zeit sich wieder zu normalisieren.

Echoenzephalographie

Bei Patienten mit einem ausgeprägten unilateralen Hirnödem zeigt sich im Echoenzephalogramm eine Verlagerung von Mittellinienstrukturen von der Seite des Verschlusses weg (Abb. 10.4).

Ultrasonographie

Patienten mit Verschluß der A. carotis interna zeigen in der Regel eine vermehrte Durchblutung der A. temporalis, der A. facialis und der angulären Äste der A. carotis externa, die mit den Endverzweigungen der A. carotis interna anastomosieren. Das Blut fließt rückläufig durch diese Arterien zunächst in die A. ophthalmica und dann in die A. carotis interna. Die Strömungsrichtung kann bestimmt werden, indem ein transkutanes Doppler-Flowmeter verwendet wird und die zugänglichen Äste der A. carotis externa komprimiert werden. Nimmt der Blutdurch-

fluß durch die A. ophthalmica bei Kompression einer dieser Arterien (z. B. der A. temporalis superficialis) ab, dann ist die A. carotis interna verschlossen, und die A. carotis externa stellt die Hauptquelle für die kollaterale Blutversorgung dar.

Liegt nur eine Stenose vor, dann kann der Blutdruck in der A. ophthalmica genügend stark erniedrigt sein, so daß das Blut in der Diastole zu fließen aufhört. Dieser Befund ist mit der Doppler-Ultrasonographie leicht zu diagnostizieren.

Hirnszintigraphie

Diese wertvolle Untersuchungsmethode sollte als Screening bei allen Patienten mit Verdacht auf eine Erkrankung der A. carotis interna zur Anwendung gelangen, und zwar als Hilfe bei der Differentialdiagnose eines intrakraniellen Prozesses, wie z. B. eines Subduralhämatoms oder eines Neoplasmas. Ob in nekrotischen Gebieten oder solchen mit Gefäßneubildungen eine erhöhte Isotopenaufnahme sichtbar sein wird, hängt von der Größe und dem Entwicklungsstadium eines Infarktes ab. Kleine Infarkte können von der

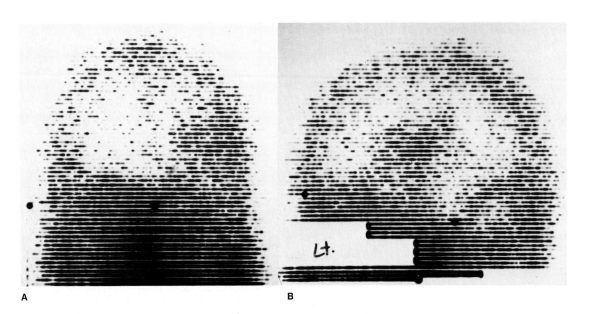

A   **B**

Abb. 10.5 A u. B. Abnorme Anreicherung von ^{99m}Tc im Gebiet eines Hirninfarktes, der durch einen Verschluß der linken A. carotis interna verursacht wurde. *A* Antero-posteriore Aufnahme. *B* Linke Seitenaufnahme

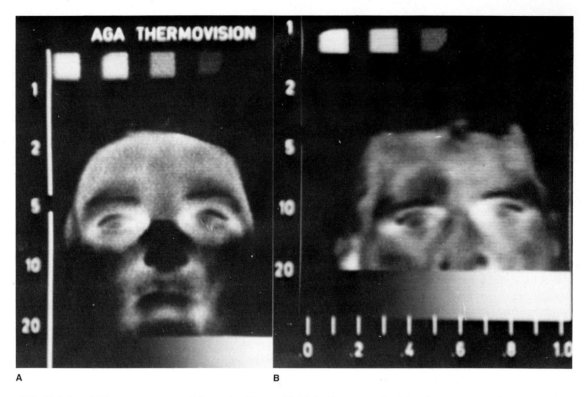

A   **B**

Abb. 10.6 A u. B. Thermogramme. *A* Normales Kontrollbild. B Abnormes Gesichtsthermogramm (kühler Bezirk
über dem rechten Auge). (Mit Genehmigung von Dr. T. D. Capistrant)

Grundaktivität nicht unterschieden werden,
während dies bei größeren in der Regel
möglich ist (Abb. 10–5 A u. B). Diese vermehrte Aufnahme kann monatelang sichtbar
sein. Obwohl Größe, Form und Verteilung
der Radioaktivität bei der Differenzierung
eines Infarktes gegenüber einem Neoplasma
eine gewisse Aussagekraft haben, helfen Serienszintigramme wesentlich weiter.

Isotopenangiographie

Der Bolus eines Radioisotops wie ^{99m}Tc
(Technetium) wird intravenös injiziert und
dessen Verlauf durch die zervikalen und
kranialen Arterien mit einer Gammakamera
aufgenommen. Bei gesunden Personen sollte
das radioaktive Material in den beiden Halskarotiden sowie in den intrakraniellen Aa.
cerebri anteriores et mediae gleichzeitig an-
kommen und diese durchlaufen. Falls die

Karotis verschlossen ist, wird das radioaktive Material im Halsbereich gar nicht vorhanden sein und in der A. cerebri media auf
der Seite des Verschlusses später in Erscheinung treten als auf der durchgängigen Seite.
Bei Verschluß der größeren Schädelarterien
kommt die A. cerebri media nicht zur Darstellung.

Karotiskompressionstest

Diese im Kapitel 8 beschriebene Untersuchung sollte nur bei denjenigen Patienten
durchgeführt werden, die evtl. für eine chirurgische Rekonstruktion in Frage kommen.
Sie ist *kontraindiziert* bei Patienten mit progredienten neurologischen Ausfallerscheinungen oder mit einem in Entwicklung begriffenen Insult bzw. bei Patienten mit einem
alten Hirninfarkt, es sei denn, eine chirurgische Rekonstruktion wird in Betracht gezogen.

Temperaturmessung auf der Stirnhaut

Die Hauttemperatur dient seit vielen Jahren als Index für die kutane und subkutane Durchblutung bei der Erfassung peripherer Gefäßerkrankungen. Neuerdings wird sie zur Beurteilung der aortokranialen Gefäßkrankheit herangezogen und kann sich als wertvolle diagnostische Methode erweisen. Die Haut auf der medialen Seite der supraorbitalen Region wird durch terminale Äste der A. carotis interna versorgt. Bei Patienten mit Verschluß oder Stenose der A. carotis interna wurde beobachtet, daß die Stirntemperatur lokal um 0,5–1° C reduziert sein kann. Gegenwärtig werden mehrere Methoden angewendet, um diese Temperaturverminderung zu messen. Zu diesen methoden gehören auch die Hautthermometrie, die Thermographie und termochrome Farben (Abb. 10.6). Es ist wahrscheinlich, daß mit verfeinerter Technik lokale Temperaturänderungen im Bereich der Stirn und vielleicht sogar in der Okzipitalregion erfaßt werden, die sich bei Patienten mit vertebro-basilärer Arterienerkrankung als wertvolles Hilfsmittel für die Diagnose eines zerebro-vaskulären Syndroms erweisen können.

Aorto-kraniale Angiographie

Obwohl die exakte Lokalisation von Hindernissen im aorto-kranialen Kreislauf gewöhnlich durch die Arteriographie geschieht, sollte diese nur unter folgenden Bedingungen ausgeführt werden:

1. Bei zweifelhafter Diagnose
2. wenn eine chirurgische Rekonstruktion in Erwägung gezogen wird, oder
3. wenn in Ausnahmefällen andere Arterien untersucht werden sollen, beispielsweise bei Rekonstruktion des Aortenbogens.

Eine Angiographie sollte niemals von Personen durchgeführt werden, die im Umgang mit zerebro-vaskulär erkrankten Patienten keine Erfahrung haben; sie sollte auch nur dann unternommen werden, wenn Möglichkeiten für eine sofortige rekonstruktive Gefäßchirurgie vorhanden sind (vgl. Kap. 17). Für eine detaillierte Auswertung sind zusätzlich zur Darstellung des Aortenbogens und der Abgangsstellen aorto-kranialer Arterien selektive Injektionen der Halsarterien erforderlich (Abb. 10.7).

Differentialdiagnose

Drei wichtige Möglichkeiten müssen in Betracht gezogen werden: 1. Obwohl der Patient Symptome und Befunde aufweist, die auf ein Karotissyndrom verdächtig sind, kann er an einem intrakraniellen raumfordernden Prozeß leiden, der mit diesen Symptomen nicht in Beziehung steht, beispielsweise an einem Abszeß, einem Tumor oder einem subduralen Hämatom. 2. Die störende Läsion liegt in einem der intrakraniellen Karotisäste, z. B. in der A. cerebri media. 3. Gleichzeitig mit der Störung in einer A. carotis liegt eine Erkrankung einer anderen extra- oder intrakraniellen Arterie vor, z. B. eine solche der kontralateralen A. carotis oder des vertebro-basilären Systems.

1. Laboruntersuchungen, insbesondere die Hirnszintigraphie, sind für den Ausschluß eines möglichen Hirntumors von außerordentlich großer Hilfe. Das Vorhandensein eines Geräusches der Karotisbifurkation gilt als wichtiger Hinweis auf die Diagnose einer Gefäßerkrankung. In einigen Fällen jedoch muß eine Karotisangiographie durchgeführt werden, um ein intrakranielles Neoplasma auszuschließen. Bei Verschluß der A. carotis im Halsbereich werden die intrakraniellen Arterien nicht dargestellt; in diesem Fall wird z. B. eine CAT (computerisierte axiale Schädeltomographie) meist eine definitive Diagnosestellung erlauben.
2. Ein Geräusch über der Karotisbifurkation zusammen mit einer Druckerniedrigung in der A. ophthalmica ermöglicht praktisch die Diagnose einer Obstruktion im extrakraniellen Abschnitt der A. carotis. Wenn die extrakraniellen Arterien nur stenosiert und nicht

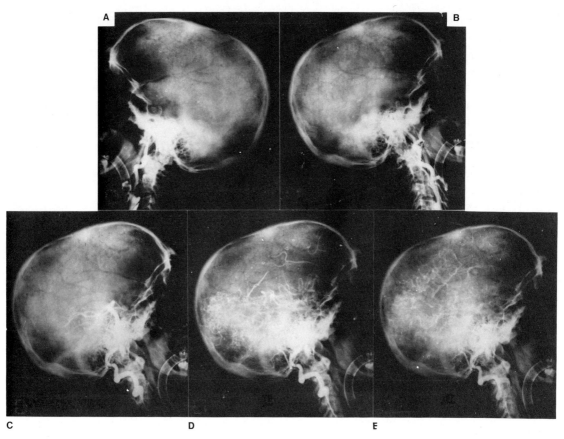

Abb. 10.7. Angiogramme des aorto-kranialen Kreislaufs bei einem Patienten mit Abnahme der geistigen Fähigkeiten; sie zeigen einen Verschluß beider Aa. carotides internae unmittelbar distal von ihren Abgangsstellen A, B. In C, D, E zeigt sich, daß der größte Teil des Hirnkreislaufs aus dem vertebro-basilären System versorgt wird. (Nachdruck aus J. F. Toole: Interarterial shunts in the cerebral circulation. Circulation 33, (März 1966), mit freundlicher Genehmigung der American Heart Association, Inc.)

verschlossen sind, kann eine Druckabnahme in den ophthalmischen Arterien von zweifelhafter Bedeutung und ein Geräusch der einzige positive Befund sein. Sind die Druckwerte in den ophthalmischen Arterien nicht vermindert, so bestehen folgende Möglichkeiten: Die Karotisläsion ist so alt, daß sich ein Kollateralkreislauf entwickelt hat, oder die Läsion liegt distal von der Abgangsstelle der A. ophthalmica – vielleicht sogar in der A. cerebri media selbst. Ein sensibler Halbseitenausfall soll angeblich bei Verschluß der A. cerebri media oder einer ihrer Äste häufiger vorkommen, weil hier die Möglichkeit einer kollateralen Blutversorgung weniger groß als bei Verschluß der A. carotis im Halsbereich ist.

3. Die Obstruktion einer der beiden Karotiden im Halsbereich und eine solche im vertebro-basilären System verursachen Symptome, die zum Teil von den kollateralen Verbindungen der beiden Karotiden untereinander durch den Circulus arteriosus cerebri (Willisii) abhängen; aus diesem Grunde ist die Lokalisation eines Prozesses oft recht schwierig. In zahlreichen Fällen von Arteriosklerose nimmt eine Stenose der Karotis im Bereich des Karotissinus so langsam zu, daß genügend Zeit für die Entwicklung eines Kollateralkreislaufs bleibt, bevor es schließlich zu einem vollständigen Verschluß der A. carotis kommt. Diese Patienten weisen so lange keine Symptome auf, bis die A. carotis oder das vertebro-basiläre System

der Gegenseite ebenfalls vom Krankheitsprozeß erfaßt werden. Zu diesem Zeitpunkt kann es dann zu einer katastrophalen bilateralen Hirnschädigung oder zu einem zerebralen Ereignis der kontralateralen Hemisphäre kommen. Es ist unter Umständen nicht möglich, klinisch zu bestimmen, welche Arterie schließlich den entscheidenden Insult auslöste, da beide Karotiden sowie eine oder mehrere der vertebro-basilären Arterien verschlossen sein können.

Therapie

Rezidivierende reversible neurologische Ausfallerscheinungen

Patienten mit solchen Ereignissen stellen größte diagnostische und therapeutische Anforderungen. Falls eine richtige Diagnose gestellt und mit einer geeigneten Therapie begonnen werden kann, noch bevor es zu einer bleibenden Schädigung einer oder beider Hirnhemisphären gekommen ist, können manchmal verheerende neurologische Ausfallerscheinungen vermieden werden. Ist die Diagnose einer extrakraniellen Gefäßerkrankung einmal gestellt, so kann sich der Arzt für eines der drei folgenden Procedere entscheiden:

1. Anwendung allgemein unterstützender Maßnahmen, während die neurovaskuläre Krankheit ihren freien Verlauf nehmen kann.
2. Verordnung einer Langzeittherapie mit Antikoagulantien.
3. Erwägung einer chirurgischen Rekonstruktion.

Da eine solche Wahl von den individuellen Gegebenheiten im Einzelfalle abhängt, können nur wenige allgemeine Grundsätze aufgestellt werden. Man geht jedoch wohl nicht fehl mit der Behauptung, daß alte geschwächte Patienten, bei denen Symptome einer Karotiserkrankung nur Teil eines allgemeinen Alterungsprozesses darstellen, weder für eine Therapie mit Antikoagulantien noch für eine Operation in Betracht gezogen werden sollten. Andererseits sollten Personen in gutem Allgemeinzustand den Nutzen einer vollständigen neurovaskulären Untersuchung in Anspruch nehmen dürfen.

Zunächst muß man sich vergewissern, daß die Symptome des Patienten nicht durch allgemeine Erkrankungen wie Arteriitis, Anämie oder Polyzythämie bedingt sind. Handelt es sich offensichtlich um einen atheromatösen Prozeß, und soll die Möglichkeit eines chirurgischen Eingriffs in Erwägung gezogen werden, so ist ein Karotiskompressionstest nicht von der Hand zu weisen um festzustellen, wie hoch die zerebro-vaskuläre Reserve in jeder der beiden Karotiden ist. Sofern bei Kompression sowohl der einen als auch der anderen A. carotis keine Insuffizienzerscheinungen auftreten, darf mit einiger Sicherheit angenommen werden, daß es sich bei den vorliegenden Symptomen nicht nur um die Folge einer verminderten Karotisdurchblutung handelt. Diese können vielmehr durch irgend einen anderen aufgepfropften Triggermechanismus bedingt sein, wobei Mikroembolien und der anfallsweise Blutdruckabfall zwei Möglichkeiten darstellen. Wenn sich andererseits bei vorübergehender Obstruktion einer der beiden Arterien während des Karotiskompressionstests Symptome entwickeln, so darf eine Arterienrekonstruktion erwogen werden, um die zerebro-vaskuläre Reserve des Patienten zu erhöhen. Unter diesen Umständen wird die aorto-kraniale Arteriographie empfohlen.

Beide Karotiden und die vertebro-basilären Arterien sollten von ihren Abgangsstellen aus dem Aortenbogen bis zu ihren intrakraniellen Aufzweigungen dargestellt werden. Der Untersucher muß sein besonderes Augenmerk auf den Bereich der Karotisbifurkation richten und nach Pulsationen suchen, die als Ausgangspunkte für Embolien in Frage kommen (Abb. 10.8). Bestehen irgendwelche Zweifel bezüglich der Ursache, so müssen die intrakraniellen Äste im Detail dargestellt werden, indem ein Katheter in die Ostien der zervikalen Arterien eingeführt und Kontrastmittel durch diesen injiziert wird. Eine andere Methode ist die direkte Arterienpunktion.

Progrediente neurologische Ausfallerscheinungen

Eine Operation ist bei Patienten mit einem in Entwicklung begriffenen Hirninfarkt nicht nur nutzlos, sondern gefährlich. Selbst wenn die Arterie mit Erfolg wiedereröffnet werden kann, so wird doch keine Besserung erzielt; zuweilen kann sogar durch Wiederherstellung des hohen Blutdrucks in der A. carotis ein anämischer Infarkt in einen hämorrhagischen verwandelt werden. Solche Hämorrhagien breiten sich manchmal rasch aus und führen zu einer Hirndrucksteigerung.

Bei dieser Patientengruppe besteht das Procedere meist in der Verabreichung von Antikoagulantien in dem Bemühen, der Ausbreitung eines Thrombus oder einer davon ausgehenden Embolisation zuvorzukommen. Im Entwicklungsstadium neurologischer Ausfallerscheinungen verabreichte Antikoagulantien können die Ausdehnung eines thrombotischen Prozesses aus der A. carotis in die intrakraniellen Äste unter Umständen verhindern. Ob Antikoagulantien als Langzeittherapie verabreicht werden sollen, hängt von vielen Faktoren ab, die in Kapitel 16 besprochen werden.

Stabilisierte neurologische Ausfallerscheinungen

Bei Patienten mit einem Hirninfarkt infolge eines alten Karotisverschlusses sind sowohl der chirurgische Eingriff als auch Antikoagulantien sinnlos. Es kommt jedoch vor, daß bei diesen Patienten zusätzlich reversible neurologische Ausfallerscheinungen aufzutreten beginnen, die auf eine Beteiligung der anderen A. carotis oder des vertebro-basilären Systems zurückzuführen sind. In diesem Fall sollte eine der oben erwähnten therapeutischen Maßnahmen in Betracht gezogen werden.

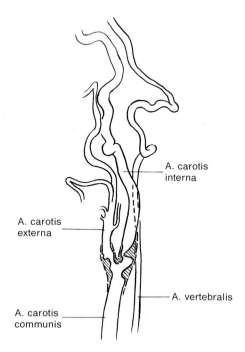

Abb. 10.8. Ulzerierte Plaque in der A. carotis interna. (Mit freundlicher Genehmigung durch Dr. F. Farell, Department of Radiology, Bowman Gray School of Medicine)

Literatur

Allgemeines

Daly, D., Svien, H. J., Yoss, R. E.: Intermittent cerebral symptoms with meningiomas. Arch. Neurol. *5*, 287 (1961)

Dorndorf, W., Gänshirt, H.: Klinik der arteriellen zerebralen Gefäßverschlüsse. In: Der Hirnkreislauf (Hrsg. Gänshirt, H.) Stuttgart: Thieme 1972

Gunning, A. J., Pickering, G. W., Robb-Smith, A. H. T., Russell, R. R.: Mural thrombosis of the internal carotid artery and subsequent embolism. Quart. J. Med. *33*, 155 (1964)

Herrschaft, H. (Hrsg.) unter Mitwirkung von Hebrank, H. Mit Beiträgen von Breddin K. et al. Diagnostik und Therapie der zerebralen Gefäßverschlüsse. Ausgewählte Vorträge und Diskussionen des Internationalen Symposiums in Frankfurt a. M. 1969. Stuttgart: Thieme 1971

Vogt, U.: Zur Bedeutung obturierender Prozesse in zuführenden Hinrgefäßen. Stuttgart: Thieme 1973

Kindheit

Bickerstaff, E. R.: Aetiology of acute hemiplegia in childhood. Brit. Med. J. *2*, 82 (1964)

Dyken, M.: Angiographic study of the middle cerebral artery in chronic infantile hemiplegia. J. Neurol. Neurosurg. Psychiat. *27*, 326 (1964)

Wisoff, H. S., Rothballer, A. B.: Cerebral arterial thrombosis in apparently healthy children. Arch. Neurol. *4*, 213 (1961)

Abknickungen und Windungen

Derrick, J. R., Kirksey, T. D., Estess, M., Williams, D.: Kinking of the carotid arteries: Clinical considerations. Am. Surgeon. *32*, 503 (1966)

Najafi, H., Dye, W. S., Hunter, J. A., Julian, O. C.: Kinked internal carotid artery: Clinical evaluation and surgical correction. Arch. Surg. *89*, 134 (1964)

Saggau, W., Laubach, K., Schaffelder, G.: Die Verlaufsanomalie der Arteria carotis interna (Operationsindikation, Technik und Ergebnisse). Thoraxchir. Vask. Chir. *22*, 94 (1974)

Ätiologie

Andersen, P. E.: Fibromuscular hyperplasia of the carotid arteries. Acta radiol. (diagn.). *10*, 90 (1970)

Fischer, H., Masel, H., Steiner, R.: Zerebraler Insult am Steuer oder posttraumatische Karotisthrombose? Z. Rechtsmed. *76*, 73 (1975)

Hunt, T. K., Blaisdell, F. W., Okimoto, J.: Vascular injuries of the base of the neck. Arch. Surg. *98*, 586 (1969)

Krankenhagen, B., Köhler, G. K.: Hirndurchblutungsstörungen bei jungen Frauen nach Einnahme von Ovulationshemmern? Dtsch. med. Wschr. *96*, 416 (1971)

Mandel, M. M., Strimel, W. H., Jr.: Bilateral carotid artery occlusion in a young adult. Clinicopathological report of a case associated with oral contraceptives. J.A.M.A. *208*, 145 (1969)

Mandelbaum, I., Kalsbeck, J. E.: Extrinsic compression of internal carotid artery. Ann. Surg. *171*, 434 (1970)

Mastaglia, F. L., Savas, S., Kakulas, B. A.: Intracranial thrombosis of the internal carotid artery after closed head injury. J. Neurol. Neurosurg. Psychiat. *32*, 383 (1969)

Matthew, N. T., Abraham, J., Taori, G. M., Iyer, G. V.: Internal carotid artery occlusion in cavernous sinus thrombosis. Arch. Neurol. *24*, 11 (1971)

Polin, S. G.: Carotid artery fibromuscular hyperplasia: Three cases and review of the literature. Am. Surgeon. *35*, 501 (1969)

Reisner, H., Reisner, T.: Über traumatisch bedingte zerebrale Gefäßthrombosen. Wien. Klin. Wschr. *88*, 158 (1976)

Smith, K. R., Jr., Nelson, J. S., Dooley, J. M., Jr.: Bilateral "hypoplasia" of the internal carotid arteries. Neurology. *18*, 1149 (1969)

Pathogenese

Fischer, H., Masel, H., Steiner, R.: Zerebraler Insult am Steuer oder posttraumatische Karotisthrombose? Z. Rechtsmed. *76*, 73 (1975)

Gottstein, U.: Pathogenese und Risikofaktoren der zerebralen Ischämie. Aktuel. Neurol. *4*, 65 (1977)

Landolt, A. M., Millikan, C. H.: Pathogenesis of cerebral infarction secondary to mechanical carotid artery occlusion. Stroke. *1*, 52 (1970)

Pathologische und anatomische Befunde

Castaigne, P., Lhermitte, F., Gautier, J.-C., Escourolle, R., Derouesné, C.: Internal carotid artery occlusion. A study of 61 instances in 50 patients with postmortem data. Brain. *93*, 231 (1970)

Fieschi, C., Bozzao, L.: Transient embolic occlusion of the middle cerebral and internal carotid arteries in cerebral apoplexy. J. Neurol. Neurosurg. Psychiat. *32*, 236 (1969)

Haferkamp, G., Regli, F.: Das Krankheitsbild des doppelseitigen Carotisverschlusses: Eine Analyse von 10 Fällen. Z. Neurol. *206*, 103 (1974)

Pathophysiologie

Barnett, H. J. M., Wortzman, G., Gladstone, R. M., Lougheed, W. W.: Diversion and reversal of cerebral blood flow. External carotid artery "steal." Neurology. *20*, 1 (1970)

Davies, E. R., Sutton, D.: Pseudo-occlusion of the internal carotid artery in raised intracranial pressure. Clin. Radiol. *18*, 245 (1967)

Eklöf, B., Schwartz, S. I.: Effects of critical stenosis of the carotid artery and compromised cephalic blood flow. Arch. Surg. *99*, 695 (1969)

Heidrich, H.: Zerebrale Durchblutungsstörungen durch extrakranielle Gefäßstenosen und Verschlüsse. Therapiewoche *26*, 7715 (1976)

Lhermitte, F., Gautier, J.-C., Derouesné, C.: Anatomopathologie et physiopathologie des sténoses carotidiennes. Rev. neurol. *115*, 641 (1966)

Mörl, H.: Zerebrale Durchblutungsstörungen durch extrakranielle Gefäßverschlüsse. Dtsch. Ärztebl. *74*, 871–877 (1977)

Soyka, D.: Prozesse der extrakraniellen arteriellen Strombahn als Ursache von Hirndurchblutungsstörungen. Fortschr. Neurol. Psychiat. *40*, 229 (1972)

Stern, W. E.: Circulatory adequacy attendant upon carotid artery occlusion. Arch. Neurol. *21*, 455 (1969)

Klinische Besonderheiten

Barolin, G. S.: Zerebrovaskulär-bedingte Epilepsien Fortschr. Med. *96*, 212 (1978)

Clar, H. E., Grote, W.: Schlaganfall im Kindesalter. Chir. Praxis. *16*, 527 (1972)

Crompton, M. R.: Renal emboli in stenosis of the internal carotid artery. Lancet. *1*, 886 (1963)

Dorndorf, W., Gänshirt, H.: Klinik der arteriellen zerebralen Gefäßverschlüsse. In: Der Hirnkreislauf. (Hrsg. Gänshirt H.) Stuttgart: Thieme 1972

Ford, F. R.: The carotid pain syndrome: Report of two cases which suggest that, in some instances, migraine is responsible. Bull. Johns Hopkins Hosp. *114*, 266 (1964)

Haferkamp, G., Regli, F.: Das Krankheitsbild des doppelseitigen Carotisverschlusses: Eine Analyse von 10 Fällen. Z. Neurol. *206*, 103 (1974)

Heberer, G., Eisenhardt, H. J., Giessler, R.: Die zerebrovaskuläre Insuffizienz bei chronischen supraaortalen Stenosen und Verschlüssen. Dtsch. med. Wschr. *97*, 589 (1972)

Hollenhorst, R. W.: The ocular manifestations of internal carotid arterial thrombosis. Med. Clin. N. Am. *44*, 897 (1960)

O'Doherty, D. S., and Green, J. B.: Diagnostic value of Horner's syndrome in thrombosis of the carotid artery. Neurology. *8*, 842 (1958)

Roseman, D. M.: Carotidynia. A distinct syndrome. Arch. Otolaryngol. *85*, 81 (1967)

Sindermann, F., Bechinger, D., Dichgans, J.: Occlusions of the internal carotid artery compared with those of the middle cerebral artery. Brain. *93*, 199 (1970)

Sindermann, F., Dichgans, J., Bergleiter, R.: Occlusion of the middle cerebral artery and its branches: Angiographic and clinical correlates. Brain. *92*, 607 (1969)

Stücker, F. J.: Die zerebrovasculäre Insuffizienz bei chronischen supraaortalen Stenosen und Verschlüssen. Dtsch. med. Wschr. *97*, 589 (1972)

Trotsenburg, L. V., Vinken, P. J.: Fatal cerebral infarction simulating an acute expanding lesion. J. Neurol. Neurosurg. Psychiat. *29*, 241 (1966)

Untersuchung des Patienten

Bobath, Berta: Die Hemiplegie Erwachsener. Befundaufnahme, Beurteilung und Behandlung. Stuttgart: Thieme 1973

Fisher, C. M.: Facial pulses in internal carotid artery occlusion. Neurology. *20*, 476 (1970)

Hørven, I. H., Nornes, H., Tønjum. A.: Ophthalmological approaches to the diagnosis of carotid occlusive disease. Acta neurol. scand. *47*, 272 (1971)

Zeigler, D. K., Zileli, T., Dick, A.: Correlation of bruits over the carotid artery with angiographically demonstrated lesions. Neurology. *20*, 374 (1970)

Rezidivierende reversible neurologische Ausfallerscheinungen
(*transitorische ischämische Attacken*)

Baker, R. N., Ramseyer, J. C., Schwartz, W. S.: Prognosis in patients with transient cerebral ischemic attacks. Neurology. *18*, 1157 (1968)

Langsam progrediente neurologische Ausfallerscheinungen

Clarke, E., Harris, P.: Thrombosis of the internal carotid artery simulating an intracranial space-occupying lesion. Lancet. *1*, 1085 (1958)

Laborbefunde

Echoenzephalographie

Kristensen, J. K., Eiken, M., von Wowern, F.: Ultrasonic diagnosis of carotid artery disease. J. Neurosurg. *35*, 40 (1971)

McKinney, W. M.: Echoenecephalography. In: Special Techniques for Neurologic Diagnosis (Contemporary Neurology Series. 3), (ed. Toole, J. F.) pp. 195–210. Philadelphia: F. A. Davis 1969

Hirnszintigramm und Thermometrie

Bekier, A.: Asymmetrische Hirndurchblutung im Alter? Nucl. Med. (Stuttg.) *15*, 217 (1976)

Conrad, M. C., Toole, J. F., Janeway, R.: Thermistor recording of forehead skin temperature as an index of carotid artery disease. Circulation. *39*, 126 (1969)

Deisenhammer, E.: Statische Hirnszinitgraphie. Öst. Ärzteztg. *31*, 533 (1976)

Haller, P., Kuhl, A., Anna, O.: Berührungsfreie Hauttemperaturmessung am Beispiel zerebraler Ischämien und Sympathikuläsionen. Klinische und technische Erprobung von Ultrakust-Temperaturmeßgeräte „Thermophil M 202". Münch. Med. Wschr. *119*, 1463 (1977)

Price, T. R., Heck, A. F.: Correlation of thermography and angiography in carotid arterial disease: Thermographic measurement as a screening technique. Neurology. *20*, 398 (1970)

Aorto-kraniale Angiographie

Bradac, G. B., Simon, R. S.: Bericht über die routinemäßige Anwendung der Kathetertechnik in der zerebralen Angiographie (965 Untersuchungen). Fortschr. Geb. Röntgenstr. Nucklearmed. *125*, 66 (1976)

Huber, P.: Diagnostische Methoden bei Hirnarterienverschlüssen. Verh. dtsch. Ges. Inn. Med. *78*, 409 (1972)

Hugh, A. E., Fox, J. A.: The precise localisation of atheroma and its association with stais at the origin of the internal carotid – a radiographic investigations. Brit. J. Radiol. *43*, 377 (1970)

Krayenbühl, H., Yasargil, M. G.: Verschluß der Arteria cerebralis media: Ergebnisse der klinischen und katamnestischen Untersuchungen. Schweiz. Arch. Neurol. Neurochir. Psychiat. *94*, 287 (1964)

Krayenbühl, H., Huber, P.: Die zerebrale Angiographie. 3. Aufl. Stuttgart: Thieme 1979

Maddison, F. E., Moore, W. S.: Ulcerated atheroma of the carotid artery: Ateriographic appearance. Am. J. Roentgenol. *107*, 530 (1969)

Najafi, H., Cagle, J. E., Javid, H., Julian, C. C.: Bilateral carotid arteriography; its adequacy in cerebrovascular insufficiency evaluation. Arch. Surg. *98*, 53 (1969)

Remmers, V.: Gefahren und Komplikationen bei Angiographien der Hirngefäße. Med. Welt. *27*, 650 (1976)

Saggau, W., Laubach, K., Schaffelder, G.: Die Verlaufsanomalie der Arteria carotis interna (Operationsindikation, Technik und Ergebnisse). Thoraxchir. Vask. Chir. *22*, 94 (1974)

Differentialdiagnose

Lhermitte, F., Gautier, J.-C., Derouesné, C., Guiraud, B.: Ischemic accidents in the middle cerebral artery territory. A study of the causes of 122 cases. Arch. Neurol. *19*, 248 (1968)

Klinischer Verlauf

Bradshaw, P., Casey, E.: Outcome of medically treated stroke associated with stenosis or occlusion of the internal carotid artery. Brit. Med. J. *1*, 201 (1967)

Heidrich, H.: Zerebrale Durchblutungsstörungen durch extrakranielle Gefäßstenosen und Verschlüsse.. Therapiewoche *26*, 7715 (1976)

Javid, H., Ostermiller, W. E., Jr., Hengesh, J. W., Dye, W. S., Hunter, J. A., Najafi, H., Julian, O. C.: Natural history of carotid bifurcation atheroma. Surgery. *67*, 80 (1970)

Knüpling, R., Schliack, H.: Epileptische Anfälle bei cerebralen Durchblutungsstörungen. Z. Neurol. *201*, 196 (1972)

Krayenbühl, H., Yasargil, M. G.: Verschluß der Arteria cerebralis media: Ergebnisse der klinischen und katamnestischen Untersuchungen. Schweiz. Arch. Neurol. Neurochir. Psychiat. *94*, 287 (1964)

Marshall, J.: The management of occlusion and stenosis of the internal carotid artery. Neurology. *16*, 1087 (1966)

Marshall, J., Meadows, S.: The natural history of amaurosis fugax. Brain. *91*, 419, (1968)

Zusätzliche Angaben

Auer, L., Argyropoulos, G., Clarici, G.: Neurochirurgische Behandlung bei zerebro-vaskulärer Insuffizienz. Wien. Med. Wschr. *127*, 253 (1977)

Capistrant, T. D., Gumnit, R. J.: Thermography and extracranial cerebrovascular disease. Preliminary report of a new provocative technique. Arch. Neurol. *22*, 499 (1970)

Clark, O. H., Moore, W. S., Hall, A. D.: Radiographically occluded, anatomically patent carotid arteries. Arch. Surg. *102*, 604 (1971)

Gado, M., Marshall, J.: Clinico-radiological study of collateral circulation after internal carotid and middle cerebral occlusion. J. Neurol. Neurosurg. Psychiat. *34*, 163 (1971)

Gomensoro, J. B., Maslenikov, V., Azambuja, N., Fields. W. S., Lemak, N. S.: Joint study of extracranial arterial occlusion. VIII. Clinical-radiographic correlation of carotid bifurcation lesions in 177 patients with transient cerebral ischemic attacks. J.A.M.A. *224*, 985 (1973)

Gurdjian, E. S., Audet, B., Sibayan, R. W., Thomas, L. M.: Spasm of the extracranial internal carotid artery resulting from blunt trauma demonstrated by angiography. J. Neurosurg. *35*, 742 (1971)

Hager, H.: Ophthalmodynamographie in der Diagnostik von Stenosen und Verschlüssen der Karotiden. In: Der Hirnkreislauf, (Hrsg. Gänshirt, H.) Stuttgart: Thieme 1972

Javid, H., Ostermiller, W. E., Hengesh, J. W., Dye, W. S., Hunter, J. A., Najafi, H., Julian, O. C.: Carotid endarterectomy for asymptomatic patients. Arch. Surg. *102*, 389 (1971)

Keller, H., Baumgartner, G., Regli, F.: Carotisstenosen und -okklusionen. Diagnose durch perkutane Ultraschall-Doppler-Sonographie an der A. supraorbitalis oder A. supratrochlearis. Dtsch. med. Wschr. *98*, 1691 (1973)

Keller, H., Baumgartner, G.: Doppler-Ultraschallsonographie: eine nicht-belastende Untersuchungsmethode zur Diagnose und Therapiekontrolle von Kartisstenosen. Schweiz. med. Wschr. *104*, 1281 (1974)

Kurtzke, J. F.: Epidemiology of cerebrovascular disease. Berlin: Springer 1969

Lippman, H. H., Sundt, T. M., Holman, C. B.: The poststenotic carotid slim sign: Spurious internal carotid hypoplasia. Mayo Clinic Proc. *45*, 762 (1970)

Marshall, J., Wilkinson, I. M. S.: The prognosis of carotid transient ischaemic attacks in patients with normal angiograms. Brain. *94*, 395 (1971)

Müller, H. R.: Der Beitrag der Echoenzephalographie und der Ultraschall-Doppler-Technik zur Differentialdiagnose des zerebrovaskulären Insultes. Praxis. *62*, 128 (1973)

Müller, H. R.: Direktionelle Doppler-Sonographie der Arteria frontalis medialis. Z. EEG-EMG *2*, 24 (1974)

Najafi, H., Javid, H., Dye, W. S., Hunter, J. A., Wideman, F. E., Julian, O. C.: Emergency carotid thromboendarterectomy. Surgical indications and results. Arch. Surg. *103*, 610 (1971)

Sarkari, N. B., Holmes, J. M., Bickerstaff, E. R.: Neurological manifestations associated with internal carotid loops and kinks in children. J. Neurol. Neurosurg. Psychiat. *33*, 194 (1970)

von Reutern, G. M., Voigt, K., Ortega-Suhrkamp, E.: Dopplersonographische Befunde bei intrakraniellen vaskulären Störungen. Differentialdiagnose zu Obliterationen der extrakraniellen Hirnarterien. Arch. Psychiat. Nervenkr. *223*, 181 (1977)

Vertebro-basiläres Verschlußsyndrom

„Die vollkommene Wahrheit gibt es nur selten."

Hippokrates

In der medizinischen Literatur des späten 19. Jahrhunderts sind vereinzelt Fälle beschrieben, in denen bei Autopsie eine Thrombose der A. basilaris gefunden wurde. Erst als 1946 Kubik und Adams ihre klassische Arbeit über die Folgen eines Verschlusses dieser Arterie publizierten, wurde das Syndrom als solches bekannt und die Diagnose am Lebenden gestellt. Das Bild der vertebro-basilären Insuffizienz wurde sogar erst in jüngerer Zeit beschrieben.

Daß die bei Erkrankung des vertebro-basilären Systems auftretenden Syndrome erst so spät erkannt wurden, mag bis zu einem gewissen Grade dadurch erklärt werden, daß der zervikale Abschnitt der Vertebralarterien so unzugänglich ist. Kliniker und Pathologen hatten bis dahin versucht, für die leichter zugänglichen intrakraniellen Äste klinisch-pathologische Korrelationen herzustellen. Die intrakraniellen Äste der Vertebral- und Basilararterien wurden genauestens erforscht und für jeden einzelnen ein Syndrom beschrieben. Dies veranlaßte einen Zyniker zu der Bemerkung, daß für einen Neurologen der erste Schritt zum Ruhm darin bestünde, daß ein Hirnstammsyndrom nach ihm benannt würde.

Der Begriff der zerebro-vaskulären Insuffizienz – genauer gesagt, der Karotis- und vertebro-basilären Insuffizienz – hat die neurologische Terminologie wesentlich vereinfacht. Wir wagen mit einiger Sicherheit vorauszusagen, daß die mit Eigennamen behafteten Syndrome vaskulärer Hirnstammerkrankungen, die den Medizinstudenten ein Greuel waren, bald in Vergessenheit geraten werden.

Ätiologie und Pathogenese

Trauma

Eine durch Hyperextension oder plötzliche Drehbewegungen des Halses ausgelöste Verletzung der Vertebralarterien kann verheerende Hirnstammerkrankungen zur Folge haben. Die häufigsten Ursachen eines solchen Traumas sind offenbar die Hyperextensions- oder „Peitschenhiebverletzungen" des Halses, übereifrige chiropraktische Manipulationen, bei denen der Kopf gewaltsam gedreht wird und zurückschnellt, sowie ungewöhnliche Unfälle, die sich gelegentlich bei sportlichen Aktivitäten wie Fußball und Schwimmen ereignen. Eine seltenere Ursache ist die Hyperextension des Kopfes bei Zahnextraktion oder bei Intubation während einer Vollnarkose.

Wird die A. vertebralis in ihrem mittleren Abschnitt zur Durchführung einer Arterio-

graphie punktiert, so kommt es gelegentlich zu neurologischen Ausfallerscheinungen.
Dieses Verfahren ist dafür bekannt, daß es zu
einer subintimalen Dissektion und so zu
einem akuten Verschluß des Gefäßes führen
kann; ferner wird unter Umständen ein
Vasospasmus ausgelöst, der eine zerebro-
vaskuläre Insuffizienz zur Folge hat.

Arteriosklerose

Arteriosklerotische Plaques in der A. vertebralis können Ausgangspunkt für die Bildung eines Thrombus sein, der das Gefäß
akut verschließen oder sich als Embolus
loslösen und in die intrakraniellen Äste der
Arterie aufsteigen kann. Da die A. vertebralis
ein kleineres Kaliber als die A. basilaris
aufweist, ist jeder in der A. vertebralis entstandene Embolus in der Lage, durch die A.
basilaris zu wandern und in ihrem rostralen

OSTEOCHONDROSE UND ARTERIOSKLEROSE

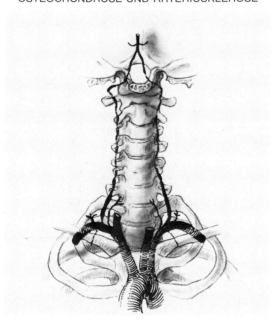

Abb. 11.1. Verlauf der Vertebralarterien in der Halswirbelsäule, wo sie durch osteochondrotische Randzacken
behindert werden können. In Kombination mit arteriosklerotischen Plaques in den Arterien können diese
Zacken eine vertebro-basiläre Arterieninsuffizienz hervorrufen

Ende oder einem ihrer Äste stecken zu
bleiben.

Spondylarthrose

Die Osteochondrose der Halswirbelsäule
(Abb. 11.1) kann manchmal beim vertebro-
basilären Syndrom eine wichtige Rolle spielen. Stoßen osteochondrotische, in den Wirbelkanal eindringende Sporne auf eine der
Vertebralarterien oder engen deren Verlauf
ein, so können Bewegungen der einzelnen
Wirbel gegeneinander die Arterie komprimieren. Meistens wird die Minderdurchblu-
tung einer A. vertebralis durch eine Mehrdurchblutung der anderen Vertebralis kom-
pensiert. Ist ein Gefäß hypoplastisch, stenosiert oder durch Arteriosklerose verschlossen, dann kommt es unter Umständen nicht
zu dieser Kompensation und es kann durch
Kopfbewegung eine vaskuläre Insuffizienz
hervorgerufen werden.

Knöcherne Anomalien

Weitere mögliche aetiologische Faktoren
sind kongenitale Anomalien der Halswirbelsäule wie z. B. das Klippel-Feil-Syndrom und
die basiläre Impression, wobei jede dieser
beiden Anomalien zusammen mit einer solchen der Vertebralarterien selber auftreten
kann. Wichtiger jedoch sind knöcherne De-
formitäten, welche die normale Beweglich-
keit der Vertebralarterien innerhalb der
Foramina einschränken und bei Bewegung
des Kopfes gegenüber dem Hals Zeichen
vaskulärer Insuffizienz hervorrufen können.

Halsrippe und Bänder aus fibrösem Bindegewebe

Beim Ausstrecken eines Armes kann die
Vertebralarterie durch eine Halsrippe nach
vorn verlagert, verdreht und bei manchen
Patienten in der Nähe ihrer Abgangsstelle
vorübergehend verschlossen werden. Fibrö-

se Bänder, die von einer solchen Halsrippe oder auch von einer normalen Rippe ausgehen und zum Wirbel ziehen, drücken gelegentlich auf die Arterie und verschließen diese, wenn Kopf, Hals und Arm in einer bestimmten Position zueinander stehen. Auch eine Seitwärtsdrehung des Kopfes führt manchmal zu einem vorübergehenden Arterienverschluß, indem Muskelansätze des M. longus colli und des M. scalenus anterior auf Höhe von C6 diese verschließen.

Knickungen und Schleifenbildungen

Manchmal entsteht bei kongenitalen Anomalien oder bei Arteriosklerose eine ungewöhnlich lange Vertebralarterie, so daß Knickungen oder rechtwinklige Abbiegungen entstehen, wenn sich Arm und Hals in ihrer Lage zueinander ändern. Diese Knickungen können den Blutdurchfluß durch die Arterien behindern (Abb. 11.2).

Pathophysiologie

Normalerweise ist der Vertebralisdurchmesser etwa halb so groß wie derjenige der A. carotis interna. Die beiden Karotiden haben meistens das gleiche Kaliber, während eine Vertebralarterie oft viel dünner als die andere und manchmal offensichtlich nicht in der Lage ist, dem Gehirn eine genügend große Blutmenge zuzuführen. Bei den meisten Patienten mit einem solchen Gefäßmuster ist die Vertebralarterie der Gegenseite ungewöhnlich weit, so daß sich die Gesamtblutmenge, welche durch die A. basilaris fließt, nicht verändert.

In anderen Fällen wiederum verbinden sich die beiden normal großen Vertebralarterien nicht in üblicher Weise miteinander. Dabei findet eine A. vertebralis ihre Fortsetzung als A. basilaris und die andere als A. cerebellaris posterior inferior. Unter bestimmten Umständen können solche Anomalien eine wichtige Rolle spielen, indem sie

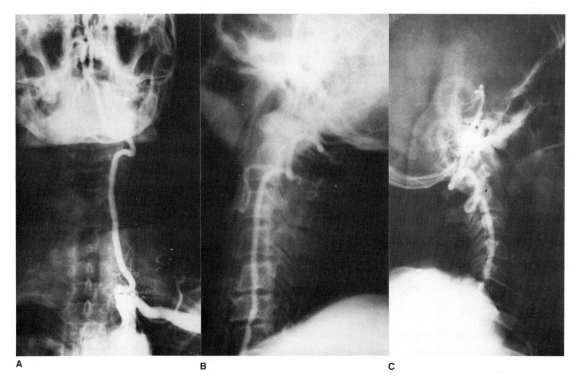

A   B   C

Abb. 11.2. Vertebralisangiogramme mit Darstellung *A* einer Abknickung, *B* einer Kompression von außen durch osteoarthritische Sporne und *C* einer Schleifenbildung

unterschiedliche klinische Bilder des verte-bro-basilären Syndroms hervorrufen.

Im Gegensatz zur A. carotis interna, die zwischen ihrer Abgangsstelle von der A. carotis communis und ihrem intrakraniellen Abschnitt keine Äste oder Anastomosen auf-weist, gibt die A. vertebralis während ihres Verlaufes am Halse entlang nach oben zahl-reiche Äste ab. Diese bilden ein reiches Netz an Anastomosen mit dem Truncus thyreo-cervicalis, der A. vertebralis der Gegenseite und dem okzipitalen Ast der A. carotis externa. Jede dieser Anastomosen kann als Bypass bei segmentalen Verschlüssen dienen.

Wenn gesunde Personen geradeaus schau-en, dann ist der Druck in beiden Verte-bralarterien gleich hoch, und die Blutströme bleiben auf ihrem weiteren Verlauf durch die ganze A. basilaris voneinander getrennt; die linke A. vertebralis versorgt die linke Seite des Kleinhirns und des Hirnstammes, und die rechte A. vertebralis versorgt die rechte Seite. Wenn sich die Druckverhältnisse durch Drehung des Kopfes oder durch krankhafte Prozesse wie z. B. das „subclavian steal syndrome" (vgl. Kap. 12) verändern, so kann das Blut einer Vertebralarterie das gesamte Lumen der A. basilaris füllen und alle damit versorgten Strukturen ernähren.

Pathologisch-anatomische Befunde

Arterielle Läsionen

Atheromatöse Plaques entstehen gewöhn-lich an der Abgangsstelle der A. vertebralis aus der A. subclavia und im Verlaufe des ersten Arterienabschnittes, bevor diese in das Foramen des Processus transversus des Halswirbels eintritt. Etwas weniger häufig tritt der atheromatöse Prozeß im zweiten Abschnitt der Arterie auf, d.h. in ihrem Verlauf durch den Wirbelkanal nach oben; die Gebiete zwischen den Querfortsätzen sind besonders gefährdet. Es ist erstaunlich, daß die atheromatösen Ablagerungen im zweiten, gerade verlaufenden Abschnitt der

Arterie häufiger vorkommen als in ihrem dritten Abschnitt, der sich um den Querfort-satz des Atlas windet. Der vierte Teil ober-halb des Foramen magnum und unterhalb der Verbindungsstelle zwischen beiden Ver-tebralarterien wird in der Regel nur in einem bescheidenen Ausmaß befallen.

Obwohl die A. basilaris keine Krümmung aufweist, lagern sich arteriosklerotische Pla-ques häufig nahe ihrer Abgangsstelle, an ihrem Ende und an den Abgangsstellen ihrer Äste ab. Es wurde die Theorie aufgestellt, daß der Zusammenfluß beider Vertebralis-ströme in der A. basilaris Wirbel verursache, und daß diese Wirbel das Gefäß traumatisie-ren und zur Bildung von Atheromen führen.

Läsionen im Gehirn

Bei Autopsien lassen sich im Gehirn von Patienten mit vertebro-basilärer Erkran-kung Infarkte beobachten, die in den Okzipi-tallappen, an der Unterseite der Temporal-lappen, im Thalamus, im gesamten Hirn-stamm, dem Kleinhirn und dem oberen Teil des Rückenmarks verteilt sind. Ob diese Infarkte einzeln oder multipel auftreten, hängt von der Wechselwirkung arterioskle-rotischer Prozesse in den Kollateralgefäßen, den leptomeningealen Arterien und der A. communicans posterior ab, welche die A. carotis mit dem vertebro-basilären System verbindet (Abb. 11.3).

Klinische Besonderheiten

Das im vertebro-basilären System transpor-tierte Blut ernährt 10 der 12 Hirnnerven, alle auf- und absteigenden Bahnen, die Endorga-ne für Gehör und Gleichgewicht sowie Teile der Großhirnhemisphären. Eine Erkran-kung dieses Systems kann folglich zu einer Unzahl von Symptomen führen (Tabelle 11.1). Im Einzelfall jedoch betrifft die Kon-stellation der Symptome meistens nur ein einziges Hirngebiet. Beispielsweise kann ein Patient Anfälle von Erblindung aufweisen,

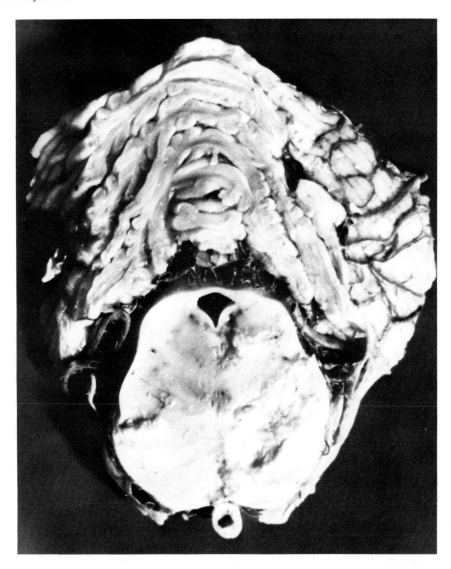

Abb. 11.3. Stenose der A. basilaris und arteriosklerotisch bedingte Erweichungsherde im Pons

ohne daß Schwindel auftritt, während ein anderer an ernsthaften Schwindelanfällen und Gehörverlust leiden kann, ohne daß irgend ein Hinweis auf eine Beteiligung der Okzipitallappen des Gehirns vorliegt. Im ersten Fall handelt es sich um ischämiebedingte Symptome im Versorgungsgebiet der beiden Aa. cerebri posteriores; im zweiten Fall handelt es sich um eine Ischämie der Kochlea und der Canales semicirculares oder ihrer neuralen Äquivalente im Hirnstamm. Bei schätzungsweise 70% der Patienten, die schließlich einen Infarkt im Versorgungsgebiet des vertebro-basilären Arterien-

systems durchmachen, treten ein bis mehrere reversible neurologische Ausfallerscheinungen (transitorische ischämische Attacken) auf, bevor es zu einem Infarkt kommt. Diese Attacken, die ätiologisch denjenigen des Karotisverschlußsyndroms gleichen, können durch einen oder mehrere der folgenden Faktoren ausgelöst werden:

1. Schwankungen des systemischen Blutdrucks, meistens Hypotonie, gelegentlich auch Hypertonie
2. Änderungen der Blutviskosität
3. Anämie oder Polyglobulie

Tabelle 11.1. Einige Symptome und Befunde, die durch eine vertebro-basiläre Erkrankung hervorgerufen werden

Lokalisation der Erkrankung	Symptome und Befunde
Oberes Rückenmark und unterer Hirnstamm (A. spinalis anterior)	Schwäche oder Lähmung der Beine oder aller vier Extremitäten („drop"-Attacken) bei erhaltenem Bewußtsein Durch Drehung oder Extension des Kopfes ausgelöste Schwäche und Schwindel Ataxie Dysarthrie und Dysphagie Unilaterale oder bilaterale Hypalgesie
Kleinhirn (Aa. cerebelli inferiores anteriores et posteriores und Aa. cerebelli superiores)	Ataxie Dysmetrie Dyssynergie
Labyrinth und Kochlea (A. labyrinthi)	Drehschwindel, Nausea und Erbrechen Tinnitus Plötzliche Taubheit
Pons und Mittelhirn (A. basilaris)	Okzipitale Kopfschmerzen Leeregefühl im Kopf und/oder Synkopen Stupor oder Koma Diplopie Augenmuskellähmungen Unilaterale oder bilaterale Hypalgesie oder Schwäche Pedunkuläre Halluzinose Paroxysmale Hypertonie
Thalamus	Anästhesia dolorosa Tremor
Subthalamus	Ballismus
Großhirnhemisphären, Okzipitallappen und temporo-parietale Gebiete (A. cerebri posterior)	Homonymer oder Quadrantenausfall des Gesichtsfeldes Erblindung vom kortikalen Typ Temporallappenepilepsien Amnestisches Syndrom (bilaterale Hemisphärenbeteiligung) Dyslexie ohne Agraphie (dominante Hemisphäre) Visuelle Agnosie

4. Hypoglykämie
5. Bewegung des Kopfes gegenüber dem Hals
6. Verletzung von Arterien und
7. Herzrhythmusstörungen

Charakteristisch für eine vertebro-basiläre Insuffizienz sind anfallsweiser Drehschwindel und Diplopie, welche häufig von einem Nystagmus und gelegentlich von Nausea und Erbrechen begleitet sind. Dieser Drehschwindel kann fälschlicherweise einem Menière- oder Pseudomenière-Syndrom zugeschrieben werden. Die richtige Diagnose läßt sich manchmal anhand vergleichender kalorischer Tests oder durch Suche nach einem Lagenystagmus stellen. Es ist nicht bekannt, ob bei einer vaskulären Insuffizienz mit Schwindelanfällen die Canales semicirculares oder die Nuclei vestibulares im Hirnstamm befallen sind.

Eine Hemiparese und Hemiplegie kommen häufig zusammen mit Hirnnervenlähmungen vor, wobei das klinische Bild vom Grad der Hirnstammbeteiligung abhängt. Der einseitige Befall eines Hirnnerven auf Höhe des distalen motorischen Neurons mit gleichzeitiger Hemiparese der Gegenseite ist pathognomonisch für eine im Hirnstamm gelegene Störung.

Sehr verdächtig für eine vertebro-basiläre Insuffizienz sind ebenfalls die sogenannten „drop attacks" (Fallattacken), bei denen der Patient plötzlich seinen Körpertonus verliert und zu Boden fällt. Bei diesem charakteristischen Syndrom verschwindet die Schwäche in der Regel langsamer, als sie gekommen ist, und der Patient erlangt offenbar noch während der Attacke wieder sein Bewußtsein. Er führt den Sturz häufig auf ein Stolpern zurück und schaut sich danach um, ob ein Hindernis im Wege war. Diese Attacken werden auf eine anfallsweise Ischämie des unteren Hirnstammes oder des oberen Halsmarks zurückgeführt, bei der entweder der Tractus cortico-spinalis oder die Formatio reticularis beteiligt sind.

Pochende Kopfschmerzen im Okzipitalgebiet, gelegentlich mit Ausstrahlung entlang der A. vertebralis nach unten in die Halsregion, können erstes Symptom einer bevorstehenden vertebro-basilären Insuffizienz sein. Obwohl die Genese dieser Kopfschmerzen unklar ist, stehen sie möglicherweise mit verstärkter Pulsation nach plötzlicher Obstruktion des Blutstromes in der A. vertebralis in Zusammenhang. Die vermehrten Pulsationen können in der Vertebralarterie selbst oder in den anastomotischen Kanälen, insbesondere in der A. occipitalis, auftreten, durch die unter Umständen ein obstruierender Prozeß umgangen wird. Eine weitere mögliche Ursache ist eine Ischämie der Halsmuskulatur.

Gelegentlich tritt bei einem Patienten, bei dem ein Vertebralissyndrom vermutet wird, eine rasche Verschlechterung ein. Das klinische Bild ähnelt demjenigen einer Hirndrucksteigerung, die durch einen obstruktiven Hydrozephalus bedingt ist. Dieser wiederum kann die Folge eines geschwollenen, nekrotischen Kleinhirns sein, das den Aquaeductus Sylvii und die Ausgangsöffnungen des vierten Ventrikels komprimiert.

Untersuchung des Patienten

Untersuchung der Arterienpulsationen, Augenspiegelung und Ophthalmodynamometrie liefern nur dürftige Hinweise auf eine vertebro-basiläre Erkrankung. Es werden sich oft keine neurologischen Ausfallerscheinungen finden, wenn der Patient nicht während eines Anfalls oder während des Entwicklungsstadiums eines Infarktes beobachtet wird. Der Patient hat kein Fieber, möglicherweise jedoch einen erhöhten Blutdruck.

Zu den auf eine vertebro-basiläre Erkrankung verdächtigen Befunden gehören:

1. Ein Geräusch über der A. subclavia oder über den vertebro-basilären Arterien
2. ein Blutdruckunterschied an beiden Armen, wie er beim „subclavian steal syndrome" vorkommen kann, und
3. blaue Flecken an den Knien, bei denen es sich um stumme Beweise vorangegangener „Fallattacken" handeln kann

Doch auch diese Anhaltspunkte können bei einigen Patienten fehlen, die an einer schweren Erkrankung des vertebro-basilären Systems leiden und rezidivierende Insuffizienzerscheinungen aufweisen. In seltenen Fällen können die Blutdruckwerte in den Aa. brachiales gleichmäßig tief sein, obwohl der Blutdruck in der A. ophthalmica und der A. femoralis hoch ist; diese Kombination von Befunden gilt als zuverlässiger Hinweis auf eine bilaterale Erkrankung der A. subclavia, die auch das vertebro-basiläre System in Mitleidenschaft ziehen kann.

Patienten, die während eines solchen Anfalls oder im Entwicklungsstadium eines Infarktes beobachtet werden, können folgende Befunde aufweisen:

1. Eine homonyme Hemianopsie mit oder ohne Aussparung der Makula (infolge Ischämie oder Infarkt der Okzipitallappen)

2. Gesichts- oder Gehörhalluzinationen, die mit einer Störung im Temporallappen in Zusammenhang stehen

3. Bewußtseinsstörungen mit akinetischem Mutismus oder Koma

4. Hemiparese oder Tetraparese zusammen mit Ausfallerscheinungen der Hirnnerven, Dysmetrie, Ataxie, Dyssynergie, Dysarthrie und Dysphagie (infolge Hirnstammbeteiligung)

5. Lagenystagmus

6. internukleare Ophthalmoplegie und

7. verschiedene sensible Ausfallerscheinungen

Laborbefunde

Blutbild, Urinanalyse, Liquoruntersuchung, Schädelröntgenbild, Echoenzephalogramme und Hirnszintigramme sind normal. Selbst bei Patienten mit einem Hirnstamminfarkt ist das Ödem kaum je so ausgeprägt, daß die Hilfsuntersuchungen auf eine Verlagerung von Hirnstrukturen verdächtig wären.

Elektroenzephalographie

Das Elektroenzephalogramm ist bei den meisten Patienten normal. Findet sich ein pathologischer Befund, so handelt es sich meistens um eine Verlangsamung der Hirnaktivität über beiden Temporallappen. Die Kompression einer A. carotis, während der Patient den Kopf zur Gegenseite dreht, kann eine Verlangsamung der Hirnaktivität über den Großhirnhemisphären, insbesondere jedoch über den Temporalregionen verursachen. Ist der Karotisdruckversuch nur bei Drehung des Kopfes positiv, so darf angenommen werden, daß die A. vertebralis durch die Kopfdrehung komprimiert wird.

Angiographie der Aorta und ihrer kranialen Äste

Soll die Lokalisation eines vermuteten vaskulären Hindernisses festgestellt werden, so darf eine Angiographie nur dann ausgeführt werden, wenn bei dem Patienten eine chirurgische Rekonstruktion des extrakraniellen Arterienabschnitts in Frage kommt (wie in Kapitel 17 beschrieben), oder um andere ätiologische Möglichkeiten auszuschalten.

Differentialdiagnose

Folgende Befunde können bei der Diagnose einer vertebro-basilären Arterienerkrankung weiter helfen:

1. Geräusche an der Verbindungsstelle der A. subclavia und A. vertebralis sowie entlang dem Verlauf der A. vertebralis bis zum Processus mastoideus

2. Blutdruckunterschiede an beiden Armen („subclavian steal syndrome")

3. Blutdruckwerte der Armarterien im Vergleich zu denjenigen der A. ophthalmica (bilaterales „subclavian steal syndrome").

Wegen der großen Anzahl von Strukturen, die durch das vertebro-basiläre System versorgt werden, kann eine Erkrankung dieser Arterien eine Multiple Sklerose nachahmen. Differentialdiagnostisch kommen ferner folgende Erkrankungen in Betracht:

- Ein Tumor im Kleinhirn-Brücken-Winkel (z. B. ein Akustikusneurinom oder ein Aneurysma der A. basilaris)
- ein Kleinhirntumor, in der Regel eine Metastase
- eine Arzneimittelvergiftung, besonders durch Barbiturate oder Tranquilizer
- eine orthostatische Hypotonie mit oder ohne Symptome einer Gefäßerkrankung, die den Hirnstamm in Mitleidenschaft zieht
- eine Überempfindlichkeit des Karotissinus
- hypoglykämische Attacken
- ein Menière- oder Pseudomenière-Syndrom
- neurotische Beschwerden, die mit einer Hyperventilation oder Hysterie einhergehen

– eine Migräne mit Beteiligung des vertebro-basilären Systems sowie
– Störungen des Flüssigkeits- oder Elektro-
lythaushaltes

Für eine vaskuläre Ätiologie sprechen
folgende Faktoren: rezidivierende episodische Anfälle, die einander sehr ähnlich sind,
ein Geräusch entlang dem Verlauf der Vertebralarterien und Blutdruckunterschiede der
Brachialarterien. Auch wenn alle diese Befunde vorhanden sind, können die Symptome des Patienten nicht durch die zugrunde
liegende Gefäßerkrankung, sondern durch
eine andere Ursache ausgelöst werden.

Es muß immer nach Faktoren geforscht
werden, welche die anfallsweisen reversiblen
neurologischen Ausfallerscheinungen fördern oder plötzlich auslösen können. Attakken, die durch Lageveränderungen des Kopfes gegenüber dem Hals ausgelöst werden,
sind sehr verdächtig auf eine Spondylose mit
Insuffizienz des vertebro-basilären Systems.
Wenn bei Kopf-Hals-Bewegungen keine
Symptome auftreten, dies dagegen bei plötzlichem Wechsel aus der liegenden in die
aufrechte Stellung der Fall ist, so muß an eine
orthostatische Hypotonie oder an eine Anämie gedacht werden.

Demyelinisierende Erkrankungen – z. B.
Multiple Sklerose – treten charakteristischerweise erstmals bei jüngeren Patienten
auf und verursachen Anfälle von längerer
Dauer, die gewöhnlich bleibende neurologische Ausfälle hinterlassen. Bei Multipler
Sklerose zeigt der Liquor manchmal eine
pathologische Kolloid-Kurve und einen erhöhten Gammaglobulingehalt.

Tumoren des Kleinhirn-Brücken-Winkels
verursachen allmählich progrediente neurologische Ausfälle, die insbesondere bei ka-
lorischen und audiometrischen Tests in Erscheinung treten. Kleinhirntumoren zeigen
im allgemeinen – wenigstens im Frühstadium – Symptome einer lokalisierten
Störung: Ataxie, Dyssynergie und Dysmetrie, jedoch ohne Schwindel und ohne Zeichen einer Beteiligung der langen Bahnen. Es
kann außerordentlich schwierig sein, ein

Menière-Syndrom, bei dem plötzliche und
rezidivierende Anfälle von Tinnitus und
Schwindel sowie Schwerhörigkeit auftreten
können, von einer vertebro-basilären arteriellen Insuffizienz zu unterscheiden. Verglei-
chende kalorische Tests können aufschluß-
reiche Information vermitteln.

Oft genügen die Anamnese und der Körperstatus nicht, um eine arteriosklerotisch
bedingte vertebro-basiläre Insuffizienz differentialdiagnostisch von einem Aneurysma
der A. basilaris abzugrenzen.

Therapie

Der wichtigste therapeutische Aspekt besteht beim Patienten mit einer symptomatischen, arteriosklerotisch bedingten vertebro-
basilären Erkrankung darin, den anfallaus-
lösenden Mechanismus herauszufinden und
nach Möglichkeit zu korrigieren; eine Korrektur der Grundkrankheit ist jedoch selten
durchführbar. Patienten mit einer orthostatischen Hypotonie sollten vor schnellem Lagewechsel des Kopfes oder des Körpers gewarnt werden; jene mit einer Polyzythämie,
Anämie oder Hypoglykämie sollten entsprechend behandelt werden. Patienten mit einer
symptomatischen Zervikalspondylose wird
manchmal durch Tragen eines Halskragens
Erleichterung verschafft.

Wenn für die intermittierenden Attacken
kein auslösender Mechanismus gefunden
und somit auch nicht korrigiert werden
kann, dann handelt es sich vielleicht um
einen Kandidaten für eine Langzeittherapie
mit Antikoagulantien oder für eine chirurgische Therapie. Im allgemeinen ist eine Operation nur dann durchführbar, wenn das
Arteriogramm einen der folgenden Befunde
aufweist: Abknickungen, Kompression von
außen durch Osteophyten bzw. fibröse Bänder oder isolierte arteriosklerotische Plaques, die in der proximalen A. subclavia oder
A. vertebralis lokalisiert sind, bevor diese in
den Processus transversus des Halswirbels
eintritt. Für eine Antikoagulantientherapie
kommen Patienten in Frage, deren ganze
Vertebralarterie bis hinein in das Basilarissy-

stem von einer diffusen Arteriosklerose befallen ist, ferner jene, die an unzugänglichen Stellen Plaques aufweisen. Konservative und chirurgische Therapie der Arteriosklerose-

Patienten werden eingehend in den Kapiteln 16 und 17 besprochen. Jedenfalls sind Antikoagulantien von größerem Wert als eine Operation.

Literatur

Allgemeines

Biemond, A.: Thrombosis of the basilar artery and the vascularization of the brain stem. Brain. *74*, 300 (1951)

Bischoff, A.: Vaskulärer zerebraler Insult im Versorgungsbereich der A. basilaris. Schweiz. med. Wschr. *101*, 404 (1971)

De Villiers, J. C.: A brachiocephalic vascular syndrome associated with cervical rib. Brit. Med. J. *2*, 140 (1966)

Fields, W. S., Ratinov, G., Weibel, J., Campos, R. J.: Survival following basilar artery occlusion. Arch. Neurol. *15*, 463 (1966)

Herrschaft, H. (Hrsg. unter Mitwirkung von Hebrank, H.) Mit Beiträgen von Breedin K. et al. Stuttgart: Thieme 1971

Kayser-Gatchalian, M. C., Kayser, K., Bischoff, H.: Die Insuffizienz der Aa. vertebralis und basilaris. Nervenarzt 47, 562 (1976)

Kubik, C. S., Adams, R. D.: Occlusion of the basilar artery–clinical and pathological study. Brain. *69*, 73 (1946)

Schwartz, H. P.: Die Durchblutungsstörungen der Arteria vertebralis und der Arteria basilaris. Therapiewoche *24*, 4538 (1974)

Ätiologie und Pathogenese

Alberti, E., Betz, H.: Reitender Embolus der Arteria basilaris mit Hirnstamminfarkt. Eine arteriographische Demonstration. Nervenarzt *46*, 411 (1975)

Arseni, C., Popescu, C., Ghitescu, M.: Brain stem ischaemia as the presenting feature in a case of cerebellar tumor. J. Neurol. Sci. *8*, 507 (1969)

Dorndorf, W., Kahrweg, A.: Syndrom der lateralen Medulla oblongata (Wallenberg-Syndrom) bei proximal lokalisierten Verschlußprozessen der Vertebralarterien. Nervenarzt. *40*, 107 (1969)

Fowler, M.: Two cases of basilar artery occlusion in childhood. Arch. Disease Childhood. *37*, 78 (1962)

Green, D., Joynt, R. J.: Vascular accidents to the brain stem associated with neck manipulation. J.A.M.A. *17*, 522 (1959)

Harder, H. I., Brown, A. F.: Embolization of basilar artery by myocardial fragment; report of a case. Arch. Internal Med. *95*, 587 (1955)

Hardin, C. A.: Vertebral artery insufficiency produced by cervical osteoarthritic spurs. Arch. Surg. *90*, 629 (1965)

Janeway, R., Toole, J. F., Leinbach, L. B., Miller, H. S.: Vertebral artery obstruction with basilar impression: An intermittent phenomenon related to head turning. Arch. Neurol. *15*, 211 (1966)

Kühne, D., Götze, P.: Verschlüsse der A. cerebri posterior unter besonderer Berücksichtigung des Nikotinabusus und der hormonalen Antikonzeptiva. Eine klinische und angiographische Studie. Fortschr. Neurol. Psychiat. *46*, 1 (1978)

Powers, S. R., Jr., Drislane, T. M., Nevins, S.: Intermittent vertebral artery compression: A new syndrome. Surgery. *49*, 257 (1961)

Tissington Tatlow. W. F., Bammer, H. G.: Syndrome of vertebral artery compression. Neurology. *7*, 331 (1957)

Toole, J. F., Tucker, S. H.: Influence of head position upon cerebral circulation. Studies on blood flow in cadavers. Arch. Neurol. *2*, 616 (1960)

Trauma

Carpenter, S.: Injury of neck as cause of vertebral artery thrombosis. J. Neurosurg. *18*, 849 (1961)

Simeone, F. A., Goldberg, H. I.: Thrombosis of the vertebral artery from hyperextension injury to the neck. J. Neurosurg. *29*, 540 (1968)

Osteoarthritis

Harzer, K., Töndury, G.: Zum Verhalten der Arteria vertebralis in der alternden Halswirbelsäule. Fortschr. Röntgenstr. *104*, 687 (1966)

Knöcherne Anomalien

Bell, H. S.: Basilar artery insufficiency due to atlantooccipital instability. Am. Surgeon. *35*, 695 (1969)

Halsrippe und Bänder aus fibrösem Bindegewebe

Husni, E. A., Storer, J.: The syndrome of mechanical occlusion of the vertebral artery; further observation. Angiology. *18*, 106 (1967)

Knickungen und Schleifenbildungen

Zimmerman, H. B., Farrel, W. J.: Cervical vertebral erosion caused by vertebral artery tortuosity. Am. J. Roentgenol. *108*, 767 (1970)

Pathophysiologie

Fisher, C. M., Karnes, W. E.: Local embolism. J. Neuropathol. Exptl. Neurol. *24*, 174 (1965)

Pathologisch-anatomische Befunde

Gillilan, L. A.: The correlation of the blood supply to the human brain stem with clinical brain stem lesions. J. Neuropathol. Exptl. Neurol. *23*, 78 (1964)

Klinische Besonderheiten

Adams, A. E., Leuschner, W. Über amnestische Episoden. Dtsch. Med. Wschr. *101*, 1061 (1976)

Bischoff, A.: Vaskulärer zerebraler Insult im Versorgungsbereich der A. basilaris. Schweiz. med. Wschr. *101*, 404 (1971)

Bradshaw, P., McQuaid, P.: The syndrome of vertebrobasilar insufficiency. Quart. J. Med. *32*, 279 (1963)

Dorndorf, W., Kahrweg, A.: Syndrom der lateralen Medulla oblongata (Wallenberg-Syndrom) bei proximal lokalisierten Verschlußprozessen der Vertebralarterien. Nervenarzt *40*, 107 (1969)

Fisher, C. M.: Occlusion of the vertebral arteries causing transient basilar symptoms. Arch. Neurol. *22*, 13 (1970)

Fisher, C. M.: Vertigo in cerebrovascular disease. Arch. Otolaryngol. *85*, 529 (1967)

Flügel, K. A., Fuchs, H. H., Druschky, K. F.: Das „Locked-in"-Syndrom: Pseudokoma bei Basilaristhrombose. Dtsch Med. Wschr. *102*, 465 (1977)

Herrschaft, H.: Die Zirkulationsstörungen der Arteria vertebralis. Arch. Psychiat. Nervenkr. *218*, 22 (1970)

Herrschaft, H., Duus, P.: Die obstruierenden Erkrankungen der A. vertebralis in ihrer zervikalen Verlaufstrecke. Folia angiol. *18*, 1 (1972)

Kemper, T. L., Romanul, F. C. A.: State resembling akinetic mutism in basilar artery occlusion. Neurology. *17*, 74 (1967)

Kubala, M. J., Millikan, C. H.: Diagnosis, pathogenesis and treatment of "drop attacks." Arch. Neurol. *11*, 107 (1964)

Kühne, D., Götze, P., Lachenmayer, L.: Zum Verschluß der A. basilaris. Fortschr. Geb. Röntgenstr. Nuklearmed. *126*, 314 (1977)

Millikan, C. H., Siekert, R. G.: Studies in cerebrovascular disease: I. The syndrome of intermittent insufficiency of the basilar arterial system. Proc. Staff Meetings Mayo Clinic. *30*, 61 (1955)

Montgomery, B. M.: The basilar artery hypertensive syndrome. Arch. Internal Med. *108*, 559 (1961)

Mumenthaler, M., von Roll, L.: Amnestische Episoden. Analyse von 16 eigenen Beobachtungen. Schweiz. med. Wschr. *99*, 133 (1969)

Regli, F., Reinle, E., Keller, H.: Die Prognose vaskulärer Hirnstamminsulte. Dtsch. med. Wschr. *97*, 1079 (1972)

Schneider, R. C., Schemm, G. W.: Vertebral artery insufficiency in acute and chronic spinal trauma with special reference to the syndrome of acute central cervical spinal cord injury. J. Neurosurg. *18*, 348 (1961)

Segarra, J. M.: Cerebral vascular disease and behavior.

I. The syndrome of the mesencephalic artery (basilar artery bifurcation). Arch. Neurol. *22*, 408 (1970)

Neuro-otologische Besonderheiten

Cawthorne, T.: Otological aspects in the differential diagnosis of vertigo. In: Neurological Aspects of Auditory and Vestibular Disorders, compiled and (ed. Fields, W. S., Alford, B. R., p. 271. Springfield, Ill.: Charles C Thomas 1964

Ritter, K., Veit, C.: Die Labyrinthapoplexie. Laryngol. Rhinol. Otol. (Stuttg.) *56*, 346–350 (1977)

Schoder, H. J.: Zur otoneurologischen Diagnostik zerebraler Hypoxie. HNO-Prax. *2*, 108–112 (1977)

Neuro-ophthalmologische Besonderheiten

Hoyt, W. F.: Transient bilateral blurring of vision: Consideration of an episodic ischemic symptom of vertebral-basilar insufficiency. Arch. Ophthalmol. *70*, 746 (1963)

Minor, R. H., Kearns, T. P., Millikan, C. H., Siekert, R. G., Sayre, C. P.: Ocular manifestations of occlusive disease of vertebral-basilar arterial system. Arch. Ophthalmol. *62*, 84 (1959)

von Cramon, D., Zihl, J.: Das Phänomen der periodisch alternierenden Bulbusdeviation. Arch. Psychiat. Nervenkr. *224*, 247 (1977)

Westby, R. K., Dietrichson, P.: Insufficiency of the vertebral-basilar arterial system; with special reference to ocular symptoms and signs. Acta ophthalmol. *41*, 416 (1963)

Zihl, J., von Cramon, D., Brinkmann, R.: Verlaufskontrolle und Prognose bei Gesichtsfeldausfällen von Patienten mit cerebrovaskulären Störungen. Nervenarzt *48*, 219–224 (1977)

Untersuchung des Patienten

Chase, T. N., Moretti, L., Prensky, A. L.: Clinical and electroencephalographic manifestations of vascular lesions of the pons. Neurology. *18*, 357 (1968)

Laborbefunde

Elektroenzephalographie

Kendel, K., Koufen, H.: EEG-Veränderungen bei cerebralen Gefäßinsulten des Hirnstamms. Dtsch. Z. Nervenheilk. *197*, 42 (1970)

Otomo, E.: Beta wave activity in the electroencephalogram in cases of coma due to acute brain-stem lesions. J. Neurol. Neurosurg. Psychiat. *29*, 383 (1966)

Tucker, J. S.: The electroencephalogram in brain stem vascular disease: Some observations relating electroencephalographic findings to various combinations of infarction and vascular insufficiency. Electroencephalog. Clin. Neurophysiol. *10*, 405 (1958)

Aorto-kraniale Angiographie

Currier, R. D., Schneider, R. C., Preston, R. E.: Angiographic findings in Wallenberg's lateral medullary syndrome. J. Neurosurg. *19*, 1058 (1962)

Huber, P.: Diagnostische Methoden bei Hirnarterienverschlüssen. Verh. dtsch. Ges. Inn. Med. *78*, 409 (1972)

Kühne, D., Götze, P.: Verschlüsse der A. cerebri posterior unter besonderer Berücksichtigung des Nikotinabusus und der hormonalen Antikonzeptiva. Eine klinische und angiographische Studie. Fortschr. Neurol. Psychiat. *46*, 1 (1978)

Robinson, F., Porro, R. S., Scatliff, J. H.: Angiographic recognition of occipital lobe infarction. Neurology. *16*, 1016 (1966)

Tatsumi, T., Shenkin, H. A.: Occlusion of the vertebral artery. J. Neurol. Neurosurg. Psychiat. *28*, 235 (1965)

Weibel, J., Fields, W. S.: Angiography of the posterior cervicocranial circulation. Am. J. Roentgenol. *98*, 660 (1966)

Zeumer, H., Hauke, P.: Ergebnisse angiographischer Untersuchungen bei Basilarisinsuffizienz. Dtsch. Med. Wschr. *102*, 425 (1977)

Differentialdiagnose

Streeto, J. M.: Acute hypercalcemia simulating basilar-artery insufficiency. New Engl. J. Med. *280*, 427 (1969)

Zusätzliche Angaben

Castaigne, P., Lhermitte, F., Gautier, J.-C., Escourolle, R., Derouesné, C. der Agopian, P., Popa, C.: Arterial occlusion in the vertebro-basilar system; a study of forty-four patients with post-mortem data. Brain. *96*, 133 (1973)

Nordgren, R. E., Markesbery, W. R., Fukuda, K., Reeves, A. G.: Seven cases of cerebromedullospinal disconnection: The "locked-in" syndrome. Neurology. *21*, 1140 (1971)

Ouvier, R. A., Hopkins, I. J.: Occlusive disease of the vertebro-basilar arterial system in childhood. Develop. Med. Child Neurol. *12*, 186 (1970)

Reuther, R., Dorndorf, W.: Ventrales Pons-Syndrom (akinetischer Mutismus) bei Verschluß der A. basilaris. Nervenarzt *44*, 491 (1973)

12. Kapitel

„Subclavian-steal"-Syndrom

„Wenn du jemandem den Puls fühlst, tue es mit beiden Händen und mit 10 Fingern."

Sir William Osler

Unter physiologischen Bedingungen ist der arterielle Druck in den intrakraniellen Arterien niedriger als im Aortenbogen oder in dessen Ästen. Solange dieser normale Druckgradient aufrecht erhalten wird, steigt das arterielle Blut durch die Karotiden und Vertebralarterien hoch, um die intrakraniellen Strukturen zu versorgen. Hindernisse an bestimmten Stellen vermögen diese Druckgradienten zu ändern und die Blutströmung umzukehren vom Kopf hinunter zum Herzen und zu den oberen Extremitäten (Abb. 12.1). Diese einmalige pathophysiologische Situation, bei der das Blut aus dem Gehirn zur Versorgung der oberen Extremitäten umgeleitet wird, wurde als *„Subclavian-steal"*-Phänomen bezeichnet.

Pathologische Anatomie

Bei Patienten mit Strömungsumkehr findet sich als weitaus häufigste Ursache ein arteriosklerotischer Prozeß, der gewöhnlich den proximal von der Abgangsstelle der linken A. vertebralis gelegenen Abschnitt der A. subclavia befällt. Zu den kongenitalen Störungen gehören die Coarctatio aortae und die Atresie der proximalen A. subclavia. Entzündliche Angiopathien, wie sie beispielsweise durch die Takayasu-Krankheit verursacht werden, können ebenfalls eine Umkehr der Blutströmung bewirken.

Auch die Blalock-Taussig-Operation bei der Fallot-Tetralogie (Anastomose zwischen der proximalen A. subclavia und der A. pulmonalis) führt zu einer Strömungsumkehr, sofern die linke A. vertebralis nicht ebenfalls ligiert wird. Nur wenige Patienten zeigten Symptome einer zerebro-vaskulären Insuffizienz im Anschluß an einen chirurgischen Eingriff am Aortenbogen oder an den großen Gefäßen, z. B. nach Korrektur einer Dysphagia lusoria, bei der die rechte A. subclavia aus der Aorta thoracica entspringt und hinter dem Ösophagus verläuft. Nur sehr selten führte eine posttraumatische subintimale Dissektion der proximalen A. subclavia zu einem „Subclavian-steal" Syndrom.

Pathophysiologie

Strömungshindernisse verschiedener Lokalisation führen zu verschiedenen Formen eines sogenannten "steals" („Stehlens") (Abb. 12.2 bis 12.4). Bei all diesen Syndromen sind abnorme Blutdurchflußvolumina und -richtungen abhängig von:

1. der Anatomie aorto-kranialer Arterien, die normal oder pathologisch sein kann
2. der Lokalisation von Hindernissen und
3. dem Gleichgewicht zwischen dem Blutbedarf der Extremitäten und demjenigen des zerebro-vaskulären Strombettes.

Anatomie und Sitz der pathologischen Prozesse bleiben sich gleich, während die

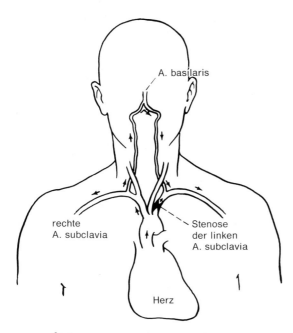

Abb. 12.1. Hämodynamisches Modell beim „Subclavian-steal"-Syndrom

Bedürfnisse der untereinander verbundenen Gefäßstrombetten ständigen Veränderungen unterworfen sind. Deswegen treten bei einer Umkehr der Blutströmung Volumenschwankungen auf. Vasodilatation der Haut und Muskelarbeit führen beispielsweise zu einer Gefäßerweiterung in den Extremitäten und erhöhen damit deren Blutbedarf und Saugwirkung.

Bei vaskulärer Insuffizienz des Gehirns oder der oberen Extremität werden nur dann Symptome in Erscheinung treten, wenn die zur Verfügung stehende Blutmenge die Stoffwechselbedürfnisse dieser Gewebe nicht befriedigen kann. Stehen für die Deckung des Bedarfs an Nährstoffen genügend Kollateralbahnen zur Verfügung, so können bei diesen Patienten große Blutvolumina angesogen werden, ohne daß es zu einer zerebrovaskulären Insuffizienz kommt. Bei anderen Patienten dagegen vermögen bereits kleine Volumina die Reserve zu übersteigen und Symptome zu verursachen.

Klinische Besonderheiten

Es können drei verschiedene Arten von Symptomen hervorgerufen werden:

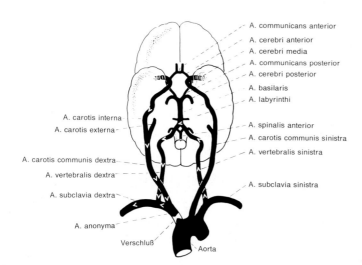

Abb. 12.2. Verschluß des Truncus brachiocephalicus mit Umkehr der Blutströmungsrichtung in der A. carotis und der A. vertebralis

1. Armsymptome. Bei Bewegung der befallenen Extremität klagen einige Patienten über Claudicatio des Armes, über Gefühllosigkeit und Ameisenlaufen. Dauernde Schwäche, Muskelschwund und vasomotorische Erscheinungen in der betroffenen Extremität sind eine Seltenheit.

2. Symptome einer vertebro-basilären Insuffizienz. Obwohl am häufigsten über Ohnmachtsanfälle, Schwindelgefühl, Dreh-schwindel, unsicheren Gang und okzipitale Kopfschmerzen geklagt wird, kann jedes andere Symptom einer vertebro-basilären Insuffizienz beobachtet werden (Kap. 11).

3. Symptome einer Karotisinsuffizienz. Durch eine Insuffizienz der A. carotis bedingte Symptome treten selten auf, sind jedoch bei Patienten mit einer Stenose des Truncus brachiocephalicus (A. anonyma) oder beider proximaler Aa. subclaviae möglich.

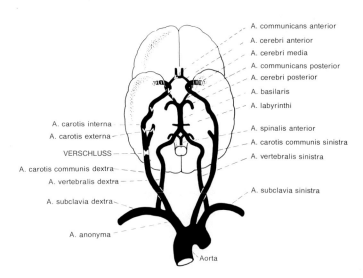

Abb. 12.3. Verschluß der rechten A. carotis communis mit Umkehr des Blutflusses durch die A. carotis interna

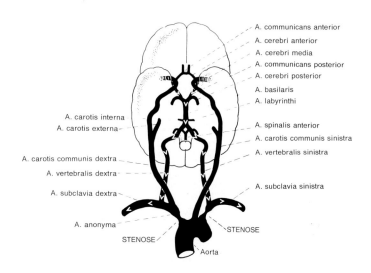

Abb. 12.4. Stenose im Truncus brachiocephalicus und in der linken A. subclavia, wobei Blut aus dem Karotiskreislauf durch beide Vertebralarterien angesaugt wird. Der Blutdruck in den Brachialarterien kann beidseits gleich hoch sein

Untersuchung des Patienten

Da die Funktionsstörung anfallsweise auftritt, wird eine Untersuchung zwischen den Anfällen keine zentralnervösen pathologischen Befunde ergeben. Wenn zwischen den Anfällen doch abnorme neurologische Befunde vorhanden sind, liegt mit großer Wahrscheinlichkeit gleichzeitig eine andere Erkrankung vor.

Beim allgemeinen Körperstatus finden sich auf der erkrankten Seite abgeschwächte Radialispulse. Ferner findet sich palpatorisch auf der betroffenen Seite meist ein verspätetes Eintreffen der Pulswelle – ein Befund, der für das „Subclavian-steal"-Syndrom praktisch pathognomonisch ist. Die Auskultation über der A. subclavia oder der A. vertebralis ergibt häufig – meist auf der ipsilateralen Seite, gelegentlich auch auf der kontralateralen Seite – ein systolisches Geräusch, das auf veränderte hämodynamische Verhältnisse zurückzuführen ist. Systolische Blutdruckmessungen an beiden Armen zeigen eine Differenz von wenigstens 20 mm Hg, der diastolische Blutdruck hingegen bleibt beidseits gleich. Das unterschiedliche Verhalten dieser beiden Blutdruckwerte läßt sich noch verdeutlichen, wenn der Blutdruck zunächst am aufrecht stehenden Patienten und nach Bewegung beider Arme gemessen wird. Ab und zu läßt sich ein signifikanter Blutdruckunterschied nur durch wiederholte Messungen über einen Zeitraum von 24 Stunden feststellen; es ist möglich, daß die Ungleichheit zwischen den Blutdruckwerten beider Arme Schwankungen unterworfen ist, und daß intermittierend eine Umkehr stattfindet.

Bei einigen Patienten führt auch die Bewegung des erkrankten Armes zu einer Klaudikatio und zu einer Akzentuierung des supraklavikulären Geräusches, wobei der gleichseitige Radialispuls verschwindet; es handelt sich hier um den Ausdruck eines durch Muskelarbeit erhöhten Blutbedarfs. Dieser Test wird gelegentlich bei Patienten Drehschwindel, Synkopen und Kopfschmerzen auslösen und darauf hinweisen, daß einigen normalerweise durch das vertebro-basiläre System versorgten Strukturen Blut entzogen wurde.

Differentialdiagnose

Bei allen Patienten, die an einer vertebrobasilären Insuffizienz leiden, sollte ein „Subclavian-steal"-Syndrom vermutet werden, insbesondere dann, wenn sie Symptome einer Klaudikatio des Armes oder neurologische Ausfallerscheinungen aufweisen, die durch Armbewegung ausgelöst werden. Zur Tetralogie dieses Syndroms gehören außer den soeben erwähnten anamnestischen Merkmalen eine verspätete Ankunft der Pulswelle, ein subclavio-vertebrales Geräusch und ein Blutdruckunterschied zwischen beiden Armen von mindestens 20 mm Hg. Zu den anderen Störungen, die ebenfalls ungleiche Blutdruckwerte und ein verspätetes Eintreffen der Pulswelle hervorrufen, gehören nur noch:

1. Die proximal von der Abgangsstelle der A. subclavia lokalisierte Aortenisthmusstenose und
2. das Aneurysma im proximalen Abschnitt der A. subclavia oder im Aortenbogen.

Bei Patienten mit einem symptomatischen „Subclavian-steal"-Syndrom sind die A. carotis oder die A. vertebralis bzw. beide sehr häufig gleichzeitig von einer Atheromatose befallen. In solchen Fällen läßt sich unter Umständen nur schwer entscheiden, welche Läsion die Symptome des Patienten verursacht.

Laborbefunde

Fingerplethysmographie

Dieses Verfahren läßt sich anwenden, um auf der erkrankten Seite abnorme Pulswellenformen aufzuzeichnen und die verspätete Ankunftszeit der Pulswelle festzustellen. Wie bereits festgehalten wurde, ist diese Verspätung sozusagen pathognomonisch für das "Steal"-Syndrom.

Bilaterale simultane Sphygmomanometrie

Ein Unterschied zwischen den beiden Bra-
chialisblutdruckwerten kann durch gleichzeitige Blutdruckmessung an beiden Armen
nachgewiesen werden. Im Zweifelsfall wird
der Blutdruckunterschied größer, wenn beide Arme bewegt werden; dabei wird der
Blutdruck im erkrankten Arm absinken,
während er im gesunden Arm gleich hoch
bleibt.

Arteriographie

Die Diagnose eines „Subclavian-steal"-
Syndromes wird klinisch gestellt, und eine

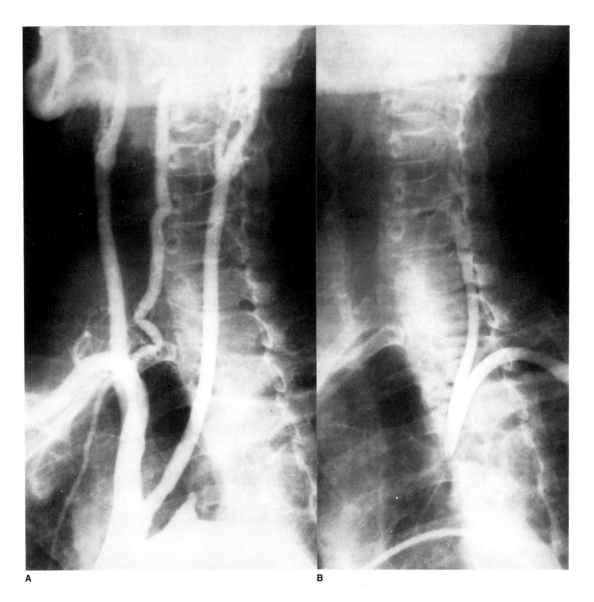

A   B

Abb. 12.5. A Aortogramm (retrograder Zugang durch die A. femoralis), das den abnormen Ursprung der linken A.
carotis communis aus dem Truncus brachio cephalicus darstellt; Verschluß der linken A. subclavia (2 cm nach
ihrem Abgang); die rechte A. vertebralis weist Knickungen auf. *B* Spätphase, welche die retrograde Füllung der
linken A. vertebralis zeigt. (Mit freundlicher Genehmigung durch Dr. F. Farrell, Dept. of Radiology, Bowman
Gray School of Medicine)

Arteriographie ist nur dann gerechtfertigt, wenn eine Operation in Erwägung gezogen wird. In diesem Fall sollten die abnormen Abläufe der Blutströmung dargestellt und die exakte Lage sowie das Ausmaß der obstruktiven Läsion dem Chirurgen anschaulich demonstriert werden (Abb. 12.5 A u. B). Diesen Zweck erfüllen Serienaufnahmen oder Filmangiogramme nach Injektion von Kontrastmittel in den Aortenbogen, die eine Umkehr des Blutflusses bestätigen und den ursächlich verantwortlichen Prozeß genau zeigen. Mit dieser Technik werden ebenfalls der extrakranielle Verlauf der A. carotis und der Aa. vertebralis dargestellt, die häufig arteriosklerotische Veränderungen zeigen. Manchmal findet beim „Subclavian-steal"-Syndrom die Umkehr der Blutströmungsrichtung intermittierend statt und kann nur demonstriert werden, indem man den Patienten während der Arteriographie den Arm betätigen läßt. Da eine obstruktive Läsion auch in den intrakraniellen Gefäßen lokalisiert sein kann, müssen die Halsgefäße oft separat dargestellt werden.

Zuweilen zeigt sich während einer Vertebralisangiographie eine retrograde Füllung durch die A. vertebralis, während dies bei späteren Untersuchungen nicht mehr der Fall ist. Es wird vermutet, daß dieser Artefakt durch einen plötzlichen systemischen Blutdruckabfall zustande kommt, der sich während der Injektion von Kontrastmittel ereignet. Dieser plötzliche Blutdruckabfall verändert die Druckverhältnisse und kann eine temporäre Umkehr des Blutflusses verursachen.

Verlauf und Prognose

Da dieses Syndrom erst in jüngerer Zeit erkannt wurde, sind Spontanverlauf und Prognose noch unbekannt. Es hat sich jedoch herausgestellt, daß nicht bei allen Personen mit Umkehr der Blutströmungsrichtung Symptome auftreten. In einigen der symptomatischen Fälle kommt es durch Entwicklung eines Kollateralkreislaufes unter Umständen zu einer spontanen Remission.

Therapie

Asymptomatische Patienten bedürfen keiner Behandlung. Für Patienten mit einer Klaudikatio oder mit Symptomen einer zerebrovaskulären Insuffizienz besteht die einzige Hoffnung auf Besserung in einer chirurgischen Korrektur, sofern nicht spontan eine Remission auftritt.

Die Wiederherstellung eines normalen Blutflusses erfolgt technisch am besten durch eine Endarterektomie mit Patch-grafting. Einige Chirurgen ziehen es vor, das Hindernis durch eine Verpflanzung der A. subclavia in die Aorta oder in die A. carotis zu umgehen. Die Anastomose zwischen der Karotis und der Subclavia hat den Vorteil, daß sie ohne Thorakotomie auf dem supraklavikulären Weg durchgeführt werden kann. Bei Patienten, die sich für einen größeren chirurgischen Eingriff in einem zu schlechten Allgemeinzustand befinden, können die A. vertebralis oder der dritte Abschnitt der gleichseitigen A. subclavia durch eine Freilegung dieser Arterien von einem zervikalen Zugang aus ligiert werden.

Die chirurgischen Resultate sind erfreulich: postoperativ sind die Radialispulse und die Blutdruckwerte gewöhnlich auf beiden Seiten gleich, und der Patient ist von den Symptomen seiner vertebro-basilären Insuffizienz befreit.

Literatur

Allgemeines

Agee, O. F.: Two unusual cases of subclavian steal syndrome: Bilateral steal and steal secondary to tumor thrombus. Am. J. Roentgenol. *97*, 447 (1966)

Berger, R. L., Sidd, J. J., Ramaswamy, K.: Retrograde vertebral-artery flow produced by correction of subclavian-steal syndrome. New Engl. J. Med. *277*, 64 (1967)

Müller-Wiefel, H., Haage, H.: Kongenitales, inkomplettes Aortenbogensyndrom als ungewöhnliche Ursache einer Hirndurchblutungsstörung mit Steal-Symptomatik. Thoraxchirurgie *24*, 118 (1976)

Reivich, M., Holling, H. E., Roberts, B., Toole, J. F.: Reversal of blood flow through the vertebral artery and its effect on cerebral circulation. New Engl. J. Med. *265*, 878 (1961)

Pathophysiologie

Editorial: Problem – To define theft. New Engl. J. Med. *277*, 103 (1967)

Lord, R. S. A., Adar, R., Stein, R. L.: Contribution of the circle of Willis to the subclavian steal syndrome. Circulation. *40*, 871 (1969)

Müller, J. H. A., Neugebauer, J.: Typische und atypische Hamodynamik beim subclavian steal syndrom als Sonderform des Aortenbogensyndroms. Z. Ges. Inn. Med. *29*, 786 (1974)

Solit, F.: Untersuchungen der zerebralen Kreislaufregulation bei subclavian steal syndrom. Verh. Dtsch. Ges. Kreisl.-Forsch. *39*, 89 (1973)

Klinische Besonderheiten

Barnett, H. J. M., Wortzman, G., Gladstone, R. M., Lougheed, W. M.: Diversion and reversal of cerebral blood flow. External carotid artery "steal." Neurology. *20*, 1 (1970)

Held, K., Jipp, P.: Zur Diagnostik, Ätiologie und Therapie des Aortenbogensyndroms. Med. Klin. *65*, 845 (1970)

Piccone, V. A., Jr., Karvounis, P., LeVeen, H. H.: The subclavian steal syndrome. Angiology. *21*, 240 (1970)

Pratesi, F., Capellini, M., Macchini, M., Nuti, A., Deidda, C., Caramelli, L.: The innominate steal. Vascular Diseases. *5*, 214 (1968)

Differentialdiagnose

Yahr, W. Z., Furman, S., Robinson, G.: Innominate artery steal syndrome. N. Y. State J. Med. *67* (part 1), 1328 (1967)

Laborbefunde

Conrad, M., Toole, J. F., Janeway, R.: Hemodynamics of the upper extremities in subclavian steal syndrome. Circulation. *32*, 346 (1965)

Bilaterale simultane Sphygmomanometrie

Toole, J. F., Tulloch, E. F.: Bilateral simultaneous sphygmomanometry: A new diagnostic test for subclavian steal syndrome. Circulation. *33*, 952 (1966)

Röntgenuntersuchungen

Gonzalez, L., Weintraub, R. A., Wiot, J. F., Lewis, C.: Retrograde vertebral artery blood flow: A normal phenomenon. Radiology. *82*, 211 (1964)

Newton, T. H., Wylie, E. J.: Collateral circulation associated with occlusion of the proximal subclavian and innominate arteries. Am. J. Roentgenol. *91*, 394 (1964)

Verlauf und Prognose

Fields, W. S., Lemak, N. A.: Joint study of extracranial arterial occlusion. VII. Subclavian steal – a review of 168 cases. J. A. M. A. *222*, 1139 (1972)

Finkelstein, N. M., Byer, A., Rush, B. F., Jr.: Subclavian-subclavian bypass for the subclavian steal syndrome. Surgery. *71*, 142 (1972)

Mandelbaum, I., Nahrwold, D. L., Dzenitis, A. J.: Spontaneous resolution of traumatic subclavian steal syndrome. Ann. Surg. *165*, 314 (1967)

Resnicoff, S. A., DeWeese, J. A., Rob, C. G.: Surgical treatment of the subclavian steal syndrome. Circulation. suppl. 41 und 42, part 2, p. 147, 1970

13. Kapitel

Zerebrale Arteriosklerose

„Arteriosklerotische Demenz: Eine Diagnose, wenn ‚die Alten' nicht Deiner Meinung sind."

"And all the conduits of my blood froze up, yet hath my night of life some memory, my wasting lamps some fading glimmer left."

William Shakespeare
The Comedy of Errors (Akt V, Szene 1)

Aus Klassifikationsgründen werden die intrakraniellen Äste der Karotis und der Vertebralarterien üblicherweise von ihren extrakraniellen Arterienstämmen getrennt betrachtet. Diese künstliche Trennung besitzt keine vernünftige anatomische oder physiologische Grundlage, da das aorto-kraniale System von seinem thorakalen Ursprung bis zum intrakraniellen Kapillarbett praktisch als Einheit funktioniert. Wegen des Sprachgebrauchs hat sich von altersher eine Unmenge an Literatur über die „zerebrale" Arteriosklerose angesammelt, und man hat oft den Eindruck, als führe sie ein gesondertes Dasein. Nichts könnte von der Wahrheit weiter entfernt sein (Abb. 13.1)!

Pathophysiologie

Der Circulus arteriosus cerebri (Willisii) und die Arterien an der Hirnoberfläche bilden ein Gefäßnetz, das den Blutstrom zum Hirnparenchym verteilt und reguliert. Der systemische arterielle Blutdruck wird in diese Arterien übertragen, und Druckunterschiede werden im Gefäßnetz der Hirnoberfläche ausgeglichen. Mit fortschreitender Arteriosklerose nimmt die Kapazität des Hirnkreislaufs im Hinblick auf die Blutverteilung ab, sowohl in ihrem Ausmaß als auch in ihrer Reaktionsgeschwindigkeit; damit wird das Gehirn auf einen plötzlichen Abfall des systemischen arteriellen Blutdrucks immer empfindlicher. Infolge verminderter Blutzufuhr durch die einzelnen sklerotischen Arterien wird außerdem die Sicherheitsmarge in den einzelnen Gebieten weiter herabgesetzt. Die eingebaute Reserve ist jedoch so groß, daß der lokale Blutdurchfluß um ein Drittel vermindert werden kann, bevor sich neurologische Ausfallerscheinungen zu entwickeln beginnen.

Es ist wichtig zu wissen, daß die regionale Hirndurchblutung aus folgenden Gründen bemerkenswerte Unterschiede aufweisen kann:

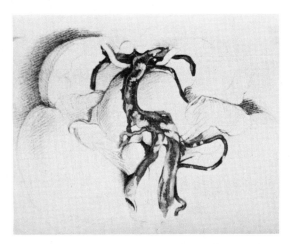

Abb. 13.1. Illustration der Arteriosklerose im vertebro-basilären System von Richard Bright

1. Individuelle Variationen der Gefäßkonfiguration, die während der Embryogenese angelegt werden, und
2. unberechenbare arteriosklerotische Prozesse, die unterschiedliche Segmente dieses anastomotischen Systems befallen können.

Diese beiden Faktoren beeinflussen das Potential des Kollateralkreislaufs in jedem beliebigen Hirngebiet und können eine regionale Mangeldurchblutung hervorrufen, während das gesamte zerebrale Blutdurchflußvolumen normal sein kann. Zusätzlich zu diesen lokalen Unzulänglichkeiten können systemische Faktoren (wie z. B. Abfall des systemischen Blutdrucks, Änderungen der Blut- und Plasmaviskosität, Anämie, Hypoxie und Hypoglykämie) als auslösende Mechanismen hinzukommen, die zu neurologischen Ausfallerscheinungen in den arteriosklerotisch am meisten geschädigten Hirngebieten führen.

Pathologisch-anatomische Befunde

Makroskopische Untersuchung

Bei Autopsien können die Arterien von Arteriosklerosepatienten fortgeschrittene Veränderungen aufweisen, ohne daß im Gehirn makroskopisch sichtbare Veränderungen

vorhanden wären (Abb. 13.2). In anderen Gehirnen mit arteriosklerotisch veränderten Arterien ist das Hirngewicht vermindert, die Sulci zwischen den Hemisphären und den Hirnwindungen sind verbreitert, die Hirnwindungen selbst verschmälert, insbesondere in den Frontal- und Temporallappen; der Hirnstamm ist in seinem Umfang kleiner als normal, und die Kleinhirnmasse ist verringert (Abb. 13.3).

Es hat sich als unmöglich erwiesen, eine direkte ursächliche Beziehung zwischen der Arteriosklerose und der Hirnatrophie herzustellen; andererseits wurden die zervikalen Abschnitte der Hirnarterien bisher noch nicht in genügend großer Anzahl untersucht, um gültige Schlußfolgerungen ziehen zu können. Wird ein solches atrophisches Gehirn seziert, so findet sich eine Verschmälerung

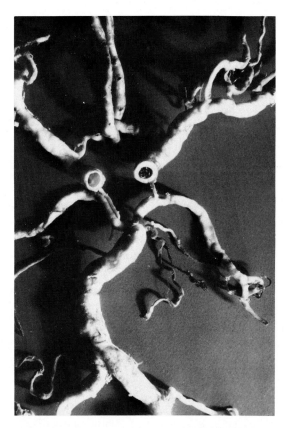

Abb. 13.2. Arterien der Hirnbasis, die eine schwere Arteriosklerose mit Verdickung, Windungen und Elongation der Gefäße aufweisen. Beachten Sie die spindelförmige Dilatation der A. basilaris

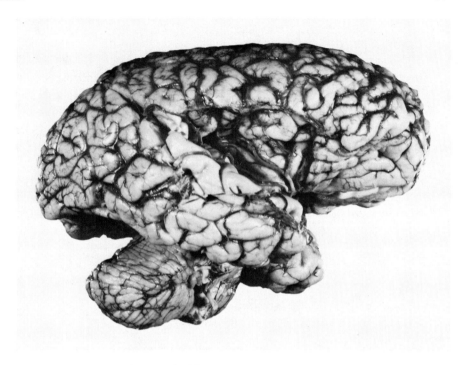

Abb. 13.3. Atrophisches Gehirn mit begleitender Arteriosklerose

der Rindenschicht und darunter eine Abnahme der Masse an weißer Substanz. Die Ventrikel sind symmetrisch erweitert. Die durchtrennten Enden der sklerotischen, in die Hirnsubstanz eindringenden Arterien können aus der Schnittoberfläche herausragen, und es finden sich unter Umständen verschieden alte Infarkte unregelmäßig über die gesamte Hirnsubstanz verteilt. Sogar retrospektiv läßt sich noch feststellen, daß viele dieser kleinen Infarkte zu Lebzeiten keine erkennbaren Symptome verursachten.

Multiple, winzige, unregelmäßige Höhlen, die in der Capusla interna, im Putamen, Thalamus, Pons und manchmal auch im Kleinhirn sichtbar sind, sind unter dem Namen *"état lacunaire"* (Status lacunaris) bekannt. Es handelt sich um die Überreste sehr kleiner Infarkte. Sie enthalten Bestandteile aufgelösten Hirnparenchyms oder mit Flüssigkeit gefüllte Vakuolen in der Umgebung der Arterien, die ihrerseits kleine Thrombi enthalten können. Charakteristisch für ein anderes, als *"état criblé"* benanntes Krankheitsbild sind stecknadel-kopfgroße Erweiterungen, die im Centrum semiovale liegen. Bei diesen Hohlräumen handelt es sich um deutlich dilatierte perivaskuläre Virchow-Robin-Räume, die wohl keine klinisch-pathologische Bedeutung haben.

Oberflächliche Infarkte finden sich mit Vorliebe in den Endversorgungsgebieten der A. cerebri anterior, media und posterior, wo die kleineren Äste einer Arterie mit denjenigen einer anderen anastomosieren. Der lokale arterielle Blutdruck ist normalerweise in diesen „Wasserscheidengebieten" – im Vergleich zum gesamten System – am niedrigsten, so daß ein generalisierter Blutdruckabfall zunächst in diesen terminalen Ästen zu kritischen Werten führt (Abb. 13.4 A u. B).

Tiefer gelegene Infarkte des Großhirns finden sich in der Regel im Gebiet der Capsula interna, und zwar im Versorgungsgebiet der in die Hirnsubstanz eindringenden Äste der A. cerebri media (Aa. lenticulostriatae).

Zerebrale Infarkte ändern ihr Aussehen mit dem Alter. Obwohl ganz frische Infarkte nicht sichtbar sind, sind sie als umschriebene

Erweichungsherde in der Hirnsubstanz palpabel. Später wird das infarzierte Gewebe nekrotisch, und die Strukturen des infarzierten Gehirns können kollabieren, so daß ein Hohlraum entsteht. Erstreckt sich ein Infarkt auf die Hirnrinde oder die darunter liegende weiße Substanz, so ist an der Hirnoberfläche eine Delle sichtbar.

Arteriosklerotisch bedingte Infarkte sind gewöhnlich blaß und deuten damit auf eine Mangeldurchblutung. Unter bestimmten Umständen werden sie hämorrhagisch:

1. wenn ein Embolus Ursache des Infarktes ist
2. in einigen Fällen mit Antikoagulantientherapie oder
3. wenn ein Infarkt durch Hypotonie verursacht wurde, anschließend der Blutdruck wieder steigt und das nekrotische Gebiet erneut wieder mit Blut überflutet wird.

Mikroskopische Untersuchung

Im gealterten Gehirn sind die kortikalen Neurone meist geschrumpft und das Gliagerüst zeigt degenerative Veränderungen an den perivaskulären Füßen der Astrozyten. Die Hirnkapillaren sind etwas verdickt und weisen übermäßig viel Windungen auf. Bei fortgeschrittener Degeneration enthält das Hirnparenchym blasse Zonen, in denen die Schatten degenerierter Neurone bestehen bleiben. Die Astrozyten sind pyknotisch und verdickt.

Das mikroskopische Bild infarzierter Gebiete ändert sich mit dem Alter des Infarktes. Die ersten mikroskopisch erkennbaren Veränderungen sind eine Geldrollenbildung und Aggregation roter Blutkörperchen in den Arteriolen, Kapillaren und Venolen des betroffenen Gebietes. Später zeigt sich ein weiterer Abbau, die Kapillarwände werden ektatisch, und es findet eine leichte Diapedese der roten Blutkörperchen statt. Die Astrozyten und Neurone schwellen an, und manchmal entwickelt sich ein lokales Ödem.

Mit fortschreitendem Heilungsprozeß verdichtet sich das infarzierte Gebiet wieder und zwar durch Neovaskularisation und Narbenbildung (Gliose). Die Gefäßneubildung bringt dem Patienten keinen Nutzen, es sei denn, diese entwickle sich in den Randzonen um das Infarktgebiet. Sie kann gelegentlich als Wolke oder flüchtige Erscheinung in Arteriogrammen von Patienten beobachtet werden, die früher Hirninfarkte durchmachten. Die Gliose führt zu einer Schrumpfung der benachbarten Hirnsubstanz und kann einer der Faktoren sein, der in späteren Jahren in der Umgebung des Infarktes epileptische Anfälle auslöst.

Klinische Besonderheiten

Leider wurden zahlreiche Funktionsstörungen, die als „Senilität" beschrieben wurden, der „zerebralen Arteriosklerose" zugeschrieben. Manche als senil betrachtete Patienten sind in Wirklichkeit depressiv oder durch Medikamente intoxiziert; andere leiden an einem Subduralhämatom, an Malignomen, die Störungen des Sensoriums hervorrufen, an Ernährungs-, Stoffwechsel- oder endokriner Insuffizienz oder sogar an nicht diagnostiziertem Herz- oder Lungenversagen – sämtlich therapeutisch angehbare Krankheiten. Eine andere Möglichkeit besteht in der hydrozephalen Demenz (aresorptiver Hydrozephalus bei normalem Druck), bei der ein behinderter freier Abfluß bzw. eine Resorption des Liquors den Hydrozephalus verursachen, der seinerseits zu einer Demenz führt. Die geistigen Funktionen können durch Beseitigung des Hindernisses oder durch dessen Umgehung mittels Shunt wiederhergestellt werden. Die Diagnose einer „zerebralen" Arteriosklerose sollte nicht gestellt werden, bevor nicht diese Störungen durch entsprechende Untersuchungen ausgeschlossen worden sind.

Von einigen Fachleuten wurden mindestens fünf Syndrome als Folge arteriosklerotischer Veränderungen in den aorto-kranialen Gefäßen angesehen. Obwohl diese gesondert besprochen werden, wollen wir hier doch festhalten, daß sie sich ziemlich überschneiden können, und daß einige Gegenstand großer Kontroversen sind.

Demenz

Zu den psychischen Veränderungen ohne Hinweise auf fokale neurologische Ausfallerscheinungen gehören allmähliche Persönlichkeitsveränderungen („zweite Kindheit"), Reizbarkeit mit Stimmungsschwankungen, Abnahme des Frischgedächtnisses mit Schwatzhaftigkeit und Konfabulation sowie gelegentlich eine Psychose mit Wahnvorstellungen und Halluzinationen. Es wurde nie nachgewiesen, wie viele dieser sogenannten klassischen Symptome einer „zerebralen" Arteriosklerose tatsächlich auf einer aortokranialen Arteriosklerose beruhen, und wie viele durch einen Involutionsprozeß in der Glia, der Grundsubstanz oder in den Neuronen selber (Alzheimer-Krankheit) bedingt sind.

Eine Form der Demenz, der isolierte Verlust des Gedächtnisses, ist auf Störungen sowohl im Hippokampus als auch im Fornixsystem zurückzuführen. Patienten mit solchen Läsionen haben ein intaktes Altgedächtnis, eine normale Sprache und vielfach eine bemerkenswerte Fähigkeit, ihr mangelhaftes Frischgedächtnis zu verbergen. Das pathologische Korrelat findet sich im Gyrus hippocampi beidseits.

Eine ganz andere Situation dagegen findet sich bei Patienten mit fokalen neurologischen Ausfallerscheinungen, wie z. B. Hemiparese, Dysphasie oder Hemianopsie. Die Aphasie geht meistens einher mit einem Verlust des Begriffsvermögens und einer Verlangsamung der intellektuellen Prozesse. Patienten mit einem Infarkt des Frontallappens, insbesondere einem solchen der dominanten Hemisphäre, können plötzliche Persönlichkeitsveränderungen aufweisen. Bei bilateraler Erkrankung der Arteria cerebri posterior oder des vertebro-basilären Systems kann sich ein Infarkt in den inferomedialen Anteilen beider Temporallappen, im Fornix, im Corpus mammillare und in den Hippokampusformationen beider Seiten entwickeln. Bei Patienten mit diesen Krankheitsbildern kann das Frischgedächtnis

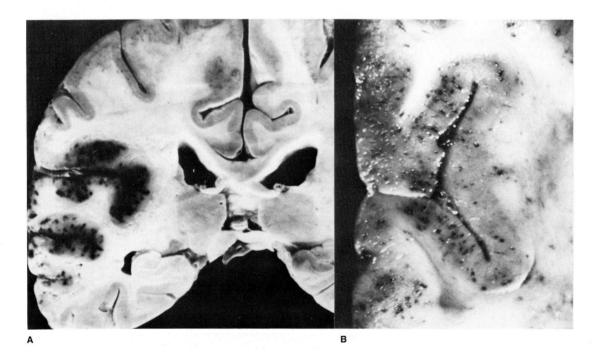

A   **B**

Abb. 13.4 A u. B. Hämorrhagischer Infarkt im Versorgungsgebiet der A. cerebri media

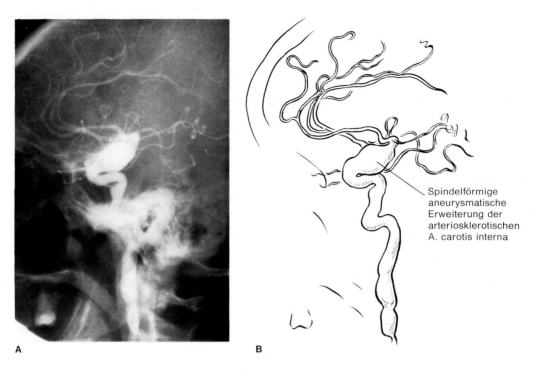

A   **B**

Abb. 13.5 A u. B. (Mit freundlicher Genehmigung durch Dr. F. Farell, Department of Radiology, Bowman Gray School of Medicine)

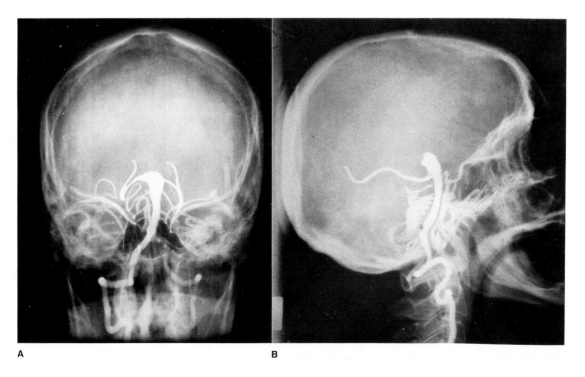

A   **B**

Abb. 13.6 A u. B. Arteriosklerotisch bedingte Elongation und Schleifenbildung der A. basilaris. (Mit freundlicher Genehmigung durch Dr. Jacques E. Botton)

schwer gestört sein und gleichzeitig eine retrograde Amnesie und ein Verlust der Lernfähigkeiten vorliegen (Korsakoff-Psychose).

Binswanger-Krankheit

Einige Neurologen bestreiten, daß es dieses Krankheitsbild als spezifische Einheit überhaupt gibt; andere identifizieren es als Arteriosklerose, welche in die Hirnsubstanz eindringende Arterien der Temporal- und Okzipitallappen beider Hemisphären befällt. Ein Infarkt in diesen Gebieten führt zu den folgenden Symptomen und Befunden, die als Binswangersche Krankheit bezeichnet werden: progrediente Abnahme geistiger Fähigkeiten, kortikale Blindheit, epileptische Anfälle und eine unterschiedliche Anzahl kortikospinaler und extrapyramidaler Funktionsstörungen.

Parkinsonismus

Die Mehrheit der Ärzte nimmt an, daß die Arteriosklerose per se keinen Parkinsonismus verursachen kann. Bei arteriosklerotischen Patienten mit Parkinson-ähnlichem Syndrom finden sich assoziiert pyramidale Funktionsstörungen, Demenz und/oder pseudobulbäre Zeichen zusammen mit extrapyramidalen Störungen. Bei der Autopsie zeigt sich im Gehirn solcher Patienten oft ein „état lacunaire".

Andere diagnostizieren einen arteriosklerotischen Parkinsonismus, wenn der akute Beginn einer extrapyramidalen Störung deutlich auf eine lokalisierte Gefäßerkrankung – wahrscheinlich eine Arteriosklerose – hinweist. In diesem Fall beginnt der charakteristische Parkinsontremor plötzlich, und die logischste Erklärung für dieses Geschehen liegt wohl darin, daß die Arteriosklerose in einem entsprechenden Hirngebiet einen Infarkt verursacht hat.

Pseudobulbärparalyse

Obwohl die klinischen Befunde bei diesem Krankheitsbild oberflächlich auf eine primär bulbäre Funktionsstörung hinweisen, ist die Abnormität durch bilaterale Läsionen in den höher gelegenen kortiko-bulbären Bahnen bedingt. Folge davon ist eine supranukleäre Paralyse der unteren Hirnnerven, die in charakteristischer Weise als Dysarthrie, Dysphagie und mimische Starre in Erscheinung tritt. Diese Störungen sind am häufigsten in der Capsula interna lokalisiert. Da eine Seite in der Regel früher als die andere befallen wird, finden sich in der Anamnese der meisten Patienten früher erfolgte Hemiparesen, dann nicht so lange zurückliegende Lähmungen der gegenüberliegenden Körperseite, die von pseudobulbären Zeichen überlagert werden.

Wegen der Spastizität hat der Patient Mühe, zu sprechen und seine Zunge herauszustrecken. Die Larynxbewegungen sind gestört, und die Respiration kann behindert sein. Der Rachenreflex und die zirkumoralen Muskeleigenreflexe sind abnorm gesteigert. Bilaterale Läsionen des Tractus cortico-spinalis sind die Ursache für einen langsamen, schwerfälligen, unsicheren und schleppenden Gang (marche-à-petit-pas); die Sehnenreflexe sind abnorm lebhaft und auf beiden Seiten können positive Hoffmannsche und Babinskische Zeichen vorhanden sein. Eine diffuse zerebrale Beteiligung verursacht Persönlichkeitsveränderungen mit inadäquatem und unkontrolliertem Lachen oder Weinen als Ausdruck einer überschießenden Reaktion auf unbedeutende emotionale Stimuli.

Hirnnervenlähmungen

Druck durch starre arteriosklerotische Arterien kann gelegentlich zum Funktionsverlust eines Hirnnerven an der Hirnbasis führen. Eine binasale Hemianopsie wird dilatierten und verkalkten Aa. carotides internae zugeschrieben, welche die seitlichen Ränder der Nn. optici und des Chiasma opticum komprimieren (Abb. 13–5). Eine dilatierte, geschlängelte A. basilaris, die auf Hirnnerven drückt, verursacht manchmal ein Kleinhirnbrückenwinkelsyndrom, einen Tic douloureux des N. trigeminus, bilaterale Lähmungen des sechsten oder siebten Hirnnerven oder einen hemifazialen Spasmus. Die Elongation des Endabschnitts der A. basilaris kann in den dritten Ventrikel invaginieren und vermutlich zuweilen einen Hydrocephalus internus mit Demenz verursachen (Abb. 13–6 A u. B).

Differentialdiagnose

Arteriosklerotisch bedingte neurologische Ausfallerscheinungen werden durch Ausschluß diagnostiziert. Auch wenn sich in anderen Körperorganen arteriosklerotische Prozesse finden lassen, ist das Älterwerden allein noch nicht Grund genug, um neurologische Veränderungen bei einem alten Patienten der Arteriosklerose zuzuschreiben. Wann immer man in Versuchung gerät, die Diagnose einer arteriosklerotisch bedingten senilen Demenz zu stellen, sollten zunächst u. a. die folgenden Möglichkeiten ausgeschlossen werden, wobei für jede einzelne eine spezifische Therapie zur Verfügung steht:

1. Arzneimittelintoxikation (durch Tranquilizer, Sedativa, wie Barbiturate oder Bromide, blutdrucksenkende Mittel oder Medikamente, die bei der Behandlung des Parkinsonismus verwendet werden)
2. Subdurales Hämatom
3. Intrakranielles Neoplasma
4. Mangelernährung (B_1- oder B_{12}-Avitaminose)
5. Schwere Anämie irgendwelcher Genese
6. Hypothyreose, Hypophysenunterfunktion oder Nebennierenmarkinsuffizienz
7. Kardiopulmonale Erkrankungen mit Hypoxie oder Hyperkapnie
8. Nierenerkrankungen mit Urämie
9. Okkultes Karzinom mit sekundärer Enzephalopathie
10. Endogene Depression
11. Neurosyphilis
12. Chronische manifeste Herzinsuffizienz mit Stauung
13. Hepatische Enzephalopathie
14. Versteckter Hydrozephalus
15. Hypoglykämie

Nach vollständiger Anamnese, körperlicher und neurologischer Durchuntersuchung mit besonderer Beobachtung einer allfälligen aorto-zervikalen Gefäßerkrankung muß zumindest die folgende Gruppe von orientierenden Untersuchungen durchgeführt werden:

1. Schädel- und Thoraxröntgenbild
2. Blutbild, Urinstatus und Lues-Serologie
3. Bestimmungen von Kreatinin, Schilddrüsentests, Na, K, CO_2 und Leberfunktionstests im Blut
4. Bestimmung der Blutspiegel für Barbiturate und Bromide
5. Radioisotopenstudie des arteriellen Blutflusses und Hirnszintigramm
6. Liquoruntersuchung
7. Elektroenzephalogramm
8. Untersuchung auf freie Magensäure
9. Schilling-Test oder Vitamin-B_{12}-Spiegel im Serum, falls der Patient eine Achlorhydrie hat
10. Echoenzephalogramm, falls die Epiphyse nicht verkalkt ist
11. In einigen Fällen Isotopen-Zisternographie, Arteriographie oder computerisierte axiale Schädeltomographie = CAT

Auch wenn Anamnese, körperliche Untersuchung und neurologischer Befund normal und die Laborbefunde negativ sind, muß immer noch an die Möglichkeit einer Depression, einer Arzneimittelintoxikation oder an beides gedacht werden.

Laborbefunde

Blutcholesterin und Triglyzeride

Außer bei Personen unter 55 Jahren konnte keine eindeutige Korrelation zwischen dem Blutcholesterinspiegel bzw. Triglyzeridspiegel und der Häufigkeit im Vorkommen einer zerebralen Arteriosklerose festgestellt werden.

Lumbalpunktion

Beim Patienten mit einer zerebralen Arteriosklerose werden Druck und Zusammensetzung des Liquor cerebro spinalis normal sein. Bei atrophischem Gehirn ist das Liquorvolumen unter Umständen erhöht; diese Abnormität wird jedoch erst bei einer pneumoenzephalographischen oder CAT-Untersuchung ersichtlich.

Röntgenbefunde

Schädelleeraufnahmen können Verkalkungen im Karotissiphon und gelegentlich in der A. basilaris zeigen. Verkalkungen des Circulus arteriosus cerebri (Willisii) und ihrer Äste sind praktisch nie sichtbar.

Arteriographie

Arteriographische Befunde in den extrakraniellen Abschnitten der A. carotis und der Vertebralarterien wurden in den vorangehenden Kapiteln besprochen. Intrakraniell können die Gefäße dilatiert, geschlängelt und elongiert sein. Aussparungen in der Kontrastmittelsäule, die ihr ein gezacktes Aussehen geben, sind verdächtig auf das Vorhandensein atheromatöser Plaques, die in das Arterienvolumen hineinragen. Am häufigsten werden diese Wandunregelmäßigkeiten im Karotissiphon, gelegentlich auch in den Aa. cerebri media, anterior et posterior beobachtet. Elongation und zahlreiche Windungen können den Ästen dieser drei Arterien ein geschlängeltes Aussehen verleihen.

Der Verschluß einer oder mehrerer Arterien ist die Ursache dafür, daß das normalerweise von dieser Arterie versorgte Gebiet in den Frühphasen eines Arteriogramms nicht dargestellt wird. In späteren Phasen kann das Kontrastmittel in umgekehrter Richtung durch Kollateralkanäle in dieses Gebiet einfließen (Abb. 13.7 A u. B). Zu diesem Zeitpunkt gelten ein wolkiges Aussehen oder eine

Anfärbung als Hinweis auf das Vorhandensein von Gefäßneubildungen.

Eine verzögerte Durchlaufzeit des Kontrastmittels, die als Ausdruck einer verlängerten Kreislaufzeit gilt, muß nicht unbedingt auftreten.

Pneumoenzephalographie und computerisierte axiale Schädeltomographie

Die Pneumoenzephalographie darf nur sparsam unt mit Vorsicht bei Patienten angewendet werden, die an einer Demenz oder Arteriosklerose leiden, da sie diese Krankheitszustände verschlimmern kann. Es sollte mit allen Mitteln versucht werden, das parasagittale kortikale Gebiet mit Luft zu füllen und dabei einen Hydrozephalus mit „normalem Druck" auszuschließen. In der Regel wird eine computerisierte axiale Schädeltomographie die gleichen Informationen vermitteln.

Bei Hirnatrophie wird eine symmetrische Dilatation der Ventrikel beobachtet, häufiger vielleicht in den Frontal- und Temporalals in den Okzipitalhörnern. Der dritte Ventrikel, der Aquaeductus Sylvii und der IV. Ventrikel sind in der Regel dilatiert. Der auffallendste Befund ist die Erweiterung der Sulci über den Frontal-, Insel-, Roland und Temporalgebieten. Zeitweise führt Luft in den Sulci zur Darstellung der einzelnen Hirnwindungen. Bei Patienten mit hydrozephaler Demenz sind auch die Ventrikel weit. Die Umrisse der Hirnkonvexität werden bei Luftfüllung gelegentlich jedoch nicht dargestellt, da die Luft infolge Adhäsionen im Gebiet des Tentoriumschlitzes unterhalb des Tentorium cerebelli gefangen bleibt.

Hirnszintigramm

Außer nach frischem Hirninfarkt ist das Hirnszintigramm bei Patienten mit einer „zerebralen" Arteriosklerose normal.

Elektroenzephalographie

Einige Autoren sind der Meinung, daß die „zerebrale" Arteriosklerose eine Verlangsa-

A

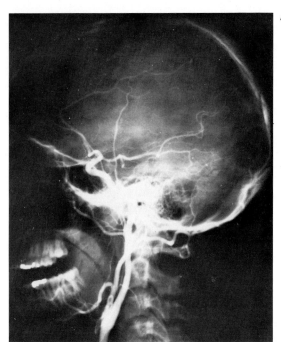

Abb. 13.7 A u. B. Arteriogramm, das einen Verschluß
der A. cerebri media zeigt. *A* Die A. cerebri media füllt
sich nicht. *B* Spätphase mit retrograder Füllung durch
Kollateralkanäle

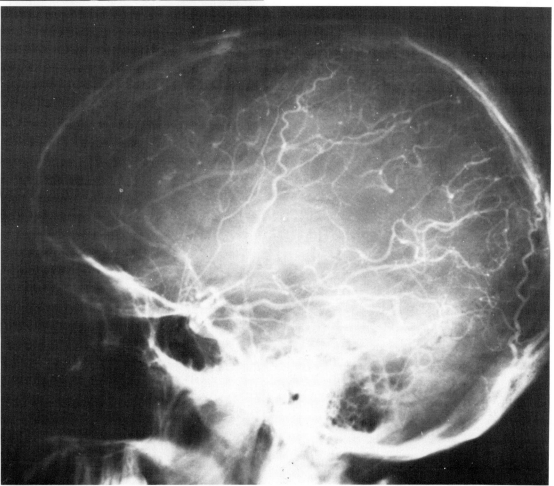

B

mung der normalen Hirnrhythmen mit Wellen aus dem Thetabereich verursache. Bei Patienten mit einem frischen Hirninfarkt, der nahe an der Hirnoberfläche gelegen ist, können sich im darüber liegenden Gebiet fokale Deltarhythmen mit hoher Amplitude zeigen. Kleine oder in der Tiefe liegende Infarkte jedoch rufen selten im Elektroenzephalogramm erkennbare Störungen hervor, es sei denn, sie ereignen sich in der Formatio reticularis des Hirnstammes; kleine Infarkte in diesem Gebiet können diffuse Störungen der Hirnaktivität zur Folge haben.

Patienten mit alten, längst abgeheilten Infarkten können eine episodische „sharp-wave"-Aktivität aufweisen, die vom Randgebiet einer Glianarbe ausgeht. Diese sharp waves können ein Hinweis auf einen Reizfokus sein. Schätzungsweise 10–25% aller Patienten mit abgeheilten Hirninfarkten leiden an fokalen oder generalisierten Anfällen, die in der Umgebungszone des alten Infarktes ihren Ursprung nehmen. Sogar bei Patienten, die nach einem Infarkt keine Anfälle haben, werden in der Regel im EEG Rhythmusstörungen beobachtet.

Therapie

Wenn alle im Abschnitt über Differentialdiagnose besprochenen Verfahren die Ursache für die Abnahme der geistigen Fähigkeiten eines Patienten nicht aufzudecken vermögen, dann darf man gelegentlich die Symptome zu Recht einer Arteriosklerose zuschreiben. In diesem Fall sollten der Arzt und die Angehörigen des Patienten nicht der Versuchung erliegen, therapeutisch einzugreifen. Tranquilizer oder psychotrope Medikamente können die Verschlechterung eher fördern als sie aufhalten und sollten für agitierte oder depressive Patienten vorbehalten bleiben. Diese Patienten werden durch Barbiturate oft erregt. Sogenannte „zerebrale" Vasodilatatoren sind unwirksam. Alkohol in kleinen Mengen kann den Appetit des Patienten verbessern, ihn euphorisch machen und fügsam halten.

Der bei weitem wichtigste Aspekt der Therapie besteht in der Unterstützung der Angehörigen, während diese sich an die Situation anpassen. Es sind gewöhnlich die Angehörigen und nicht der Patient, die am meisten unter dieser Situation leiden.

Literatur

Allgemeines

Adler, E., Adler, C., Magora, A., Shanan, J., Tal, E.: Stroke in Israel 1957–1961: Epidemiological, Clinical, Rehabilitation and Psycho-Social Aspects, Polypress, Ltd., Jerusalem, 1969

Baker, A. B., Flora, G. C., Resch, J. A., Loewenson, R.: The geographic pathology of atherosclerosis: A review of the literature with some personal observations on cerebral atherosclerosis. J. Chronic Diseases. 20, 685 (1967)

Eisenblätter, D.: Diagnostik und Behandlung der zerebralen Kreislaufstörungen als gemeinsames Problem der Neurologie und der inneren Medizin aus internistischer Sicht. Z. ärztl. Fortbild (Jena) 70, 86 (1976)

Gänshirt, H.: Hirnarteriosklerose aus nervenärztlicher Sicht. Med. Welt 24, 1688 (1973 a)

Heyden, S., Heyman, A., Camplong, L.: Mortality patterns among parents of patients with atherosclerotic cerebrovascular disease. J. Chronic Diseases. 22, 105 (1969)

Kannel, W. B.: Current status of the epidemiology of brain infarction associated with occlusive arterial disease. Stroke. 2, 295 (1971)

Kurtzke, J. F.: Epidemiology of Cerebrovascular Disease, New York: Springer 1969

Malmros, H.: Dietary prevention of atherosclerosis. Lancet. 1, 94 (1970)

Mints, A. Ya., Sachuk, N. N.: Studies of cerebral atherosclerosis in old and very individuals. Federal Proc. Trans. Suppl. 24, (6) (part 2) T967 1965

Moossy, J.: Cerebral atherosclerosis: Intracranial and extracranial lesions. In: Pathology of the Nervous System, vol. 2, (ed. Minckler, J.) pp. 1423–1432. New York: McGraw-Hill 1971

Pfaffenbarger, R. S., Jr., Laughlin, M. E., Gima, A. S., Black, R. A.: Work activity of longshoremen as related to death from coronary heart diesease and stroke. New Engl. J. Med. 282, 1109 (1970)

Stallones, R. A.: Epidemiology of cerebrovascular disease. A. review. J. Chronic Diseases. 18, 859 (1965)

Strong, J. P., McGill, H. C., Jr.: The pediatric aspects of atherosclerosis. J. Atheroscler. Res. *9*, 251 (1969)

Wallace, D. C.: The natural history of cerebral vascular disease. Am. Heart J. *75*, 285 (1968)

Pathophysiologie

Di Chiro, G., Libow, L. S.: Carotid siphon calcification and cerebral blood flow in the healthy aged male. Radiology. *99*, 103 (1971)

Hassler, O.: Vascular changes in senile brains: A micro-angiographic study. Acta neuropathol. (Berlin). *5*, 40 (1965)

Hedlund, S., Köhler, V., Nylin, G., Olsson, R., Regnström, O., Rothström, E., Aström, K. E.: Cerebral blood circulation in dementia. Acta psychiat. scand. *40*, 77 (1964)

Pathologisch-anatomische Befunde

Adams, R. D.: Pathology of cerebral vascular diseases. B. Cranial cerebral lesions. In: Cerebral Vascular Diseases, Transactions of the Second Princeton Conference. (ed. Millikan, C. H.) pp. 23–39. New York: Grune & Stratton 1958

Beneke, G., Mohr, W.: Pathologische Anatomie der zerebralen Durchblutungsstörungen. Med. Welt. *27*, 677–682 (1976)

Blackwood, W., Hallpike, J. F., Kocen, R. S., Mair, W. G. P.: Atheromatous disease of the carotid arterial system and embolism from the heart in cerebral infarction: A morbid anatomical study. Brain. *92*, 897 (1969)

Fisher, C. M.: The arterial lesions underlying lacunes. Acta neuropathol. (Berlin). *12*, 1 (1969)

Flora, G. C., Baker, A. B., Loewenson, R. B., Klassen, A. C.: A comparative study of cerebral atherosclerosis in males and females. Circulation. *38*, 859 (1968)

Grunnet, M.: Changes in cerebral arteries with aging. Arch. Pathol. *88*, 314 (1969)

Moossy, J.: Cerebral infarcts and the lesions of intracranial and extracranial atherosclerosis. Arch. Neurol. *14*, 124 (1966)

Ule, G., Kolkmann, F. W.: Pathologische Anatomie des Hirngefäßsystems. In: Der Hirnkreislauf, (Hrsg. Gänshirt, H.) Stuttgart: Thieme 1972

Klinische Besonderheiten

Ang, R. T., Utterback, R. A.: Seizures with onset after forty years of age; role of cerebrovascular diesease. South. Med. J. *59*, 1404 (1966)

Aring, C. D.: Supranuclear (pseudobulbar) palsy. Arch. Internal Med. *115*, 198 (1965)

Brueckner, G. W., Graf, U. W., Jansen, W.: Psychometrische Beurteilung der Behandlung zerebraler Dekompensationserscheinungen alter Menschen. Therapiewoche *25/24*, 3420 (1975)

Evans, J. H.: Transient loss of memory, an organic mental syndrome. Brain. *89*, 539 (1966)

Faris, A. A.: Kimbic system infarction. A report of two cases. Neurology. *19*, 91 (1969)

Fisher, C. M., Curry, H. B.: Pure motor hemiplegia of vascular origin. Arch. Neurol. *13*, 30 (1965)

Fisher, C. M., Adams, R. D.: Transient global amnesia. Acta neurol. scand. *40*,(suppl. 9) 7 (1964)

Gänshirt, H. (Hrsg.): Der Hirnkreislauf. Physiologie, Pathologie, Klinik Stuttgart: Thieme 1972

Gänshirt, H.: Hirnarteriosklerose aus nervenärztlicher Sicht Med. Welt *24*, 1688 (1973 a)

Hänlein, P., Regli, F., Haferkamp, G.: Der lakunäre Hirninfarkt. Beitrag zur Klinik und Pathogenese. Schweiz. med. Wschr. *105*, 705 (1975)

Lhermitte, F., Gautier, J.-C., Derouesné, C.: Nature of occlusions of the middle cerebral artery. Neurology. *20*, 82 (1970)

Pencz, A., Schreyer, M.: Orbitapulsanalysen bei Gefäßgesunden und Patienten mit Hirnarteriosklerose. Z. Kardiol. *64*, 661 (1975)

Sindermann, F., Dichgans, J. Bergleiter, R.: Occlusion of the middle cerebral artery and its branches: Angiographic and clinical correlates. Brain. *92*, 607 (1969)

Waddington, M. M., Ring, B. A.: Syndromes of occlusions of middle cerebral artery branches. Angriographic and clinical correlation. Brain. *91*, 685 (1968)

Wood, M. W., Murphey, F.: Obstructive hydrocephalus due to infarction of a cerebellar hemisphere. J. Neurosurg. *30*, 260 (1969)

Demenz

Benton, A. L. (ed.): Behavioral Changes in Cerebrovascular Disease, Harper & Row, Publishers, New York, 1970

Boudin, G., Brion, S., Pépin, B., Barbizet, J.: Syndrome de Korsakoff d'étiologie arteriopathique, par lésion bilatérale, asymetrique du système limbique. Rev. neurol. *119*, 341 (1968)

Ekbom, K., Greitz, T., Kugelberg, E.: Hydrocephalus due to ectasia of the basilar artery. J. Neurol. Sci. *8*, 465 (1969)

Karp, H. R.: Dementia in cerebrovascular disease and other systemic illnesses. Current Concepts Cerebrovascular Dis.-Stroke. *7*, 11 (1972)

Torvik, A., Endresen, G. K. M., Abrahamsen, A. F., Godal, H. C.: Progressive dementia caused by an unusual type of generalized small vessel thrombosis. Acta neurol. scand. *47*, 137 (1971)

Victor, M.: The amnesic syndrome and its anatomical basis. Can. Med. J. *100*, 1115 (1969)

Victor, M., Adams, R. D., Cole, M.: The acquired (non-Wilsonian) type of chronic hepatocerebral degeneration. Medicine. *44*, 345 (1965)

Binswanger-Krankheit

Van Bogaert, L., Martin, J.-J.: Analyse critique de la pathologie de l'angiomatose cerebroméningée diffuse noncalcifiante et de l'encéphalopathie de Binswanger. J. Neurol. Sci. *14*, 301 (1971)

Parkinsonismus

Eadie, M. J., Sutherland, J. M.: Arteriosclerosis in Parkinsonism. J. Neurol. Neurosurg. Psychiat. *27*, 237 (1964)

Hirnnervenlähmungen

Gardner, W. J., Sava, G. A.: Hemifacial spasm – A reversible pathophysiologic state. J. Neurosurg. *19*, 240 (1962)

Differentialdiagnose

Adams, R. D., Fisher, C. M., Hakim, S., Ojemann, R. G., Sweet, W. H.: Symptomatic occult hydrocephalus with „normal" cerebrospinal-fluid pressure: A treatable syndrome. New Engl. J. Med. *273*, 117 (1965)

Aita, J. A.: Neurologic Manifestations of General Diseases. Charles C Thomas, Publisher, Springfield, Ill., 1964

Hill, M. E., Lougheed, W. M., Barnett, H. J. M.: A treatable form of dementia due to normal-pressure, communicating hydrocephalus. Can. Med. Assoc. J. *97*, 1309 (1967)

Müller, C., Ciompi, L. (eds.): Senile Dementia. Clinical and Therapeutic Aspects. The Williams & Wilkins Company, Baltimore, 1968

Laborbefunde

Arteriographie

Bradac, G. B., Simon, R. S.: Bericht über die routinemäßige Anwendung der Kathetertechnik in der zerebralen Angiographie (965 Untersuchungen). Fortschr. Geb. Röntgenstr. Nuklearmed. *125*, 66 (1976)

Kapp, J. Cook, W., Paulson, G.: Chronic brain syndrome: Arteriographic study in elderly patients. Geriatrics. *21*, 174 (1966)

Wilson, McC: Angiography in cerebrovascular occlusive disease. Am. J. Med. Sci. *250*, 554 (1965)

Enzephalographie

Alker, G. J., Glasauer, F. E., Leslie, E. V.: Longterm experience with isotope cisternography. J.A.M.A. *219*, 1005 (1972)

Dyken, M. L., Nelson, G.: Cerebral circulatory and metabolic studies related to pneumoencephalography. Acta neurol. scand. *44*, 148 (1968)

Therapie

Chynoweth, R., Foley, J.: Pre-senile dementia responding to steroid therapy. Brit. J. Psychiat. *115*, 703 (1969)

Heyden, S., Gerber, C. J.: Atherosclerotic cerebrovascular disease – Its nature and management. Am. J. Med. *46*, 763 (1969)

Varkonyi-Wallerstein, P., Licht, B., Kronenwerth, D.: Zur Behandlung zerebraler Insuffizienzerscheinungen alter Menschen. Ther. Gegenw. *115*, 265 (1976)

Hirninfarkt

„Die Krankheit ist von altersher und hat sich nicht geändert. Wir aber wandeln uns, indem wir zu erkennen lernen, was vorher nicht wahrnehmbar war."

J. M. Charcot

Der zerebrale Infarkt – Absterben von Neuronen, Glia und Kapillaren in einem Teil des Gehirns – wird durch einen Sauerstoff-, Blut- oder Glucosemangel verursacht. Jeder Infarkttypus (ob anoxisch, ischämisch oder hypoglykämisch) hat seine typische Anfangsphase, typischen Prädilektionsgebiete, histopathologische Merkmale, einen typischen Verlauf und eine typische Abheilungsform. Der häufigste der drei Infarkttypen ist der *ischämische* Infarkt, der durch einen plötzlichen Unterbruch der Blutzufuhr ausgelöst wird. Der *anoxische* Infarkt ist die Folge eines Sauerstoffmangels im Blut (wie bei der Kohlenmonoxidvergiftung). Der *hypoglykämische* Infarkt tritt auf, wenn der Blutzucker über längere Zeit unter kritische Werte absinkt. Bei den letzten beiden Infarktformen bleibt die Blutzirkulation im Gehirn normal.

In diesem Kapitel soll lediglich der Hirninfarkt besprochen werden, der durch ungenügende Blutversorgung des Gehirns bedingt ist (ischämischer Infarkt).

Ätiologie

Die vier wichtigsten Ursachen eines ischämischen Infarktes sind die aorto-kraniale Atherothrombose, der akute Blutdruckabfall, die Emboli – die von einem geschädigten Herzen, dem Aortenbogen oder von Halsarterien ausgehen – und ein Vasospasmus, der durch eine hypertensive Enzephalopathie oder sekundär durch Ruptur eines intrakraniellen sackförmigen Aneurysmas ausgelöst werden kann. Weitere Ursachen sind: Arteriitis, Hirnkompression mit sekundärer Ischämie, Venenverschluß und Abnormitäten im Blut selbst. Die meisten dieser aetiologischen Faktoren werden in den entsprechenden Kapiteln eingehend besprochen.

Durch kranio-zervikale Arteriosklerose und durch Vasospasmen infolge Ruptur eines intrakraniellen Aneurysmas bedingte Hirninfarkte sehen blaß aus. Hämorrhagische bzw. rote Infarkte werden in der Regel beobachtet bei:

1. Venenverschlüssen oder arteriellen Hirnembolien
2. Infarktbildung im Okzipitallappen durch intermittierende Kompression der A. cerebri posterior
3. nach Korrektur der A. carotis bei einem Patienten mit frischem Infarkt und
4. bei Patienten, die mit Antikoagulantien behandelt wurden.

Pathologisch-anatomische Befunde

Makroskopische Befunde

Typus und Lage eines Infarktes hängen von der Grundursache ab. In den meisten Fällen ist der Infarkt die Folge eines Arterienverschlusses und umfaßt das arterielle Versorgungsgebiet distal der Verschlußstelle. Ein durch Venenthrombose bedingter Infarkt erfaßt das Gebiet, das normalerweise durch die verschlossene Vene drainiert wird.

Am ehesten ereignet sich ein Infarkt in den Geweben mit dem höchsten Sauerstoffbedarf: den Zellkörpern der 3. und 5. Schicht der Hirnrinde, den Zellen des Globus pallidus, den Ammonshörnern und den Purkinje-Zellen des Kleinhirns. Ein Infarkt, der sich auf die Rindenschichten beschränkt, verursacht ein charakteristisches Bild, das als kortikale laminäre Nekrose bekannt ist.

Die Größe eines Infarktes hängt bis zu einem gewissen Grad von der Größe der verschlossenen Arterie ab. Ein Infarkt infolge Obstruktion einer in die Hirnsubstanz eindringenden Arterie kann kaum sichtbar sein („Lakunen"); ein Infarkt als Folge einer unterbrochenen Blutversorgung aus der A. carotis kann fast eine ganze Hemisphäre zerstören. Das Infarktgebiet ist gegenüber dem umliegenden gesunden Hirngewebe immer scharf abgegrenzt und kann auf Grund seiner gräulich-weißen Farbe und der weichen, breiigen Konsistenz des Gewebes identifiziert werden (Abb. 14.1).

Im Frühstadium eines Infarktes kann es zu einem beträchtlichen Ödem kommen, groß genug, um als Tumor zu wirken. Ist die ganze Hemisphäre ödematös, dann sind die Gyri abgeflacht und die Sulci verstrichen. Das Gehirn kann unter die Falx cerebri hindurch verdrängt sein, und eine Herniation des Gyrus hippocampy durch das Tentorium drückt die A. cerebri posterior gegen den scharfen Rand des Tentorium cerebelli, so daß ein ischämischer Infarkt im Okzipitallappen entstehen kann. Wird der Blutfluß wieder hergestellt, dann wird der Infarkt hämorrhagisch. Außerdem kann es durch Gewebe, das als Hernie durch die Inzisur tritt, zu einer Verdrängung des Mittelhirns kommen. Dieser Prozeß kann ein solches Ausmaß annehmen, daß das Mittelhirn gegen den scharfen Rand des Tentoriums der Gegenseite komprimiert wird und sekundär Pyramidenzeichen auf der Gegenseite, also auf der Infarktseite, auftreten. In schweren Fällen wird bei der Autopsie eine durch die Inzisur bedingte Einkerbung des Pedunkulus beobachtet (Kernohan-Knoten).

Bei einem massiven Kleinhirninfarkt werden die Strukturen in der hinteren Schädelgrube komprimiert und das Kleinhirn herniiert durch die Incisur nach kranial und/ oder durch das Foramen magnum kaudalwärts. In diesen Fällen kommt es sekundär durch Obstruktion des Aquädukts zu einem Hydrozephalus.

Mikroskopische Befunde

Ein 2–5 Tage alter Infarkt besteht aus nekrotischen Nervenfasern mit pyknotischen Gliakernen und einer Ansammlung von interstitieller Flüssigkeit. Auf mit Hämatoxylin und Eosin gefärbten Schnitten erscheinen die Neurone geschrumpft und einheitlich rosa, die Gliakerne sind hyperchromatisch, die Blutgefäße sind nekrotisch, und es kann beobachtet werden, wie polymorphkernige Zellen in die Peripherie der Läsion eindringen. In diesem Stadium können polymorphkernige Leukozyten und selten auch Zellen aus Hirngewebe selbst im Liquor cerebrospinalis erscheinen.

Nach 5–6 Tagen lösen sich die Neurone und Fasern auf; die polymorphkernige Reaktion wird durch das Auftreten von Phagozyten verdrängt. Diese nehmen die Zell- und Fetttrümmer in sich auf und erhalten dadurch das schaumige Zytoplasma der Makrophagen. Etwa zum gleichen Zeitpunkt setzt die Resorption der interstitiellen Flüssigkeit ein, und es werden neue Kapillaren gebildet.

Nach etwa 2–3 Monaten ist das nekrotische Material resorbiert, und es bleibt ein

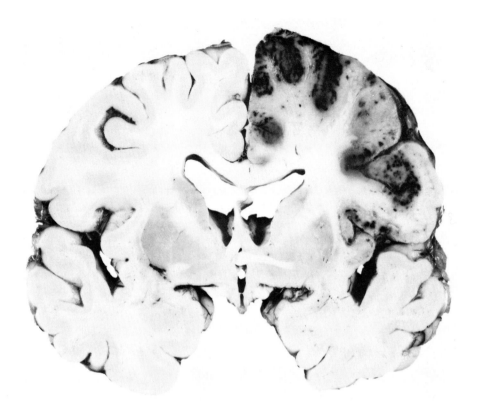

Abb. 14.1. Hämorrhagischer Infarkt (3–7 Tage alt) im Versorgungsgebiet der linken Aa. cerebri anterior et media, der durch eine Thrombose der (nicht dargestellten) intrakraniellen A. carotis interna verursacht wurde. Die Gyri sind ödematös, und es finden sich konfluierende petechiale Blutungen. (Mit freundlicher Genehmigung durch John Moossy, M. D., Department of Pathology, Bowman Gray School of Medicine)

Hohlraum zurück. An der Peripherie finden sich eine Proliferation von Kapillaren und angeschwollene Astrozyten, und der Hohlraum selbst ist durchzogen von gliösen und fibrovaskulären Elementen. Die darüber liegende Leptomeninx ist verdickt; in späteren Stadien ist die Hirnrinde unter Umständen eingesunken und der angrenzende Ventrikel erweitert.

Hämorrhagischer Infarkt

Beim hämorrhagischen Infarkt ruft die Diapedese der roten Blutkörperchen fleckige Hämorrhagien an der Hirnoberfläche hervor. Mikroskopisch werden diese Hämorrhagien in erster Linie an folgenden Stellen beobachtet:

1. in der grauen Substanz
2. um das nekrotische Blutgefäß herum verteilt und
3. in Verbindung mit Phagozyten, die Hämosiderin enthalten.

Im Spätstadium nimmt die Leptomeninx eine rostig-braune Farbe an, und die Blutung erscheint als von einer goldbraunen Wand umgebener Hohlraum.

Im Gegensatz zur Hirnblutung, die das Gewebe zwischen Nervenfasern und an den Bahnen entlang disseziert, zerstört der hämorrhagische Infarkt das gesamte Gewebe im Verteilungsgebiet der erkrankten Arterie oder Vene einschließlich der Nervenfasern. Ist der Heilungsprozeß vollständig abgeschlossen, dann liegen die Wände der Blutungshöhle dicht aufeinander; im Gegensatz dazu haben diejenigen bei einem hämorrhagischen Infarkt die Tendenz, weit voneinander getrennt zu sein, und die Höhle ist von fibrogliösen Bindegewebsstreifen durchzogen.

Pathophysiologie

Warum Infarkte, die durch eine Reduktion des Perfusionsdrucks zustandekommen, eine Prädilektion für bestimmte Zonen zeigen, läßt sich durch hydrodynamische Grundsätze erklären. In einer Reihe von Feldern, die aus einer gemeinsamen Quelle bewässert werden, leidet das letzte Feld am meisten, wenn der Pumpdruck ungenügend ist. In ähnlicher Weise kommt es bei ungenügender zerebro-vaskulärer Perfusion zur größten Ischämie in den Nervengeweben, die von der Versorgungsquelle am weitesten entfernt

sind (beispielsweise tritt ein Infarkt bei Verschluß der A. cerebri media in dem Gebiet auf, das von ihren Endästen versorgt wird) (Abb. 14.2).

Als Beispiele von Infarkten, die in der Grenzzone zwischen benachbarten Arterienbäumen auftreten, seien folgende erwähnt:

1. Infarkte an der temporo-parieto-okzipitalen Verbindungsstelle in den am weitesten distal gelegenen Perfusionsgebieten der Aa. cerebri anterior, media et posterior
2. Infarkte, die das Putamen und den Kopf des Nucleus caudatus erfassen und im distalen Gebiet zwischen Rami striati der A. cerebri anterior und der Heubnerschen Arterie einerseits und den in die Hirnsubstanz eindringenden Ästen der A. cerebri media andererseits gelegen sind.

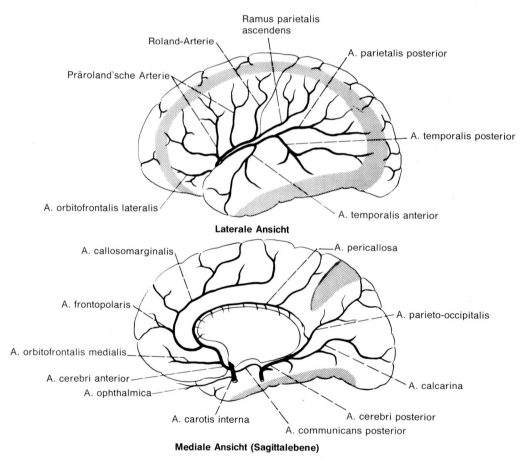

Abb. 14.2. Prädilektionszonen für Infarkte in Wasserscheidegebieten. (Mit freundlicher Genehmigung von John Moossy, M. D., Department of Pathology, Bowman Gray School of Medicine)

Form und Größe eines Infarktgebietes hängen bis zu einem gewissen Grad von der Leistungsfähigkeit der Kollateralkanäle ab. Wenn kein ausreichender Kollateralkreislauf zur Verfügung steht, wird die Obliteration einer Hauptarterie zum Infarkt des gesamten von diesen Arterien versorgten Gebietes führen. Entwickeln sich hingegen Kollateralen, so kann der Infarkt auf einen keilförmigen Bezirk im Zentrum des Hauptversorgungsgebietes zusammenschrumpfen. Liegt andererseits der Verschluß einer zerebralen Hauptarterie zugleich mit der Stenose einer benachbarten Hauptarterie vor, dann wird es wegen der Überlappung des Ischämiegebietes zu einem massiven Hirninfarkt kommen.

Im Frühstadium eines akuten Hirninfarkts kann ein beträchtlicher Teil der neurologischen Ausfallerscheinungen ödembedingt sein, und mit Rückbildung dieses Ödems wird der Patient seine Funktionen wiedererlangen. Ein voll ausgebildeter Circulus arteriosus cerebri (Willisii) und gut entwickelte Hirnarterien ohne arteriosklerotische Veränderungen fungieren – zusammen mit meningealen, chorioidalen und kapillären Anastomosen – als Kanäle für eine zusätzliche Blutzufuhr zum ischämischen Gewebe. Diese Blutversorgung ischämischer Zonen wird ebenfalls durch einen retrograden Zufluß aus Mikrozirkulationsanastomosen von Gefäßen gewährleistet, die ein Kaliber von etwa 0,5 mm oder weniger aufweisen. Dieser Kollateralkreislauf ist für eine tumorähnliche Anfärbung verantwortlich, wie sie in gewissen Fällen von Hirninfarkt in Angiogrammen beobachtet wird. Die physiologischen Faktoren (Perfusionsdruck, Blutgase, Gewebe-pH und Autoregulation), die für ein ausreichendes Funktionieren der Kollateralbahnen notwendig sind, wurden bereits in Kapitel 5 besprochen.

Im Tierversuch stirbt das Hirngewebe nach 4–8minütiger Ischämie ab. In jüngster Zeit wurde jedoch gezeigt, daß die Aufrechterhaltung eines ausreichenden Perfusionsdrucks während der Erholungsphase das ischämische Gewebe für einen Zeitraum von mehr als 60 min lebensfähig erhalten kann. Dies ist vermutlich dadurch möglich, daß die Kapillaren offen gehalten und die lokalen zellulären Stoffwechselprodukte, wie z. B. Milchsäure, weggespült werden.

Vor kurzem wurde auch gezeigt, daß das Anschwellen der Endothel- und Gliazellen während oder sofort nach einem ischämischen Insult eine deutliche Lumeneinengung der zerebralen Kapillaren bewirkt.

Klinische Besonderheiten

Die klinischen Charakteristika eines Hirninfarktes sind äußerst mannigfaltig. Winzige Infarkte an funktionell nicht wichtigen Orten werden unter Umständen nicht entdeckt, während Hirninfarkte mit nachfolgendem Hirnödem und Schwellung ein zerebrales Neoplasma nachahmen und sogar zum Tod führen können.

Ein atherothrombotischer Hirninfarkt ereignet sich gewöhnlich in Ruhe oder im Schlaf, oft in den frühen Morgenstunden. Es ist nicht ganz klar, warum dies so geschieht. Einige vermuten, es handle sich um die Folge einer physiologischen Hypotonie, einer Hypoxämie oder um mechanische Faktoren und sekundäre Arterienkonstriktion, welche durch die Stellung des Kopfes im Verhältnis zum Hals bedingt ist. Bei einigen Patienten besteht das zugrunde liegende hypotensive Ereignis in einem Blutverlust, einem Myokardinfarkt, einer Operation oder Anästhesie. Oft sind jedoch keinerlei auslösende Faktoren eruierbar.

Hirninfarkte, die durch einen Embolus verursacht werden, können zu jeder Zeit auftreten, ob nun der Patient wach ist oder schläft. Sie können aus pulmonalen Venen, Herzklappen oder Herzhöhlen oder auch aus ulzerierten Plaques des Aortenbogens oder der abgehenden großen Gefäße stammen.

Bei der neurologischen Untersuchung nach einem Hirninfarkt finden sich fokale neurologische Ausfallerscheinungen, die auf eine Störung in jenem Hirngebiet hinweisen, das entweder durch die A. carotis interna oder die vertebro-basilären Arterien versorgt wird. (Für detaillierte Angaben sei auf die Kapitel 2, 10 und 11 verwiesen.)

Ein Kleinhirninfarkt kommt in Betracht, wenn ein Patient mit Infarktverdacht im Versorgungsgebiet des vertebro-basilären Systems Zeichen einer progredienten Hirndrucksteigerung aufweist und sich sein Zustand plötzlich verschlechtert. Dieses Krankheitsbild tritt selten auf und erfordert eine sofortige Diagnose mit sofortiger Operation. Der klinische Zustand ist die Folge einer Herniation der Tonsillen und eines akuten Verschlußhydrozephalus. Letzterer kommt zustande durch eine Kompression der Foramina des 4. Ventrikels durch ein angeschwollenes Kleinhirn oder durch eine Abknickung des Aquaeductus Sylvii.

Verlauf und Prognose

In der Regel erreichen die beim Hirninfarkt auftretenden neurologischen Ausfallerscheinungen ihr Maximum innerhalb der ersten 72 Std. Hohes Alter, Hypertonie, Koma, kardio-respiratorische Komplikationen, Anoxie, Hyperkapnie und neurogene Hyperventilation sind zusätzlich ungünstige prognostische Faktoren, insbesondere in den ersten 48 Std. nach einem Hirninfarkt. In Ausnahmefällen führt die Entwicklung eines massiven Hirnödems zu progredienter Verschlechterung und manchmal zum Tod.

Nach den ersten zwei Wochen kann sich eine Besserung zeigen und nach Ablauf von 12 Wochen wird in den meisten Fällen ein Maximum an Erholung erreicht sein. Nach 6–9 Monaten kann fast ausnahmslos keine weitere Erholung mehr erwartet werden.

Differentialdiagnose

Starke Kopfschmerzen und Zeichen einer Reizung der Meningen lassen an eine andere Ursache als an einen Infarkt denken, meist an eine intrazerebrale Blutung. Die Hemiparese ist bei einem subduralen Hämatom weniger eindrucksvoll als die Bewußtseinsstörung und das neurologische Bild zeigt täglich oder stündlich Schwankungen.

Der Infarkt ist schwer von *einem Hirntumor, einer intrazerebralen Blutung, einem chronisch subduralen Hämatom oder einem Abszeß* zu unterscheiden, besonders bei den Fällen, in denen eine zuverlässige Anamnese fehlt; hier hilft ein negatives Hirnszintigramm von 2–4 Std während der ersten Tage nach Beginn und noch zuverlässiger ein CAT, einen zerebralen Infarkt auszuschließen. Fehlt eine zuverlässige Anamnese, kann man durch wiederholte neurologische Untersuchungen während der ersten 72 Std den Infarkt von einer akuten *postepileptischen oder postmigränösen Hemiplegie* unterscheiden. Durch die Liquoruntersuchung kann eine *Herpes simplex-Enzephalitis* und *-Meningitis* ausgeschlossen werden.

Ist einmal die Diagnose eines Infarktes gestellt, sollte nach der zugrunde liegenden Ursache gesucht werden (Herzrhythmusstörungen, Hypotonie, Embolisation, Obstruktion der Halsarterien, Arteriitis, etc.), um eine geeignete spezifische Therapie einleiten zu können.

Laborbefunde

Schädelröntgen

Außer bei einem massiven zerebralen Hemisphäreninfarkt – bei welchem der Epiphysenschatten auf die Gegenseite verlagert sein kann – sind die Schädelröntgenbilder normal.

Echoenzephalogramm

Beim massiven Hirnödem werden Mittellinienstrukturen auf die Gegenseite verlagert. Eine Dilatation beider Seitenventrikel und des III. Ventrikels ohne irgendeine Seitwärtsverlagerung ist auf einen raumfordernden Prozeß der hinteren Schädelgrube verdächtig.

Elektroenzephalogramm

Ein Hemisphäreninfarkt im Versorgungsgebiet einer großen Hirnarterie kann eine Abnahme der Amplitude und einen Fokus mit langsamen Wellen verursachen. Im Gegensatz zum Enzephalogramm beim zerebralen Neoplasma ist diese Veränderung nicht progredient und wird allmählich verschwinden.

Lumbalpunktion

Der Liquor cerebro spinalis ist normal, wenn die Infarkte klein oder in der Tiefe gelegen sind; ist ein Infarkt hingegen nahe einem Ventrikel oder der subarachnoidalen Oberfläche, so kommt es in frühen Stadien oft zu einer so stark ausgeprägten polymorphkernigen Reaktion, daß sie derjenigen beim Hirnabszeß gleichen kann. In diesen Fällen erscheinen Lymphozyten, bevor der Liquor wieder vollständig klar ist. Bei einem hämorrhagischen Infarkt wird der Liquor xanthochrom oder gar blutig sein.

Der Liquoreiweißgehalt ist bei den meisten Patienten normal oder leicht erhöht.

Obwohl er bei massiven Infarkten, die sich in das Ventrikelsystem oder bis an die Oberfläche der Pia ausdehnen, auf mehr als 1 g/l ansteigen kann, sollte der erhöhte Eiweißgehalt an eine begleitende extraneurale Störung, z. B. an einen Diabetes mellitus oder eine Hypothyreose, denken lassen.

Bei Patienten mit einer meningovaskulären Syphilis finden sich eine Pleozytose, eine Zunahme des Proteingehaltes (besonders der Globulinfraktionen) und positive Lues-Reaktionen.

Der Liquordruck ist nach einem Hirninfarkt in der Regel normal, es sei denn, es handle sich um eine intrakranielle Druckerhöhung in Verbindung mit einem massiven Hirnödem oder um einen Hydrocephalus internus, der durch einen Kleinhirninfarkt verursacht ist.

Hirnszintigramm und Arteriogramm

Serienszintigramme sind für die Differenzierung eines Infarktes gegenüber einem zerebralen Neoplasma von großer Bedeutung. Etwa 75% der ausgedehnten Hirninfarkte

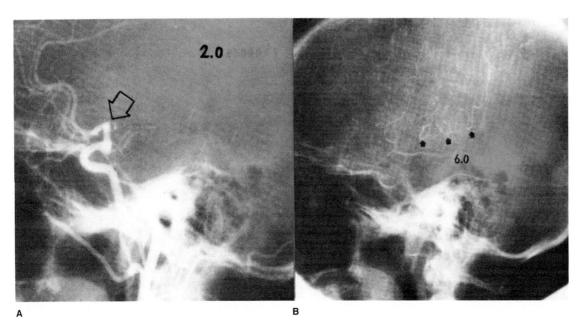

A   **B**

Abb. 14.3 A u. B. Verschluß der A. cerebri media. *A* Arteriogramm mit fehlender Füllung der A. cerebri media (Pfeil). *B* Spätphase mit retrograder Füllung durch Kollateralkanäle (kleine Pfeile). (Mit freundlicher Genehmigung durch Dr. F. Farrell, Department of Radiology, Bowman Gray School of Medicine)

erscheinen irgendwann einmal während des Krankheitsverlaufes im Hirnszintigramm. Etwa 30% werden während der ersten Woche nach dem Ictus nachweisbar. Es handelt sich dabei um ein prognostisch schlechtes Zeichen in Bezug auf die Wiederherstellung der Funktionen. Im Arteriogramm wird unter Umständen eine verlangsamte Entleerung lokaler Arterien oder ein avaskulärer Bezirk in dem Gebiet sichtbar, wo die zerebralen Gefäße verschlossen sind. Bei Okklusion eines Hauptgefäßes ist die Entleerung der arteriellen Kollateralgefäße verzögert; ist eine periphere Arterie blockiert, so wird sich der proximale Arterienanteil bis zur Verschlußstelle nur langsam füllen, und während der venösen Phase bleibt die Füllung erhalten (Abb. 14.3 A u. B).

Eine initiale Vasodilatation, die sich durch eine Zunahme der Kreislaufgeschwindigkeit durch das Infarktgebiet manifestiert, tritt innerhalb weniger Sekunden nach Beginn der Ischämie auf. Diese Reaktion auf eine hohe CO_2-Spannung oder auf eine pH-Senkung dauert nur kurze Zeit. Zu einer persistierenden Vasodilatation kommt es im Infarktgebiet und/oder dessen Umgebung in den ersten 10 Tagen bis 2 Wochen nach dem Infarkt, und die Gefäße bleiben auch nach Auflösung des Gerinnsels dilatiert. Eine frühe Füllung der Venen, unter Umständen einziges Zeichen einer Vasodilatation, weist auf eine Zunahme der lokalen zirkulierenden Blutmenge hin (Luxusperfusion). Eine rasche Kontrastmittelpassage beruht möglicherweise auf einer Umgehung des blockierten Kapillarbettes durch arteriovenöse Shunts. Die Verlangsamung der Kreislaufzeit ist während der ersten 1–2 Wochen nach dem Ictus die Regel und betrifft häufig die gesamte Hemisphäre.

In den meisten Fällen, bei denen es nach einem Infarkt zur Rekanalisation gekommen ist, sind die Angiogramme normal und zeigen damit an, daß eine spontane Lyse des Gerinnsels stattgefunden hat. Wurde ein Hauptgefäß oder eines seiner Äste verschlossen, dann kann im infarzierten Gebiet ein Kollateralkreislauf beobachtet werden.

Pneumoenzephalogramm und CAT

Luftenzephalogramme sind in der Frühphase eines Hirninfarkts meist normal, ausgenommen in Fällen, in denen ein ödematöses Gebiet als raumfordernder Prozeß wirkt und die Seitenventrikel auf die Gegenseite verdrängt. Im Spätstadium eines Hirninfarkts kann das Luftenzephalogramm eine fokale Rindenatrophie, eine Dilatation des homolateralen Seitenventrikels oder eine porenzephalische Zyste aufweisen. Im CAT läßt sich oft schon von Anfang an die infarzierte Zone in ihrer charakteristischen, gefäßabhängigen Form und in ihrer exakten Ausdehnung nachweisen.

Bei einem *Kleinhirninfarkt* mit massiver Kleinhirnschwellung wird ein Hydrocephalus internus beobachtet, und der vierte Ventrikel wird sich entweder nicht füllen oder nach seitwärts verlagert sein.

Therapie

Konservative Therapie

Im allgemeinen sollte ein Patient mit einem Hirninfarkt nach den in den Kapiteln 16 und 30 beschriebenen Richtlinien behandelt werden. Eine spezifische Therapie ist bei Patienten indiziert, die gleichzeitig z. B. an einer Syphilis, Tuberkulose oder einer Kollagenkrankheit leiden. Herzkrankheiten, die zu Embolien führen können, sollten mit Digitalis, Kardioversion oder durch einen chirurgischen Eingriff behandelt werden.

Chirurgische Therapie

Eine Operation ist nur beim akuten Kleinhirninfarkt, der zu einer Schwellung und zu einem Hydrocephalus internus führt, indiziert. In diesem Fall werden notfallmäßig in der hinteren Schädelgrube Bohrlöcher gesetzt und eine beschränkte Kraniotomie durchgeführt. Anschließend sollten das nekrotische zerebelläre Gewebe und die hernierten Kleinhirntonsillen exzidiert werden. Wenn dieses Verfahren früh genug ausgeführt wird, kann es lebensrettend sein.

Im allgemeinen ist das chirurgische Angehen von verschlossenen Halsarterien beim etablierten Hirninfarkt nicht zu empfehlen. In einigen Fällen hat eine frühe Revaskularisation des devitalisierten Hirngewebes dieses in einen tödlichen hämorrhagischen Infarkt verwandelt.

In ganz vereinzelten Fällen konnten Chirurgen intrakranielle Gefäßverschlüsse erfolgreich behandeln, indem sie mikrochirurgische Methoden zur Thromboembolektomie oder zum Einsetzen einer Bypassplastik verwendeten. Ein erfolgreiches Angehen von Hirninfarkten durch entweder intra- oder extrakranielle gefäßchirurgische Techniken ist außerordentlich selten, und bis jetzt stehen noch keine genügend gut untersuchten Kontrollergebnisse zur Verfügung.

Literatur

Allgemeines

Acheson, J.: Factors affecting the natural history of "focal cerebral vascular disease." Quart. J. Med. 40, 25 (1971)

Acheson, J., Hutchinson, E. C.: The natural history of "focal cerebral vascular disease." Quart. J. Med. 40, 15 (1971)

Albert, H. H., Franz, H.: Der Schlaganfall. Münch. med. Wschr. 119, 1615 (1977)

Dorndorf, W.: Schlaganfälle, Klinik und Therapie. Mit Beiträgen von A. Hartmann und R. Reuther. Stuttgart: Thieme 1975

Duus, P., Ungeheuer, E.: Diagnostik und Therapie der zerebralen Gefäßverschlüsse. Stuttgart: Thieme 1971

Gänshirt, H. (Hrsg.): Der Hirnkreislauf. Physiologie, Pathologie, Klinik. Stuttgart: Thieme 1972

Müller, H., Drees, A., Haller, P.: Der apoplektische Insult, Teil 1. Med. Welt. 29, 71 (1978)

Neu, I., Schrader, A.: Klinik und Therapie des zerebralen apoplektischen Insults. Fortschr. Med. 95, 904 (1977)

Waltz, A. G.: Studies of the cerebral circulation: What have they taught us about stroke? Mayo Clinic Proc. 46, 268 (1971)

Zülch, K. J.: Cerebral Circulation and Stroke. Berlin: Springer 1971

Zülch, K. J.: Zerebrovaskuläre Insuffizienz. Langenbecks Arch. Chir. 339, 161 (1975)

Ätiologie

Bernsmeier, A., Gottstein, U., Rudolph, W.: Herzkrankheiten als Ursache zerebraler Zirkulationsstörungen. Dtsch. med. Sschr. 87, 16–22 (1962)

Danta, G.: Platelet adhesiveness in cerebrovascular dieseae. Atherosclerosis. 11, 223 (1970)

Donhuijsen-Ant., R., Peitsch, U., Holldack, K.: Hirnembolische Komplikationen. Untersuchung zur Häufigkeit und Pathogenese nach Herzinfarkt. Fortschr. Med. 94, 349 (1976)

Firnhaber, W., Fügemann, W.: Orale Kontrazeptiva als Ursache cerebraler Gefäßprozesse? Z. Neurol. 206, 177 (1974)

Friedman, G. D., Loveland, D. B., Ehrlich, S. P., Jr.: Relationship of stroke to other cardiovascular disease. Circulation. 38, 533 (1968)

Glocker, E., Hänsel, D., Kornhuber, H. H.: Übergewicht, Rauchen und andere Risikofaktoren bei 357 Fällen von Hirndurchblutungsstörungen. Dtsch. Med. Wschr. 102, 1437 (1977)

Gottstein, U.: Zur Pathogenese der Hirnischämie, unter besonderer Berücksichtigung der Risikofaktoren. Internist (Berlin). 17, 1 (1976)

Gottstein, U.: Pathogenese und Risikofaktoren der zerebralen Ischämie. Aktuell. Neurol. 4, 65 (1977)

Heyden, S., Hames, C. G.: Epidemiologie der Apoplexie – Häufigkeit und prädisponierende Risikofaktoren in Evans County/Georgia. Dtsch. med. J. 22, 401 (1971)

Holtmann, W., Berger, G.: Über die Bedeutung des Risikofaktors bei zerebrovaskulären Prozessen unter Ovulationshemmer-Einnahme. Münch. Med. Wschr. 119, 1557 (1977)

Hossmann, K. A., Sato, K.: Recovery of neuronal function after prolonged cerebral ischemia. Science. 168, 375 (1970)

Isfort, A.: Apoplektischer Insult und Unfallzusammenhang. Berlin: Springer 1962

Jennett, W. B., Cross, J. N.: Influence of pregnancy and oral contraception on the incidence of strokes in women of childbearing age. Lancet. 1, 1019 (1967)

Jörgensen, L., Torvik, A.: Ischaemic cerebrovascular diseases in an autopsy series. Part 2. Prevalence, location, pathogenesis, and clinical course of cerebral infarcts. J. Neurol. Sci. 9, 285 (1969)

Jones, H. R., Jr., Siekert, E. G., Geraci, J. E.: Neurologic manifestations of bacterial endocarditis. Ann. Internal Med. 71, 21 (1969)

Köhler, G. K., Krankenhagen, B., Westphal, K.: Hirninfarkte unter der Einnahme von Ovulationshemmern. Fortschr. Neurol-Psychiat. 45, 293 (1977)

Kolodny, E. H., Rebeiz, J. J., Caviness, V. S., Jr., Richardson, E. P., Jr.: Granulomatous angiitis of the central nervous system. Arch. Neurol. *19*, 510 (1968)

Krankenhagen, B., Köhler, G. K.: Hirndurchblutungsstörungen bei jungen Frauen nach Einnahme von Ovulationshemmern? Dtsch. med. Wschr. *96*, 416 (1971)

Landolt, A. M., Millikan, C. H.: Pathogenesis of cerebral infarction secondary to mechanical carotid artery occlusion. Stroke. *1*, 52 (1970)

Levine, J., Swanson, P. D.: Nonatherosclerotic causes of stroke. Ann. Internal Med. *70*, 807 (1969)

Linderkampf, O., Mayr, S., Sengespeik, C.: Eisenmangel bei Vorliegen von cyanotischen Herzvitien: Eine Ursache für cerebrale Komplikationen. Mschr. Kinderheilk. *124*, 301 (1976)

Masi, A. T., Dugdale, M.: Cerebrovascular diseases associated with the use of oral contraceptives: A review in the English language literature. Ann. Internal Med. *72*, 111 (1970)

Meinig, H., Reulen, H. J., Simon, Ch.: Cerebrale Vasoparalyse, arterielle Hypertension und Hirnödem. J. Neurol. *211*, 25–38 (1975)

Mumenthaler, M., Huber, P., Grandjean, Ph.: Cerebrovasculäre Insulte bei jungen Frauen. Ätiologische Analyse. Pathogene Rolle von Ovulationshemmern? Z. Neurol. *198*, 46 (1970)

Mumenthaler, M., Robert, J.-L.: Intracranielle Verschlüsse der Hirnarterien. Aus: Verhandlungen der Deutschen Gesellschaft für innere Medizin, 78. Band, S. 449, München: J. F. Bergmann, 1972

Mutz, I., Muntean, W.: Intrakranielle Blutung bei idiopathischer thrombozytopenischer Purpura (ITP). Klin. Pädiat. *188*, 548 (1976)

Patzold, U., Engelhardt, P.: Cerebrale Gefäßverschlüsse in jungen Lebensjahren. Ein Beitrag zur Frage der ätiologischen Bedeutung oraler Ovulationshemmer. Nervenarzt. *45*, 602 (1974)

Pencz, A., Schreyer, M.: Hirndurchblutungsstörungen bei faszikulären Blockbildern im Elektrokardiogramm. Med. Klin. *70*, 705 (1975)

Pendl, G.: Ereignisse unter oralen Ovulationshemmern. Münch. med. Wschr. *115*, 178 (1973)

Psendorfer, F., Platthy, G.: Gefäßwandschädigung und thromboembolische Gefäßverschlüsse nach Einnahme von Ovulationshemmern. Med. Klin. *68*, 74 (1973)

Reisner, H., Reisner, T.: Über traumatisch bedingte zerebrale Gefäßthrombosen. Wien. Klin. Wschr. *88*, 158 (1976)

Reisner, H., Profanter, W., Reisner, T.: Zerebrale Gefäßthrombosen nach stumpfen Schädeltraumen. Wien. Klin. Wschr. *88*, 162 (1976)

Saggau, W., Laubach, K., Schaffelder, G.: Die Verlaufsanomalie der Arteria carotis interna (Operationsindikation, Technik und Ergebnisse). Thoraxchir. Vask. Chir. *22*, 94 (1974)

Schiffter, R., Wollin, J.: Zum Problem der zerebralen Gefäßprozesse durch Einnahme von Ovulationshemmern unter besonderer Berücksichtigung der Prognose. Therapiewoche. *27*, 457 (1977)

Schoenberg, B. S., Whisnant, J. P., Taylor, W. F., Kempers, R. D.: Strokes in women of childbearing age; a population study. Neurology. *20*, 181 (1970)

Schwarz, H.: Postoperative Komplikationen von Seiten des Herzens und des Kreislaufs. Helv. Chir. Acta. *42*, 601 (1975)

Sindermann, F.: Pathogenese und Klinik zerebraler Durchblutungsstörungen. Med. Welt *27*, 2061 (1976)

Suchenwirth, R. M. A., Müller-Stüler, M.: Hirndurchblutungsstörungen. Münch. Med. Wschr. *118*, 81 (1976)

Thorwirth, V., Ritter, G.: Mediaverschluß bei Morbus Werlhof. Münch. Med. Wschr. *117*, 1109 (1975)

Voit, D., Dorndorf, W.: Schlaganfälle nach Einnahme von Ovulationshemmern. Dtsch. med. Wschr. *96*, 412 (1971)

Wenig, Ch.: Zerebrale Ischämie und Ovulationshemmer. Dtsch. med. Wschr. *99*, 1521 (1974)

Wohlfeil, R., Schiffter, R., Schliack, H.: Schlaganfälle junger Frauen bei Einnahme von Ovulationshemmern. Fortschr. Neurol. Psychiat. *41*, 166 (1973)

Pathologisch-anatomische Befunde

Adams, J. H., Brierley, J. B., Connor, R. C. R., Treip, C. S.: The effects of systemic hypotension upon the human brain. Clinical and neuropathological observations in 11 cases. Brain. *89*, 235 (1966)

Adams, J. H., Graham, D. I.: Twelve cases of fatal cerebral infarction due to arterial occlusion in the absence of atheromatous stenosis or embolism. J. Neurol. Neurosurg. Psychiat. *30*, 479 (1967)

Blackwood, W., Hallpike, J. F., Kocen, R. S., Mair, W. G. P.: Atheromatous disease of the carotid arterial system and embolism from the heart in cerebral infarction: A morbid anatomical study. Brain. *92*, 897 (1969)

Brierley, J. B.: Brain damage complicating openheart surgery: A neuropathological study of 46 patients. Proc. Roy. Soc. Med. *60*, 858 (1967)

Dorndorf, W.: Extrakranielle Verschlüsse der Hirnarterien. Verh. dtsch. Ges. inn. Med. *78*, 440 (1972)

Fisher, C. M.: Lacunes: Small, deep cerebral infarcts. Neurology. *15*, 774 (1965)

Hoff, H., Prosenz, P., Tschabitscher, H.: Der Schlaganfall. Wien: Verlag der Wiener medizinischen Akademie 1966

Koltower, A. N., Morgunow, W. A.: Aktuelle Fragen der pathologischen Anatomie bei Hirndurchblutungsstörungen. Samml. Zwang. Abh. Geb. Psychiat. *45*, 51 (1975)

Leel Ossy, L.: Die pathomorphologischen Grundlagen der ischämischen zerebrovaskulären Erkrankungen. Samml. Zwangl. Abh. Geb. Psychiat. *45*, 39 (1975)

Moossy, J.: Cerebral infarction and intracranial arterial thrombosis. Necropsy studies and clinical implications. Arch. Neurol. *14*, 119 (1966)

Moossy, J.: Cerebral infarcts and the lesions of intracranial and extracranial atherosclerosis. Arch. Neurol. *14*, 124 (1966)

Spatz, H.: Pathologische Anatomie der Kreislaufstörungen des Gehirns. Z. ges. Neurol. Psychiat. *167*, 301 (1938)

Vost, A., Wolochow, D. A., Howell, D. A.: Incidence of infarcts of the brain in heart disease. J. Pathol. Bacteriol. *88*, 463 (1964)

Yates, P. O., Hutchinson, E. C.: Cerebral infarction: The role of stenosis of the extracranial cerebral arteries. Med. Res. Council Spec. Rept. (London). *300*, 1 (1961)

Zülch, K. J., Kleihues, P.: Neuropathology of cerebral infarction. In: Thule International Symposium on Stroke (ed. Engel, A., Larson, T.), pp. 57–75. Stockholm: Nordiska Bokhandelns Forlag 1967

Pathophysiologie

Fieschi, C., Agnoli, A., Battistini, N., Bozzao, L., Prencipe, M.: Derangement of regional cerebral blood flow and of its regulatory mechanisms in acute cerebrovascular lesions. Neurology. *18*, 1166 (1968)

Høedt-Rasmussen, K., Skinhøj, E., Paulson, O., Ewald, T., Bjerrum, T. K., Fahrenkrug, A., Lassen, N. A.: Regional cerebral blood flow in acute apoplexy: The "luxury perfusion syndrome" of brain tissue. Arch. Neurol. *17*, 271 (1967)

Ingvar, D. H.: The pathophysiology of occlusive cerebrovascular disorders related to neuroradiological findings, EEG and measurements of regional cerebral blood flow. Acta neurol. scand. *43*, (supp. 31) 93 (1967)

Janzen, R.: Zerebraler Insult: Neurologische und pathophysiologische Grundlagen der Diagnostik und Therapie. Diagnostik. *10*, 172 (1977)

Jennett, W. B., Harper, A. M., Gillespie, F. C.: Measurement of regional cerebral blood-flow during carotid ligation. Lancet. *2*, 1162 (1966)

Mayerhofer, C. H.: Behandlung des zerebralen Mangelsyndroms bei latenter Herzinsuffizienz. Z. Allg. Med. *53*, 453 (1977)

McHenry, L. C., Jr.: Cerebral blood flow studies in middle cerebral and internal carotid artery occlusion. Neurology. *16*, 1145 (1966)

Meyer, J. S., Gotoh, F., Tomita, M.: Cerebral metabolism during arousal and mental activity in stroke patients. J. Am. Geriat. Soc. *14*, 986 (1966)

Obrist, W. D., Chivian, E., Cronqvist, S., Ingvar, D. H.: Regional cerebral blood flow in senile and presenile dementia. Neurology. *20*, 315 (1970)

Paulson, O. B.: Regional cerebral blood flow in apoplexy due to occlusion of the middle cerebral artery. Neurology. *20*, 63 (1970)

Paulson, O. B., Lassen, N. A., Skinhøj, E.: Regional cerebral blood flow in apoplexy without arterial occlusion. Neurology. *20*, 125 (1970)

Seitz, H. D.: Gasanalytische und biochemische Liquorveränderungen nach experimenteller Hirnschädigung. Ihre Wirkung auf die Hirndurchblutung und den zerebralen Stoffwechsel sowie ihre therapeutische Beeinflussung. Z. Exp. Chir. *9*, 341 (1976)

Simard, D., Olesen, J. Paulson, O. B., Lassen, N. A., Skinhøj, E.: Regional cerebral blood flow and its regulation in dementia. Brain. *94*, 273 (1971)

Soyka, D.: Prozesse der extrakraniellen arteriellen Strombahn als Ursache von Hirndurchblutungsstörungen. Fortschr. Neurol. Psychiat. *40*, 229 (1972)

Toole, J. F.: Nocturnal strokes and arterial hypotension, Ann. Internal Med. *68*, 1132 (1968)

Zülch, K. J.: Gedanken zur Entstehung und Behandlung der Schlaganfälle. Dtsch. med. Wschr. *85*, 1524–1585 (1960)

Klinische Besonderheiten

Albert, H. H., Franz, H.: Der Schlaganfall. Münch. med. Wschr. *119*, 1615 (1977)

Barolin, G. S.: Zerebrovaskulärbedingte Epilepsien. Fortschr. Med. *96*, 212 (1978)

Barolin, G. S., Scherzer, E., Schnaberth, G.: Die zerebrovaskulär-bedingten Anfälle unter besonderer Berücksichtigung der Anfälle im höheren Alter. Mit einem Geleitwort von Gänshirt, H. Bern: Huber 1975

Bernsmeier, A.: Zirkulationsstörungen des Gehirns, der Meningen und des Rückenmarks. In: Differentialdiagnose neurologischer Krankheitsbilder, 3. Aufl. (Hrsg. Bodechtel, G.) Stuttgart: Thieme 1974

Deisenhammer, E., Hammer, B.: Zur Kenntnis diffuser und umschriebener Durchblutungsstörungen des Gehirns. Wien. Med. Wschr. *122*, 453 (1972)

Faris, A. A.: Limbic system infarction. A report of two cases. Neurology. *19*, 91 (1969)

Gschwend, J.: Dissoziiertes Lachen und Weinen bei apoplektischem Insult. Fortsch. Neurol. Psychiat. *46*, 29 (1978)

Herrschaft, H.: Diagnose und Differentialdiagnose der akuten cerebralen Durchblutungsstörungen. Internist (Berlin). *17*, 16 (1976)

Issel, W.: Akute zerebrale Durchblutungsstörungen. Fortschr. Med. *93*, 1029 (1975)

Kohlmeyer, K., Wiedenmann, O.: Beziehungen zwischen Media-Astverschlüssen und hirnpathologischen Syndromen. Radiologie. *9*, 24 (1969)

Lehrich, J. R., Winkler, G. F., Ojemann, R. G.: Cerebellar infarction with brain stem compression. Diagnosis and surgical treatment. Arch. Neurol. *22*, 490 (1970)

Lhermitte, F., Gautier, J.-C., Derouesné, C., Guiraud, B.: Ischemic accidents in the middle cerebral artery territory. A study of the causes of 122 cases. Arch. Neurol. *19*, 248 (1968)

Lhermitte, F., Gautier, J.-C., Derouesné, C.: Nature of occlusions in the middle cerebral artery. Neurology. *20*, 82 (1970)

Louis, S., McDowell, F.: Epileptic seizures in nonembolic cerebral infarction. Arch. Neurol. *17*, 414 (1967)

Paal, G.: Diagnostik von Hirnkreislaufstörungen. Nervenarzt. *43*, 225 (1972)

Plum, F.: Hyperpnea, hyperventilation, and brain dysfunction. Ann. Internal Med. *76*, 328 (1972)

Prineas, J., Marshall, J.: Hypertension and cerebral infarction. Brit. Med. J. *1*, 14 (1966)

Quandt, J.: Die zerebralen Durchblutungsstörungen des Erwachsenen. Ihre Grundlagen und Klinik. 2. Aufl. Stuttgart: Schattauer 1969

Turnheim, M., Havelec, L., Heiss, W. D.: Eigenarten ischämischer Insulte bei jungen Erwachsenen. Wien Klin. Wschr. *89*, 106 (1977)

Van Trotsenburg, L., Vinken, P. J.: Fatal cerebral infarction simulating an acute expanding lesion. J. Neurol. Neurosurg. Psychiat. *29*, 241 (1966)

Waddington, M. M., Ring, B. A.: Syndromes of occlusion of middle cerebral artery branches. Angiographic and clinical correlation. Brain. *91*, 685 (1968)

Verlauf und Prognose

Baker, R. N., Schwartz, W. S., Ramseyer, J. C.: Prognosis among survivors of ischemic stroke. Neurology. *18*, 933 (1968)

Cantu, R. C., Ames, A., III: Distribution of vascular lesions caused by cerebral ischemia. Relation to survival. Neurology. *19*, 128 (1969)

Dorndorf, W.: Verlauf und Prognose bei spontanen zerebralen Arterienverschlüssen. In: Theoretische und klinische Medizin in Einzeldarstellunge, Bd. 46. Heidelberg: Hüthig 1969

Dorndorf, W.: Verlauf und Prognose des ischämischen Hirninfarktes. Nervenarzt *40*, 297 (1969)

Egli, M., Regli, F., Baumgartner, G.: Die Prognose des Karotisverschlusses und der Karotisstenose mit abgeschlossenem zerebralem Insult unter konservativer und nach operativer Therapie. Schweiz. Arch. Neurol. Neurochir. Psychiat. *111*, 243 (1972)

Ford, A. B., Katz, S.: Prognosis after strokes. Part I: A critical review. Medicine. *45*, 223 (1966)

Gänshirt, H.: Berufsunfähigkeit und Invalidität bei zerebralen Kreislaufstörungen. Med. Welt *27*, 614 (1976)

Robinson, R. W., Demirel, M., Lebeau, R. J.: Natural history of cerebral thrombosis: Nine to nineteen year follow-up. J. Chronic Diseases. *21*, 221 (1968)

Sindermann, F., Kuntze, W.: Bewußtseinsverlust beim Schlaganfall: Diagnose – Verlauf – Prognose. Arch. Psychiat. Nervenkr. *214*, 262 (1971)

Steinmann, B.: Epidemiologie der Apoplexie. Schweiz. Med. Wschr. *96*, 1733 (1966)

Differentialdiagnose

Aring, C. D.: Differential diagnosis of cerebrovascular stroke. Arch. Internal Med. *113*, 195 (1964)

Aring, C. D., Merritt, H. H.: Differential diagnosis between cerebral hemorrhage and cerebral thrombosis: A clinical and pathologic study of 245 cases. Arch. Internal Med. *56*, 435 (1935)

Knüpling, R., Schliack, H.: Epileptische Anfälle bei cerebralen Durchblutungsstörungen. Z. Neurol. *201*, 196 (1972)

Probst, C.: Apoplektiforme Verläufe bei Tumoren des Zentralnervensystems. Praxis. *66*, 1534 (1977)

Wise, G. R., Farmer, T. W.: Bacterial cerebral vasculitis. Neurology. *21*, 195 (1971)

Laborbefunde

Einsen, A. A., Sherwin, A. L.: Serum creatine phosphokinase activity in cerebral infarction. Neurology. *18*, 263 (1968)

Enge, S.: Das Elektroenzephalogramm bei zerebrovaskulärer Insuffizienz. Wien. Med. Wschr. *125*, 370 (1975)

Herrschaft, H. F.: Die regionale Gehirndurchblutung. In: Schriftenreihe Neurologie, Bd. 15. Berling: Springer 1975

Hoyer, S.: Liquorzytologische Befunde bei zerebralem Insult. Psychiat. Neurol. Med. Psychol. (Leipzig) *29*, 696 (1977)

Lechner, H., Ott, E.: Klinische Bedeutung von Blutviskositätsveränderungen im Rahmen der zerebrovaskulären Insuffizienz. Münch. Med. Wschr. *117*, 1599 (1975)

Schiffter, R., Schliack, H.: Über ein charakteristisches neurologisches Syndrom bei Ischämien in der Arteria-carotis-interna- / -cerebri-media-Strombahn. (Ergebnisse von Schweißsekretionstests nach Schlaganfällen). Fortschr. Neurol. Psychiat. *42*, 555 (1974)

Tomkin, G., Coe, R. P. K., Marshall, J.: Electrocardiographic abnormalities in patients presenting with strokes. J. Neurol. Neurosurg. Psychiat. *31*, 250 (1968)

Echoenzephalogramm, Ultrasonographie und Durchblutungsmessung

Campbell, J. K., Clark, J., Jenkins, C., White, D.: Ultrasonic studies of brain movements. Neurology. *20*, 418 (1970)

Kohlmeyer, K.: Untersuchungen der Hirndurchblutung mit Xenon-133. Therapiewoche. *26*, 4516 (1976)

Lechner, H.: Impedanzmethoden. In: Der Hirnkreislauf, hrsg. von H. Gänshirt. Stuttgart: Thieme 1972

Maroon, J. C., Campbell, R. L., Dyken, M. L.: Internal carotid artery occlusion diagnosed by Doppler ultrasound. Stroke. *1*, 122 (1970)

Müller, H. R.: Der Beitrag der Echoenzephalographie und der Ultraschall-Doppler-Technik zur Differentialdiagnose des zerebrovaskulären Insultes. Praxis. *62*, 128 (1973)

Müller, H. R.: Direktionelle Doppler-Sonographie der Arteria frontalis medialis. Z. EEG-EMG. *2*, 24 (1974)

Nichols, R. A., Whisnant, J. P., Baker, H. L., Jr.: A-mode echoencephalography: Its value and limitations and report of 200 verified cases. Mayo Clinic Proc. *43*, 36 (1968)

von Reutern, G. M., Voigt, K., Ortega-Suhrkamp, E.: Dopplersonographische Befunde bei intrakraniellen vaskulären Störungen. Differentialdiagnose zu Obliterationen der extrakraniellen Hirnarterien. Arch. Psychiat. Nervenkr. *223*, 181 (1977)

Elektroenzephalogramm

Enge, S.: Das Elektroenzephalogramm bei zerebrovaskulärer Insuffizienz. Wien. Med. Wschr. *125*, 370 (1975)

Hempel, H. D., Schmidt, R. M.: Über das Frequenzverhalten der Alpha-Grundaktivität im Frühstadium zerebraler Durchblutungsstörungen. Psychiat. Neurol. Med. Psychol. (Lpz) *27*, 348 (1975)

Krupp, P.: Hirndurchblutung und Elektroenzephalographie. In: Der Hirnkreislauf, (Hrsg. Gänshirt, H.) Stuttgart: Thieme 1972

Kugler, J., Schrader, A., Spatz, R.: Der diagnostische Wert des EEG. Neurologische Diagnostik heute. Münch. Med. Wschr. *119*, 717 (1977)

Loeb, C.: Electro-encephalographic and pathological findings during the early stages of cerebral ischemia. Europ. Neurol. *2*, 31 (1969)

Schneider, E., Ziegler, B., Jacobi, P.: Der Einfluß einer Behandlung mit Vasodilatantien auf das Schlaf-EEG bei Patienten mit zerebralen Durchblutungsstörungen. Ergebnisse einer Doppelblindstudie. Arzneimitt. Forsch. *26*, 1721 (1976)

Schneider, E., Ziegler, B., Jacobi, P.: Schlaf-EEG-Veränderungen bei zerebralen Durchblutungsstörungen. Arch. Psychiat. Nervenkr. *223*, 131 (1977)

Scollo-Lavizzari, G.: Das EEG bei Zirkulationsstörungen des Gehirns. Praxis. *62*, 132 (1973)

Hirnszintigramm

Besser, R., Aulich, A.: Aphasische Störungen bei zerebralem Insult und Computertomographie. Akt. Neurol. *4*, 95 (1977)

Deisenhammer, E.: Statische Hirnszintigraphie. Öst. Ärzteztg. *31*, 533 (1976)

Fish, M. B., Pollycove, M., O'Reilly, S., Khentigan, A., Kock, R. L.: Vascular characterization of brain lesions by rapid sequential cranial scintiphotography. J. Nucl. Med. *9*, 249 (1968)

Franke, W. G., Müller, J.: Szintigraphische Diagnostik zerebraler Zirkulationsstörungen. Radiol. Diagn. (Berl.) *15*, 171 (1974)

Fridrich, R.: Nuklearmedizinischer Beitrag zur Diagnose zerebrovaskulärer Insulte. Praxis. *62*, 143 (1973)

Gutterman, P., Shenkin, H. A.: Cerebral scans in completed strokes. Value in prognosis of clinical course. J.A.M.A. *207*, 145 (1969)

Hackenberg, G., Ruppert, G.: Die Hirnszintigraphie im Vergleich zu neuroradiologischen Kontrastmitteluntersuchungen bei raumfordernden intrakraniellen Prozessen und zerebrovaskulären Erkrankungen. Therapiewoche. *26/27*, 4491 (1976)

Hacker, H.: Tomometrie: Die direkte Röntgendiagnose von Gehirnerkrankungen. Dtsch. Ärztebl. *72*, 811 (1975)

Lange, S., Grumme, Th., Meese, W.: Die axiale Computertomographie des Gehirns. Röntgen. Bl. *29*, 211 (1976)

Löhr, H., Zangemeister, W., Schneider, C.: Das Hirnszintigramm in der neurologischen Vorfelddiagnostik. Aktuel. Neurol. *4*, 103 (1977)

Marhsall, J., Popham, M. G.: Radioactive brain scanning in the management of cerebrovascular disease. J. Neurol. Neurosurg. Psychiat. *33*, 201 (1970)

Maynard, C. D., Witcofski, R. L., Janeway, R., Cowan, R. J.: "Radioisotope arteriography" as an adjunct to the brain scan. Radiology. *92*, 908 (1969)

Müller, J., Franke, W. G.: Die Hirnszintigraphie als Untersuchungsmethode im Rahmen einer ambulanten neurologischen Diagnostik bei akuten zerebrovaskulären Erkrankungen. Dtsch. Gesundh.-Wes. *30*, 595 (1975)

Müller, H. R.: Direktionelle Doppler-Sonographie der Arteria frontalis medialis. Z. EEG-EMG. *2*, 24 (1974)

Ramos, M., Grimm, M., Rösler, H.: Zuverlässigkeit des positiven Befundes in der zerebralen Serienszintigraphie. Auswertung einer prospektiven Serie von 1700 Untersuchungen. Nucl. Med. (Stuttg). *14*, 144 (1975)

Rau, H., Meienberg, O., Lehmann, D.: Die statische Hirnszintigraphie in der Diagnostik zerebrovaskulärer Erkrankungen. Dtsch. med. Wschr. *98*, 973 (1973)

Rösler, H.: Szintigraphie bei Hirngefäßerkrankungen und Hirndurchblutungsstörungen. In: Der Hirnkreislauf, (Hrsg. Gänshirt, H.) Stuttgart: Thieme 1972

Rösler, H., Huber, P., Hesse, M.: Serienszintigraphische Befunde beim Schlaganfall. Schweiz. med. Wschr. *100*, 1401 (1970)

Schrader, H., Hirschauer, M., Mundinger, F.: Nachweis des totalen Hirninfarktes mit der Radioisotopen-Angiographie. Nucl. Med. (Stuttg.) *15*, 101 (1976)

Usher, M. S., Quinn, J. L., III: Serial brain scanning with technetium$_{99m}$ pertechnetate in cerebral infarction. Am. J. Roentgenol. *105*, 728 (1969)

Waxman, H. J., Ziegler, D. K., Rubin, S.: Brain scans in diagnosis of cerebrovascular disease. J.A.M.A. *192*, 453 (1965)

Wüllenweber, R., zum Winkel, K., Grumme, T.: Differentialdiagnose des Schlaganfalles im Computer-Tomogramm. Neurochirurgia (Stuttg.) *19*, 1 (1976)

Zeidler, U., Kootke, S., Hundeshagen, H.: Hirnszintigraphie – Technik und Klinik. Berlin: Springer 1972

Thermographie

Mawdsley, C., Samuel, E., Sumerling, M. D., Young, G. B.: Thermography in occlusive cerebrovascular disease. Brit. Med. J. *3*, 521 (1968)

Hirnangiographie

Betz, H.: Die zerebrale Angiographie bei der Diagnostik der Hirngefäßerkrankungen. Röntgenpraxis. *30*, 239 (1977)

Cronqvist, S., Laroche, F.: Transitory hyperaemia in focal cerebral vascular lesions studied by angiography and regional cerebral blood flow measurements. Brit. J. Radiol. *40*, 270 (1967)

Gabrielsen, T. O., Greitz, T.: Normal size of the internal carotid, middle cerebral and anterior cerebral arteries. Acta radiol. (diagn.). *10*, 1 (1970)

Hass, W. K., Fields, W. S., North, R. R., Kricheff, I. I., Chase, N. E., Bauer, R. B.: Joint study of extracranial arterial occlusion: II. Arteriography, techniques, sites, and complications. J.A.M.A. *203*, 961 (1968)

Krayenbühl, H., Yasargil, M. G.: Klinik der Gefäßmißbildungen und Gefäßfisteln. In: Der Hirnkreislauf, (Hrsg. Gänshirt, H.) Stuttgart: Thieme 1972

Remmers, V.: Gefahren und Komplikationen bei Angiographien der Hirngefäße. Med. Welt. *27*, 650 (1976)

Ring, B. A.: The Neglected Cause of Stroke; Occlusion of the Smaller Intracranial Arteries and Their Diagnosis by Cerebral Angiography, Warren H. Green, Inc., St. Louis 1969

Schiefer, W.: Zwischenfälle bei der Hirngefäßdarstellung. In: Der Hirnkreislauf, (Hrsg. von Gänshirt, H.). Stuttgart: Thieme 1972

Sindermann, F., Dichgans, J., Bergleiter, R.: Occlusion of the middle cerebral artery and its branches: Angiographic and clinical correlates. Brain. *92*, 607 (1969)

Taveras, J. M., Gilson, J. M., Davis, D. O., Kilgore, B., Rumbaugh, C. L.: Angiography in cerebral infarction. Radiology. *93*, 549 (1969)

Taveras, J. K., Wood, E. H.: Diagnostic Neuroradiology, The Williams & Wilkins Company, Baltimore 1964

Weibel, J., Fields, W. S.: Atlas of Arteriography in Occlusive Cerebrovascular Disease, W. B. Saunders Company, Philadelphia 1969

Zeiler, K., Reisner, T., Samec, P.: Angiokinematographie zerebraler Durchblutungsstörungen unter Verwendung von Angiografin. Münch. Med. Wschr. *119*, 979 (1977)

Luftenzephalogramm und CAT

Engeset, A., Lønnum, A.: Pneumoencephalographic findings after occlusion of the carotid or middle cerebral arteries. Europ. Neurol. *1*, 85 (1968)

Therapie

Konservative Therapie

Albert, H. H., Franz, H.: Der Schlaganfall. Münch. med. Wschr. *119*, 1615 (1977)

Barolin, G. S., Scholz, H., Widhalm, K.: Cortison beim unblutigen Gehirnschlag. Eine anterospektive Vergleichsstudie. Münch. Med. Wschr. *118*, 1117 (1976)

Berzewski, H.: Therapie der akuten zerebrovaskulären Insuffizienz. Dtsch. med. Wschr. 97, 1979 (1972)

Browne, T. R., III, Poskanzer, D. C.: Treatment of strokes (in two parts). New Engl. J. Med. *281*, 594 and *281*, 650 (1969)

Mayerhofer, C. H.: Behandlung des zerebralen Mangelsyndroms bei latenter Herzinsuffizienz. Z. Allg. Med. *53*, 453 (1977)

Meyer, J. S., Sawada, T., Kitamura, A., Toyoda, M.: Cerebral oxygen, glucose, lactate, and pyruvate metabolism in stroke. Therapeutic considerations. Circulation. *37*, 1036 (1968)

Meyer, J. S., Charney, J. Z., Rivera, V. M., Mathew, N. T.: Treatment, with glycerol of cerebral oedema due to acute cerebral infarction. Lancet. *2*, 993 (1971)

Von Ardenne, M., Quandt, J., Reitnauer, P. G.: Zur Problematik der Strophanthintherapie bei zerebrovaskulären Störungen. Wien. Med. Wschr. *127*, 34 (1977)

Chirurgische Therapie

Donaghy, R. M. P., Yasargil, M. G. (eds.): Microvascular Surgery, Report of First Conference, October 6–7, 1966, Louis: C. V. Mosby 1967

Hardy, J. D.: On the reversibility of strokes: Case of carotid artery repair with prompt recovery after hemiplegia and coma for two days. Ann. Surg. *158*, 1035 (1963)

Lüdtke-Handjery, A., Krüger, B. J.: Zur chirurgischen Therapie des ischämischen Insultes. Dtsch. Med. Wschr. *102*, 791 (1977)

Rob, C. G.: Operation for acute completed stroke due to thrombosis of the internal carotid artery. Surgery. *65*, 862 (1969)

Schliack, H., Rücker, G., Schmidt, R. C.: Prophylaxe des Schlaganfalls. Internist. *12*, 385 (1971)

Yasargil, M. G., Krayenbühl, H. A., Jacobson, J. H., II: Microneurosurgical arterial reconstruction. Surgery. *67*, 221 (1970)

Zumstein, B., Probst, C.: Mikroneurochirurgischer Beitrag zur Behandlung der zerebralen ischämischen Apoplexien. Praxis. *66*, 781 (1977)

Zusätzliche Angaben

Heyden, S., Hames, C. G.: Epidemiologie der Apoplexie – Häufigkeit und prädisponierende Risikofaktoren in Evans County/Georgia. Dtsch. med. J. *22*, 401 (1971)

Hliscs, R., Franke, W. G.: Ein Verfahren zur Messung der Hirndurchblutung mit Hilfe der i. v. Injektion von 133 Xe. Radiol. Diagn. (Berl.) *18*, 239 (1977)

Kurtzke, J. F.: Epidemiology of cerebrovascular disease. Berlin: Springer 1969

McDowell, F. H., Louis, S., Monahan, K.: Seasonal variation of nonembolic cerebral infarction. J. Chron. Dis. *23*, 29 (1970)

Patten, B. M., Mendell, J., Brunn, B., Curtin, W., Carter, S.: Double blind study of the effects of dexamethasone on acute stroke. Neurology. *22*, 377 (1972)

Schaafsma, S.: On the differential diagnosis between cerebral hemorrhage and infarction. J. Neurol. Sci. *7*, 83 (1968)

Sörnäs, R., Östlund, H., Müller, R.: Cerebrospinal fluid cytology after stroke. Arch. Neurol. *26*, 489 (1972)

Tönnis, W., Walter, W.: Zur Differentialdiagnose des Schlaganfalles in der Neurochirurgie. Dtsch. med. J. *18*, 162 (1967)

Rezidivierende neurologische Ausfallerscheinungen (transitorische ischämische Attacken)

„Daß nicht zwei Grashalme einander ganz genau gleichen, viel weniger noch zwei Krankheitsfälle, darin liegt die Trüglichkeit jeder Statistik, die dazu verurteilt ist, nur sekundäres oder bestätigendes Beweismaterial zu sein. Die exakte Untersuchung eines jeden einzelnen Falles ist – meiner Meinung nach – wesentlich wertvoller."

W. Sampson Hadley

„Oh, mein lieber Watson, jetzt kommen wir in den Bereich der Mutmaßungen, indem auch der logischste Verstand sich irren kann. Jeder mag aufgrund des vorhandenen Materials seine eigene Hypothese aufstellen, wobei die Ihrige ebenso richtig sein kann wie die meinige."

Arthur Conan Doyle
The Empty House

Obwohl das Syndrom der rezidivierenden kurzen Episoden fokaler neurologischer Ausfälle den Ärzten seit Jahren bekannt ist, so stehen deren Ätiologie, Spontanverlauf und Therapie immer noch zur Diskussion. Die Anfälle werden allgemein als transitorische ischämische Attacken bezeichnet und in der Regel – je nach betroffenem Kreislaufsystem (Karotis- oder vertebro-basilärem System, vgl. Kap. 10 u. 11) – in zwei Kategorien eingeteilt.

Die Zuordnung der einzelnen Krankheitsfälle zu den zwei Gruppen ist schon deswegen nicht immer leicht, weil die Attacken selten zu einem Zeitpunkt und an einem Ort auftreten, an dem ein Arzt für die Untersuchung des Patienten zur Verfügung steht. Folglich beruhen Informationen über diese Anfälle meistens auf anamnestischen Angaben des Patienten und dessen Familienangehörigen. Diese können ungenau sein, da die Familie gewöhnlich in Aufregung gerät und Geistesschärfe, Einsicht, Urteilsvermögen und Gedächtnis des Patienten während des Anfalls beeinträchtigt sein können. Darüber hinaus gibt es keine Laboruntersuchungen für eine objektive Messung dieser Attacken und kein postmortales Substrat zur Bestätigung klinischer Verdachtsmomente, da die Anfälle (definitionsgemäß) kurzdauernd sind. Bei einigen Patienten mit transitorischen ischämischen Attacken wurden bei der Autopsie Mikroinfarkte gefunden, deren Zusammenhang mit diesen Anfällen jedoch fragwürdig erscheint.

Obwohl sich alle Kliniker darüber einig sind, daß transitorische ischämische Attacken auf den verschiedensten Ursachen beruhen, wird eine Beziehung zwischen den Attacken und der Arteriosklerose allgemein anerkannt, da sie bei Patienten mit aortokranialer Arteriosklerose am häufigsten auftreten. Im Augenfundus wurden während transitorischer ischämischer Attacken Mikroemboli aus Fibrin oder Cholesterinkristallen beobachtet. Es wird daher vermutet, daß ähnliche Mikroemboli in den Hirnarteriolen vorkommen und für die zerebrale Komponente dieser Episoden verantwortlich sind.

Ein fast identisches klinisches Syndrom kann jedoch bei folgenden Erkrankungen auftreten: akute hypoglykämische Anfälle, extreme hyper- oder hypotensive Blutdruckwerte, fokale motorische Epilepsien (Jackson) mit postiktaler Todd-Lähmung, Menière-Krankheit, Hyperventilation und eigentliche Blutanomalien. Zustände, welche die Blutviskosität erhöhen und zu Thrombozyten- und Erythrozytenaggregaten führen (z. B. Verbrauchskoagulopathien, Thrombozytose und Dysproteinämien), können ischämische Attacken auslösen, wenn die Mikrozirkulation des Gehirns durch Zellbestandteile behindert wird. Eine weitere wahrscheinliche Ursache transitorischer ischämischer Attacken ist ein Vasospasmus, der infolge eines akuten Migräne- oder Hypertonieanfalls auftritt.

Pathogenese

Es gibt viele auslösende Mechanismen, und es sollte an die Möglichkeit gedacht werden, daß bei jedem einzelnen Anfall mehr als ein Faktor beteiligt sein kann.

Die eigentliche Ursache dieser Anfälle ist jedoch eine vorübergehende Diskrepanz zwischen den metabolischen Bedürfnissen des neuralen Gewebes und der zur Verfügung stehenden, mit Sauerstoff und/oder anderen Nährstoffen beladenen Blutmenge. Es gibt keinen Beweis dafür, daß die Anfälle in irgendeiner Weise mit der Anhäufung neuronaler Stoffwechselprodukte oder mit exzessiver Nervenzelltätigkeit in Zusammenhang

stehen. Obwohl die Durchblutungsinsuffizienz meist dann in Erscheinung tritt, wenn die zerebro-vaskuläre Reserve infolge Arteriosklerose abnimmt, so ist es wahrscheinlich (wenn auch nicht erwiesen), daß die transitorischen ischämischen Attacken eine Beziehung zu den Pia-Arterien oder zur Mikrozirkulation haben; ein Reizzustand in einem regionalen Gefäßbett führt zu einer Reaktion der distal gelegenen, benachbarten Gefäßbetten. Diese Ansicht wird durch jene Fälle untermauert, bei denen offensichtlich keine Erkrankung der großen Gefäße vorliegt, d. h. bei transitorischen ischämischen Attacken infolge Blutanomalien. Derartige Attacken sind die Folge einer fokalen Hypoxie im arteriolo-kapillären Strombett, die durch Okklusion der in die Hirnsubstanz eindringenden Arterien und Arteriolen hervorgerufen wird.

Wenn diese Theorie richtig ist, sind die transitorischen ischämischen Attacken Ausdruck der Funktionsstörung eines Schutzmechanismus, dessen Aufgabe es ist, den Vasomotorentonus zu verändern und somit das darunter liegende Nervengewebe vor Schaden durch Abnormitäten von Blutbestandteilen oder durch im Blut enthaltene Fremdkörper (z. B. Mikroemboli) zu bewahren. Was auch immer die Ursache sein mag, diese Attacken beruhen auf einem Fehlen von Kollateralen mit folgenden zusätzlichen Auslösungsmechanismen:

Vasospasmus. Seit Jahren schon diskutieren die Neurologen über die Bedeutung von Spasmen der zerebralen Arterien. Um diese Frage folgerichtig zu prüfen, sollten verschiedene Fakten im Auge behalten werden:

1. Die leptomeningealen Arterien, die großen Halsarterien und diejenigen des Circulus arteriosus cerebri (Willisii) unterscheiden sich in ihrer Reaktionsbereitschaft weitgehend von den in die Hirnsubstanz eindringenden Arterien und Arteriolen, welche die Mikrozirkulation darstellen.
2. Der Vasospasmus kann segmental oder diffus auftreten.

3. Der Vasospasmus kann auf verschiedenen Ursachen beruhen, die ihrerseits in unterschiedlicher Weise auf den zerebralen Kreislauf einwirken können.

Spasmen der größeren Arterien. Der Beweis dafür, daß in diesen Gefäßen Spasmen auftreten, wurde durch die Angiographie erbracht. Dennoch glauben einige Pathologen, ein prämortaler Vasospasmus könne auf dem Autopsietisch nachgewiesen werden.

Drei Faktoren führen zu einem angiographischen Bild, das einen Vasospasmus vortäuscht:

1. Wird im Angiogramm eine segmentale Verengerung der Arterien im Halsbereich beobachtet, so ist dies in der Regel auf ein Trauma zurückzuführen, das durch das (angiographische) Verfahren selbst ausgelöst wurde.
2. Zuweilen ist der intrakranielle Druck so stark erhöht, daß er den intraluminalen Druck in den Arterien überschreitet; die Folge ist eine Stagnation der Blutsäule und ein Stopp des Kontrastmittels, wobei fälschlicherweise das Bild eines Vasospasmus entsteht.
3. Ein dissezierendes Hämatom, welches das Arterienlumen einengt, kann ebenfalls den Eindruck eines Vasospasmus vermitteln, obwohl ein solcher nicht vorliegt.

Bei einigen Patienten, insbesondere jüngeren Frauen, tritt offenbar eine allgemeine überschießende Gefäßreaktion auf, so daß der Vasospasmus eine Einengung der Gefäßlumina bewirkt. In solchen Fällen kann an den Händen das Raynaud-Phänomen beobachtet werden.

Es besteht kein Zweifel darüber, daß Vasospasmen auch im Circulus arteriosus cerebri (Willisii) auftreten. Bei der Manipulation der großen Gefäße an der Hirnbasis während operativen Eingriffen haben Neurochirurgen eine erhebliche Kaliberabnahme dieser Arterien beobachtet. Diese Vasospasmen treten als Antwort auf folgende Reize auf: 1. Besonderheiten wie z. B. arterielle Embolien, 2. Ruptur eines Aneurysmas, 3. mechanische Reizung des Gefäßes, 4. im Blut enthaltene vasokonstriktorische Substanzen oder 5. Gefäßtrauma bei geschlossenen Schädelverletzungen. Bei Vorliegen einer Subarachnoidalblutung infolge Aneurysmaruptur ist dieser Spasmus auf einen Abschnitt begrenzt und kann dem Patienten das Leben retten, indem er den weiteren Blutaustritt verhindert (Abb. 15.1).

Einige Autoren sind der Meinung, daß Konstriktionen dieser großen Gefäße zu reversiblen neurologischen Ausfällen führen; es gibt jedoch keine befriedigenden Beweise, um sich dieser Annahme anzuschließen.

Spasmen der Arteriolen. Der Spasmus der in die Hirnsubstanz eindringenden Arterien und Arteriolen wurde mit dem perlschnurartigen, würstchenförmigen segmentalen Spasmus verglichen, der in den Retinaarteriolen von Patienten mit einer hypertensiven Retinopathie II. Grades beobachtet wird. Dieser wird als reversibler Prozeß angesehen, der nicht mit einer Abnahme des zerebralen Blutflusses einhergeht. Wenn der Arteriolenspasmus stärker ausgeprägt ist und länger

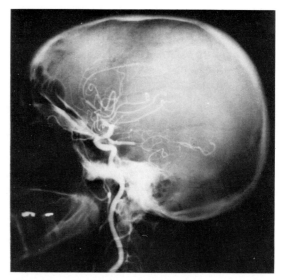

Abb. 15.1. Karotisarteriogramm, das eine enge A. cerebri media und fokales perlschnurartiges Aussehen der A. cerebri anterior und der A. communicans posterior zeigt (bei einem Patienten mit frischer Subarachnoidalblutung)

anhält, dann wird das Gefäß in seinem gesamten Umfang und seiner ganzen Länge betroffen. Dabei kann es zu einer fokalen Hypoxie von Nervengewebe kommen und es können zunächst Transsudate, später Exsudate auftreten, ähnlich denjenigen, die bei einer hypertensiven Retinopathie III. und IV. Grades beobachtet werden. Bei einem so starken Spasmus handelt es sich immer um die Sekundärfolge eines anderen Primärprozesses wie z. B. andauernde schwere Hypertonie, eine vasokonstriktorische Substanz oder eine Reizung der Arteriolenwand durch ein lokales Trauma, möglicherweise durch einen Embolus im Lumeninnern.

Obwohl diese Hypothese keineswegs bewiesen ist, halten die meisten Kliniker die Migräne für eine vasospastische Erkrankung, bei der die Arteriolenwand beteiligt ist. Es ist jedoch bekannt, daß Angiogramme nie während eines Migräneanfalls durchgeführt werden sollten, weil dabei ungewöhnlich häufig Komplikationen auftreten. Dies liegt vermutlich daran, daß die bereits spastischen Gefäße als Antwort auf den Reiz des Kontrastmittels überempfindlich reagieren.

Blutdruckabfall

Ein plötzlicher Abfall des systemischen Blutdrucks tritt manchmal zusammen mit einer fokalen oder generalisierten zerebralen Funktionsstörung auf. Einige Autoren vermuten, daß ein Abfall des Blutdrucks das auslösende Moment für transitorische ischämische Attacken sein kann, sofern die zerebralen Arterien bereits segmental infolge Arteriosklerose eingeengt sind. Nur wenige Kliniker jedoch haben bisher beobachtet, daß der Blutdruck bei ihren Patienten während des Anfalls absinkt: ferner waren die Forscher noch nicht imstande, bei Patienten mit spontanen transitorischen ischämischen Attacken durch Blutdrucksenkung Anfälle zu reproduzieren.

Hämatologische Ursachen

Auch wenn die Arterien, Arteriolen, Kapillaren und Venen normal sind, können Anomalien der Blutbestandteile transitorische ischämische Attacken hervorrufen. Diese Besonderheiten können in so viele Gruppen eingeteilt werden, als es Blutbestandteile gibt:

1. Störungen der roten Blutkörperchen (z. B. Polyglobulie, Polycythaemia vera und Sichelzellanämie) können in der zerebralen Mikrozirkulation Geldrollenbildung oder eine Aggregation der roten Blutkörperchen hervorrufen. Eine schwere Anämie kann transitorische ischämische Attacken auslösen, da die Fähigkeit des Blutes, den Nervenzellen Sauerstoff abzugeben, herabgesetzt ist.
2. Myeloproliferative Krankheiten, wie z. B. die Leukämie, können zu anfallsweisen neurologischen Funktionsstörungen führen und zwar entweder durch Zellverklumpungen im Gefäßlumen oder durch Infiltration der Arteriolenwand.
3. Eine Thrombozytose kann zu Mikroverschlüssen führen, wenn die Thrombozytenzahl mehr als $500\,000/mm^3$ beträgt, oder wenn die Blutplättchen ungewöhnlich groß oder adhäsiv sind.
4. Dysproteinämien und abnorme Globuline (z. B. Makroglobuline, Kryoglobuline sowie jene, die beim multiplen Myelom auftreten) können den zerebralen Blutfluß ebenfalls beeinträchtigen und transitorische ischämische Attacken verursachen.

Anfälle, die auf hämatologischen Abnormitäten beruhen, werden behoben, wenn die Anomalie korrigiert werden kann. In einzelnen Fällen wird eine dramatische Besserung erzielt und zwar durch Aderlaß bei der Polyzythämie, Verabreichung von Heparin bei der Thrombozytose, Strahlentherapie bei myeloproliferativen Störungen sowie Plasmapherese und Kortikosteroide bei Dysproteinämien.

Bewegungen des Kopfes

Ruckartige, extreme Rotations- oder Extensionsbewegungen des Kopfes gegenüber dem Hals, wie sie beispielsweise bei Arbeiten über Kopfhöhe oder beim Rückwärtsfahren mit dem Auto vorkommen, können den Eindruck von Benommenheit, Gleichgewichtsstörungen oder Leeregefühl im Kopf hervorrufen. Dies beruht vermutlich auf Veränderungen des Blutdurchflusses durch die Karotiden oder die vertebro-basilären Arterien. Diese Wirkung tritt bei Personen mit Arteriosklerose und/oder Abknickung der Halsgefäße verstärkt auf und wird vor allem bei Patienten mit kongenitalen kranio-vertebralen Anomalien oder Osteochondrose der Halswirbelsäule beobachtet. Im Wachzustand kann diese Insuffizienz wegen der ständigen Kopfbewegungen episodisch auftreten. Im Schlaf hingegen kann die Rotation des Kopfes über einen längeren Zeitraum bestehen bleiben und in vereinzelten Fällen Hirninfarkte verursachen.

Hyperlipoproteinämie

Patienten mit Hyperlipoproteinämie zeigen ein vorzeitiges Auftreten der Arteriosklerose und folglich eine Prädisposition für die zerebro-vaskuläre Insuffizienz. Obwohl zusammen mit der Hyperlipoproteinämie kein spezifisches Syndrom vorkommt, findet sich ein ungewöhnlich häufiges Auftreten der Bellschen Lähmung (Fazialisparese, die einen apoplektischen Insult vortäuschen kann). Folglich sollte bei Patienten mit Bellscher Lähmung im Bereich der Ellenbogen und der Achillessehnen sorgfältig nach xanthomatösen Ablagerungen gesucht werden.

Die postprandiale Hyperlipämie wird als eine Ursache der Angina pectoris angesehen; einige Neurologen vermuten, daß ein ähnlicher Mechanismus anfallsweise fokale neurologische Ausfallerscheinungen hervorrufen kann.

Umkehr des zerebralen Blutflusses

Läsionen der A. subclavia oder des Truncus brachiocephalicus, des Aortenbogens oder sogar der A. carotis können die normalen Druckgradienten umkehren und das Blut dazu bringen, vom Gehirn weg in die oberen Extremitäten zu fließen. Dadurch wird das Gehirn seines Blutes teilweise beraubt. In solchen Fällen unterliegt das Gehirn bis zu einem gewissen Grad dem Einfluß von Faktoren, welche ihrerseits die Blutzufuhr zu den Armen beeinflussen (vgl. Kap. 12).

Mikroembolien

Bröcklige Thromben oder Cholesterinkristalle in der arteriosklerotischen A. carotis oder der A. vertebralis werden manchmal weggeschwemmt und führen zu Embolien in den intrakraniellen Arterien (vgl. Kap. 18). Durch Blockierung der lokalen Zirkulation produzieren diese Mikroemboli Symptome einer fokalen zerebralen Ischämie. Wenn sie sich dann auflösen oder in distalere Bezirke abwandern, wird die Durchblutung wiederhergestellt, und es kommt zu einer Remission der neurologischen Ausfälle. Das Auftreten stereotyper klinischer Attacken soll angeblich auf der Tatsache beruhen, daß der laminäre Blutstrom die Emboli jedesmal in die gleiche zerebrale Arterie befördert.

Als die erste Ausgabe dieses Buches geschrieben wurde, basierten alle im vorangehenden Absatz aufgestellten Behauptungen noch auf Vermutungen, denn bei einer Autopsie wurden nur sehr selten Emboli gefunden. Damals wurde allgemein die Auffassung vertreten, daß Mikroembolien relativ selten aufträten, und daß dieses Krankheitsbild nur dann diagnostiziert werden dürfe, wenn man das Glück habe, einen Mikroembolus im Augenfundus zu entdecken.

Heute können die Radiologen ulzerierte Plaques in den extrakraniellen Abschnitten der A. carotis interna nachweisen. Es hat sich herausgestellt, daß die Entfernung solcher Plaques das Auftreten transitorischer ischämischer Attacken für immer verhindern kann (Abb. 15.2.). Bei Operationen beobachten die Chirurgen manchmal Thromben, die an diesen ulzerierten Plaques haften; ferner haben Pathologen anhand von Autopsiebefunden nachgewiesen, daß aus Cholesterin und Fibrin bestehende Emboli bei Patienten, die an einer symptomatischen aorto-zerviko-kranialen Arteriosklerose leiden, eine häufige Ursache für transitorische ischämische Attacken darstellen.

Hyperkoagulabilität

Normalerweise sind die Thrombozyten scheibenförmig und haften weder aneinander noch an der Endothelwand. Bei bestimmten

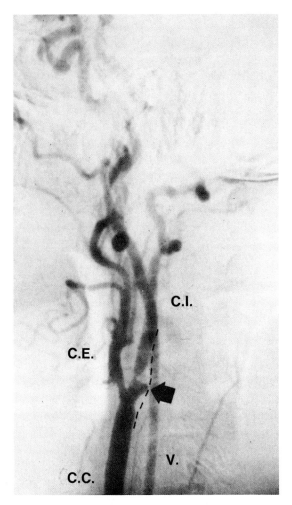

Abb. 15.2. Ausschnitt aus einem Karotisangiogramm.
Der Pfeil weist auf eine ulzerierte Plaque. *C.E.* A.
carotis externa, *C.I.* A. carotis interna. (Mit freundlicher Genehmigung durch Dr. F. Farrell, Department
of Radiology, Bowman Gray School of Medicine)

Zuständen quellen sie jedoch auf und platzen
manchmal, wobei ihr Gehalt an Histamin,
lysosomalen Enzymen, Serotonin, Adenosintriphosphat (ATP) und Adenosindiphosphat (ADP) freigesetzt wird. ADP bewirkt,
daß die Blutplättchen klebrig werden. Das
dadurch erhöhte Adhäsionsvermögen führt
zusammen mit den im Plasma enthaltenen
Kalziumionen zu einer Plättchenaggregation, die mit dem Mechanismus der Blutgerinnung nichts zu tun hat. Diese Thrombozytenaggregate treten in der Regel in erkrankten Arterien und Arteriolen als Reaktion auf
eine Gefäßläsion auf und führen zur Bildung

kleiner Thromben. Obwohl es sich um einen
reversiblen Prozeß handelt, wird es zur Blutgerinnung kommen, wenn aus der Thrombozytenmembran Phospholipide freigesetzt
werden, die eine Umwandlung von Fibrinogen in Fibrin auslösen. Das Fibrin umhüllt
zelluläre Elemente, und die Bildung des
Blutgerinnsels beginnt. Die aus den rupturierten Thrombozyten freigesetzten lysosomalen Enzyme beschleunigen durch Verletzung des Endothels und Hervorrufen einer
lokalen Vaskulitis die Ablagerung der Blutplättchen und fördern die Thrombusbildung.

Antigen-Antikörper-Komplexe, Endotoxine sowie Viren und Bakterien gehören zu
den Stimuli, die eine solche Thrombozytenreaktion hervorrufen. Zu den Medikamenten, die diesen Prozeß rückgängig machen,
gehören die Acetylsalicylsäure, Dipyridamol, Prostaglandin und Heparin.

Störungen der Herzfunktion

Transitorische neurologische Ausfallerscheinungen, die auf Herzkrankheiten beruhen,
können nach folgenden Gesichtspunkten
eingeteilt werden:

1. Klappenfehler
2. Anomalien des Herzrhythmus infolge Erregungsleitungsstörungen
3. Myokardinfarkt
4. Entzündliche Prozesse (Myokarditis oder
bakterielle Endokarditis)
5. Chirurgische Eingriffe am Herzen und den
großen Gefäßen, die Emboli verursachen
(Luft, Fett oder Kalk)
6. Vorhofmyxom mit Tumoremboli in die
kranialen Arterien
7. Herzinsuffizienz, die zur Stase, Thrombose
und zu Emboli aus den Lungenvenen führt

Intermittierende Herzrhythmusstörungen
sind schwierig zu diagnostizieren, da das
Elektrokardiogramm in der Zeitspanne zwischen den Anfällen normal sein kann. Es
kann notwendig sein, den Herzrhythmus des
Patienten im Schlaf- und Wachzustand während 36–48 Std dauernd elektronisch zu
überwachen und zwar möglichst ambulant
in seiner gewohnten Umgebung, unter dem

Streß und der Anstrengung seiner täglichen Arbeit und übrigen Aktivitäten.

Eine Abnahme des Herzminutenvolumens bei einer latenten Herzinsuffizienz wird bei der körperlichen Untersuchung in der Regel nicht bemerkt und kann auch schwierig zu diagnostizieren sein. Das Herzminutenvolumen ist das Produkt aus Schlagvolumen und Herzfrequenz und steht mit der arteriellen Blutdruckamplitude nicht in Zusammenhang. Zur Schätzung des Herzminutenvolumens mit einem nicht invasiven Verfahren bieten sich die Impedanzkardiographie, die Echokardiographie und die Radionuklidkardiographie an.

Anfallsbeginn

Obwohl es unter den transitorischen ischämischen Attacken viele Variationen gibt, treten die Anfälle beim gleichen Patienten gewöhnlich in ziemlich stereotyper Weise auf. Der Patient wird sich plötzlich dessen bewußt, daß er über einen Teil seiner normalen Funktionen nicht mehr verfügen kann. Am häufigsten kommt es zu einem Kräfteverlust der distalen Muskulatur (einer Hand oder eines Fußes), der sich rasch in aszendierender Richtung ausbreitet und die gesamte Extremität erfaßt, dann vielleicht die ganze

Körperseite. Die meisten Patienten beschreiben ein Gefühl der Betäubung oder eine eigenartige Sensation, wie sie in ähnlicher Weise nie zuvor empfunden wurde; und doch vergleichen es einige Patienten mit dem Gefühlsverlust nach der Blockierung eines Nerven beim Zahnarzt durch Lokalanästhesie.

In anderen Fällen können die Attacken folgende Charakteristika aufweisen: partielle oder totale Erblindung auf einem oder beiden Augen, Diplopie, transitorische Aphasie, Dysarthrie, Schwindel, Taubheit oder Sturzanfälle. Der genaue Ablauf der Ereignisse und die Symptomatik hängen davon ab, ob der vertebro-basiläre oder der Karotiskreislauf betroffen sind (vgl. Kap. 10 u. 11).

Bei episodischen Persönlichkeits- und Gedächtnisveränderungen kann es sich um eine Manifestation fokaler neurologischer Ausfallerscheinungen handeln. Dabei können objektivierbare klinische Symptome einer fokalen Funktionsstörung fehlen, sei es wegen des betroffenen Hirnareals, sei es, weil der Patient die Krankheit nicht zugibt.

Anfallsdauer

Die Attacken dauern in der Regel bis zur vollständigen Remission weniger als 12 Std. und selten länger als 24 Std. Im allgemeinen

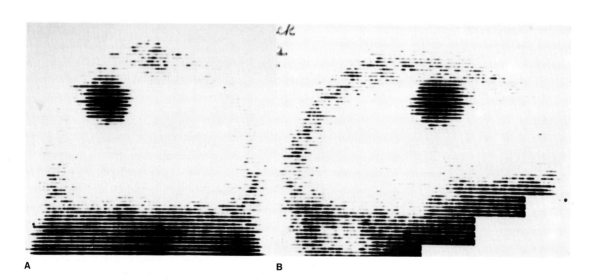

A   **B**

Abb. 15.3 A u. B. Hirnszintigramm unter Verwendung von ^{99m}Tc, das eine lokalisierte Anreicherung in einer Metastase zeigt. *A* Aufnahme von dorsal. *B* Rechte Seitenaufnahme

ist die Zeitspanne von dem Augenblick, in dem der Anfall erstmals bemerkt wird, bis zum Höhepunkt des Geschehens weniger lang als die für die Remission erforderliche Zeit, nachdem die Symptome abzuklingen beginnen.

Eine zuverlässige allgemeine Regel besagt, daß länger als 24 Std dauernde Episoden auf einen Infarkt oder irgendeinen pathologischen Prozeß hinweisen. Es gibt jedoch gelegentlich Fälle, bei denen nach dem initialen Ictus Tage vergehen, bevor eine vollständige Remission erreicht ist. Obwohl der pathologische Mechanismus bei diesen länger dauernden Attacken genau der gleiche wie bei den kurzdauernden sein kann, werden sie gewöhnlich als Infarkt mit Remission klassifiziert.

Anfallshäufigkeit

Einige Patienten erleiden bis zu 12–20 kurze Episoden in 1 Tag, in den meisten Fällen jedoch treten in 1 Woche weniger als ein oder zwei Attacken auf, gelegentlich weniger als ein Anfall im Monat. Es wurde noch keine Statistik aufgestellt, die über dieses Thema weiteren Aufschluß vermitteln könnte.

Neurologische Untersuchung

Eine in der Zeitspanne zwischen den Attacken durchgeführte neurologische Untersuchung ergibt normale Befunde. Wird ein Patient während des Anfalls beobachtet, so sind seine Symptome von denjenigen eines in Entstehung begriffenen Hirninfarktes nicht zu unterscheiden.

Differentialdiagnose

Die klinische Diagnose rezidivierender fokaler neurologischer Ausfallserscheinungen infolge aorto-kranialer Arteriosklerose sollte nur dann gestellt werden, wenn folgende diagnostische Kriterien erfüllt sind:

1. Die neurologische Funktionsstörung muß anatomisch klar lokalisierbar sein

2. Die Anfallsdauer darf 24 Std nicht überschreiten und beträgt in der Regel weniger als 30 min
3. Der Patient darf zwischen den Anfällen keine abnormen neurologischen Befunde zeigen
4. Der Patient sollte Anzeichen einer aorto-zervikalen Arteriosklerose aufweisen
5. Der Patient darf keine klinischen Zeichen von Hirndruck aufweisen

Auch wenn alle diese Kriterien erfüllt sind, ist es nicht immer möglich, Störungen wie die Menière–Krankheit, Epilepsien, Synkopen, psychosomatische Reaktionen und Migräne auszuschließen. Rezidivierende kurzdauernde Episoden ohne bleibende Ausfälle kommen manchmal bei Patienten mit intrakraniellen Arterienverschlüssen und Hirntumoren vor (Abb. 15.3). In diesen Fällen sind ein Hirnszintigramm und eine Arteriographie unerläßlich.

Manchmal vermag bei Patienten mit transitorischen ischämischen Attacken eine vollständige Abklärung – einschließlich Langzeitelektrokardiographie und Arteriographie – keinerlei Abnormitäten aufzudecken. Es wird vermutet, daß bei diesen Fällen die ursächliche Störung in der Mikrozirkulation zu suchen ist, die im Arteriogramm nicht dargestellt werden kann, obwohl sie 80–90% des Gefäßbettes umfaßt.

Verlauf und Prognose

Schätzungsweise ein Drittel aller Patienten, die an rezidivierenden neurologischen Ausfallerscheinungen leiden, werden weiterhin Anfälle haben, ohne daß es zu dauernder Invalidität kommt; ein weiteres Drittel wird schließlich einen Hirninfarkt durchmachen, und beim noch verbleibenden Drittel werden die Anfälle spontan sistieren. Leider haben wir keine Möglichkeit vorauszusagen, zu welcher Gruppe ein bestimmter Patient gehören wird. Es bestehen jedoch gewisse Anhaltspunkte dafür, daß sich die Anfälle infolge einer vertebro-basilären Insuffizienz in ihrer Entwicklung benigner verhalten als jene, die im Gefolge eines Karotisverschlußsyndroms auftreten.

Therapie

Die Behandlung eines Patienten mit rezidivierenden neurologischen Ausfallerscheinungen muß individuell gestaltet werden.

Die Grundlage jeglicher Therapie ist die Beseitigung oder Behandlung eines auslösenden Mechanismus (vgl. die entsprechenden Abschnitte dieses Buches). Wenn alle systemischen auslösenden Mechanismen ausgeschlossen wurden und die Anfälle weiterhin auftreten, sollten mit Antikoagulantien zu behandelnde Mikroembolien (vgl. Kap. 16) oder Gefäßstenosen in Erwägung gezogen werden, bei denen u. U. chirurgische Maßnahmen indidziert sind (vgl. Kap. 17).

Literatur

Allgemeines

Alajouanine, T., Lhermitte, F., Gautier, J.-C.: Transient cerebral ischemia in atherosclerosis. Neurology. *10*, 906 (1960)

Alvarez, W. C.: Little Strokes, Philadelphia: J. B. Lippincott 1966

Dorndorf, W.: Schlaganfälle, Klinik und Therapie. Mit Beiträgen von Hartmann, A. Reuther, R., Stuttgart: Thieme 1975

Finke, J.: Zerebrovaskuläre Insuffizienz. Monatskurse Ärztl. Fortb. *27*, 515 (1977)

Freidman, G. D., Wilson, S., Mosier, J. M., Collandrier, M. A., Nichermon, N. Z.: Transient ischemic attacks in a community. J.A.M.A. *210*, 1428 (1969)

Gänshirt, H. (Hrsg.): Der Hirnkreislauf. Physiologie, Pathologie, Klinik Stuttgart: Thieme 1972

Gänshirt, H.: Zerebrale Mangeldurchblutung. Med. Welt. *24*, 973 (1973 b)

Hoff, H., Prosenz, P., Tschabitscher, H.: Der Schlaganfall. Wien: Verlag der Wiener medizinischen Akademie 1966

Millikan, C. H.: The pathogenesis of transient focal cerebral ischemia, The Lewis A. Connor Memorial Lecutre. Circulation. *32*, 438 (1965)

Paal, G.: Diagnostik von Hirnkreislaufstörungen. Nervenarzt. *43*, 225 (1972)

Sindermann, F.: Die transitorische ischämische Attacke. Dtsch. Med. Wschr. *102*, 799 (1977)

Zülch, K. J.: Zerebrovaskuläre Insuffizienz. Langenbecks Arch. Chir. *339*, 161 (1975)

Spontanverlauf

Acheson, J., Hutchinson, E. C.: Observations on the natural history of transient cerebral ischemia. Lancet. *2*, 871 (1964)

Marshall, J.: The natural history of transient ischaemic cerebrovascular attacks. Quart. J. Med. *33*, 309 (1964)

Ott, E.: Klinischer Verlauf und Risikofaktoren bei zerebralen transitorisch ischämischen Attacken. Wien. Med. Wschr. *125*, 374 (1975)

Petermann, F., Dornbusch, R., Adams, H. J.: Ergebnisse einer Feldstudie an Patienten mit zerebrovaskulärer Insuffizienz. Therapiewoche *26*, 6524 (1976)

Pathogenese

Arnold, O. H.: Störungen des Gehirnkreislaufs bei inneren Erkrankungen. In: Der Hirnkreislauf (Hrsg. Gänshirt, H.) Stuttgart: Thieme 1972

Bernsmeier, A., Gottstein, U., Rudolp, W.: Herzkrankheiten als Ursache zerebraler Zirkulationsstörungen. Dtsch. med. Wschr. *87*, 16 (1962)

Bernsmeier, A., Gottstein, U.: Der Schlaganfall. Kardiale und hämodynamische Faktoren als Ursache der intermittierenden cerebralen Ischämie. Der Internist. *4*, 55 (1963)

Bock, K. D.: Hirnkreislaufstörungen aus der Sicht des Internisten. Med. Welt (Stuttg.). *21*, 124 (1970)

Darmody, W. R., Thomas, L. M., Gurdjian, E. S.: Postirradiation vascular insufficiency syndrome: Case report. Neurology. *17*, 1190 (1967)

Finke, J.: Zerebrovaskuläre Insuffizienz. Monatskurse Ärztl. Fortb. *27*, 515 (1977)

Fisher, C. M.: Intermittent cerebral ischemia. In: Cerebral Vascular Diseases, Transactions of the Second Princeton Conference. (ed. Millikan, C. H., pp. 81–97. New York: Grune & Stratton 1958

Fowler, N. O., Fenton, J. C., Conway, G. F.: Syncope and cerebral dysfunction caused by bradycardia without atrioventicular block. Am. Heart J. *80*, 303 (1970)

Glocker, E., Hänsel, D., Kornhuber, H. H.: Übergewicht, Rauchen und andere Risikofaktoren bei 357 Fällen von Hirndurchblutungsstörungen. Dtsch. Med. Wschr. *102*, 1437 (1977)

Gottstein, U.: Zur Pathogenese der Hirnischämie, unter besonderer Berücksichtigung der Risikofaktoren. Internist (Berlin). *17*, 1 (1976)

Gottstein, U.: Pathogenese und Risikofaktoren der zerebralen Ischämie. Aktuel. Neurol. *4*, 65 (1977)

Gurdjian, E. S., Darmody, W. R., Thomas, L. M.: Recurrent strokes due to occlusive disease of extracranial vessels. Arch. Neurol. *21*, 447 (1969)

Levine, J., Swanson, P. D.: Nonatherosclerotic causes of stroke. Ann. Internal Med. *70*, 807 (1969)

Müller, H. R.: Pathogenese und Klinik der episodischen zerebralen Zirkulationsstörungen ("Transient ischemic attacks"). Praxis. *62*, 119 (1973)

Psathakis, N.: Operative Behandlung des Kinking-Syndroms der A. carotis interna. Vasa. *5*, 118 (1976)

Saggau, W., Laubach, K., Schaffelder, G.: Die Verlaufsanomalie der Arteria carotis interna (Operationsindikation, Technik und Ergebnisse). Thoraxchir. Vask. Chir. *22*, 94 (1974)

Schmidt, R., Pohl, C., Krappe, U.: Passagere zerebrale Insulte bei Hypoglykämien. Z. Ärztl. Fortbild. (Jena). *69*, 863 (1976)

Seitzer, C.: Fettstoffwechselstörungen und Symptome zerebrovaskulärer Insuffizienz. Therapiewoche. *26*, 1596 (1976)

Vasospasmen

Bickerstaff, E. T.: Ophthalmoplegic migraine. Rev. neurol. *110*, 582 (1964)

Bradshaw, P., Parsons, M.: Hemiplegic migraine, a clinical study. Quart. J. Med. *34*, 65, (1965)

Buckle, R. M., Du Boulay, G., Smith, B.: Death due to cerebral vasospasm. J. Neurol. Neurosurg. Psychiat. *27*, 440 (1964)

Dukes, H. T., Vieth, R. G.: Cerebral arteriography during migraine prodrome and headache. Neurology. *14*, 636 (1964)

Potter, J. M.: Cerebral arterial spasm: A short review. World Neurol. *2*, 576 (1961)

Blutdruckabfall

Fazekas, J. F., Alman, R. W.: The role of hypotension in transitory focal cerebral ischemia. Am. J. Med. Sci. *248*, 567 (1964)

Kendall, R. E., Marshall, J.: Role of hypotension in the genesis of transient focal cerebral ischaemic attacks. Brit. Med. J. *2*, 344 (1963)

Hämatologische Ursachen

Arnold, O. H.: Störungen des Gehirnkreislaufs bei inneren Erkrankungen. In: Der Hirnkreislauf (Hrsg. Gänshirt, H.) Stuttgart: Thieme 1972

Levine, J., Swanson, P. D.: Idiopathic thrombocytosis: A treatable cause of transient ischemic attacks. Neurology. *18*, 711 (1968)

Millikan, C. H., Siekert, R. G., Whisnant, J. P.: Intermittent carotid and vertebral-basilar insufficiency associated with polycythemia. Neurology. *10*, 188 (1960)

Montgomery, B. M., Pinner, C. A.: Transient hypoglycemic hemiplegia. Arch. Internal. Med. *114*, 680 (1964)

Siekert, R. G., Whisnant, J. P., Millikan, C. H.: Anemia and intermittent focal cerebral arterial insufficiency. Arch. Neurol. *3*, 386 (1960)

Weber, M. D.: The neurological complications of consumption coagulopathies. Neurology. *18*, 185 (1968)

Bewegungen des Kopfes

Toole, J. F., Tucker, S. H.: Influence of head position upon cerebral circulation. Arch. Neurol. *2*, 616 (1960)

Umkehr des zerebralen Blutflusses

Patel, A., Toole, J. F.: Subclavian steal syndrome – Reversal of cephalic blood flow. Medicine. *44*, 289 (1965)

Mikroembolien

David, N. J., Klintworth, G. K., Friedberg, S. J., Dillon, M.: Fatal atheromatous cerebral embolism associated with bright plaques in the retinal arterioles: Report of a case. Neurology. *13*, 708 (1963)

Fisher, C. M.: Observations of the fundus oculi in transient monocular blindness. Neurology. *9*, 333, (1959)

McBrien, D. J., Bradley, R. D., Ashton, N.: The nature of retinal emboli in stenosis of the internal carotid artery. Lancet. *1*, 697 (1963)

Regli, F.: Die flüchtigen ischämischen zerebralen Attacken. Natürlicher Verlauf und Pathogenese. Dtsch. med. Wschr. *96*, 525 (1971)

Störungen der Herzfunktion

Hutchinson, E. C., Stock, J. P. P.: Paroxysmal cerebral ischaemia in rheumatic heart disease. Lancet. *2*, 653 (1963)

Lavy, S., Stern, S.: Transient neurological manifestations in cardiac arrhythmias. J. Neurol. Sci. *9*, 97 (1969)

Mayerhofer, C. H.: Behandlung des zerebralen Mangelsyndroms bei latenter Herzinsuffizienz. Z. Allg. Med. *53*, 453 (1977)

Pencz, A., Schreyer, M.: Hirndurchblutungsstörungen bei faszikulären Blockbildern im Elektrokardiogramm. Med. Klin. *70*, 705 (1975)

Walter, P. F., Reid, S. D., Wenger, N. K.: Arrhythmia-induced cerebral ischemia. Neurology. *20*, 418 (1970)

Yarnell, P. R., Spann, J. F., Dougherty, J., Mason, D. T.: Episodic central nervous system ischemia of undetermined cause: Relation to occult left atrial myxoma. Stroke. *2*, 35 (1971)

Klinische Symptome

Bernsmeier, A.: Zirkulationsstörungen des Gehirns, der Meningen und des Rückenmarks. In: Differentialdiagnose neurologischer Krankheitsbilder, 3. Aufl. (Hrsg. Bodechtel, G.) Stuttgart: Thieme 1974

Bock, K. D.: Hirnkreislaufstörungen aus der Sicht des Internisten. Med. Welt (Stuttg.). *21*, 124 (1970)

Braunsdorf, M., Konradt, J.: Die zerebrovaskuläre Insuffizienz. Klinik, Diagnostik und chirurgische Therapie. Mbl. ärztl. Fortb. *26*, 79 (1976)

Held, K.: Intermittierende zerebrale Insuffizienz. Med. Klin. *68*, 857 (1973)

Hutchinson, E. C.: Little strokes. Brit. Med. J., *4*, 32 (1969)

Neu, I., Schrader, A.: Klinik und Therapie des zerebralen apoplektischen Insults. Fortschr. Med. *95*, 904 (1977)

Regli, F.: Die flüchtigen ischämischen zerebralen Attacken. Natürlicher Verlauf und Pathogenese. Dtsch. med. Wschr. *96*, 525 (1971)

Zülch, K. J.: Reconsiderations of the clinical problem of cerebrovascular insufficiency. In: Research on the Cerebral Circulation, Third International Salzburg Conference, 1966. (compiled and ed. Meyer, J. S., Lechner, H., Eichorn, O., pp. 1–41. Springfield, Charles C Thomas, Ill.: 1969

Differentialdiagnose

Daly, D. D., Svien, H. J., Yoss, R. E.: Intermittent cerebral symptoms with meningiomas. Arch. Neurol. *5*, 287 (1961)

Espir, M. L. E., Watkins, S. M., Smith, H. V.: Paroxysmal dysarthria and other transient neurological disturbances in disseminated sclerosis. J. Neurol. Neurosurg. Psychiat. *29*, 323 (1966)

Faris, A. A., Poser, C. M.: Experimental production of focal neurologic deficit by systemic hyponatremia. Neurology. *14*, 206 (1964)

Gänshirt, H.: Synkopale Anfälle im Erwachsenenalter. Mkurse ärztl. Fortbild. *21*, 5 (1971)

Heron, J. R.: Migräne and cerebrovascular disease. Neurology. *16*, 1097 (1966)

Herrschaft, H.: Differentialdiagnose der zerebralen Durchblutungsstörungen. Diagnostik. *8*, 460 (1975)

Herrschaft, H.: Diagnose und Differentialdiagnose der akuten cerebralen Durchblutungsstörungen. Internist (Berlin) *17*, 16 (1976)

Marshall, J.: The differential diagnosis of "little strokes." Postgrad. Med. J. *44*, 543 (1968)

Whitty, C. W. M.: Migräne without headache. Lancet. *2*, 283 (1967)

Verlauf und Prognose

Goldner, J. C., Whisnant, J. P., and Taylor, W. F.: Long-term prognosis of transient cerebral ischemic attacks. Stroke. *2*, 160 (1971)

Knüpling, R., Schliack, H.: Epileptische Anfälle bei cerebralen Durchblutungsstörungen. Z. Neurol. *201*, 196 (1972)

Whisnant, J. P., Goldner, J. C., Taylor, W. F.: Natural history of transient ischemic attacks. In: Cerebral Vascular Diseases, Transactions of the Seventh Princeton Conference, (ed. Moossy, J., Janeway, R., pp. 161–165. New York: Grune & Stratton 1971

Laboruntersuchungen

Burrows, E. H., Marshall, J.: Angiographic investigation of patients with transient ischaemic attacks. J. Neurol. Neurosurg. Psychiat. *28*, 533 (1965)

Capistrant, T. D., Gumnit, R. J.: Thermography following a carotid transient ischemic episode. J.A.M.A. *211*, 656 (1970)

Drake, W. E., Drake, M. A. L.: Clinical and angiographic correlates of cerebrovascular insufficiency. Am. J. Med. *45*, 253 (1968)

Fridrich, R.: Nuklearmedizinischer Beitrag zur Diagnose zerebrovaskulärer Insulte. Praxis. *62*, 143 (1973)

Hempel, H. D., Schmidt, R. M.: Über das Frequenzverhalten der Alpha-Grundaktivität im Frühstadium zerebraler Durchblutungsstörungen. Psychiat. Neurol. Med. Psychol. (Lpz.) *27*, 348 (1975)

Herrschaft, H. F.: Die regionale Gehirndurchblutung. In: Schriftenreihe Neurologie 15 Berlin: Springer 1975

Lechner, H.: Impedanzmethoden. In: Der Hirnkreislauf (Hrsg. Gänshirt, H.) Stuttgart: Thieme 1972

Müller, J., Franke, W. G.: Die Hirnszintigraphie als Untersuchungsmethode im Rahmen einer ambulanten neurologischen Diagnostik bei akuten zerebrovaskulären Erkrankungen. Dtsch. Gesundh.-Wes. *30*, 595 (1975)

Poser, C. M., Zosa, A. M., Gomez, A. J., Hardin, C. A.: Cervicocephalic angiographic for cerebrovascular insufficiency. Acta neurol. scand. *40*, 321 (1964)

Schneider, E., Ziegler, B., Jacobi, P.: Der Einfluß einer Behandlung mit Vasodilatantien auf das Schlaf-EEG bei Patienten mit zerebralen Durchblutungsstörungen. Ergebnisse einer Doppelblindstudie. Arzneimitt.-Forsch. *26*, 1721 (1976)

Wiggli, U., Oberson, R.: Wert und Resultate von Zielaufnahmen der Karotisbifurkation bei Patienten mit transitorischen ischämischen Attacken. Schweiz. med. Wschr. *103*, 1282 (1973)

Therapie

Braunsdorf, M., Konradt, J.: Die zerebrovaskuläre Insuffizienz. Klinik, Diagnostik und chirurgische Therapie. Mbl. ärztl. Fortb. *26*, 79 (1979)

Browne, T. R., III, Poskanzer, D. C.: Treatment of strokes (in two parts). New Engl. J. Med. *281*, 594 and *281*, 650 (1969)

Dorn, M.: Zur Behandlung der zerebralen Insuffizienz in der Praxis. Therapiewoche. *27*, 2565 (1977)

Dorndorf, W.: Die operative Prophylaxe der zerebralen Mangeldurchblutung. Dtsch. med. Wschr. *91*, 662 (1966)

Editorial: Azetylsalizylsäure bei koronarer Herzkrankheit und zerebralen Durchblutungsstörungen. Fortschr. Med. *95*, 4 (1977)

Leading article: Anticoagulants for cerebral arteriosclerosis. Lancet. *1*, 34 (1965)

McAllen, P. M., Marshall, J.: Cardiac dysrhythmia and transient cerebral ischaemic attacks. Lancet. *1*, 1212 (1973)

Pearce, J. M. S., Gubbay, S. S., Walton, J. N.: Longterm anticoagulant therapy in transient cerebral ischaemic attacks. Lancet. *1*, 6 (1965)

Reulen, H. J., Schürmann, K.: Steroids and Brain Edema. Heidelberg: Springer 1972

Schliack, H., Rücker, G., Schmidt, R. C.: Prophylaxe des Schlaganfalls. Internist. *12*, 385 (1971)

Siekert, R. G., Millikan, C. H., Whisnant, J. P.: Anticoagulant therapy in intermittent cerebrovascular insufficiency: Follow-up data. J.A.M.A. *176*, 19 (1961)

Wieck, H. H., Blaha, L.: Therapeutische Möglichkeiten bei zerebrovaskulärer Insuffizienz. Therapiewoche. *26*, 5282 (1976)

Zumstein, B., Probst, C.: Mikroneurochirurgischer Beitrag zur Behandlung der zerebralen ischämischen Apoplexien. Praxis. *66*, 781 (1977)

16. Kapitel

Konservative Behandlung der zerebro-vaskulären Insuffizienz und des Infarktes

„ . . . Genauigkeit ist gelegentlich unmöglich: Wir können recht haben in 19 Fällen und uns im 20. irren. Darüber sollte man sich im klaren sein. Aber bedenke, daß wir in praxi das Wahrscheinliche behandeln, als ob es sicher wäre. Ohne es so zu machen, könnten wir zwei Drittel unserer Fälle nicht ordentlich behandeln."

W. R. Gowers

Die Voraussetzung für die Behandlung einer jeden Krankheit ist eine genaue Diagnose. Wenn Anamnese und klinische Befunde auf eine vaskuläre Störung verdächtig sind, muß der Arzt deren Pathogenese und auslösenden Mechanismus (Einzelheiten in Kap. 15) in Betracht ziehen, bevor er zu der Schlußfolgerung gelangt, der Patient leide an einer athero-thrombotischen Erkrankung. Auch wenn Arteriosklerose die wahrscheinliche Ursache ist, sollte er sich immer die Frage vorlegen, was die Attacke wohl ausgelöst haben mag. Im folgenden werden einige Möglichkeiten aufgezählt.

1. Systemische Krankheiten:
   a) Ein Blutdruckabfall, wie er durch einen akuten Blutverlust, einen Herzinfarkt, durch blutdrucksenkende Medikamente oder durch eine Überempfindlichkeit des Karotissinus zustande kommt.
   b) Intrakranielle Embolie aus den Pulmonalvenen, Herzklappen oder von Wandthromben des Endokards ausgehend.
   c) Hämatologische Störungen wie Polyzythämie, Eisenmangelanämie oder Sichelzellanämie.
   d) Vergiftung durch Barbiturate, Alkohol, Narkotika oder Phenothiazine.
   e) Endogene Störungen wie Diabetes mellitus oder Schilddrüsenerkrankungen.
   f) Hypoglykämie.

2. Intrakranielle Krankheiten:
   a) Hirnblutung. Es soll daran erinnert werden, daß etwa 10% dieser Blutungen eingekapselt bleiben und keinen blutigen Liquor verursachen.
   b) Subduralhämatom. Ein Schädeltrauma, das dem Patienten und dessen Angehörigen banal erscheint, kann zu einem Subduralhämatom führen. Ein solches Nachspiel hat das Trauma am ehesten bei älteren und bei antikoagulierten Patienten.
   c) Hirntumor. Sowohl benigne als auch maligne Neoplasmen führen gelegentlich zu einem plötzlichen neurologischen Funktionsverlust und imitieren vaskuläre Ereignisse.
   d) Epilepsie. Epileptische Anfälle können manchmal von kurzdauernden fokalen neurologischen Ausfallerscheinungen gefolgt sein (postiktale Paralyse, Todd-Syndrom).
   e) Menière-Syndrom. Dieses kann eine vertebro-basiläre Insuffizienz simulieren.

Bevor man mit einiger Sicherheit annehmen darf, daß die neurologischen Ereignisse durch eine okklusive Erkrankung bedingt sind, müssen diese Möglichkeiten zunächst ausgeschlossen werden. Danach muß deutlich unterschieden werden zwischen der Erkrankung intrakranieller Arterien einerseits, welche in der Regel konservativ behandelt wird, und der Arteriosklerose, Arteriitis oder Embolisation aus zervikalen Arterien andererseits, die alle chirurgisch angegangen werden können. *Für eine aorto-zervikale Obstruktion sprechen folgende Befunde: Abnorme Pulsationen in einem extrakraniellen Gefäß, ein thorakales oder zervikales Geräusch sowie Blutdruckunterschiede in den Aa. ophthalmicae oder den Aa. brachiales.* Wenn irgendeiner dieser Befunde vorliegt, so kann ein Angiogramm im Hinblick auf eine rekonstruktive Chirurgie erwogen werden. Sowohl dieses Verfahren als auch die Möglichkeiten einer chirurgischen Intervention sind Gegenstand des nächsten Kapitels.

Zusätzliche klinische Untersuchungen

Gewisse Untersuchungen sind bei allen Patienten durchzuführen, die an plötzlichen neurologischen Ausfallerscheinungen erkranken. Dazu gehören:

1. Urinstatus.
2. Blutuntersuchungen einschließlich Hämatokrit, rotes und weißes Blutbild, serologische Luesuntersuchungen, Bestimmung des Blutzuckerspiegels (vorzugsweise zwei Stunden nach einer Hauptmahlzeit), Blutsenkungsreaktion und Kreatinin. Ferner ist es ratsam, die Prothrombinzeit, die Eiweißkonzentration sowie den Albumin/Globulinquotienten zu ermitteln und die Blutviskosität zu bestimmen.
3. Thoraxröntgenbild, um die Herzgröße festzustellen und eine Lungenstauung oder ein Bronchialkarzinom auszuschließen (bei etwa 16% der Bronchialkarzinome ist die erste Manifestation eine Hirnmetastase).
4. Schädelleeraufnahme, um die Lage der Epiphyse und Hinweise auf eine Hirndruck-

steigerung, beispielsweise in Form einer Demineralisation der Processus clinoidei posteriores, zu ermitteln.

5. Röntgenaufnahmen des Halsbereiches. (Etwa 50% der Patienten mit fortgeschrittener Arteriosklerose der Karotisbifurkation zeigen Verkalkungen, die auf Halsröntgenbildern zur Darstellung gelangen. Ist die Verkalkung länger als 1 cm, handelt es sich möglicherweise um einen stenosierenden Prozeß.)
6. Angioszintigraphie der zerviko-kranialen Arterien zur Darstellung eines verspätet eintreffenden Bolus, der auf eine arterielle Obstruktion oder eine frühe Füllung (wie z. B. bei einer arteriovenösen Mißbildung) verdächtig ist.

7. Hirnszintigramm. Diese Untersuchung liefert möglicherweise Anhaltspunkte für ein Subduralhämatom, arteriovenöse Mißbildungen, Hirnabszesse und die meisten (vaskularisierten) Neoplasmen (insbesondere Meningeome, maligne Gliome und viele metastatische Tumoren).

Da Hirnszintigramme, die im Verlaufe von 2 Std nach Injektion des Radioisotops ^{99m}Tc gemacht werden, in den frühen Stadien nach einem Infarkt oder einer Hämorrhagie fast immer normal sind, gilt ein pathologisches Hirnszintigramm, das innerhalb der ersten 48 Std nach Auftreten neurologischer Ausfälle durchgeführt wurde, als Hinweis auf eine andere Ursache. Spätszintigramme hingegen, die 6 Std nach Injektion durchgeführt werden, können schon wenige Stunden nach dem Ictus positiv sein. Darüber hinaus zeigen große Infarkte – z. B. solche nach Verschluß der A. carotis interna oder der A. cerebri media – eine Anreicherung binnen 48 Std. Im allgemeinen jedoch wird eine infarktbedingte vermehrte Isotopenaufnahme erst nach einigen Tagen sichtbar. Ist diese einmal entwickelt, so kann sie über Monate bestehen bleiben. Folglich gilt ein Szintigramm, das nach 24 Std negativ, bei Wiederholung 7–10 Tage später dagegen positiv ist, als zuverlässiger Hinweis auf einen sich entwickelnden Infarkt mit Gefäßneubildung.

Ein wichtiges Anwendungsgebiet für dieses Untersuchungsverfahren ist das Screening von Patienten, bei denen neurologische Ausfälle einige Wochen nach einem Schädeltrauma auftreten. Ein negatives Hirnszintigramm schließt ein chronisches supratentorielles Subduralhämatom praktisch aus.

8. Lumbalpunktion. Eine richtig ausgeführte Lumbalpunktion ist als diagnostisches Hilfsmittel bei Patienten mit einer zerebralen vaskulären Episode irgendwelcher Genese von unschätzbarem Wert. Sie sollte am liegenden Patienten in Seitenlage durchgeführt werden. Bevor Liquor entnommen wird, muß der Druck gemessen werden. Sollte der Liquordruck über 180 mm H_2O erhöht sein, muß eine zweite Messung ausgeführt werden, und zwar nach dem Versuch, irgendeine physiologische Ursache für die Druckerhöhung auszuschließen. Dies geschieht, indem man die Beine des Patienten streckt, seinen Kopf in eine neutrale Stellung bringt, ihn ruhig durch den Mund atmen läßt und ihm Zeit gibt, sich zu entspannen. Danach werden Liquorproben entnommen und untersucht, wie es in Kapitel 24 eingehend beschrieben wird.

9. Serienelektroenzephalogramme als Hilfe bei der Unterscheidung von Infarkten und Tumoren.

10. Echoenzephalogramme, um eine mögliche Verlagerung von Mittellinienstrukturen aufzudecken, wenn die Epiphyse auf dem Röntgenbild nicht sichtbar ist.

Konservative Therapie

Der Patient sollte strikte Bettruhe einhalten, möglichst mit dem Gesicht geradeaus, bis sich der Prozeß stabilisiert hat. Erträgt der Patient eine Erhöhung des Bettfußendes, dann sollte dieses um etwa 10 cm im Vergleich zur Lage des Kopfes angehoben werden. Allgemeine pflegerische Maßnahmen für Patienten mit neurologischen Ausfallerscheinungen werden in Kapitel 30 eingehend behandelt.

Antikoagulantientherapie

Obwohl die ersten Publikationen über die Anwendung von Antikoagulantien beim Hirninfarkt und bei der Embolie bereits 1950 veröffentlicht wurden, bestehen immer noch große Meinungsverschiedenheiten, was ihre Indikationen und Kontraindikationen betrifft. Während die bis jetzt gesammelten Daten als Beweismaterial vielen Untersuchern noch nicht genügen, zeichnet sich die Verabreichung von Antikoagulantien in adäquater Dosierung zugunsten folgender Patientengruppen ab:

1. Patienten mit einem in Entstehung begriffenen Hirninfarkt, um einer Progredienz Einhalt zu gebieten, außer wenn der Infarkt durch einen zerebralen Embolus verursacht wurde

2. bei Patienten mit anfallsweisen fokalen neurologischen Ausfallerscheinungen, die einen Hirninfarkt ankünden können

3. Patienten, die zu rezidivierenden Hirnembolien neigen (vgl. Kap. 18)

4. bettlägerige Patienten mit neurologischen Ausfallerscheinungen, um einer Phlebothrombose und einer Lungenembolie vorzubeugen.

Die Häufigkeit hämorrhagischer Komplikationen bei Patienten mit Langzeitantikoagulantien-Behandlung, um weitere zerebrovaskuläre Episoden zu verhüten, beträgt ungefähr 3% pro Patientenjahr; somit sind eine sorgfältige Patientenauswahl und strikte Laborkontrollen von außerordentlicher Wichtigkeit, wobei die Dosierung gut eingestellt sein muß, um die Prothrombinzeit im therapeutischen Bereich zu halten. Nachstehend wird ein Programm aufgestellt, das wir befriedigend fanden.

Wesentliche Vorschriften für eine Antikoagulantientherapie:

1. Bestimmung der Prothrombinzeit vor Beginn der Antikoagulantientherapie.

2. Verabreichung von 5000 I.E. Heparin-Natrium s.c. sobald als möglich; anschließend alle 8 bzw. 12 Std. 5000 I.E. s.c. (Prophylaxe mit niedrigen Heparindosen).

3. Gabe eines Kumarinderivates wie Aceno-coumarol (Sintrom) oder Phenprocoumon (Marcumar) per os jeden Abend zwischen 18 und 20 Uhr, wobei die Dosierung von der täglich um 8 Uhr morgens bestimmten Prothrombinzeit abhängt.

4. Gabe eines Kumarinderivates in genügender Menge, um die Prothrombinzeit auf 20–30% der Kontrollwerte zu reduzieren. Fortsetzung der Heparintherapie, bis die Prothrombinzeit diese Werte erreicht hat.

5. Viele Ärzte lassen das Kumarinderivat ganz weg und fahren mit intermittierenden Dosen von Heparinlösungen unbegrenzt fort, da sie eine Senkung der Lipämie bewirken. Die hauptsächlichen Nachteile dieser Methode liegen in der Notwendigkeit, Nadel und Spritze anzuwenden, und in der Gefahr, daß sich eine Osteoporose entwickelt.

6. Die meisten Ärzte geben den Patienten Vitamin K_1 für die notfallmäßige Anwendung bei einer Blutung mit und einen Ausweis, aus dem zu entnehmen ist, daß er Antikoagulantien einnimmt.

7. Dem Patienten sollte angeraten werden, die übermäßige Einnahme von Salicylaten und Alkohol zu vermeiden, auf Meläna und Hämaturie zu achten und vor Zahnextraktionen einen Arzt aufzusuchen.

8. Die Anwendung eines Kumarinpräparates oder von Heparin muß fortgesetzt werden, bis der Patient 1 Jahr anfallsfrei gewesen ist.

Wurde der Entschluß zu einer Antikoagulantientherapie einmal gefaßt, dann sollte die gewünschte Verlängerung der Gerinnungs- oder Prothrombinzeit so schnell wie möglich erreicht werden, z. B. durch die intravenöse Verabreichung des Medikamentes in der Initialphase. Scheint andererseits ein Absetzen der Antikoagulantien ratsam, nachdem der Patient diese für eine bestimmte Zeitspanne genommen hat, dann sollte mit der Dosierung sehr langsam über einen Zeitraum von mehreren Wochen ausgeschlichen werden, um eine Hyperkoagulabilität – den sog. „Rebound-Effekt" – zu vermeiden. Auch wenn infolge Überdosierung dieser Medikakanal entwickeln. Diese können heimtük-

mente die Gerinnungs- und Prothrombinzeit übermäßig verlängert sind, ist es gewöhnlich ratsam, höchstens eine sehr kleine Dosis von Vitamin K_1 (oder Protaminsulfat, wenn der Patient Heparin erhält) zu verabfolgen, um die Prothrombinzeit eher *gegen* normale Werte, als *auf* normale Werte zurückzuführen. Eine verlängerte Prothrombinzeit ist, außer bei einer Blutung, keine Notfallsituation.

Es hat sich herausgestellt, daß die zur Antikoagulation notwendige Medikamentenmenge, die ein bestimmter Patient braucht, mit dem Klima variiert – je wärmer das Klima, desto größer die erforderliche Dosis, um die gleiche Wirkung zu erzielen. Weitere Faktoren, welche die Prothrombinzeit und die erforderliche Dosis an Antikoagulantien möglicherweise beeinflussen, sind Medikamente wie z. B. Salicylate, Phenytoin, Barbiturate, Phenylbutazon und Antibiotika, ferner Vitamin K in der Nahrung und Multivitaminpräparate, Alkoholkonsum, interkurrente Krankheiten (insbesondere Gastroenteritis) sowie die Verwendung organischer Lösungsmittel bei der Ausübung eines Hobbies oder eines Berufes. Tritt der seltene Fall ein, daß einer schwangeren Frau Antikoagulantien verabreicht werden müssen, so sollte eher Heparin als Kumarin verwendet werden.

Als häufigste Komplikation tritt bei Antikoagulantientherapie eine Blutung in irgendein Körperorgan auf, auch wenn die Prothrombinzeit im therapeutischen Bereich liegen mag. Ereignet sich die Blutung im Gastrointestinal- oder Harntrakt – bei einer Prothrombinzeit im therapeutischen Bereich –, so sollte an eine lokale Läsion, wie z. B. ein Karzinom oder Ulkus, ein Stein oder eine Zystitis gedacht werden. Eine Hämoptyse oder Epistaxis stellt selten ein Problem dar, und ein Hämarthros oder eine Blutung in die Muskulatur nach einem leichten Trauma tritt sogar noch weniger häufig auf.

Patienten mit einer ischämischen Hirnerkrankung, die dauernd antikoaguliert werden, können ein Subdural- oder Epiduralhämatom im Schädelinneren oder im Wirbel-

kisch verlaufen; ihre Symptome werden unter Umständen eher einem progredienten zerebro-vaskulären Prozeß als einem Hämatom zugeschrieben.

Vasodilatatoren

Es gibt keinen überzeugenden Beweis dafür, daß Vasodilatatoren (wie z. B. Nicotinsäure) irgendeine signifikante Wirkung auf den zerebralen Blutfluß haben. Kohlendioxyd ist ein kräftiger Dilatator der normalen Hirnarteriolen. Seine Anwendung ist jedoch bei Patienten mit einem sich entwickelnden Hirninfarkt kontraindiziert, weil die gesunden Arteriolen u. U. stärker dilatiert werden als diejenigen im geschädigten Gebiet; dadurch kann tatsächlich Blut aus dem infarzierten Gebiet abgeleitet werden. Einige Ärzte verabreichen während 5 Tagen 500 mg Papaverin alle 12 Std in einer intravenösen Infusion. Die Therapie mit einem Depot-Papaverin von 150 mg 2 × tägl. per os wird während Jahren fortgesetzt.

Blutdrucksenkende Medikamente

Patienten mit einer Hypertonie sollten im akuten Stadium eines Hirninfarkts nur Antihypertensiva verabreicht werden, wenn sie vor Beginn des Ereignisses während mehrerer Wochen mit Erhaltungsdosen behandelt wurden. Sobald sich jedoch das Geschehen stabilisiert, sollte der Druck langsam auf normale Werte reduziert und erhalten werden.

Niedermolekulares Dextran

Die aggregationshemmenden Eigenschaften von niedermolekularem Dextran wurden seit Jahren anerkannt. Diese Substanz hat zusätzlich eine gerinnungshemmende Wirkung und vermindert das Hirnödem.

Seit kurzem interessiert man sich dafür, diese Eigenschaften im Hinblick auf eine Prävention zerebraler Thromboembolien und zur Behandlung eines sich entwickelnden Hirninfarktes auszunutzen. Während einiger Tage werden 500 ml alle 12 Std infundiert. Die Urinausscheidung muß sorgfältig kontrolliert werden, und bei Entwicklung einer Oligurie ist das Medikament sofort abzusetzen. Außerdem kann eine intravenöse Infusion eine lokale Phlebitis hervorrufen.

Trotz 10jähriger Erfahrung ist die Wirksamkeit dieser Form von Behandlung nicht erwiesen.

Salicylate

Es gibt zuverlässige Hinweise darauf, daß die Plättchenadhäsivität durch Acetylsalicylsäure, Dipyridamol oder Phenylbutazon vermindert werden kann. Da dieser Vorgang die Gerinnung einleitet, wurde der Vorschlag gemacht, diese Medikamente auch für die Prävention von TIA (transitorischen ischämischen Attacken) und zur Behandlung eines sich entwickelnden Infarktes zu verwenden. Diese Form der Therapie wird zur Zeit aktiv erforscht.

Zerebrale Stimulantien

Pentylentetrazol (Condiazol) verbessert die Hirndurchblutung oder den Hirnstoffwechsel nicht. Aminophyllin verursacht eine zerebrale Vasokonstriktion.

Literatur

Allgemeines

Berzewski, H.: Therapie der akuten zerebrovaskulären Insuffizienz. Dtsch. med. Wschr. 97, 1979 (1972)

Braunsdorf, M., Konradt, J.: Die zerebrovaskuläre Insuffizienz. Klinik, Diagnostik und chirurgische Therapie. Mbl. ärztl. Fortb. 26, 79 (1976)

Browne, T. R., III, Poskanzer, D. C.: Treatment of strokes (in two parts). New Engl. J. Med. 281, 594 and 281, 650 (1969)

Egli, M., Regli, F., Baumgartner, G.: Die Prognose des Karotisverschlusses und der Karotisstenose mit abgeschlossenem zerebralem Insult unter konservativer und nach operativer Therapie. Schweiz. Arch. Neurol. Neurochir. Psychiat. 111, 243 (1972)

Feine-Haake, G., Neiss, A., Weinert, W.: Die Behandlung zerebrovaskulärer Insuffizienz. Ihre Beurteilung im Doppelblindversuch. Münch. Med. Wschr. 117, 1131 (1975)

Gottstein, U.: Was ist gesichert in der medikamentösen Behandlung zerebraler Zirkulationsstörungen? Med. Klin. 68, 947 (1973)

McHenry, L. C., Jr., Jaffe, M. E., Kawamura, J., Goldberg, H. I.: Effect of papaverine on regional blood flow in focal vascular disease of the brain. New Engl. J. Med. 282, 1167 (1970)

Reisner, H.: Vasoaktive Stoffe in der Behandlung des zerebrovaskulären Insults. Krankenhausarzt. 50, 790 (1977)

Skinhøj, E., Paulson, O. B.: The mechanism of action of aminophylline upon cerebral vascular disorders. Acta neurol. scand. 46, 129 (1970)

Blutdrucksenkende Medikamente

Carter, A. B.: Hypotensive therapy in stroke survivors. Lancet. 1, 485 (1970)

Hamilton, M., Kellett, R. J.: The effect of antihypertensive therapy on the course of cerebral vascular disease. Bull. N. Y. Acad. Med. 45, 933 (1969)

Niedermolekulares Dextran

Fisher, C. M.: Diagnosis and management of cerebrovascular disease. Postgrad. Med. 38, 130 (1965)

Foster, J. H., Killen, D. A., Jolly, P. C., Kirtley, J. H.: Low molecular weight dextran in vascular surgery: Prevention of thrombosis following arterial reconstruction in 85 cases. Ann. Surg. 163, 764 (1966)

Gottstein, U., Sedlmeyer, I., Heuss, A.: Behandlung der akuten zerebralen Mangeldurchblutung mit niedermolekularem Dextran. Therapie-Ereignisse einer retrospektiven Studie. Dtsch. med. Wschr. 101, 223 (1976)

Gottstein, U.: Internistische Therapie der zerebralen Durchblutungsstörungen. Fortschr. Med. 88, 353 (1970)

Gottstein, U.: Allgemeine Behandlungsrichtlinien einer medikamentösen Therapie der Hirnarterienverschlußfolgen. Verh. dtsch. Ges. Inn. Med. 78, 466 (1972)

Hurwitz, L. J.: Management of major strokes. Brit. Med. J. 3, 699 (1969)

Kaiser, H.: Die Hirndurchblutung und ihre therapeutischen Probleme. Aktuell. Gerontol. 5, 175 (1975)

Marshall, J.: Management of Cerebrovascular Disease, 2d ed. Baltimore: Williams & Wilkins 1968

Mertsch, H.: Zum epiduralen Hämatom über der hinteren Schädelgrube. Z. ärztl. Fortbild. (Jena). 70, 704 (1976)

Nobbe, F.: Sofortmaßnahmen beim Schlaganfall. Med. Welt 26, 2205 (1975)

Regli, F., Berger, J. P.: Richtlinien zur Behandlung akuter ischämischer zerebrovaskulärer Erkrankungen. Aktuel. Neurol. 4, 77 (1977)

Reisner, H.: Therapeutische Probleme beim frischen zerebralen Insult. Therapiewoche. 27, 1167 (1977)

Ritzmann, D.: Zur Behandlung zerebrovaskulärer Insuffizienzerscheinungen; Erfahrungen aus der Praxis. Z. Allg. Med. 52, 1788 (1976)

Wieck, H. H., Blaha, L.: Therapeutische Möglichkeiten bei zerebrovaskulärer Insuffizienz. Therapiewoche. 26, 5282 (1976)

Zusätzliche klinische Untersuchungen

Louis, S., McDowell, F.: Epileptic seizures in nonembolic cerebral infarction. Arch. Neurol. 17, 414 (1967)

Konservative Therapie

Antikoagulantientherapie

Acheson, J., Danta, G., Hutchinson, E. C.: Controlled trial of dipyridamole in cerebral vascular disease. Brit. Med. J. 1, 614 (1969)

Angstwurm, H., Frick, E.: Nil nocere: Neurologische Komplikationen der Antikoagulantientherapie. Münch. med. Wschr. 109, 1103 (1967)

Dahlmann, W.: Thrombolytische Therapie thromboembolischer Gefäßverschlüsse. Hippokrates. 48, 89 (1977)

Deykin, D.: The use of heparin. New Engl. J. Med. 280, 937 (1969)

Deykin, D.: Warfarin therapy (in two parts). New Engl. J. Med. 283, 691 and 283, 801 (1970)

Duus, P., Ungeheuer, E.: Diagnostik und Therapie der zerebralen Gefäßverschlüsse. Thieme-Verlag, Stuttgart 1971

Enger, E., Bøyesen, S.: Long-term anticoagulant therapy in patients with cerebral infarction: A controlled clinical study. Acta med. scand. 178 (suppl. 438), (1965)

Fields, W. S., Hass, W. K. (eds.): Aspirin, platelets and stroke. Background for a clinical trial, St. Louis, Mo.: Warren H. Green 1971

Gottstein, U.: Der apoplektische Insult. Fortschr. Med. 89, 857 (1971)

Gottstein, U.: Behandlung der Apoplexie. Med. Welt (Stuttg.). 23, 1566 (1972)

Gottstein, U.: Allgemeine Behandlungsrichtlinien einer medikamentösen Therapie der Hirnarterienverschlußfolgen. Verh. dtsch. Ges. Inn. Med. 78, 466 (1972)

Gottstein, U.: Therapie zerebraler Durchblutungsstörungen. Mk. ärztl. Fortb. 26, 248 (1976)

Herrschaft, H.: Die Therapie der cerebralen Mangeldurchblutung. Nervenarzt. 47, 639 (1976)

Heyman, A.: Prolonged anticoagulation for cerebrovascular insufficiency. J.A.M.A. 210, 1769 (1969)

Hirsch, J., Cade, J. F., O'Sullivan, E. F.: Clinical experience with anticoagulant therapy during pregnancy. Brit. Med. J. 1, 270 (1970)

Koch-Weser, J., Sellers, E. M.: Drug interactions with coumarin anticoagulants (in two parts). New Engl. J. Med. 285, 487 and 285, 547 (1971)

Mayne, E. E., Bridges, J. M., Weaver, J. A.: The effect of dipyridamole on increased levels of platelet adhesiveness. Report of a controlled clinical trial. J. Ahteroscler. Res. 9, 335 (1969)

Millikan, C. H.: Anticoagulant therapy in cerebrovascular disease. In: Cerebrovascular Survey Report for Joint Council Subcommittee on Cerebrovascular Disease, National Institute of Neurological Diseases and Stroke, and National Heart and Lung Institute. (ed. Siekert, R. G., pp. 218–227. Bethesda, Md.: National Institutes of Health 1970

Richards, R. L., Begg, T. B.: Long-term anticoagulant therapy in atherosclerotic peripheral arterial disease. Vascular Diseases. 4, 27 (1967)

Robinson, D. S., Sylwester, D.: Interaction of commonly prescribed drugs and warfarin, Ann. Internal Med. 72, 853 (1970)

Vasodilatantien

Geismar, P., Marquardsen, J., Sylvest, J.: Aminophyllin verbessert akute zerebrale Ischämie nur vorübergehend. Psycho. 3, 136 (1977)

Gottstein, U.: Der Hirnkreislauf unter dem Einfluß vasoaktiver Substanzen. Heidelberg: Hüthig 1962

Herrschaft, H.: Kann die Hirndurchblutung medikamentös verbessert werden? Zur Frage der Anwendung von sogenannten vasoaktiven und stoffwechselaktiven Substanzen bei der Hirnarteriosklerose. Schweiz. Med. Wschr. 107, 581 (1977)

Huber, P.: Die medikamentöse Beeinflussung der Hirndurchblutung. Praxis. 56, 1738 (1967)

Salicylate

Breddin, K.: Die Hemmung der Thrombozytenaggregation in vitro und in vivo. Folia Hämat. 92, 460 (1970)

Editorial: Azethylsalizylsäure bei koronarer Herzkrankheit und zerebralen Durchblutungsstörungen. Fortschr. Med. 95, 4 (1977)

Evans, G.: Effect of platelet-suppressive agents on the incidence of amaurosis fugax and transient cerebral ischemia. In: Cerebral Vascular Disorders, Transactions of the Eight Princeton Conference, (ed. McDowell, F. D., Brennon, W., p. 297. New York: Grune & Stratton 1973

Zusätzliche Angaben

Barolin, G. S., Scholz, H., Widhalm, K.: Cortison beim unblutigen Gehirnschlag. Eine anterospektive Vergleichsstudie. Münch. Med. Wschr. 118, 1117 (1976)

Bobath, Berta: Die Hemiplegie Erwachsener. Befundaufnahme, Beurteilung und Behandlung. Stuttgart: Thieme 1973

Busch, H., Rompel, K.: Intensivpflege bei frischem Schlaganfall. Tägl. Prax. 13, 465 (1972)

Holbach, K. H., Hohelüchter, K. L., Wassmann, H.: Klinische Verlaufsuntersuchungen bei der hyperbaren Sauerstofftherapie cerebraler Durchblutungsstörungen. Nervenarzt. 47, 157 (1976)

McHenry, L. Cr., Jr.: Cerebral vasodilator therapy in stroke. Stroke. 3, 686 (1972)

Müchler, H. C.: Derzeitiger Stand der Therapie des Hirnödems. Internist. Prax. 15, 557 (1975)

Mundall, J., Quintero, P., von Kaulla, K. N., Harmon, R., Austin, J.: Transient monocular blindness and increased platelet aggregability treated with aspirin. A case report. Neurology. 22, 280 (1972)

Reulen, H. J., Schürmann, K.: Steroids and Brain Edema. Heidelberg: Springer 1972

Toole, J. F., Truscott, B. L., Anderson, W. W., Aronson, P. R., et al. (Clinical Management Study Group): Report of the joint committee for stroke facilities VII. Medical and surgical management of stroke. Stroke. 4, 269 (1973)

Von Ardenne, M., Quandt, J., Reitnauer, P. G.: Zur Problematik der Strophanthintherapie bei zerebrovaskulären Störungen. Wien. Med. Wschr. 127, 34 (1977)

17. Kapitel

Chirurgische Therapie der aorto-zervikalen Arteriosklerose

„Niemand kann ein guter Arzt sein, der von operativer Chirurgie nichts versteht, und ein Chirurg gilt nichts, wenn er sich in der Inneren Medizin nicht auskennt; Kenntnisse auf beiden Gebieten sind unerläßlich."

Lanfranchi

Seit im Jahre 1954 über die erste erfolgreiche Korrektur einer Stenose der A. carotis interna im Halsbereich berichtet wurde, ist die chirurgische Behandlung von Patienten mit aorto-zervikaler Verschlußkrankheit das Thema zahlreicher Arbeiten, die sich mit Indikationen, Techniken und Ergebnissen befassen. Seit der Publikation der ersten Ausgabe dieses Buches wurden die Forschungsergebnisse der „Cooperative Study of Surgery for Extracranial Vascular Diseases" veröffentlicht. Das gesamte Untersuchungsmaterial dieser Gruppe wurde sorgfältig geprüft und bildet – unter teilweiser Abänderung – die Grundlage für dieses Kapitel. Trotz der immensen Anzahl von Fällen und Verfahren, anhand derer die Statistiken aufgestellt wurden, bleibt – zu unserem großen Erstaunen – immer noch genügend Raum, sich eine von den Schlußfolgerungen der Arbeitsgruppe abweichende Meinung zu bilden. Zum Teil liegt dies in der Tatsache begründet, daß die einzelnen Gruppenteilnehmer unterschiedliche diagnostische und therapeutische Fähigkeiten aufwiesen, so daß die bei der Angiographie und Chirurgie auftretende Anzahl von Komplikationen in einer Klinik hoch, in einer anderen dagegen niedrig war. Außerdem bestanden Unter-schiede in den Bevölkerungsgruppen und in der Auswahl der Fälle. Nachdem wir diese grundlegenden Fehler erkannten, haben wir die Ergebnisse mit denjenigen anderer Arbeitsgruppen verglichen, deren Patienten aus einer einheitlichen Bevölkerungsschicht stammten, und bei denen ein einziges „neuro-vaskuläres" Ärzteteam alle Eingriffe durchführte.

Das aufschlußreichste Ergebnis dieser Studie liegt in der Tatsache, daß mehr als 75% der Patienten mit Zeichen eines ischämischen Insultes eine oder mehrere Stenosen oder Verschlüsse aufwiesen, die im Hals- oder Thoraxbereich einer chirurgischen Intervention zugänglich und in der überwiegenden Mehrzahl im Bereich der Karotisbifurkation lokalisiert waren.

Nach Erfahrung der meisten Chirurgen lag die Operationsmortalität sehr hoch, nämlich bei 40–50%, wenn bei Patienten mit einem sich entwickelnden Infarkt eine Gefäßrekonstruktion vorgenommen wurde. Folglich handelt es sich bei der chirurgischen Therapie ischämischer Hirnerkrankungen – außer in Ausnahmefällen – um eine prophylaktische Maßnahme, die nie vor Ablauf von 30 Tagen nach Stabilisierung des Prozesses in Erwägung gezogen werden sollte.

Auswahl der Patienten für einen chirurgischen Eingriff

Darüber hinaus hat sich die Wichtigkeit einer Teamarbeit mehr als bestätigt. Bei der chirurgischen Therapie von Verschluß-krankheiten sind folgende Vorbedingungen für den tadellosen Ablauf nötig: sorgfältige Auswahl geeigneter Patienten, angiographische Darstellung der Karotiden in ihrer gesamten Länge, sehr gute chirurgische Technik und Anästhesie sowie intensive postoperative Betreuung. Wenn ein Glied dieser Kette schwach ist oder fehlt, leidet der Patient darunter. Grundprinzip einer rekonstruktiven Gefäßchirurgie ist es, 1. das Fortschreiten der Stenose bis zu einem Verschluß zu verhindern, 2. bei Patienten mit hochgradiger Stenose oder einem der "steal"-Syndrome normale Druckwerte, Volumina und Flußrichtung wiederherzustellen.

Chirurgische Maßnahmen sollten bei folgenden Patienten in Erwägung gezogen werden:

1. Bei Patienten mit rezidivierenden fokalen neurologischen Ausfallerscheinungen infolge Mikroemboli oder Stenose; dabei darf erst dann chirurgisch eingegriffen werden, wenn der Anfall vollständig abgeklungen ist
2. Selten bei Patienten mit einem erst seit kurzem stabilisierten Infarkt und mit nur minimalen Ausfallerscheinungen
3. Bei symptomfreien Patienten mit einer mehr als 50%igen Stenose der zervikalen A. carotis, wenn wegen anderer Störungen ohnehin ein chirurgischer Eingriff vorgenommen werden muß
4. In seltenen Fällen zwecks Entfernung von Emboli, die sich in den thorakalen oder zervikalen Abschnitten der aorto-kranialen Arterien festgesetzt haben.

Als allgemeine Regel gilt, daß Patienten mit transitorischen ischämischen Attacken, die vermutlich auf extrakranielle arterielle Läsionen zurückzuführen sind, für eine chirurgische Therapie in Betracht gezogen werden sollten, diejenigen mit intrakraniellen Läsionen hingegen nicht. Patienten mit kombinierten extra- und intrakraniellen arteriellen Läsionen gelten nicht als ideale Kandidaten, können jedoch unter bestimmten Voraussetzungen für eine extrakranielle Rekonstruktion in Frage kommen. Es wird experimentell versucht, intrakranielle Arterienverschlüsse unter Anwendung mikrochirurgischer Methoden durch einen Bypass zu umgehen, indem zwischen der A. temporalis superficialis und der A. cerebri media eine anastomotische Verbindung geschaffen wird.

Folgende Befunde weisen auf das Vorhandensein von extrakraniellen Verschlüssen hin:

1. Geräusche über einer Halsarterie (vgl. Kap. 6)
2. Unterschiedliche Druckwerte in den Aa. ophthalmicae oder den Armarterien (vgl. Kap. 6)
3. Verminderte Pulsationen in der A. carotis communis oder abnorm verminderte bzw. gesteigerte Pulsationen in den Ästen der A. carotis externa sowie in der A. facialis, A. angularis oder der A. temporalis superficialis
4. Ein verzögertes Eintreffen der Pulswelle in einer der Armarterien bei gleichzeitigem Vorliegen anderer Symptome, die auf ein "Subclavian-steal"-Syndrom hinweisen (vgl. Kap. 12)
5. Ein charakteristisches Carotis interna-Verschlußsyndrom mit homolateraler Amaurosis fugax (vgl. Kap. 10)
6. Ein positiver Karotiskompressionstest (vgl. Kap. 8)

Derartige abnorme Befunde bei der neurovaskulären Untersuchung sind selbstverständlich nur Anhaltspunkte, die auf die Notwendigkeit einer umfassenderen Abklärung hinweisen, bevor über eine konservative oder chirurgische Therapie entschieden wird.

Selbst beim Vorliegen einer gültigen Indikation für eine chirurgische Maßnahme sollte noch Folgendes in Betracht gezogen werden: das physiologische Alter des Patienten, das Vorliegen anderer prognostisch ungünstiger Krankheiten, die Geschicklichkeit des

Chirurgen, die zur Verfügung stehenden Möglichkeiten für eine vollständige Abklärung und Behandlung der Erkrankung sowie sämtliche Notfallsituationen, die sich ergeben könnten.

Wegen der Gefahr von Komplikationen bei der Angiographie (dauernde neurologische Ausfallerscheinungen oder Tod in 1–2% der Fälle) und beim chirurgischen Eingriff selbst handelt es sich bei der Operation extrakranieller arterieller Verschlüsse, auch wenn sie scheinbar gut zugänglich sind, um einen sehr ernst zu nehmenden Eingriff, der bei symptomfreien Patienten – außer unter ganz ungewöhnlichen Umständen – nicht verordnet werden sollte.

Die Abklärung von Patienten im Hinblick auf eine eventuelle chirurgische Rekonstruktion

Vor einem chirurgischen Eingriff müssen zahlreiche diagnostische Untersuchungen vorgenommen werden, die für die Abklärung aller Patienten mit Verdacht auf neurologische Störungen zerebro-vaskulärer Genese gleich sind. Leidet der Patient an rezidivierenden Attacken, so ist es ratsam, während der präoperativen Abklärung mit therapeutischen Dosen von Heparin zu beginnen und diese Medikation erst 4–6 Std vor der Operation abzusetzen. Wenn ein Geräusch im Verlaufe der Abklärung verschwindet oder sich in der Intensität markant verändert, muß u. U. notfallmäßig operiert werden, da die Stenose möglicherweise zunimmt oder sich sogar ein Arterienverschluß anbahnt.

Einige Kliniker führen auch einen Karotiskompressionstest durch (vgl. Kap. 8), um die zerebro-vaskuläre Reserve des Patienten zu bestimmen. Wenn bei einer 30 s dauernden Kompression einer der beiden Karotiden Symptome einer zerebro-vaskulären Insuffizienz auftreten, so gilt dies als eindeutige Indikation für die Durchführung einer Arteriographie und – sofern anschließend eine chirurgische Rekonstruktion des Gefäßes vorgesehen ist – für das Anlegen eines Shunt.

Wiederholte Messungen der Ophthalmikadrucke (zunächst am aufrechten, dann am liegenden Patienten) sind vor allem bei jenen Patienten wichtig, bei denen eine Rekonstruktion der A. carotis vorgesehen ist. Die somit erhaltene Basisinformation ist bei der postoperativen Beurteilung des Operationserfolges von Bedeutung.

Ein Arteriogramm ist für die Entscheidung, ob eine chirurgische Rekonstruktion ratsam ist oder nicht, unerläßlich. Die Abgangsstellen der aorto-kranialen Arterien aus dem Aortenbogen, die proximalen Abschnitte der Aa. subclaviae und vertebrales sowie die Karotisbifurkation sind von besonderer Bedeutung, da sie vom Chirurgen angegangen werden können. Die Darstellung erfolgt am besten durch Einführung eines Katheters in die Aorta ascendens via rechter A. brachialis oder A. femoralis. Welche Methode auch immer gewählt wird, das Ziel ist, einen großen Bolus an Kontrastmittel in den aorto-kranialen Kreislauf zu befördern, indem es mit großem Druck in die Aorta ascendens eingespritzt wird. Obwohl ein Großteil in die Aorta thoracica abfließen wird, erhalten der Truncus brachiocephalicus, die linke A. carotis communis und die linke A. subclavia noch genügend Kontrastmittel, um zusammen mit ihren Ästen bis hinauf zur Schädelbasis dargestellt zu werden. Schnelle Serien von Röntgenaufnahmen werden es dann ermöglichen, die Dynamik der aorto-zervikalen Zirkulation und die Lokalisation von Stenosen und Verschlüssen zu beurteilen.

Es spielt keine Rolle, welche Methode bei der Füllung des Aortenbogens zur Anwendung kommt; mit den gegenwärtig zur Verfügung stehenden Methoden können in jedem Falle nur die extrakraniellen Abschnitte der aorto-kranialen Gefäße zuverlässig dargestellt werden. Die Verwendung eines Arterienkatheters ermöglicht uns jedoch, jede einzelne Arterie in ihrer ganzen Länge sichtbar zu machen, indem die Katheterspitze in deren Ostium eingeführt und das Kontrastmittel gesondert in diese Arterie injiziert wird. Darüber hinaus erlaubt die Kathetermethode Druckmessungen und die Bestimmung von Druckgradienten.

Leider erfordert die Technik der Katheterisierung eine solche Geschicklichkeit, wie sie viele Ärzte nicht besitzen, und etliche erliegen der Versuchung, durch eine Punktion der Karotis im Halsbereich das Kontrastmittel mit einer Nadel direkt in die Arterie zu injizieren. Diese Technik ist aus zwei Gründen abzulehnen: 1. ermöglicht sie nur die Darstellung des distal der Punktionsstelle gelegenen Abschnittes und nicht der Arterie in ihrer ganzen Länge, und 2. – wichtiger noch – traumatisiert sie geschädigte Arterien.

In den meisten Untersuchungsreihen über die Karotispunktion im Halsbereich beträgt die Morbidität etwa 3% und die Mortalität nahezu 1%. Ein retrogrades Angiogramm

des Aortenbogens ist – obwohl kostspieliger und zeitraubender – mit weniger Komplikationen verbunden und vermittelt eine umfassendere Information in Bezug auf den extrakraniellen Abschnitt des Blutkreislaufes. Doch auch retrograde Katheterisierungsmethoden können in ungeübten Händen gefährlich sein.

Je nach Lehrmeinung zählen folgende, im Angiogramm sichtbare Abnormitäten zu denjenigen, bei denen durch chirurgische Maßnahmen eine Besserung erzielt werden kann:

1. eine mehr als 50%ige Stenose
2. Plaques mit Thrombusbildung oder Ulzerationen
3. ein arteriosklerotischer oder embolischer Verschluß
4. Knickungen
5. Schleifenbildung

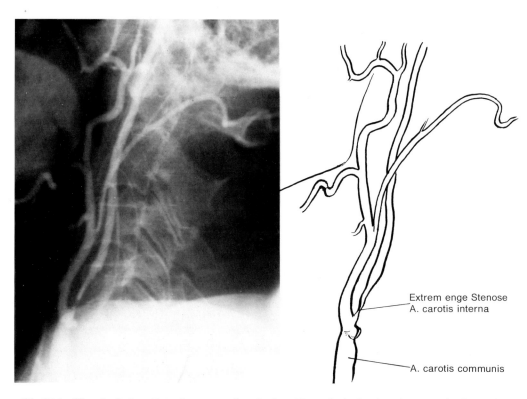

Extrem enge Stenose
A. carotis interna

A. carotis communis

Abb. 17.1. „Slim sign" einer Karotisstenose, die mit einer Hypoplasie der Arterie verwechselt werden kann. (Mit freundlicher Genehmigung durch Dr. F. Farrell, Department of Radiology, Bowman Gray School of Medicine)

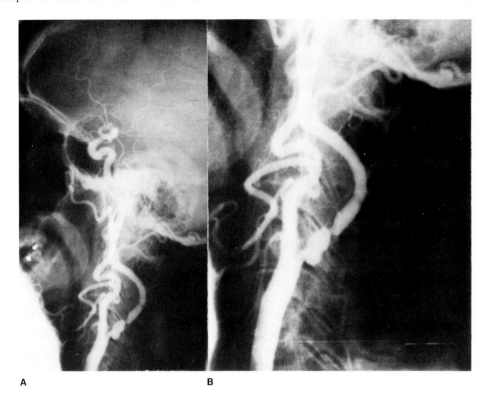

A   **B**

Abb. 17.2 A u. B. Stenose und Ulzeration einer A. carotis interna in der Nähe ihrer Abgangsstelle. *B* Vergrößerung von *A.* (Mit freundlicher Genehmigung durch Dr. F. Farrell, Department of Radiology, Bowman Gray School of Medicine)

6. Fibröse Bänder, die eine Arterie einschnüren

7. Osteophyten, die eine Arterie komprimieren

Die mehr als 50%ige Stenose

Eine Obstruktion, die mehr als 50% vom Querschnitt eines Gefäßlumens ausmacht, verursacht in der distalen Arterie und deren Ästen einen Druckabfall (Abb. 17.1). Das Blutdurchflußvolumen wird vermindert, wenn der Durchmesser des Lumens um 90% reduziert wurde. Folglich sollten Läsionen von mehr als 50% für eine Operation in Betracht gezogen werden. Die Läsion sollte jedoch so lokalisiert sein, daß sie zugänglich ist, und der Patient sollte Symptome aufweisen, die auf diese Läsion zurückzuführen sind.

Bei Vorliegen von Läsionen kann meistens eine Beziehung zwischen den Symptomen des Patienten und der Arterie, die das ischä-mische Gebiet versorgt, hergestellt werden. Eine Beseitigung der Läsion verhindert weitere Episoden. Es kommt jedoch vor, daß eine Stenose oder ein Verschluß von drei oder selten vier Arterien keine Zeichen einer zerebro-vaskulären Insuffizienz machen. In anderen Fällen wiederum treten bei einer Obstruktion der Karotis die Symptome einer vertebro-basilären Insuffizienz auf. Auch der umgekehrte Fall kann – wenn auch weniger häufig – eintreten, daß nämlich ein Verschluß der Vertebralarterien Störungen in einem Gebiet hervorruft, das normalerweise von der A. carotis versorgt wird. Chirurgisch sollte die Läsion angegangen werden, die Symptome verursacht, auch wenn sie nicht in der Arterie lokalisiert ist, die das betroffene Gebiet normalerweise versorgt.

Stenose einer Karotisbifurkation

Patienten mit dieser Erkrankung gelten als ideale Kandidaten für eine chirurgische Rekonstruktion. Doch auch in dieser Gruppe beträgt die Rate an neurologischen Ausfallerscheinungen oder Mortalität annähernd 2% (Abb. 17.2).

Stenose beider Karotisbifurkationen

Je mehr Arterien gleichzeitig chirurgisch angegangen werden, umso größer wird das Operationsrisiko. Die zurückhaltende Methode besteht darin, nur die Arterie zu sanieren, die Symptome verursacht; einige Chirurgen befürworten hingegen die Rekonstruktion der am stärksten stenosierten Arterie (ob diese symptomatisch ist oder nicht) und eine zweite Operation an der anderen Arterie 10 Tage später.

Multiple Stenosen einer Karotis

Diese sogenannten „Tandem-Läsionen" finden sich in der Regel a) an der Karotisbifurkation im Halsbereich und b) intrakraniell im Karotissiphon. Der Erfolg einer chirurgischen Behandlung der zugänglichen zervikalen Stenosen hängt weitgehend vom Zustand der nicht zugänglichen Stenose ab. Wenn die intrakranielle Stenose das Lumen um mehr als 80% einengt, ist die Rekonstruktion der zervikalen Läsion nicht gerechtfertigt, da der Blutdurchfluß durch die distalen Gefäßabschnitte dadurch nicht erhöht würde.

Stenose der einen und Verschluß der anderen Karotis

Man nimmt an, daß die Symptome bei 30% der Patienten durch die verschlossene Karotis, bei 10% durch die stenosierte Karotis und bei 50% durch beide Karotiden hervorgerufen werden. Bei den restlichen 10% ist die Symptomatik auf das vertebro-basiläre System zurückzuführen.

Die verschlossene Arterie sollte revidiert werden, wenn das Angiogramm auf einen frischen Verschluß hinweist, da in einem kleinen Prozentsatz der Fälle der Blutfluß sogar noch einige Wochen nach offensichtlichem Verschluß wiederhergestellt werden kann. Zwei Wochen nach diesem Eingriff sollte die stenotische Karotis operiert werden.

Verschluß einer Karotis am Hals

Da der Blutfluß in einigen Fällen wiederhergestellt werden kann, wird bei dem Verdacht, daß sich der Verschluß im Verlaufe des vorhergehenden Monats ereignete, eine Exploration empfohlen. Zeichen eines sich entwickelnden Infarktes sollten jedoch nicht vorliegen, und der Zustand des Patienten sollte präoperativ während 3 Wochen stabil geblieben sein.

Stenose oder Verschluß der Vertebralis an der Subklavia

Die Operationserfolge sind bei diesen Läsionen schwierig abzuschätzen. Wenn infolge Anomalie oder Erkrankung gleichzeitig eine A. vertebralis stenosiert und die andere verschlossen ist, sollte der Patient wahrscheinlich konservativ behandelt werden. Wenn diese Läsionen mit Abnormitäten der A. carotis kombiniert vorliegen, so ist die Rekonstruktion der Karotis die Methode der Wahl.

Intrathorakale arterielle Läsionen

Nur sehr wenige Chirurgen unternehmen wegen einer zerebro-vaskulären Insuffizienz den Versuch, diese Arterien zu rekonstruieren, ausgenommen bei der Takayasu-Erkrankung und dem "Subclavian steal"-Syndrom (vgl. die entsprechenden Kapitel).

Plaques mit Thrombusbildung oder Ulzerationen

Angiographisch sichtbare, ulzerierte Plaques können Ausgangspunkt von Mikroembolien sein. Sie sollten daher chirurgisch entfernt oder konservativ mit Antikoagulantien behandelt werden. Diese Behandlungsmethoden werden in Kapitel 16 eingehender dargestellt.

Arteriosklerotische oder embolische Verschlüsse

Als allgemeine Regel gilt, daß Verschlüsse nicht vor Ablauf von 3 Wochen operiert werden sollten. Ausgenommen von dieser

Regel sind Patienten, die nur minime Ausfallerscheinungen aufweisen. Der Grund dafür
liegt in der wirklich konkreten Gefahr, daß
sich ein ischämischer Infarkt in eine hämorrhagische Läsion umwandelt, wenn der
Druck im distalen arteriellen Gefäßbaum
wiederhergestellt wird. Die postoperative
Mortalität bei Patienten mit einem sich
entwickelnden ausgedehnten Infarkt beträgt
nahezu 50%. Für die Wiederherstellung des
Blutflusses durch eine chronisch obstruierte
A. carotis wird die Erfolgsquote auf weniger
als 20% geschätzt. Einige Chirurgen haben
einen Fogarty-Katheter verwendet, um den
intrakraniellen Anteil eines Thrombus zu
extrahieren. Es wurden dabei jedoch Fälle
mit postoperativer Entwicklung einer karotiko-kavernösen Fistel beobachtet. Die meisten Autoren empfehlen bei solchen Patienten die Verabreichung von Antikoagulantien, um die Ausbreitung von Blutgerinnseln
zu verhindern und den klinischen Zustand
stationär zu halten, bis der Eingriff 3 Wochen
nach Stabilisierung des neurologischen Status gefahrlos durchgeführt werden kann.

Knickungen

Im Verlaufe eines sklerotischen Prozesses
verlängert sich eine Arterie und die Wand
wird starr. Da die A. carotis im Halsbereich
beweglich ist, wird das nicht befallene Gefäß-
segment durch die Verlängerung zu einer
Krümmung oder Abknickung gezwungen.
Im Subklavia-Vertebralis-System kommt es
nur selten zu Abknickungen. Die Auswirkungen dieser Abknickungen auf Blutdruck
und Durchfluß durch diese Arterie können
sich mit einem Positionswechsel des Kopfes
auf dem Hals ändern. Zuweilen kann der
Blutdurchfluß fast vollständig gedrosselt
werden. Unter solchen Umständen sollte die
Abknickung reseziert werden.

Schleifenbildung

Diese werden als kongenitale Anomalien von
ungewöhnlich langen Arterien angesehen.
Da das Gefäß biegsam ist, handelt es sich
meistens um eine harmlose Krümmung, die

den Blutfluß nicht beeinträchtigt. Sie sollten
nicht chirurgisch angegangen werden.

Fibröse Bänder, die eine Arterie einschnüren

Wenn solche Bänder eine Arterie einschnüren und Symptome verursachen, dann sollten sie entfernt werden.

Osteophyten, die eine Arterie komprimieren

Osteophyten können die zervikalen Segmente der Aa. vertebrales komprimieren und
zuweilen offenbar Symptome verursachen,
die von der Position des Kopfes gegenüber
dem Hals abhängen. Nur wenige Chirurgen
befürworten jedoch deren Resektion.

Chirurgische Verfahren und Techniken

Die zur Verfügung stehenden chirurgischen
Verfahren erstrecken sich vom konservativ-
sten Procedere (Endarterektomie mit Resektion der störenden Plaques) bis zu radikal-
sten Operationen, bei denen weite Strecken
stenotischer oder verschlossener Arterien
durch einen Bypass aus Dacron-Material,
das am Aortenbogen und den distalen Ge-
fäßsegmenten befestigt wird, umgangen werden. In bestimmten Fällen wird die Dissektion der Arterie durch CO_2 und unter
Druckanwendung vorgezogen.

Die meisten Chirurgen zeigen eine Vorliebe für die mehr konservativen Operations-
methoden, wie z. B. die Endarterektomie mit
anschließendem Einsetzen eines "patch" aus
Venenmaterial oder Dacron. Diese Verfahren ergeben ziemlich befriedigende Resultate. Die Bildung von Blutgerinnseln im operierten Gefäß ist kein häufiges Problem, vor
allem dann nicht, wenn dem Patienten unmittelbar nach Anlegen der Arteriennaht
Heparin verabreicht wird. Darüber hinaus
bleiben die Arterien meistens durchgängig,
und in vielen Fällen konnte durch Kontroll-
angiogramme noch 15 Jahre nach dem chirurgischen Eingriff gezeigt werden, daß die
Stenose nicht wieder auftrat. Einige Chirur-

gen führen Operationen der A. carotis in Lokalanaesthesie durch, sodaß sie vor zerebralen Komplikationen sofort gewarnt werden, indem der Patient Aufforderungen nicht mehr adäquat befolgt. Andere überwachen ihre Patienten mittels Elektroenzephalographie oder Bestimmung der Sauerstoffspannung in der V. jugularis interna. Als erstes sollte die A. carotis saniert werden, welche die nicht dominante Hemisphäre versorgt, dann die andere A. carotis und die A. subclavia oder A. vertebralis. Diese Reihenfolge soll die besonders gefährdeten Hirngebiete schützen. Da jedoch der Circulus arteriosus cerebri (Willisii) und der Kollateralkreislauf des Gehirns unberechenbare Abarten aufweisen können, gelingt dies nicht immer.

Einige Chirurgen führen ihre Operationen durch, indem sie den Patienten durch Anwendung von Phenylephrin-hydrochlorid (Neo-Synephrine) in einen Zustand kontrollierter Hypertonie versetzen. Sie vertreten die Theorie, daß eine Steigerung des systemischen Blutdrucks die zerebrale Perfusion erhöht. Andere lassen durch den Anästhesisten während der kritischen Operationsphase dem Gasgemisch 5% Kohlendioxid beifügen, um während der Abklemmung der erkrankten Karotis eine maximale zerebrale Durchblutung durch Vasodilatation der zerebralen Gefäße zu erreichen.

Es ist empfehlenswert, in die Arterie einen internen Shunt einzulegen, um die distale Perfusion während der ganzen Operation aufrecht zu erhalten. Solche Shunts sind harmlos, können mit Leichtigkeit eingelegt und wieder entfernt werden und kosten einen nur geringen Mehraufwand an Zeit.

Viele Chirurgen messen den arteriellen Druck proximal und distal der Läsion prä- und postoperativ. Dies liefert ihnen den objektiven Beweis, daß der Blutdurchfluß reduziert ist und ein Druckgefälle besteht, und daß diese Faktoren durch die Operation korrigiert wurden. Andere Chirurgen durchtrennen die afferenten Nervenfasern des Karotissinus (den Hering-Nerv), um eine spätere überempfindliche Reaktion des Sinus zu verhindern. Andere wiederum denervieren den Sinus und durchtrennen den Strang des Halssympathikus.

Postoperative Überwachung und Behandlung

Oft werden während mindestens einer Woche nach einer Operation der A. carotis, der A. subclavia oder der A. vertebralis Antikoagulantien verabreicht, wie z. B. Heparin und Kumarin oder Aggregationshemmer wie Aspirin und niedermolekulares Dextran. Zahlreiche Autoren verabreichen Antikoagulantien während mindestens 1 Monat. Insbesondere nach einer Karotisoperation sollte sofort mit Messungen des Netzhautarteriendrucks und mit der Palpation des Pulses über den Aa. temporales superficiales begonnen und diese in sehr häufigen Intervallen während der ersten Woche fortgesetzt werden. Dabei dürfen die Intervalle zwischen den Messungen anschließend immer mehr verlängert werden. Ein plötzlicher Abfall des Ophthalmikadruckes ist immer der erste Hinweis für einen Thrombus im Operationsgebiet der A. carotis interna. Eine schwache Pulsation der A. temporalis superficialis ist ein Hinweis auf ähnliche Ereignisse im System der A. carotis externa. Tritt eines dieser Zeichen auf, oder verschlechtert sich der neurologische Zustand des Patienten, so sollte die Operationsstelle sofort revidiert werden im Hinblick auf die eventuelle Durchführung einer Thrombektomie. Im Zweifelsfall mag noch Zeit vorhanden sein, vorher ein Angiogramm durchzuführen. Die bilaterale Blutdruckmessung an den Aa. brachiales ist die einzige diagnostische Untersuchungsmethode, die ähnliche Auskunft über das Subklavia-Vertebralis-System vermitteln kann; sie sollte in häufigen Intervallen vorgenommen werden. Gleichzeitig sollten an Thorax, Hals und Kopf eventuelle Strömungsgeräusche gesucht werden. Obwohl solche Geräusche manchmal ein Anhaltspunkt für Stenose- oder Verschlußrezidive sein können, halten wir sie in der postoperativen Phase für recht unzuverlässig und empfehlen gegebenenfalls ein nochmaliges Angiogramm.

Chirurgische Morbidität und Nachkontrolle

Die Operationsmortalität liegt zwischen 1 und 10%. Dazu kommen noch die Morbidität (3%) und Mortalität (0,7%) bei der präoperativen Arteriographie. Aus diesem Grunde zögern viele Ärzte, einem Patienten mit Symptomen einer aorto-kranialen Erkrankung überhaupt eine chirurgische Therapie vorzuschlagen. Chirurgen mit großer Erfahrung haben indessen ihre Operationsmortalität auf etwa 1% herabsetzen können. Die Komplikationsrate bleibt jedoch hoch. (Bei den meisten Untersuchungsreihen verschlechtern sich etwa 5% der Fälle durch die Operation). Trotz dieser Gefahren sind wir der Meinung, daß die chirurgische Therapie bei einem jungen Patienten mit rezidivierenden Funktionsstörungen infolge einer Karotisläsion unbedingt durchgeführt werden sollte, und zwar als Alternative zu einer lebenslänglichen Antikoagulantientherapie oder dauernden neurologischen Ausfallerscheinungen. Bei Patienten mit vertebrobasilärer Insuffizienz, die durch Plaques nahe den Abgangsstellen der Aa. vertebrales bedingt ist, erscheint ein chirurgischer Eingriff kaum gerechtfertigt. Patienten, die an einem der "Steal"-Syndrome leiden, sollten operiert werden, falls Insuffizienzerscheinungen häufig oder über längere Zeit auftreten.

Literatur

Allgemeines

Crawford, E. S., DeBakey, M. E., Morris, G. C., Howell, J. F.: Surgical treatment of occlusion of the innominate, common carotid, and subclavian arteries: A 10 year experience. Surgery. 65, 17 (1969)

Auswahl der Patienten für einen chirurgischen Eingriff

Blaisdell, W. F., Clauss, R. H., Galbraith, J. G., Imparato, A. M., Wylie, E. J.: Joint study of extracranial arterial occlusion. IV. A review of surgical considerations. J.A.M.A. 209, 1889 (1969)

Denck, H., Hagmüller, G. W.: Chirurgie der etrakraniellen Hirnschlagader (Indikation und Ergebnisse). Thoraxchir. Vask. Chir. 25, 302 (1977)

Dorndorf, W.: Die operative Prophylaxe der zerebralen Mangeldurchblutung. Dtsch. med. Wschr. 91, 662 (1966)

Flora, G.: Wann soll eine zerebrovaskuläre Insuffizienz operiert werden? Öst. Ärzteztg. 31, 1309 (1976)

Gurdjian, E. S., Portnoy, H. D., Hardy, W. G., Kindner, D. W., Thomas, L. M.: Evaluation of tortuosity of extracranial vessels. Angiology. 15, 261 (1964)

Krüger, B. J., Lütke-Handjery, A.: Zur Indikation und chirurgischen Therapie der zerebrovaskulären Insuffizienz. Dtsch. med. Wschr. 96, 1935 (1971)

Marx, P.: Die Indikationsstellung zu revaskularisierenden Eingriffen im Karotisstromgebiet. Thoraxchir. Vask. Chir. 25, 240 (1977)

Rob, C. G.: Operation for acute completed stroke due to thrombosis of the internal carotid artery. Surgery. 65, 862 (1969)

Stelter, W. J., von Liebe, S., Baumann, G.: Wandlungen in der Indikation zum rekonstruktiven Eingriff an den supraaortalen extrakraniellen Arterienästen. Thoraxchir. Vask. Chir. 25, 298 (1977)

Thompson, J. E.: Surgery for Cerebrovascular Insufficiency (Stroke) with Special Emphasis on Carotid Endarterectomy, Springfield, Ill.: Charles C Thomas 1968

Thompson, J. E., Austin, D. J., Patman, R. D.: Endarterectomy of the totally occluded carotid artery for stroke; Results in 100 operations. Arch. Surg. 95, 791 (1967)

Vogt, U.: Indikation zur operativen Schlaganfallsprophylaxe. Dtsch. Med. Wschr. 102, 1200 (1977)

Präoperative Abklärung und Vorbereitung des Patienten

Acheson, J. Boyd, W. N., Hugh, A. E., Hutchinson, E. C.: Cerebral angiography in ischemic cerebrovascular disease. Arch. Neurol. 20, 527 (1969)

Brinkman, C. A.: Brain scanning as an aid to surgery for strokes. Am. J. Surg. 119, 452 (1970)

Dorndorf, W.: Gegenwärtiger Stand der chirurgischen Behandlung des cerebrovaskulären Insultes. Nervenarzt. 36, 30 (1965)

Giessler, R., Schoop, W., Zeitler, E.: Indikationen zur operativen Therapie bei koronaren und zerebralen Durchblutungsstörungen. Huber, Bern 1973

Gurdjian, E. S., Lindner, D. W., Hardy, W. G., Thomas, L. M.: Incidence of surgically treatable lesions in cases studied angiographically. Neurology. 11 (4) (part 2), 150 (1961)

Gurdjian, E. S., Thomas, L. M.: Evaluation and indications for surgery in extracranial cerebrovascular disease. J. Neurosurg. 26, 235 (1967)

Lüdtke-Handjery, A., Krüger, B. J.: Zur chirurgischen Therapie des ischämischen Insultes. Dtsch. Med. Wschr. *102*, 791 (1977)

Maurer, P. C., Hopfner, R., Bonke, St.: Chirurgische Behandlung der Mangeldurchblutung des Gehirns; Operationsindikationen bei Karotisstenosen. Münch. Med. Wschr. *119*, 577 (1977)

Shenkin, H. A., Haft, H., Somach, F. M.: Prognostic significance of arteriography in non-hemorrhagic strokes. J.A.M.A. *194*, 612 (1965)

Chirurgische Verfahren und Techniken

Auer, L., Argyropoulos, G., Clarici, G.: Neurochirurgische Behandlung bei zerebro-vaskulärer Insuffizienz. Wien. Med. Wschr. *127*, 253 (1977)

Decker, K.: Komplikationen bei Angiographien der Hirngefäße – eine Übersicht nach 24 000 Untersuchungen. Zentrbl. Neurochir. *30*, 299 (1969)

Hardin, C. A.: Operative treatment of extracranial artery occlusion: Results of 224 cases. Arch. Surg. *91*, 180 (1965)

Hass, W. K., Fields, W. S., North, R. R., Kricheff, I. I., Chase, N. E., Bauer, R. B.: Joint study of extracranial arterial occlusion. II. Arteriography, techniques, sites and complications. J.A.M.A. *203*, 961 (1968)

Humphries, A. W., Young, J. R., Beven, E. G., LeFevre, F. A., deWolfe, V. G.: Relief of vertebrobasilar symptoms by carotid endarterectomy. Surgery. *57*, 48 (1965)

Nagashima, C.: Surgical treatment of vertebral artery insufficiency caused by cervical spondylosis. J. Neurosurg. *32*, 512 (1970)

Schmidt, K.: Neurochirurgische Aspekte beim Schlaganfall. Med. Welt. *27*, 549 (1976)

Tschirkov, F., Elert, O., Hoppe, H.: Zur chirurgischen Behandlung der zerebrovaskulären Insuffizienz infolge extrakranieller Strombahnhindernisse der Arteria carotis. Dtsch. med. Wschr. *100*, 1823 (1975)

Zumstein, B., Probst, C.: Mikroneurochirurgischer Beitrag zur Behandlung der zerebralen ischämischen Apoplexien. Praxis. *66*, 781 (1977)

Postoperative Überwachung und Behandlung

Adams, J. E., Smith, M. C., Wylie, E.J.: Cerebral blood flow and hemodynamics in extracranial vascular disease: Effect of endarterectomy. Surgery. *53*, 449 (1963)

Bauer, R. B., Boulos, R. S., Meyer, J. S.: Natural history and surgical treatment of occlusive cerebrovascular disease evaluated by serial arteriography. Am. J. Roentgenol. *104*, 1 (1968)

Egli, M., Regli, F., Baumgartner, G.: Die Prognose des Karotisverschlusses und der Karotisstenose mit abgeschlossenem zerebralem Insult unter konserva-

tiver und nach operativer Therapie, Schweiz. Arch. Neurol. Neurochir. Psychiat. *111*, 243 (1972)

Goldstein, S. S., Kleinknecht, R. A., Gallo, A. E., Jr.: Neuropsychological changes associated with carotid endarterectomy. Cortex. *6*, 308 (1970)

Gratzl, O., Schmiedek, P.: Neurochirurgische Therapie der cerebralen Mangeldurchblutung. Internist (Berlin). *17*, 38 (1976)

Holbach, K. H., Wappenschmidt, J., Bodosi, M.: Angiographische Befunde bei extra-intrakraniellen Anastomosen. Radiologie. *16*, 416 (1976)

Medici, V., Althaus, U., Mumenthaler, M.: Katamnese operierter cervikaler Arterienverschlüsse. Folia angiol. *20*, 55 (1972)

Schutz, H., Fleming, J. F. R., Awerbuck, B.: Arteriographic assessment of carotid endarterectomy. Ann. Surg. *171*, 509 (1970)

Serbinenko, F. A.: Sieben Jahre Erfahrung mit der endovaskulären Neurochirurgie. Zbl. Neurochir. *38*, 141 (1977)

Vollmar, J.: Rekonstruktive Chirurgie der Arterien. Stuttgart: Thieme 1967

Vollmar, J.: Chirurgische Prophylaxe und Therapie des Schlaganfalls. Med. Welt. *27*, 844 (1976)

Vollmar, J., Laubach, K., Gruss, J. D.: Der Schlaganfall aus chirurgischer Sicht. Münch. med. Wschr. *112*, 566 (1970)

Chirurgische Morbidität und Nachkontrolle

Barker, W. F., Stern, W. E., Krayenbühl, H., Senning, A.: Carotid endarterectomy complicated by carotid cavernous sinus fistula. Ann. Surg. *167*, 568 (1968)

Bauer, R. B., Meyer, J. S., Fields, W. S., Remington, R., Macdonald, M. C., Callen, P.: Joint study of extracranial arterial occlusion. III. Progress report of controlled study of long-term survival in patients with and without operation. J.A.M.A. *208*, 509 (1969)

Bland, J. E., Chapman, R. D., Wylie, E. J.: Neurological complications of carotid artery surgery. Ann. Surg. *171*, 459 (1970)

Boysen, G.: Cerebral hemodynamics in carotid surgery. Acta. neurol. scand. *49* (supp. 52) (1973)

Denck, H., Hagmüller, G. W.: Chirurgie der extrakraniellen Hirnschlagadern (Indikation und Ergebnisse). Thoraxchir. Vask. Chir. *25*, 302 (1977)

Heyman, A., Young, W. G., Jr., Brown, I. W., Jr., Grimson, K. S.: Long-term results of endarterectomy of the internal carotid artery for cerebral ischemia and infarction. Circulation. *36*, 212 (1967)

Maddison, F. E.: Arteriographic evaluation of carotid artery surgery. Am. J Roentgenol. *109*, 121 (1970)

Ungeheuer, E.: Chirurgische Therapie der zerebralen Durchblutungsstörung. Fortschr. Med. *68*, 349 (1970)

Yasargil, M. G.: Mikrotechnische Behandlung der Hirnarterienverschlüsse. Verh. dtsch. Ges. Inn. Med. *78*, 487 (1972)

Zusätzliche Angaben

Javid, H., Ostermiller, W. E., Hengesh, J. W., Dye, W. S., Hunter, J. A., Najafi, H., Julian, O. C.: Carotid endarterectomy for asymptomatic patients. Arch. Surg. *102*, 389 (1971)

Najafi, H., Javid, H., Dye, W. S., Hunter, J. A., Wideman, F. E., Julian, O. C.: Emergency carotid thromboendarterectomy. Surgical indications and results. Arch. Surg. *103*, 610 (1971)

Saggau, W., Laubach, K., Schaffelder, G.: Die Verlaufsanomalie der Arteria carotis interna (Operationsindikation, Technik und Ergebnisse). Thoraxchir. Vask. Chir. *22*, 94 (1974)

18. Kapitel

Zerebrale Embolien

„Eins haben Antikoagulation und Liebe gemeinsam: es ist leicht getan, aber schwer zu begreifen".

Anonym

Bis zu einem Maximum von 20% des zirkulierenden Blutes werden beim Erwachsenen vom zerebralen Gefäßbett beansprucht. Doch fast 50% aller symptomatischen arteriellen Embolien sitzen im Gehirn und sind für 5–15% der Schlaganfälle verantwortlich. Folglich sind neurologische Ausfallerscheinungen oft erste Manifestation multipler Embolien in vielen anderen Körperteilen.

Wahrscheinlich gibt es zwei Gründe, warum zerebrale Embolien so häufig klinische Symptome machen:

1. Ein Großteil des Gehirns ist auf eine Obstruktion des Blutflusses außerordentlich empfindlich. Ein 1 mm großes Stück obstruierenden Materials, das in einer Hirnstammarterie steckenbleibt, kann verheerende neurologische Ausfallerscheinungen hervorrufen. Sitzt ein solches jedoch in einem anderen Körperorgan oder in den Extremitäten so wird es keine Symptome verursachen.

2. Die großen Gefäße gehen in einer Weise vom Aortenbogen ab, daß aus dem linken Ventrikel stammendes solides Material die Tendenz hat, in den Truncus brachiocephalicus und in die linke A. carotis communis zu geraten, sodaß es den Weg zum Gehirn nimmt, anstatt durch den Aortenbogen hindurch zu gelangen.

Die Mehrzahl intrakranieller Embolien bleibt in den Hirnhemisphären stecken, zweifelsohne deswegen, weil die durch die Karotiden fließende Blutmenge (mehr als 300 ml/min) weitaus größer ist als diejenige, die durch die Vertebralarterien befördert wird (weniger als 100 ml/min). Ein weiterer Grund ist der Umweg, den Fremdkörper nehmen müssen, um aus den Aa. subclaviae in das Vertebralissystem zu gelangen. Da die A. cerebri media eine direkte Fortsetzung der A. carotis interna darstellt und fast 80% des durch die A. carotis interna transportierten Blutes das Versorgungsgebiet der A. cerebri media perfundiert, nehmen Emboli, die in eine der beiden Aa. carotides internae gelangen, den direkten Weg in den Stamm der A. cerebri media und setzen sich in einem ihrer Äste fest, oft in der A. frontalis ascendens. Deswegen haben rezidivierende Embolien die Tendenz, immer in der gleichen Hirnarterie stecken zu bleiben.

Das Rückenmark wird so selten von einer Embolie betroffen, daß einige Ärzte kategorisch behaupten würden, einen Embolus in einer Spinalarterie gäbe es nicht. Ein in der Aorta abdominalis befindlicher Embolus jedoch, kann die Perfusion des Rückenmarks behindern und neurologische Ausfallerscheinungen hervorrufen.

Ätiologie

Der Embolietypus (Abb. 18.1) ändert sich je nach Alter des Patienten. Durch eine rheumatische Herzklappenerkrankung ausgelöste Embolien kommen eher bei jüngeren Erwachsenen vor; von atheromatösen Plaques abgehende Emboli werden am häufigsten bei älteren Patienten beobachtet.

Blutgerinnsel

Am häufigsten handelt es sich bei der zerebralen Embolie um ein Blutgerinnsel, das aus dem Herzen stammt und die Folge einer Klappen- oder Endokarderkrankung ist. Die Gerinnsel bilden sich meistens an rheumatisch geschädigten Klappen, am Endokard des linken Vorhofs und des nach einem Myokardinfarkt geschädigten linken Ventrikels. Sobald sie groß genug sind, werden sie durch die kontinuierliche Bewegung des schlagenden Herzens in den systemischen Kreislauf ausgeworfen. Durch ein Vorhofflimmern wird diese Gefahr außerordentlich erhöht.

Folgende acht Herzkrankheiten können zu zerebralen Embolien führen:

1. Die aktive rheumatische Endokarditis; in fast allen Fällen mit tödlichem Ausgang werden zerebrale Embolien gefunden.
2. Die postrheumatischen Klappenerkrankungen; 50% der Embolien aus rheumatischen Herzklappen gelangen ins Gehirn.
3. Die bakterielle Endokarditis, entweder akut oder subakut.
4. Der Myokardinfarkt mit einem muralen Thrombus – eine zerebrale Embolie kann das erste Zeichen eines sonst stummen Infarktes sein.
5. Kongenitale Herzvitien.
6. Die Herzchirurgie.
7. Künstliche Herzklappen.
8. Die marantische Endokarditis bei Patienten mit einer Karzinomatose oder Gefäßerkrankungen bei Autoimmunkrankheiten.

Am zweithäufigsten stammen thrombotische Embolien aus den Lungenvenen. Eine Herzinsuffizienz führt infolge erhöhten Drucks und Beeinträchtigung des Blutabflusses aus den Lungenvenen zur Bildung eines Gerinnsels.

Ein paradoxer Embolus aus den Beinvenen, dem Beckenplexus und sogar aus der Leber kann den Lungenkreislauf umgehen, indem er – wenn der Druck im rechten Vorhof größer ist als im linken – durch ein offenes Foramen ovale in den linken Vorhof und dann in den zerebralen Kreislauf gelangt. Zu einer solchen Umkehr des Druckgradienten kommt es in Fällen mit Herzinsuffizienz und bei Atresie der Trikuspidalklappen. Eine ähnliche Situation, jedoch ohne Herzinsuffizienz, ergibt sich bei Patienten mit einer Fallot-Tetralogie, bei denen ein hoher Druck im rechten Ventrikel und ein Kammerseptumdefekt bestehen. Dieses ungewöhnliche Krankheitsbild wird in der medizinischen Ausbildung nur deswegen her-

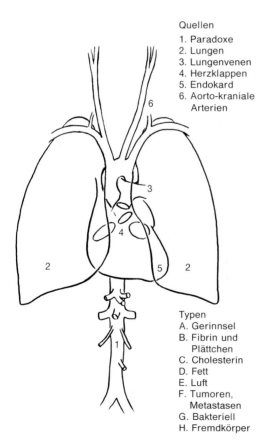

Quellen
1. Paradoxe
2. Lungen
3. Lungenvenen
4. Herzklappen
5. Endokard
6. Aorto-kraniale Arterien

Typen
A. Gerinnsel
B. Fibrin und Plättchen
C. Cholesterin
D. Fett
E. Luft
F. Tumoren, Metastasen
G. Bakteriell
H. Fremdkörper

Abb. 18.1. Quellen und Typen zerebraler Embolien

vorgehoben, weil die Kenntnis der embryologischen, anatomischen und pathophysiologischen Wechselbeziehungen notwendig ist, um dessen Ursache zu verstehen. Beim Foetus und beim Neugeborenen hingegen funktioniert der offene Ductus arteriosus (Botalli) normalerweise als Shunt zwischen dem venösen und arteriellen System; es kann daher häufiger zu paradoxen Embolien kommen, vielleicht sogar nach Abnabelung aus den Umbilikalvenen.

Cholesterin und Fibrin

Als Ursache von Hirnembolien stehen wahrscheinlich an dritter Stelle Embolien aus Cholesterinkristallen, die aus atheromatösen Plaques des karotiko- und vertebro-basilären Systems abgehen. Es wird vermutet, daß diese Plaques ganz langsam über Jahre entstehen und bei Exulzeration Cholesterinkristalle abgeben können, die distale Arterien verschließen und Infarkte hervorrufen. Andererseits können sich in diesen Plaques Thrombozyten und faserige Fibringerinnsel ansammeln, die in den arteriellen Blutstrom gelangen, wenn die Arterie durch Kompression, Arteriographie oder Ligatur traumatisiert wird.

Metastatische Tumorzellen

Sowohl Lungen-, Brust-, Magen-, Nieren- und Schilddrüsenkarzinome als auch maligne Melanome haben die Tendenz, ins Gehirn zu metastasieren. Ableger dieser Neoplasmen werden gewöhnlich als sehr kleine, zunächst asymptomatische Zellaggregate vom Blutstrom mitgenommen, bis sie sich im Gehirn ansiedeln und genügend groß geworden sind, um eine Tumorwirkung auszuüben. Von gewissen Tumoren, z. B. Myxomen des Herzens und bestimmten Neoplasmen der Lungen, gehen gelegentlich metastatische Embolien aus, die groß genug sind, um eine Arterie zu verschließen und sofortige neurologische Ausfallerscheinungen hervor-

zurufen. Gelegentlich ist der Primärtumor so klein, daß er unauffindbar ist; in diesem Fall sind die durch den Embolus verursachten neurologischen Zeichen die ersten Manifestationen des Neoplasmas.

Parasiten und Eier

Verschiedenartige Parasiten, u. a. Trichinella spiralis, Entamoeba histolytica, Zystizerkus und Plasmodium falciparum, können sich in den kleinen Hirnarterien festsetzen und Zysten bilden.

Septische Embolien

Septische Embolien haben die gleichen Auswirkungen wie sterile, enthalten jedoch noch zusätzlich Organismen, die proliferieren und dabei eine Endarteriitis, ein mykotisches Aneurysma, eine Arterienperforation, eine Enzephalitis und einen Hirnabszeß oder eine beliebige Kombination dieser Störungen hervorrufen können. Die häufigste Ursache dieser Kette von Ereignissen ist die bakterielle Endokarditis. Als weitere Quelle septischer Emboli kommt die pulmonale Thrombophlebitis in Frage, die durch Bronchiektasen, Lungenabszesse oder Pneumonie verursacht werden kann. Besonders gefährdet sind Drogensüchtige, die bei intravenösen Injektionen nicht sorgfältig sind.

Traumatisch bedingte Embolien

Luft und Fremdkörper
Durch traumatische Verletzung der Körpervenen, des Herzens, der Lungen oder der aorto-kranialen Arterien können Luft oder solide Fremdkörper in den Blutstrom gelangen und somit ins Gehirn befördert werden. Zu den Fremdkörpern, die schon versehentlich oder absichtlich in das arterielle Gefäßsystem gelangt sind, gehören Kugeln, Luft, aus den Herzklappen stammender Kalk, oberflächenaktive Substanzen, Talgkristalle,

Baumwolle und sogar Katheter. Alle diese Stoffe verschließen die Arterien und können neurologische Ausfallerscheinungen verursachen. Besonders gefährlich ist Luft, da sie sich mit dem Blut so gut vermischt und sich über das gesamte arterielle Kreislaufsystem des Gehirns verteilt. Zu dieser Katastrophe kommt es vor allem bei chirurgischen Eingriffen im Bereich der Sinus durales oder der Kopf-, Hals- und Thoraxvenen, sowie bei Herzoperationen gleich welcher Art, d. h. ob mit oder ohne Anschluß an den extrakorporellen Kreislauf.

Fett

Zu einer Fettembolie kommt es gelegentlich als Komplikation bei traumatischer Verletzung der Röhrenknochen, besonders derjenigen mit Knochenmark. Einige Tage nach einer Quetschung oder einer Fraktur treten beim Patienten Befunde auf, die sekundär durch Obstruktion einer Unzahl von Lungen-, Hirn- und Nierenkapillaren durch Fettpartikel entstehen.

Es gibt zwei Theorien als Erklärung, woher diese Partikel stammen:

1. Zerquetschte Fettzellen des Knochenmarks setzen in den Markvenen Fett frei.
2. Die normalerweise emulgierten Chylomikronen des Blutstromes aggregieren zu großen Partikeln, welche die Kapillarbetten nicht passieren können.

Stickstoffblasen (Caisson-Krankheit)

Bei Personen, die raschen Änderungen des atmosphärischen Drucks unterworfen sind – beispielsweise die Besatzung eines Unterseebootes und fliegendes Personal –, sind durch Stickstoffblasen verursachte Embolien der häufigste Grund für neurologische Ausfälle. Diese Blasen bilden sich aus trägem Stickstoff, der bei normalem oder hohem Atmosphärendruck im Blut gelöst ist. Bei plötzlichem Absinken des Druckes bilden sich sprudelnde Blasen – ähnlich wie Kohlensäureschaum beim Öffnen einer warmen Bierfla-

sche. Die Blasen verstopfen unzählige kleine Arteriolen und Kapillaren und verursachen so eine Anoxie des Gewebes.

Pathophysiologie

Die häufigste Ursache einer Embolie ist ein Blutgerinnsel. Jeder feste, flüssige oder gasförmige Fremdkörper kann jedoch den Blutdurchfluß durch eine Arterie behindern und zu einer Gewebsanoxie distal von der Verschlußstelle führen. Zusätzlich zu dieser obstruierenden Wirkung kann der Fremdkörper als Reizmittel wirken und einen Vasospasmus auslösen und zwar entweder lokal in dem Segment, in dem er sich befindet, oder diffus im gesamten arteriellen Strombett. Die auftretenden neurologischen Ausfälle hängen deswegen nicht nur von der verschlossenen Arterie ab, sondern auch von der Auswirkung auf den gesamten Gefäßbaum. In erster Linie jedoch wird die Art des ausgelösten Syndroms dadurch bestimmt, welches Gefäß verschlossen wurde. Ein Embolus, der groß genug ist, um sich in der A. carotis communis festzusetzen und jeglichen Blutfluß distal davon zu unterbrechen, wird eine andere Symptomatik zur Folge haben als ein Embolus, der in einem terminalen Ast der A. cerebri media stecken bleibt, es sei denn, der letztere verursache einen massiven Vasospasmus. Diese Wechselwirkung zwischen dem verschlossenen Ast und der Antwort des Gefäßbaumes variiert von Mensch zu Mensch. Es gibt Patienten, die auf einen kleinen Embolus mit einem intensiven Vasospasmus reagieren, während andere einen großen Embolus mit wenig oder ohne Spasmen ertragen. Spasmen treten offensichtlich bei jüngeren Patienten häufiger auf, vielleicht weil ihre Arterien nicht sklerotisch sind.

Ein Embolus, der in den aorto-kranialen Kreislauf gelangt ist, kann in eine zum Auge oder Gehirn führende Arterie eintreten oder nicht. Der Blutdurchfluß durch die A. carotis interna ist etwa dreimal so groß wie derjenige durch die A. carotis externa. Zwar neigen Fremdkörper mehr dazu, in die A. carotis interna zu wandern, doch können sie aus der A. carotis communis auch in das System der A. carotis externa gelangen. Damit werden sie dann eher in die Schleimhäute und in die Haut transportiert als via A. carotis interna zum Gehirn.

Die initiale Obstruktion erfolgt im allgemeinen an der Verzweigungsstelle eines Gefäßes, da die Lumina der Äste kleiner sind als diejenigen der Stammarterie. An dieser Stelle kann der Embolus einen oder beide Äste verstopfen und distal davon eine Hypoxie des Gewebes hervorrufen. Die Stase der Blutsäule führt zur Bildung von Rollen und Klumpen. Die so entstandenen Elemente setzen sich sowohl proximal als auch distal vom Embolus an der inneren Oberfläche des Lumens ab. Da weiterhin ein Gewebsstoffwechsel stattfindet, kommt es zu einer lokalen Anhäufung von Kohlendioxid, das zu einer maximalen Dilatation der Arterien, Kapillaren und Venen in diesem Gebiet führt. Die Aktivität der Neuronen sistiert innerhalb von Sekunden, und unmittelbar danach setzt eine kapilläre Diapedese und Nekrotisierung der Stützstrukturen ein, wenn die Kollateralbahnen nicht sofort ihre Aufgabe übernehmen. Wandert der Embolus in weiter distal liegende Äste, bevor eine irreversible Schädigung einsetzt, so wird die Funktion der Neurone prompt wiederhergestellt.

Wenn ein Embolus initial für einige Zeit an einer Bifurkationsstelle lokalisiert ist und zerbröckelt, wie es meist geschieht, dann durchwandern die Bruchstücke distalere Arterienäste, die vom ganzen Embolus nicht hätten passiert werden können. Während sie distalwärts in das nekrotisierende Gebiet weiterwandern, wird der Blutfluß durch das jetzt geschwächte arterielle System wiederhergestellt und somit ein ehemals blutloser Bezirk in einen hämorrhagischen verwandelt. Deshalb kommen bei Patienten mit einer zerebralen Embolie häufig nebeneinander hämorrhagische und anämische Infarkte vor (Abb. 18.2). Eine solche Situation ist in Fällen mit nichtembolischem Hirninfarkt ungewöhnlich.

Im Gegensatz zur lokalen, durch Kohlendioxid hervorgerufenen Dilatation kommt es bald nach Eintritt des Fremdkörpers zu Spasmen in einem ausgedehnten Gebiet des regionalen arteriellen Strombettes. Die Folge ist eine Ischämie und vielleicht ein Infarkt in Gebieten, die vom Embolus selbst weit entfernt gelegen sind.

Pathologisch-anatomische Befunde

Vielfach lassen sich bei einem klinisch für eine Hirnembolie typischen Bild bei der Autopsie keine Emboli nachweisen, auch

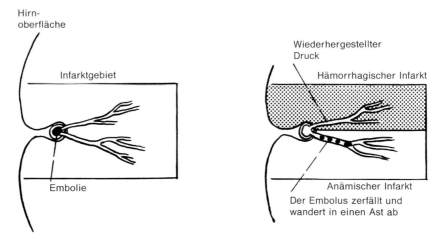

Abb. 18.2. Mögliche Pathogenese eines hämorrhagischen Infarktes bei Hirnembolie

dann nicht, wenn die Gefäße freigelegt und Millimeter für Millimeter untersucht werden. Für diesen offensichtlichen Mangel an klinisch-pathologischer Korrelation wurden viele Erklärungen vorgeschlagen. Die einleuchtendsten davon sind folgende:

1. Als Reaktion auf einen sehr kleinen Embolus kann es zu einem massiven Vasospasmus kommen, sodaß durch einen kleinen Fremdkörper ein ausgedehnter Ausfall hervorgerufen wird.

2. Der ursprünglich große Embolus kann sich in immer kleinere Fragmente aufteilen, die sich in distalen Arteriolen festsetzen und daher bei der Autopsie nicht sichtbar sind.

3. Der zum Fixieren des Gehirns verwendete Alkohol kann Emboli, z. B. solche aus Cholesterin, auflösen.

4. Blutgerinnsel, die vorübergehend den Hirnkreislauf behindern, können durch normale Fibrinolyse aufgelöst werden.

Auch wenn in vielen Fällen Emboli nicht dargestellt werden können, sind die anatomischen Hinweise auf eine Hirnembolie so charakteristisch, daß das Vorhandensein auch unsichtbarer Emboli vermutet werden darf.

Der hämorrhagische Hirninfarkt wird typischerweise durch einen Verschluß einer großen Hirnarterie, z. B. eines leptomeningealen Astes, verursacht. In diesem Fall zeigt das noch nicht sezierte Gehirn in der Regel ein ausgedehntes ödematöses Gebiet, das oft mit multiplen petechialen Blutungen übersät ist. Die Gyri sind ödematös geschwollen und purpurartig braun gefärbt. Auf einem Schnitt durch diesen Prozeß zeigt sich, daß primär die Hirnrinde und die subkortikale weiße Substanz beteiligt sind. Bei mikroskopischer Untersuchung findet sich eine unterschiedliche Menge an aufgelösten Neuronen, Myelinscheiden und Neuroglia zusammen mit perivaskulären Hämorrhagien.

Septische Embolien sind in ähnlicher Weise angeordnet, führen jedoch häufig zu Eiterung und Abszeßbildung. Auch metastatische Embolien können gelegentlich zu einem akuten Infarkt führen. Eine parasitäre Blok-

kierung der zerebralen Kapillaren verursacht Ischämie, Hämorrhagie und eine fibrogliöse Reaktion oder granulomatöse Wucherungen; oft wird in Zusammenhang mit parasitären Läsionen eine Verkalkung beobachtet. Bei Patienten, die an einer Fettembolie sterben, sind sowohl Lungen und Nieren als auch das Gehirn betroffen. Das Gehirn ist ödematös, und auf einem Schnitt kommen zahlreiche petechiale Blutungen in der weißen Substanz zum Vorschein, ev. auch vereinzelte in der grauen Substanz. Im mikroskopischen Präparat lassen sich gleichmäßig über die graue und weiße Substanz verteilte sudanpositive Granula beobachten. Dank der reichen Ausbildung kapillärer Anastomosen finden sich in der grauen Substanz in der Regel keine Hämorrhagien oder Mikroinfarkte.

Im Gegensatz zum oben beschriebenen Bild zeigen sich im Gehirn eines Patienten, der an Luftembolien gestorben ist, keine charakteristischen Veränderungen. In den zuführenden Arterien können unter Umständen Luftblasen nachgewiesen werden; der rechte Vorhof und Ventrikel enthalten möglicherweise große Mengen an Luft, die bei Eröffnung des Organs unter Wasser herausströmt.

Auch wenn der Embolus selbst nicht gefunden wird, so kann doch dessen Ausgangsort in der Regel nachgewiesen werden. Am häufigsten sind dies die Lungenvenen, der linke Vorhof und das linke Herzohr, die Mitralklappe oder das Endokard der linken Kammer; die Aortenklappe ist selten Ursprungsort von Embolien. Beim Vorliegen eines chronischen Lungeninfektes muß immer an die Möglichkeit gedacht werden, daß ein septischer Embolus die Ursache der neurologischen Ausfallerscheinungen gewesen sein kann.

Gelegentlich, wenn auch nicht oft, löst sich ein Thrombus so vollständig ab, daß am Entstehungsort kein zurückgebliebenes Blutgerinnsel mehr gefunden wird. In diesem Fall kann ein massiver Embolus aus den Lungenvenen, dem linken Vorhof oder dem Herzohr zu einer akuten Obstruktion der

Mitralklappenöffnung (mit nachfolgender plötzlicher Anoxie) führen, Dieser Embolus kann auch durch den linken Ventrikel wandern, um im Ostium einer vom Aortenbogen abgehenden großen Arterie stecken zu bleiben. Ein so großer Embolus wird fast immer gefunden.

Es wird selten nach Embolien gefahndet, die in den Halsarterien entstehen oder sich dort festsetzen. Das routinemäßige Autopsieverfahren schließt die Untersuchung der Karotis in ihrer ganzen Länge, der A. subclavia und der Vertebralarterien nicht ein. Diese sind somit "Terra incognita", soweit es die postmortale Korrelation klinischer Befunde betrifft. Dennoch können diese Arterien Embolien beherbergen, und ihre atheromatösen Plaques dienen tatsächlich als Entstehungsort für Blutgerinnsel, die sich als Emboli in Richtung des Gehirns loslösen können. Wenn sich daher in Herz und Lungen keine Quelle für Hirnembolien findet, ist es wichtig, die zervikalen Segmente der aorto-kranialen Arterien zu sezieren.

Klinische Besonderheiten

Fast ausnahmslos kündet sich ein einzelner, nicht septischer Embolus ins Gehirn durch einen plötzlichen neurologischen Funktionsverlust an. Obwohl Kopfschmerzen nicht immer als Symptom auftreten, entwickeln sie sich doch oft auf jener Seite, auf der sich der Embolus befindet. Das Bewußtsein bleibt erhalten, und die vitalen Funktionen werden nicht gestört, wenn nicht – was selten geschieht – ein großes Gefäß, wie z. B. die Karotis, durch ein großes Gerinnsel obstruiert wird, bzw. sich eine große Zahl von Emboli gleichmäßig über viele Gefäße, inklusive den Hirnstamm, verteilt. Dann können ein Delirium, Stupor oder Koma sowie Zeichen eines Hirnödems mit Hirndrucksteigerung die Folge sein. Ischämisches Hirngewebe kann bei einigen Patienten zu fokalen epileptischen Anfällen führen, doch besteht der übliche Ausfall in einer plötzlichen Hemiplegie oder einem Gesichtsfelddefekt. Bei

Beteiligung der dominanten Hemisphäre kommt es ebenfalls recht häufig zu einer Aphasie.

Manchmal läßt die Art des Beginns nicht auf die Diagnose einer Embolie schließen, und die wahre Natur des Problems wird erst bei sorgfältiger Aufnahme der Anamnese erkannt. Embolien können in Ruhe oder bei körperlicher Anstrengung auftreten, wenn der Patient wach ist oder schläft. Bei Patienten mit Verdacht auf eine seit langem bestehende Herzklappenerkrankung oder auf einen chronischen Lungeninfekt, wie z. B. Bronchiektasen oder Abszeß, ist die Wahrscheinlichkeit einer Embolie groß. Ein anamnestisch zu eruierender plötzlicher Schmerz im Abdomen oder in den Flanken läßt an eine vorangehende Embolie in einem Abdominalorgan oder in der Niere denken.

Sieht man den Patienten kurz nach Beginn eines Anfalls, dann findet sich unter Umständen eine Aphasie, eine Hemiplegie oder eine Hemianopsie. Meistens ist er ansprechbar und versteht Aufforderungen. Körperliche Unruhe und Psychose sind ungewöhnlich und kommen meistens bei Patienten mit Herzinsuffizienz vor, die zuweilen die einzige Manifestation einer Embolie darstellt. Wenn es zu diesen Erscheinungen kommt, muß ein großer Embolus in Betracht gezogen werden, der die A. carotis oder das vertebro-basiläre System verschließt; es kommt ebenfalls eine große Zahl von Emboli in Frage, die diffus über das Gehirn verteilt sind. Da sterile Emboli selten – wenn überhaupt – zu einer Blutung in die Hirnsubstanz oder in den Liquor führen, ist keine Nackensteifigkeit vorhanden, und die vitalen Funktionen sind normal. Fieber und Leukozytose bestehen nur dann, wenn der Patient an einer systemischen Erkrankung (z. B. an einer subakuten bakteriellen Endokarditis oder einem chronischen Lungenabszeß) leidet, oder wenn die Obstruktion durch eine Fettembolie bedingt ist. Andererseits kann eine Subarachnoidalblutung gelegentlich das Leitsymptom für septische Mikroembolien sein.

Obwohl die allgemeine Untersuchung viele Anhaltspunkte liefert, gibt es andererseits keine neurologischen Symptome, die für einen Embolus pathognomonisch wären. Eine systematische Palpation der peripheren Arterien kann auf eine Embolie in den Arterien hinweisen, welche die Extremitäten versorgen. Das Fehlen irgendeines Pulses bei einem jungen Patienten ist auf einen Embolus verdächtig. Mit besonderer Sorgfalt muß nach Petechien der Haut, der Nagelbetten von Fingern und Zehen, der Konjunktiven und der Mundschleimhäute gesucht werden. Finden sich viele kleine (1 mm große) bräunliche Petechien der Haut über dem Thorax und in den Axillen, so gilt dies als hochgradig verdächtig auf Fettembolien. Eine sorgfältige Auskultation der Lungen nach abnormen Atemgeräuschen sowie des Herzens und der großen Gefäße nach Strömungsgeräuschen ist notwendig. Ein Myxom des Herzens kann sich stumm verhalten, eine Klappenerkrankung verrät sich meistens durch ein entsprechendes Geräusch.

Eine sorgfältige Augenspiegeluntersuchung, bei der jeder Retinaarteriole größte Beachtung geschenkt wird, ist von entscheidender Bedeutung. Die an den Gefäßen beobachteten Abnormitäten können nicht nur einen Hinweis auf den Ursprung neurologischer Ausfallerscheinungen geben, sondern auch deren Natur erkennen lassen, wenn sich Cholesterin, Fett oder Fibrin finden lassen. Wenn auch nur entfernt an die Möglichkeit eines Karotisverschlußes gedacht wird, müssen mittels Ophthalmodynamometrie die Blutdruckwerte in der A. ophthalmica gemessen werden (vgl. Kap. 7).

Differentialdiagnose

Die Diagnose einer Embolie wird in der Regel deduktiv gestellt. Nur in bestimmten Fällen wird eine Arterienobstruktion unmittelbar auf Grund einer Untersuchung oder durch ein Angiogramm diagnostiziert. Für die Emboliediagnose ist folgende Trias an Befunden fast beweisend:

1. der akute Beginn
2. der Nachweis einer Emboliequelle und

3. Hinweise auf andere periphere Embolien, besonders der Retina.

Weitere diagnostische Möglichkeiten, die vor allem in der akuten Phase einer Erkrankung mit einer Embolie verwechselt werden können, sind: die hemiplegische Migräne, der Hirntumor, die aorto-kraniale Arteriosklerose mit Infarkt sowie eine lokalisierte zerebrale Hämorrhagie. Wenn Schädelleeraufnahmen, EEG, Liquordruck und -werte sowie das Hirnszintigramm normal sind und eine systemische Hypertonie fehlt, handelt es sich kaum um eine Hirnblutung oder ein intrakranielles Neoplasma. Bei Patienten ohne Hinweise auf eine rheumatische Herzerkrankung muß differentialdiagnostisch meistens zwischen einer Embolie und einem Infarkt infolge aorto-kranialer Arteriosklerose unterschieden werden. Es ist sehr wichtig, diese beiden Krankheitsbilder – wenn möglich – voneinander zu unterscheiden, da beide nicht gleich behandelt werden. Die Wahrscheinlichkeit einer Embolie ist bei Patienten mit Vorhofflimmern erhöht, und zwar vor allem, wenn das Vorhofflimmern infolge einer Herzklappenentzündung auftritt und weniger bei Thyreotoxikose. Geräusche im Kopf- und Halsbereich sowie über den Orbitae sprechen eher für die Diagnose einer Arteriosklerose mit sekundärem Infarkt.

Laborbefunde

Laboruntersuchungen, die Anhaltspunkte für Embolien liefern, gibt es nicht. Im Thoraxröntgenbild kann die Herzsilhouette auf eine rheumatische Herzerkrankung hinweisen; der Urin mag eine mikroskopisch sichtbare Hämaturie enthalten, die auf einen Nierenembolus verdächtig ist; beide Befunde sind jedoch im Hinblick auf eine Hirnembolie nur als helfende Hinweise zu betrachten. Aussagekräftig für eine Fettembolie sind Fetttröpfchen, die massenhaft im Urin, Sputum oder Liquor cerebrospinalis vorhanden sind. Initial werden Blutbild und Liquoruntersuchung normal sein, und auch die Schädelleeraufnahme, das Hirnszintigramm und die Echoenzephalogramme werden keine pathologischen Befunde ergeben. Das Elektroenzephalogramm zeigt unter Umständen eine fokale Störung, die zur Lokalisation der Abnormität beiträgt; es wird jedoch keine ätiologische Diagnose liefern. Das CAT kann schon zu Beginn den Hirninfarkt nachweisen, ohne allerdings dessen Ursache zu zeigen. Ein Angiogramm sollte wahrscheinlich nicht durchgeführt werden, wenn der Verdacht besteht, daß ein Embolus sich in einer intrakraniellen Arterie festgesetzt hat. Falls diese Untersuchung doch vorgenommen wird, kann der arterielle Verschluß auch nachgewiesen werden.

Zusätzlich zum Thoraxröntgenbild und zur Schädelleeraufnahme sollte bei allen Patienten mit zerebralen Ereignissen ein Elektrokardiogramm durchgeführt werden. Dieses vermag Herzrhythmusstörungen aufzudecken, die klinisch noch nicht diagnostiziert wurden; ausnahmsweise wird vielleicht ein unerwarteter Myokardinfarkt entdeckt, der als Emboliequelle in Frage kommt.

Bei einem jungen Patienten mit offensichtlicher Hirnembolie, deren Quelle nicht eruiert werden kann, sollte an ein kardiales Myxom gedacht werden. Bei Angiokardiographie findet sich ev. eine raumfordernde Masse im Vorhof, oder eine mikroskopische Untersuchung des embolischen Materials (falls dies entnommen werden kann) kann Tumorzellen ergeben.

Während des späteren Krankheitsverlaufs können die initial normalen Untersuchungsergebnisse pathologisch werden. Da einige Emboli eine Gewebsanoxie und einen evtl. hämorrhagischen Infarkt verursachen, können bei wiederholter Liquoruntersuchung Xanthochromie, Erythrozyten oder ein erhöhter Eiweißgehalt gefunden werden. Das Hirnszintigramm kann ebenfalls eine abnorme Isotopenaufnahme im Infarktgebiet zeigen. Bei einigen Patienten führt ein sekundäres Hirnödem zur Verlagerung von Mittellinienstrukturen und damit zu einer Verlagerung der Epiphyse.

Prognose und klinischer Verlauf

Die meisten Patienten erholen sich von einer zerebralen Embolie. Bei einigen ist die Remission vollständig, bei anderen dagegen können größere neurologische Ausfälle zurückbleiben. Zum Tode kommt es meistens als Folge eines sekundären Hirnödems. Eine Besserung kann innerhalb weniger Stunden nach Beginn der Hirnembolie bereits einsetzen, vielleicht deswegen, weil die Vasospasmen verschwinden; die neurologischen Funktionen können in bemerkenswerter Weise wiederhergestellt werden. In einigen Fällen wandert ein in einer großen Arterie lokalisierter Embolus weiter in kleinere distale Äste, sobald der arterielle Spasmus abnimmt. In anderen Fällen wiederum mag es dank des Kollateralkreislaufs zu einer raschen Wiederherstellung der Funktionen kommen. Was auch immer die Ursache sein mag, diese rasche Remission ist unter Umständen nur schwer vom Verlauf bei neurologischen Ausfallerscheinungen anderer Genese zu unterscheiden.

Therapie

Ziel der Therapie ist ein doppeltes:

1. Die Behandlung der Hirnembolie und
2. die Prophylaxe von Rezidiven durch Behandlung der zugrunde liegenden systemischen Abnormität.

Therapie der Embolie

Finden sich bei klinischer Untersuchung Hinweise darauf, daß der Embolus unter Umständen im extrakraniellen Kreislauf stecken geblieben ist, muß eine sofortige Angiographie durchgeführt werden, denn die Exstirpation eines Hindernisses in den Karotiden, im Truncus brachiocephalicus oder in den Aa. subclaviae ist eine Notfallmaßnahme.

Liegt das Hindernis in den intrakraniellen Arterien, so kann chirurgisch wenig getan werden. Zeigt sich im Angiogramm ein intrakranieller Embolus im Gefäßbaum der A. carotis, und handelt es sich um einen jungen Patienten mit vermutlich elastischen Arterien, so kann als Maßnahme zur Behebung des Vasospasmus eine Blockade des Halssympathikus versucht werden. (Es soll noch erwähnt werden, daß diese Blockaden bei Patienten mit nichtembolischen Infarkten nutzlos sind.)

Im akuten Stadium einer Hirnembolie kann versuchsweise zur Bekämpfung des Vasospasmus ein Inhalationsgemisch von Sauerstoff (50–95%) und Kohlendioxid (5%) verabreicht werden. Theoretisch soll das Kohlendioxid bis zu einem gewissen Grad jedem eventuell vorliegenden Spasmus entgegenwirken, indem es eine generalisierte zerebrale Vasodilatation hervorruft, so daß der Embolus weiter distalwärts in kleinere Gefäße wandert.

Thrombolytische Medikamente haben sich bei der Wiederherstellung des Blutflusses durch Arterien, die durch ein Gerinnsel verschlossen sind, nicht als nützlich erwiesen. Obwohl in einigen Fällen das Gefäß wieder durchgängig gemacht werden konnte, war der therapeutische Effekt zu langsam, um die neurologischen Funktionen wiederherzustellen. Ferner gelten die heute erhältlichen Medikamente als potentiell gefährlich, da sie gehäuft zu unerwünschten Nebenwirkungen führen.

Geht der Embolus vom Herzen aus, dann sollte der Patient im akuten Stadium einer Hirnembolie strikte Bettruhe einhalten und zwar in der Hoffnung, die Gefahr weiterer Embolien auf ein Minimum zu reduzieren, indem die Herzfrequenz niedrig gehalten wird. Patienten mit Hirnembolien anderer Genese können sofort aufstehen. Während der Patient bettlägerig ist, sollten die Extremitäten aktiv und passiv bewegt werden, um Kontrakturen und Venenthrombosen vorzubeugen.

Verhütung von Rezidiven

Theoretisch sollte jeder Patient mit Verdacht auf einen Embolus, der aus einem Blutgerinnsel besteht, mit Antikoagulantien in genügend hoher Dosierung behandelt werden, um die Bildung eines neuen Gerinnsels und damit einer neuen Quelle für rezidivierende Embolien zu verhüten.

Obwohl Antikoagulantien, die in den akuten Stadien einer Embolie gegeben werden, bewirken, daß der Infarkt hämorrhagisch wird, glauben viele Kliniker, daß die Gefahr eines Embolusrezidivs dieses Risiko überwiegt, und sie beginnen – vorausgesetzt die initiale Lumbalpunktion enthalte kein Blut – sofort mit der Antikoagulantienbehandlung.

Bei Patienten mit kurzdauernden Attakken, die keine bleibende Schädigung hinterlassen, ist eine Antikoagulation unbedingt angezeigt und muß so schnell wie möglich begonnen werden. Sobald Antikoagulantien einmal eingesetzt wurden, sollte wahrscheinlich auf unbeschränkte Zeit damit fortgefahren werden, außer die Emboliequelle würde entfernt. (Bezüglich der Therapie sei auf Kap. 16 verwiesen.)

Erst in jüngster Zeit wurde erkannt, daß arteriosklerotische Plaques in den aortokranialen Arterien – insbesondere im Bereich der Karotisbifurkation – als Ausgangspunkt für Hirnembolien dienen können. Antikoagulantien können eine weitere Ausbreitung der Gerinnsel aus Fibrin und Blutplättchen, die von dieser Stelle aus in den distalen Kreislauf gelangen, verhüten. Einige Kliniker befürworten eine chirurgische Entfernung der Emboliequelle in diesen Fällen. (Weitere Einzelheiten werden in Kap. 17 behandelt.)

Maßnahmen zur Überwachung von Herzfrequenz und -rhythmus und zur Therapie der subakuten bakteriellen Endokarditis sprengen den Rahmen dieses Buches. Die meisten Kliniker nehmen jedoch an, daß ein Vorhofflimmern so schnell wie möglich in einen Sinusrhythmus konvertiert werden sollte.

Ein zerebraler Embolus ist manchmal die initiale Manifestation einer zuvor nicht diagnostizierten Herzklappenerkrankung. In diesen Fällen kann als Notfallmaßnahme eine chirurgische Korrektur indiziert sein, vor allem dann, wenn eine Embolisation in andere Arterien stattfindet.

Die Anwendung des extrakorporellen Kreislaufs erfordert jedoch massive Dosen an Antikoagulantien, und der neurologische Befund kann bei dieser Art von Therapie ein limitierender Faktor sein. Es scheint daher vorsichtiger zu sein, einen solchen chirurgischen Eingriff – wann immer möglich – erst einen Monat nach der zerebralen Embolie vorzunehmen.

Literatur

Allgemeines

Albert, H. H., Franz, H.: Der Schlaganfall. Münch. med. Wschr. *119*, 1615 (1977)

Alberti, E., Betz, H.: Reitender Embolus der Arteria basilaris mit Hirnstamminfarkt. Eine arteriographische Demonstration. Nervenarzt. *46*, 411 (1975)

Cogan, D. G., Kuwabara, T., Moser, H.: Fat emboli in the retina following angiography. Arch. Ophthalmol. *71*, 308 (1964)

Dorndorf, W.: Schlaganfälle, Klinik und Therapie. Mit Beiträgen von Hartmann, A., Reuther, R. Stuttgart: Thieme 1975

Fisher, C. M., Adams, R. D.: Observations on brain embolism with special reference to the mechanism of hemorrhagic infarction. J. Neuropathol. Exptl. Neurol. *10*, 92 (1951)

Gulkin, T. A., Asbury, A. K.: Fragment of great-vessel wall causing cerebral embolism. New Engl. J. Med. *277*, 751 (1967)

Javid, H., Tufo, H. M., Najafi, H., Dye, W. S., Hunter, J. A., Julian, O. C.: Neurological abnormalities following open-heart surgery. J. Thoracic Cardiovascular Surg. *58*, 502 (1969)

Maroon, J. C., Campbell, R. L.: Atrial myxoma: A treatable cause of stroke. J. Neurol. Neurosurg. Psychiat. *32*, 129 (1969)

Meyer, J. S., Gotoh, F., Tazaki, Y.: Circulation and metabolism following experimental cerebral embolism. J. Neuropathol. Expt. Neurol. *21*, 4 (1962)

Penry, J. K., Netsky, M. G.: Experimental embolic occlusion of a single leptomeningeal artery. Arch. Neurol. *3*, 391 (1960)

Sisel, R. J., Parker, B. M., Bahl, O. P.: Cerebral symptoms in pulmonary arteriovenous fistula. A result of paradoxical emboli? Circulation. *41*, 123 (1970)

Steinmann, B., Gertsch, R.: Über das Vorkommen der Thromboembolien im Alter. Schweiz. med. Wschr. *95*, 1039 (1965)

Van Gilder, J. C., Coxe, W. S.: Shotgun pellet embolus of the middle cerebral artery. J. Neurosurg. *32*, 711 (1970)

Ätiologie

Cholesterin und Fibrin

Donhuijsen-Ant., R., Peitsch, U., Holldack, K.: Hirnembolische Komplikationen. Untersuchung zur Häufigkeit und Pathogenese nach Herzinfarkt. Fortschr. Med. *94*, 349 (1976)

Eliot, R. S., Kanjuh, V. I., Edwards, J. E.: Atheromatous embolism. Circulation. *30*, 611 (1964)

Haygood, T. A., Fessel, J., Strange, D. A.: Atheromatous micro-embolism simulating polymyositis. J.A.M.A. *203*, 423 (1968)

Meyendorf, R.: Hirnembolie und Psychose. Unter besonderer Berücksichtigung der Basalganglienapoplexie bei Herzoperationen mit extrakorporaler Zirkulation. J. Neurol. *213*, 163 (1976)

Soloway, H. B., Aronson, S. M.: Atheromatous emboli to central nervous system: Report of 16 cases. Arch. Neurol. *11*, 657 (1964)

Metastatische Aussaat

Aguayo, A. J.: Cerebral thrombo-embolism in malignancy. Arch. Neurol. *11*, 500 (1964)

Septische Embolie

Case Records of the Massachusetts General Hospital: Case 45212. New Engl. J. Med. *260*, 1085 (1959)

Luft- und Fremdkörperembolie

Gilman, S.: Cerebral disorders after open-heart operations. New Engl. J. Med. *272*, 489 (1965)

Gottlieb, J. D., Ericsson, J. A., Sweet, R. B.: Venous air embolism: Review. Anesth. Analg. Current Res. *44*, 773 (1965)

Penry, J. K., Cordell, A. R., Johnston, F. R., Netsky, M. G.: Cerebral embolism by antifoam A in a bubble oxygenatory system: An experimental and clinical study. Surgery. *47*, 784 (1960)

Fettembolie

Cross, H. E.: Examination of CSF in fat embolism, Arch. Internal Med. *115*, 470 (1965)

Stickstoffblasenembolie (Caisson-Krankheit)

Flinn, D. E., Womack, G. J.: Neurological manifestations of dysbarism: A review and report of a case with multiple episodes. Aerospace Med. *34*, 956 (1963)

Haymaker, W., Johnston, A. D.: Pathology of decompression sickness. A comparison of the lesions in airmen with those in caisson workers and divers. Milit. Med. *117*, 285 (1955)

Klinische Besonderheiten

Albert, H. H., Franz, H.: Der Schlaganfall. Münch. med. Wschr. *119*, 1615 (1977)

Alberti, E., Betz, H.: Reitender Embolus der Arteria basilaris mit Hirnstamminfarkt. Eine arteriographische Demonstration. Nervenarzt. *46*, 411 (1975)

Berkman, N., Amstutz, P., Vic-Dupont, V.: Les manifestations oculaires des embolies graisseuses. Presse med. *78*, 491 (1970)

David, N. J., Klintworth, G. K., Friedberg, S. J., Dillon, M.: Fatal atheromatous cerebral embolism associated with bright plaques in the retinal arterioles. Neurology. *13*, 708 (1963)

Fisher, C. M., Pearlman, A.: The nonsudden onset of cerebral embolism. Neurology. *17*, 1025 (1967)

Gazzaniga, A. B., Dallen, J. E.: Paradoxical embolism: Its pathophysiology and clinical recognition. Ann. Surg. *171*, 137 (1970)

Gillen, H. W.: Symptomatology of cerebral gas embolism. Neurology. *18*, 507 (1968)

McDonal, W. I.: Recurrent cholesterol embolism as a cause of fluctuating cerebral symptoms. J. Neurol. Neurosurg. Psychiat. *30*, 489 (1967)

Differentialdiagnose

Agnoli, A., Bettag, W.: Endokarditis und Subarachnoidalblutung. Z. Neurol. *199*, 295 (1971)

Bickerstaff, E. R.: Aetiology of acute hemiplegia in childhood. Brit. Med. J. *2*, 82 (1964)

Evarts, C. M.: The fat embolism syndrome: A review. Surg. Clin. N. Am. *50* (2), 493 (1970)

Jones, H. R., Jr., Siekert, R. G., Geraci, J. E.: Neurologic manifestations of bacterial endocarditis. Ann. Internal Med. *71*, 21 (1969)

Kane, W. C., Aronson, S. M.: Cardiac disorders predisposing to embolic stroke. Stroke. *1*, 164 (1970)

Ziment, I.: Nervous system complications in bacterial endocarditis. Am. J. Med. *47*, 593 (1969)

Laborbefunde

Bladin, P. F.: A radiologic and pathologic study of embolism of the internal carotid-middle cerebral arterial axis. Radiology. *82*, 615 (1964)

Dalal, P. M., Shah, P. M., Aijar, R. R.: Arteriographic study of cerebral embolism. Lancet. *2*, 358 (1965)

Dalal, P. M., Shah, P. M., Deshpande, C. K., Sheth, S. C.: Recanalization after cerebral embolism. Lancet. *2*, 495 (1966)

Maroon, J. C., Edmonds-Seal, J., Campbell, R. L.: An ultrasonic method for detecting air embolism. J. Neurosurg. *31*, 196 (1969)

Prognose und klinischer Verlauf

Carter, A. B.: Prognosis of cerebral embolism. Lancet. *2*, 514 (1965)

Therapie

Ashbaugh, D. G., Petty, T. L.: The use of corticosteroids in the treatment of respiratory failure associated with massive fat embolism. Surg. Gynecol. Obstet. *123*, 493 (1966)

Dahlmann, W.: Thrombolytische Therapie thromboembolischer Gefäßverschlüsse. Hippokrates. *48*, 89 (1977)

Lougheed, W. M., Gunton, R. W., Barnett, H. J. M.: Embolectomy of internal carotid, middle and anterior cerebral arteries: Report of a case. J. Neurosurg. *22*, 607 (1965)

Zusätzliche Angaben

Calkins, R. A.: Cerebral embolism: review and current perspectives. Arch. Internal Med. *130*, 430 (1972)

Meyer, J. S., Charney, J. Z., Riveria, V. M., Mathew, N. T.: Cerebral embolization: Prospective clinical analysis of 42 cases. Stroke. *2*, 541 (1971)

Mundall, J., Quintero, P., Kaulla, K. N., Harmon, R., Austin, J.: Transient monocular blindness and increased platelet aggregability treated with aspirin. A case report. Neurology. *22*, 280 (1972)

Hypertensive Gefäßerkrankungen

„Selbst Ambrosia (die Götterspeise) kann – vom unkundigen Arzt verordnet – zur Gefahr werden wie ein Gift, eine Waffe oder ein Blitzschlag und sollte gleichermaßen gemieden werden."

Susruta

Der arterielle Blutdruck zeigt tägliche Rhythmusschwankungen mit einem Nadir während des Schlafes und einem Zenit während der Aktivitäten tagsüber. Dieser Tageszyklus wird von plötzlichen, kurzdauernden Blutdrucksteigerungen und -senkungen überlagert, die vasomotorischen Anpassungserscheinungen an Streßsituationen, wie z. B. Emotionen, Anstrengungen und Lageveränderungen des Körpers, entsprechen. Der Blutdruck hat die Tendenz, mit zunehmendem Lebensalter allmählich zu steigen, und zwar von normalerweise 80–110 mm Hg systolisch und 50–70 mm Hg diastolisch in der Kindheit zu Werten im Erwachsenenalter, die allgemein mit 100 plus Lebensalter systolisch und bis zu 90 mm Hg diastolisch als Norm gelten.

Trotz dieser Änderungen bleibt der Druck im arteriolo-kapillären Gefäßnetz des Gehirns konstant. Nimmt der arterielle Blutdruck zu, so erfolgt eine Konstriktion der zerebralen Arteriolen, die sich in ihrem Ausmaß nach der Drucksteigerung richtet. Ist diese von nur kurzer Dauer und der Druck nicht zu hoch, dann erfolgt keine nachweisbare Schädigung; dauert jedoch eine auch nur mäßige Blutdruckerhöhung über Monate oder Jahre an, so kommt es zu einer Hyalinisierung der Tunica muscularis, und das Gefäßkaliber wird fixiert. Dabei handelt es sich um eine gefährliche Situation, d. h. die zerebralen Arteriolen können sich nicht mehr erweitern oder zusammenziehen, um die Schwankungen des systemischen Blutdrucks aufzufangen. Ein Abfall des arteriellen Blutdrucks kann dann zu ungenügender Durchblutung des Gehirns und damit zu einer Ischämie des Gewebes führen. Eine Erhöhung des systemischen Blutdrucks verursacht einen übermäßig starken Perfusionsdruck im kapillären Strombett und in der Folge Hyperämie, Hirnödem und möglicherweise Hämorrhagien.

Status lacunaris (état lacunaire)

Anhaltende Hypertonie beschleunigt auch den arteriosklerotischen Prozeß, der zusätzliche Gefahren heraufbeschwört. Kleine Arterien und Arteriolen, die als Folge der Hypertonie bereits verdickt sind, werden möglicherweise durch einen Thrombus verschlossen, während andere durch Emboli aus größeren, stromaufwärts liegenden Arterien verstopft werden. Die dabei entstehenden Mikroinfarkte werden als „Lakunen" (Seen) bezeichnet. Eine Vielzahl an Lakunen wird mit dem Begriff „Status lacunaris" (*état lacunaire*) umschrieben (Abb. 19.1).

Lakunen stellen die häufigsten zerebrovaskulären Läsionen dar, die bei der Autopsie von älteren Hypertonikern gefunden werden. Sie erscheinen als multiple, unregelmäßige Aushöhlungen, die in ihrer Größe von 0,5–15,0 mm variieren können, und sind an funktionell wichtigen Orten ihrer Häufigkeit nach etwa wie folgt verteilt: Putamen, Pons, Thalamus, Nucleus caudatus, Capsula interna, Corona radiata und in der weißen Substanz des Kleinhirns. Es ist auffallend, daß sie im Rückenmark und in der Großhirnrinde überhaupt nicht vorkommen.

Obwohl derartige Läsionen bei den meisten Menschen offenbar keine erkennbaren Symptome verursachen, wurden vier charakteristische Syndrome beschrieben.

1. Eine homolaterale zerebelläre Ataxie mit Pyramidenzeichen, wobei die Ataxie und Schwäche im Bein stärker als im Arm ausgeprägt sind. Es wird vermutet, daß die verantwortliche Läsion an der trichterförmigen Eintrittsstelle der Corona radiata in die Capsula interna lokalisiert ist. Trotz ihres Namens beruht die Ataxie möglicherweise *nicht* auf einer Beteiligung des Kleinhirns, sondern auf einer Schädigung der kortikopontinen Bahnen.

2. Eine Hemiplegie ohne sensible Ausfallerscheinungen, Gesichtsfeldausfälle oder Aphasie. Dieses Syndrom ist häufiger die Folge eines Infarktes in der Capsula interna als eines solchen an der Basis des Pons. In jedem Falle liegt die Läsion auf der zur Hemiplegie kontralateralen Seite.

3. „Dysarthria-clumsy hand syndrome", das plötzlich mit einer mäßigen bis schweren Dysarthrie beginnt, ferner mit zentraler Fazialisschwäche, Zungendeviation beim Herausstrecken, leichter Dysphagie, Ungeschicklichkeit und Verlangsamung in der Feinmotorik der betroffenen Hand sowie

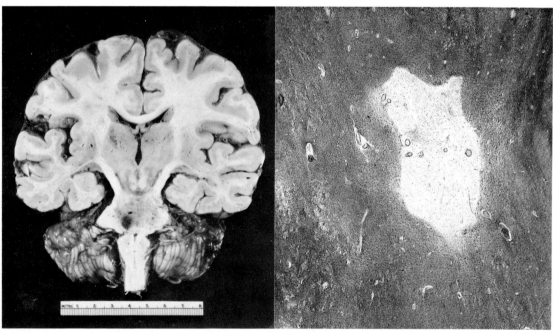

A   **B**

Abb. 19.1. A Frontalschnitt durch das Gehirn mit kleinen, zystenähnlichen Formationen (*état lacunaire* oder „Status lacunaris") in den Basalganglien und dem Pons. *B* Alter, kleiner höhlenförmiger Infarkt, „Lakune" (100fache Vergrößerung)

einer gewissen Schwäche und Ataxie beim Finger-Nase-Versuch. Der Patient bemerkt eine leichte Gleichgewichtsstörung beim Gehen, und es kommen Pyramidenzeichen ohne andere Begleitsymptome vor. Die verantwortliche Läsion liegt vermutlich im Pons.
4. Ein rein sensorischer Ictus, bei dem Gesicht, Arm und Bein beteiligt sind mit als Betäubungsgefühl beschriebenen Parästhesien, Schlafstörungen, Ohrensausen, Steifigkeit, Druckgefühl oder Gefühl des Abgestorbenseins. Die betroffene Seite wird so empfunden, als ob sie in der Größe verzerrt oder wie in einem Schraubstock zusammengepreßt wäre. Dieser Zustand könnte auf eine Lakune im Nucleus postero-ventralis des Thalamus zurückzuführen sein.

Da diese Läsionen meistens bilateral und in den Basalganglien sowie im Hirnstamm lokalisiert sind, werden die betroffenen Patienten in der Regel als M. Parkinson fehldiagnostiziert. Dies vor allem deswegen, weil sie eine starre Haltung und einen trippelnden Gang annehmen können. Der Patient entwickelt jedoch keinen Ruhetremor.

Lakunen sind praktisch immer die Folge einer hypertensiven Gefäßerkrankung im Endstadium. In Ausnahmefällen hingegen kann auch ein kleiner Cholesterinembolus, der beispielsweise aus einer ulzerierten arteriosklerotischen Plaque stammt, ein klinisches Bild ergeben, das mit dem eines lakunären Infarktes identisch ist. Es besteht kein konstanter Zusammenhang zwischen den Lakunen und einer Erkrankung der A. carotis interna oder dem Diabetes mellitus.

Die Pseudobulbärparalyse, die in Verbindung mit einem Status lacunaris auftritt, wird in Kapitel 13 besprochen.

Wird eines dieser lakunären Syndrome klinisch diagnostiziert, so ist ein Angiogramm überflüssig. Antikoagulantien stellen eine potentielle Gefahr dar, da es sich bei den Patienten um Hypertoniker handelt (vgl. Kap. 16). Die Therapie der Wahl ist eine schrittweise Senkung des systemischen arteriellen Blutdrucks auf Werte, die für das Alter des Patienten fast normotensiv sind.

Miliare Aneurysmen

Charcot und Bouchard beschrieben im Jahre 1868 bei Patienten mit langdauernder Hypertonie Mikroaneurysmen der in die Hirnsubstanz eindringenden Arterien und Arteriolen. Sie stellten diese anschaulich als Ausstülpungen des Endothels durch geschwächte Mediabezirke dar (Abb. 19.2).

Seit dieser ersten Beschreibung wurde bestätigt, daß die Läsionen auf das Gehirn beschränkt sind und nur bei Hypertonikern vorkommen. Während längerer Zeit waren zahlreiche Pathologen der Auffassung, daß es sich bei diesen Läsionen um kleine dissezierende Hämatome handle; es wurde jedoch bewiesen, daß es kleine Aneurysmen sind. Ihre Bedeutung liegt in der Tatsache, daß ihre Ruptur als eigentliche Ursache für intrazerebrale Hämorrhagien bei Hochdruckpatienten angesehen wird (vgl. Kap. 27).

„Kongenitale" sackförmige Aneurysmen

Die Pathogenese dieser Abart eines Aneurysmas, das meistens in der Nähe des Circulus arteriosus cerebri (Willisii) lokalisiert ist, gibt Anlaß zu Diskussionen. Da sie bei Kindern – mit tiefem Blutdruck also – nur sehr selten vorkommen, wurde die Hypothese aufgestellt, es komme mit steigendem Blutdruck beim Älterwerden zu einer Hernienbildung der Intima durch schwache Stellen der Media (vgl. Kap. 25).

Akute hypertensive Enzephalopathie

Der Ausdruck *hypertensive Enzephalopathie* wurde erstmals im Jahre 1928 durch Oppenheimer und Fishberg verwendet, um eine Gruppe akuter und gewöhnlich flüchtiger neurologischer Phänomene, die bei Patienten mit erhöhtem systemischen Blutdruck vorkommen, zu beschreiben. Diese Autoren stellten fest, daß das Gehirn von verstorbenen Patienten mit dieser Krankheit bei makroskopischer Untersuchung blaß erschien. Da noch keine mikroskopischen Untersuchungen durchgeführt wurden, führten sie diese Abnormität auf einen ausgeprägten Spasmus der zerebralen Arterien mit nachfolgendem Hirnödem zurück. Die ursprüngliche Bedeutung des Ausdrucks wurde stark verwässert und für allerlei intrakranielle Katastrophen gebraucht, die sich bei Patienten mit persistierender Hypertonie ereigneten. Die Definition eines klar umrissenen Syndroms, das die Möglichkeit multifokaler zerebraler Hämorrhagien und Mikroinfarkte ausschließt, war daher sehr erschwert.

Ätiologie und Pathogenese

Es wird vermutet, daß die zerebralen Folgen der hypertensiven Enzephalopathie auf einen Spasmus von Arterien oder Arteriolen infolge extremer systemischer Blutdrucksteigerungen zurückzuführen sind. Vermutlich nehmen dabei der mittlere arterielle Blutdruck (diastolischer Druck plus halbe Blutdruckamplitude) und der Grad der Druckerhöhung Schlüsselpositionen ein. *Langdauernder* arterieller Hochdruck kann ertragen werden; eine *rasche* Steigerung des Mitteldruckes jedoch auf Werte von 150 mm Hg und darüber können zu einer übermäßigen autoregulatorischen Reaktion der zerebralen Arteriolen führen. Ein diffuser Vasospasmus führt zu einem verminderten Durchfluß durch das kapilläre Strombett sowie zur Mangeldurchblutung der Kapillaren selbst und des Nervengewebes. Das Endergebnis besteht in einem Austritt von Flüssigkeit in den extrazellulären Raum (Hirnödem), einer Ruptur der Kapillaren (petechiale Blutungen) und einer Gewebsnekrose (ischämische Mikroinfarkte). Obwohl es sich um einen generalisierten Prozeß handelt, treten die soeben erwähnten Ereignisse multifokal auf, und es entwickelt sich eine Konstellation neurologischer Ausfallerscheinungen.

Die Enzephalopathie kann Folge einer malignen Hypertonie irgendwelcher Genese oder einer unbehandelten Hypertonie sein, die z. B. durch Hyperaldosteronismus, Glomerulonephritis, ein Phäochromozytom oder eine Eklampsie hervorgerufen wurde, wobei die akute Glomerulonephritis und die Schwangerschaftstoxikose die häufigsten Ursachen darstellen. In letzter Zeit wurden Anzeichen einer hypertensiven Enzephalopathie bei Patienten beobachtet, die antidepressiv mit gewissen Monoaminooxidasehemmern (MAO-Hemmern) behandelt wurden. Bei diesen Patienten wurden die hypertensiven Krisen manchmal durch den Konsum von Tyramin enthaltenden Nahrungsmitteln plötzlich ausgelöst. Alle Käsesorten außer Rahm- und Frischkäse enthalten Tyramin; die höchste Konzentration jedoch (1416 µg/g) wurde im New Yorker Cheddar-Käse gefunden. Viele Bier- und Weinsorten enthalten ziemlich kleine Mengen an Tyramin, Chianti dagegen etwa 25 µg/ml.

Pathologisch-anatomische Befunde

Das Gehirn ist meistens geschwollen und blaß, die Gyri sind abgeflacht und die Sulci obliteriert. Hirndruckzeichen treten auf (Herniation im Tentoriumschlitz und Foramen magnum). An der Hirnoberfläche können Petechien beobachtet werden, und auf Schnitten werden streifenförmige Haemorrhagien und Lakunen sichtbar. Ausgedehnte Infarkte und Haemorrhagien gehören indessen nicht zum Bild einer hypertensiven Enzephalopathie.

Außer der Schwellung und Degeneration von Nervengewebe infolge Ischämie finden sich häufig eine nekrotisierende Arteriolitis und Mikroinfarkte.

Klinische Besonderheiten

Das erste Symptom einer Enzephalopathie besteht gewöhnlich in einem subakuten Beginn mit generalisiertem oder okzipitalem Kopfweh, das allmählich an Intensität zunimmt und in der Regel durch Husten oder Pressen (Valsalva-Manöver) verschlimmert

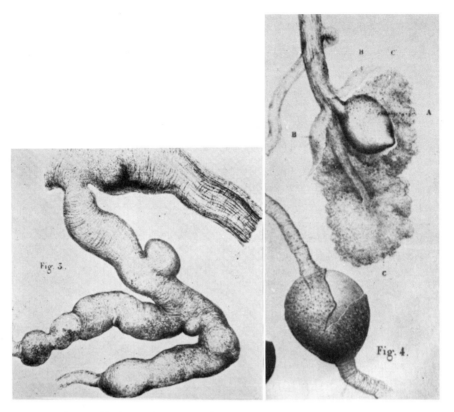

Abb. 19.2. „Miliare" Aneurysmen, dargestellt durch Charcot und Bouchard

wird. Im Gegensatz zum Kopfweh, das auf einer mehr benignen Ursache beruht, soll dasjenige bei Hypertonie angeblich in den frühen Morgenstunden auftreten und kann von Erbrechen begleitet sein. Transitorische Attacken von Blindheit, Paresen, generalisierten oder fokalen Krampfanfällen sind recht häufig. Nach einem unterschiedlich großen Intervall treten Somnolenz, Desorientiertheit, Verwirrtheit, Delirien, Stupor und Koma auf und ergänzen somit die Trias von Kopfweh, Krämpfen und verändertem Bewußtsein.

Bei der körperlichen Untersuchung wird in der Regel ein diastolischer Blutdruck über 120 mm Hg gemessen, und der arterielle Mitteldruck liegt oft bei 150–200 mm Hg. Hingegen kann bei Frauen mit Schwangerschaftstoxikose oder bei Kindern mit akuter Glomerulonephritis auch dann eine Enzephalopathie auftreten, wenn der arterielle Druck nicht mehr als 180 mm Hg systolisch und 110 mm Hg diastolisch beträgt. Ferner liegt die Schwelle für eine hypertensive Enzephalopathie niedriger bei Patienten mit anderen Abnormitäten, die eine diffuse zerebrale Erkrankung zur Folge haben können, wie beispielsweise die Urämie. Bei Untersuchung des Augenfundus findet sich meist eine hypertensive Retinopathie III. oder IV. Grades. Es kommt auch vor, daß im Fundus lediglich ein starker Spasmus der Retinaarteriolen ohne Hämorrhagien, Exsudate oder Papillenödem beobachtet wird. Patienten mit langdauernder Hypertonie werden Zeichen einer Dilatation des linken Ventrikels und häufig einen 3. Herzton (protodiastolischen Galopp) aufweisen, die auf eine beginnende kardiale Dekompensation hinweisen.

Bei der neurologischen Untersuchung im Frühstadium macht der Patient einen verwirrten und oft übererregbaren Eindruck. Die Übererregbarkeit des Nervensystems kann sich in fokalen Zuckungen und Myo-

Tabelle 19.1. Blutdrucksenkende Medikamente zur parenteralen Anwendung bei der Behandlung der hypertensiven Enzephalopathie

Medikamente	Dosierung			Nebenwirkungen
	Intramuskulär[a]	Einzeldosis	Intravenöse Infusion[b]	
Diazoxid (Hypertonalum)		300–600 mg i.v. (Rasche Injektion erforderlich)		Übelkeit Erbrechen Flush Hyperglykämie
Nitroprussid-natrium (Nipruss zur Infusion) (Nipride)			50–100 mg/l	Übelkeit Erbrechen Muskelzuckungen Schwitzen Angstgefühl Thiozyanat-vergiftung
Trimethaphan-camsilat (Arfonad)			1000 mg/l	
Dihydralazin (Nepresol)	12,5–50 mg	12,5 mg[c]		Tachykardie Herzklopfen Flush Kopfschmerzen Erbrechen
Reserpin (Sedaraupin)	1–5 mg			Schläfrigkeit Stupor parkinson-ähnliche Rigidität
Methyldopa (Presinol)		250–500 mg[d]		Schläfrigkeit
Clonidin HCl (Catapresan)	0,15 mg	0,15 mg i.v.[e]		Mundtrockenheit in den ersten Wochen, Müdigkeit

[a] Es muß mit der kleinsten angegebenen Dosis begonnen werden. Nachfolgende Dosen und Intervalle bei der Verabreichung sollten entsprechend der Wirkung auf den Blutdruck angeglichen werden

[b] Es muß mit der Infusion langsam begonnen werden und die Rate entsprechend der Wirkung auf den Blutdruck angepaßt werden. Dauernde Überwachung ist notwendig. Die Konzentration der Lösung kann dem Flüssigkeitsbedarf des Patienten angepaßt werden

[c] Die totale Dosis sollte in einem Flüssigkeitsvolumen von mindestens 20 ml enthalten sein, und die Lösung ist mit einer 20- oder 50-ml-Spritze zu verabreichen. Während der Injektion ist eine fortlaufende Blutdruckkontrolle nötig. Die Injektionsrate darf 0,5 ml/min nicht übersteigen, und die Injektion ist bei Blutdruckabfall häufig zu unterbrechen, um eine Hypotonie zu vermeiden

[d] Verabreicht in 100 ml 5%iger Glucoselösung über eine Zeitspanne von 30–60 min

[e] Verdünnt mit mindestens 10 ml physiol. NaCl-Lösung bei Injektionsdauer von 10 min, nur am liegenden Pat.

Wirkungs-eintritt	Bemerkungen
3–5 min	Schneller Wirkungseintritt und Standarddosis machen dieses zum Medikament der Wahl
sofort	Es bedarf fortlaufender Blutdruck-kontrolle. Thiozyanatspiegel müssen bestimmt werden
i.v. 5–10 min	Wiederholte Dosen führen in der Regel zu Darm- und Blasenatonie
i.m. 30 min i.v. 10 min	Bei akuter Glomerulonephritis und Eklampsie wirksamer als bei essen-tieller Hypertonie. Kontraindiziert bei Herzinsuffizienz und koronarer Herzkrankheit
2–3 Std	Verzögerter Wirkungseintritt und Somnolenz sind die wichtigsten Nachteile
2–3 Std	Gleiche Nachteile wie Reserpin, ist wahrscheinlich weniger wirksam
i.v. sofort	Clonidin wirkt hauptsächlich zen-tral auf Neurone der Medulla oblongata. Kaum orthostatische Nebenwirkungen.

(z.T. aus: R. W. Gifford, Jr., N. G. Richards: Hypertensive encephalopathy: Etiology, pathology, and clinical findings. Curr. Conc. Cerebrovasc. Dis. Stroke 5, 43 (1970), mit freundlicher Genehmigung der American Heart Association, Inc.)

klonien der Extremitäten manifestieren. Das Auftreten einer Hemiparese, Rindenblindheit, Hemianopsie, Aphasie oder anderer fokaler neurologischer Funktionsstörungen ist keine Seltenheit.

Differentialdiagnose

Das Auftreten flüchtiger neurologischer Symptome bei Hochdruckpatienten mit deutlich erhöhtem diastolischem Druck sowie einer Retinopathie III.–IV. Grades sollte den Verdacht auf eine hypertensive Enzephalopathie wecken, zumal dann, wenn als Begleiterscheinungen schwere Kopfschmerzen, Erbrechen, Schläfrigkeit und fokale oder generalisierte Krampfanfälle auftreten. Obwohl das Fehlen von Zeichen einer meningealen Reizung eine Subarachnoidalblutung leicht auszuschließen erlauben, muß an einen Hirninfarkt oder eine abgekapselte intrazerebrale Blutung gedacht werden. Das Fehlen einer Albuminurie, von Harnzylindern oder erhöhtem Kreatinin im Blut trägt dazu bei, eine *urämische Enzephalopathie* auszuschließen.

Bei Patienten ohne Hypertonie-Anamnese ist es manchmal schwierig zu beurteilen, ob ein *Hirntumor* vorliegt oder nicht.

Der Augenfundus gibt jedoch meistens den entscheidenden Aufschluß. Bei Patienten mit hypertensiver Enzephalopathie werden diffus über die Retina verteilte Hämorrhagien und Exsudate sowie ein nur leicht bis mäßig ausgeprägtes Papillenödem beobachtet. Bei Patienten mit einem *Hirntumor* dagegen ist das Papillenödem deutlich ausgeprägt, und die Hämorrhagien und Exsudate beschränken sich auf die peripapilläre Region.

Die hypertensive Enzephalopathie bei einem Kind mit akuter Glomerulonephritis kann fälschlicherweise als *akute Enzephalopathie bei einer Bleivergiftung* interpretiert werden. Die Urinuntersuchung wird bei Vorliegen einer Glomerulonephritis eine Albuminurie, Hämaturie und Harnzylinder ergeben. Andererseits kann eine Enzephalopathie bei Bleivergiftung der hypertensiven Enzephalopathie so täuschend ähnlich sehen, daß manchmal erst der erhöhte Proteingehalt des Liquor cerebrospinalis den Verdacht auf eine Bleiintoxikation weckt. Die basophile Tüpfelung der Erythrozyten und der röntgenologische Nachweis von Bleilinien im Bereich der Epiphysen wird eine Bleiintoxikation ebenfalls aufdecken.

Zuweilen können auch ein *Lupus erythematodes visceralis*, eine *akute Vaskulitis* und ein *akuter Angstzustand* mit labiler Hypertonie eine hypertensive Enzephalopathie vortäuschen.

Das zuverlässigste diagnostische Kriterium ist die Reaktion auf eine Blutdrucksenkung. Ist das klinische Bild durch eine hypertensive Enzephalopathie bedingt, so führt eine angemessene Senkung des Blutdrucks zu einer manchmal dramatischen Besserung mit Verschwinden der Kopfschmerzen, des Erbrechens, der Schläfrigkeit und der neurologischen Ausfallerscheinungen. Tritt keine sofortige Besserung ein, so sollte der Arzt daraus schließen, daß entweder seine Diagnose nicht richtig war oder eine Begleitkomplikation, wie z. B. eine zerebrale Hämorrhagie, eine Urämie oder eine Arzneimittelvergiftung vorliegen.

Laborbefunde

In einer Notfallsituation, d. h. wenn der Zustand des Patienten sich rasch verschlechtert, sollte die Senkung des Blutdrucks vor der ,Durchführung zeitraubender Laboruntersuchungen vorgenommen werden.

Die Zusammensetzung des Liquors ist meistens normal, und der Liquordruck kann entweder normal oder erhöht sein. Elektroenzephalographisch untersuchte Patienten weisen fokale Störungen sowie bilateral synchrone, zum Teil rhythmische scharfe und langsame Wellen auf.

Entsprechende Untersuchungen ergeben häufig eine gleichzeitige kardiale und renale Schädigung. Neuroradiologische Untersuchungen sind u. U. kontraindiziert und sollten den Fällen vorbehalten bleiben, bei denen eine abgekapselte Blutung oder ein Hirntumor klinisch nicht ausgeschlossen werden können. Das Hirnszintigramm wird normale Befunde ergeben.

Krankheitsverlauf

Rezidivierende, spontan abklingende Anfälle von Verwirrtheit, Lethargie und Krampfanfälle werden manchmal bei Patienten mit unbehandelter schwerer Hypertonie beobachtet. Die Prognose hängt letzten Endes nicht so sehr von den anfänglichen neurologischen Symptomen ab, sondern vom Schweregrad der hypertensiven kardialen und renalen Begleiterkrankung und davon, wie weit der Blutdruck unter Kontrolle gebracht werden kann.

Therapie

Die erste therapeutische Maßnahme besteht in einer raschen Blutdrucksenkung auf genügend tiefe Werte, sodaß der Arteriospasmus rückgängig gemacht, jedoch keine zerebrale, myokardiale oder renale Insuffizienz ausgelöst wird. Die Gefahr, daß solche Komplikationen auftreten, ist vor allem bei jenen Patienten groß, bei denen die zerebralen, koronaren und renalen Perfusionsdrucke höheren Werten angepaßt sind. Von den verschiedenen Medikamenten, die eine rasche blutdrucksenkende Wirkung zeigen (vgl. Tabelle 19.1), geben wir Diazoxid den Vorzug, da es ziemlich wenig Nebenwirkungen und eine große Wirksamkeit bei raschem Wirkungseintritt besitzt. Patienten mit einer hypertensiven Enzephalopathie sollten in einer Intensivpflegestation behandelt werden.

Eine Senkung des systemischen Blutdrucks setzt auch den gesteigerten intrakraniellen Druck herab, der somit keiner spezifischen Therapie bedarf. Wiederholte Lumbalpunktionen zwecks Senkung des Liquordrucks sollten nicht durchgeführt werden, da sie eine Einklemmung des Gehirns bewirken können.

Krampfanfälle sollten mit den gebräuchlichen Antikonvulsiva unter Kontrolle gebracht werden (vgl. Kap. 30). Sollte eine Herzinsuffizienz vorliegen, so wird sie auf übliche Weise behandelt.

Ist die akute Krise unter Kontrolle gebracht, dann soll nach der eigentlichen Ursache der Hypertonie des Patienten gesucht werden. Falls keine spezifisch zu behandelnde Ursache gefunden wird, ist eine gut kontrollierte Langzeittherapie mit oralen blutdrucksenkenden Medikamenten indiziert.

Literatur

Allgemeines

Baker, A. B., Resch, J. A., Loewenson, R. B.: Hypertension and cerebral atherosclerosis. Circulation. 39, 701 (1969)

Bock, K. D.: Hochdruck. Stuttgart: Thieme 1969

Cole, F. M., Yates, P. O.: Comparative incidence of cerebrovascular lesions in normotensive and hypertensive patients. Neurology. 18, 255 (1968)

Hänlein, P., Regli, F., Haferkamp, G.: Der lakunäre Hirninfarkt. Beitrag zur Klinik und Pathogenese. Schweiz. med. Wschr. 105, 705 (1975)

Müchler, H. C.: Derzeitiger Stand der Therapie des Hirnödems. Internist. Prax. 15, 557 (1975)

Pickering, G. W.: High Blood Pressure, 2d ed. New York: Grune & Stratton 1968

Zülch, K. J.: Pathological aspects of cerebral accidents in arterial hypertension. Acta neurol. psychiat. belg. 71, 196 (1971)

Status lacunaris

Fisher, C. M.: The arterial lesions underlying lacunes. Acta neuropathol. (Berlin). 12, 1 (1969)

Fisher, C. M.: Lacunes: Small, deep cerebral infarcts. Neurology. 15, 774 (1965)

Fisher, C. M., Caplan, L. R.: Basilar artery branch occlusion: A cause of pontine infarction. Neurology. 21, 900 (1971)

Fisher, C. M., Curry, H. B.: Pure motor hemiplegia of vascular origin, Arch. Neurol. 13, 30 (1965)

Hughes, W.: Origin of lacunes, Lancet. 2, 19 (1965)

Leel Ossy, L.: Die pathomorphologischen Grundlagen der ischämischen zerebrovaskulären Erkrankungen. Samml. Zwangl. Abh. Geb. Psychiat. 45, 39 (1975)

Miliare Aneurysmen

Cole, F. M., Yates, P.: Intracerebral microaneurysms and small cerebrovascular lesions. Brain. 90, 759 (1967)

Akute hypertensive Enzephalopathie

Bock, K. D.: Hochdruck. Stuttgart: Thieme 1969

Cheikhzadeh, A., Thölen, H.: Zur Therapie der hypertensiven Encepahlopathie. Schweiz. Med. Wschr. 93, 697 (1963)

Gifford, R. W., Jr., Richards, N. G.: Hypertensive encephalopathy. I.: Etiology, pathology, and clinical findings. Current Concepts Cerebrovascular Dis. – Stroke. 5, 43 (1970)

Ziegler, D. K., Zosa, A., Zileli, T.: Hypertensive encephalopathy. Arch. Neurol. 12, 472 (1965)

Ätiologie und Pathogenese

Bercovici, J. P., Collin de l'Hortet, G.: Hypertension and the pill. Lancet. 2, 1300 (1969)

Byrom, F. B.: The Hypertensive Vascular Crisis, London: William Heinemann 1969

Byrom, F. B.: Vascular lesions in malignant hypertension. Lancet. 2, 495 (1969)

'Leading article: Pressor attacks during treatment with monoamine-oxidase inhibitors. Lancet. 1, 945 (1965)

Meyer, J. S., Waltz, A. G., Gotoh, F.: Pathogenesis of cerebral vasospasm in hypertensive encephalopathy: I. Effects of acute increases in intraluminal blood pressure on pial blood flow; II. The nature of increased irritability of smooth muscle of pial arterioles in renal hypertension. Neurology. 10, 735 and 10, 859 (1960)

Pathologisch-anatomische Befunde

Adachi, M., Rosenblum, W. I., Feigin, I.: Hypertensive disease and cerebral edema. J. Neurol. Neurosurg. Psychiat. 29, 451 (1966)

Kung, P. C., Lee, J. C., Bakay, L.: Electron microscopic study of experimental acute hypertensive encephalopathy. Acta neuropath. (Berlin). 10, 263 (1968)

Leel Ossy, L.: Die pathomorphologischen Grundlagen der ischämischen zerebrovaskulären Erkrankungen. Samml. Zwangl. Abh. Geb. Psychiat. 45, 39 (1975)

Klinische Merkmale

Freis, E. D.: Hypertensive crisis. J.A.M.A. 208, 338 (1969)

Hänlein, P., Regli, F., Haferkamp, G.: Der lakunäre Hirninfarkt. Beitrag zur Klinik und Pathogenese. Schweiz. med. Wschr. 105, 705 (1975)

Jellinek, E. H., Painter, M., Prineas, J., Russell, R. R.: Hypertensive encephalopathy with cortical disorders of vision. Quart. J. Med. 33, 239 (1964)

Rosenberg, R. S., Mitchell, A. M., Lester, H. A.: Transient visual cortical defects associated with paroxysmal hypertension; in patients with traumatic spinal cord transections. Arch. Ophthalmol. 81, 325 (1969)

Differentialdiagnose

Cameron, S. J., Doig, A.: Cerebellar tumours presenting with clinical features of phaeochromocytoma. Lancet. 1, 492 (1970)

Thomas, J. E., Rooke, E. D., Kvale, W. F.: The neurologist's experience with pheochromocytoma: A review of 100 cases. J.A.M.A. 197, 754 (1966)

Laborbefunde

Ananthachari, M. D., Saroja, D.: Relationship between cerebrospinal fluid and blood pressure in hypertensive patients. J. Indian Med. Assoc. 52, 20 (1969)

Therapie

Cheikhzadeh, A., Thölen, H.: Zur Therapie der hypertensiven Encephalopathie. Schweiz. Med. Wschr. 93, 697 (1963)

Freis, E. D.: The chemotherapy of hypertension. J.A.M.A. 218, 1009 (1971)

Gifford, R. W., Jr., Richards, R. G.: Hypertensive encephalopathy. Part II: Differentialdiagnosis and treatment. Current Concepts Cerebrovascular Dis. – Stroke. 5, 47 (1970)

Moser, M.: Treatment of "hypertensive encephalopathy" (accelarated hypertension), Part II. Am. Heart J. 77, 704 (1969)

Müchler, H. C.: Derzeitiger Stand der Therapie des Hirnödems. Internist. Prax. 15, 557 (1975)

Reulen, H. J., Schürmann, K.: Steroids and Brain Edema. Heidelberg: Springer 1972

VA Cooperative Study Group on Antihypertensive Agents: Effects of treatment of morbidity in hypertension. Results in patients with diastolic blood pressures averaging 115 through 129 mm Hg. J.A.M.A. 202, 1028 (1967)

Zusätzliche Angaben

Fang, H. C. H.: Lacunar infarction: A clinico-pathologic correlation study. J. Neuropathol. Exptl. Neurol. 31, 212 (1972)

Finnerty, F. A., Jr.: Hypertensive encephalopathy. Am. J. Med. 52, 672 (1972)

Kirschmeyer, W., Larsen, J., Gröschl, A.: Aneurysma dissecans mit akuter Aortenisthmusstenose und nachfolgender intrazerebraler Massenblutung. Med. Welt. 27, 1138 (1976)

Skinhøf, E., Strandgaard, S.: Pathogenesis of hypertensive encephalopathy. Lancet. 1, 461 (1973)

20. Kapitel

Zerebro-vaskuläre Manifestationen der Syphilis

„Der Herr mag uns unsere Sünden vergeben, das Nervensystem jedoch niemals."

William James

„Wer den Göttern dient, stirbt jung – Venus, Bacchus und Vulcanus senden im siebten Lebensjahrzehnt keine Rechnungen mehr."

Sir William Osler

Noch vor 40 Jahren lag die Syphilis in den USA als Todesursache an vierter Stelle und gehörte zu den wichtigsten Formen zerebro-vaskulärer Erkrankungen. Obwohl Penicillin deren Morbidität und Mortalität stark herabgesetzt hat, ist diese Krankheit immer noch das größte sozialmedizinische Problem vieler Länder, in denen sie eine Häufigkeit von nahezu 25% der Bevölkerung erreicht. In den letzten Jahren ist die Zahl der Syphilis-kranken in den USA angestiegen. Zu den verantwortlichen Faktoren zählen in erster Linie der ausgedehnte Reiseverkehr, der die Erfassung von Kontaktpersonen erschwert, ferner die wachsende Promiskuität und ungenügende Therapie, insofern als die Krankheit im Anfangsstadium unterdrückt und die Erreger dabei nicht vernichtet werden.

In diesem Kapitel werden lediglich Manifestationen der Syphilis im Zentralnervensystem besprochen, da es sich um eine der wenigen zerebro-vaskulären Erkrankungen handelt, die durch medikamentöse Therapie geheilt werden können.

Wichtigste Bedingung für einen therapeutischen Erfolg ist die Früherkennung der Infektion, und erste Voraussetzung dafür wiederum ist die Kenntnis der mannigfaltigen klinischen Erscheinungsformen, hinter denen *Treponema pallidum* sich verstecken kann.

Ätiologie und Pathogenese

Seit Jahrhunderten schon weiß man, daß in der Regel etwa 4–6 Wochen nach dem syphilitischen Primäraffekt generalisierte Haut- und Schleimhauteruptionen auftreten. Danach folgt eine asymptomatische Periode von 5–15 Jahren Dauer, bevor tertiäre Manifestationen mit kardiovaskulärer Beteiligung oder einer solchen des Nervensystems in Erscheinung treten.

Im Jahre 1905 isolierte Schaudinn *Treponema pallidum* aus einem Primäraffekt; einige Jahre später wies Noguchi die gleichen Organismen in Gehirnen von Patienten mit progressiver Paralyse nach. Im Verlaufe der folgenden Jahre erfüllte sich Kochs Postulat, und Epidemiologie und Verlauf dieser Krankheit wurden außerordentlich gut dokumentiert.

Nach Kontakt mit einer Person, die exsudative Syphilide aufweist, oder mit kontaminiertem Blut bzw. Instrumentarium dringen die Erreger durch die intakte Haut oder Schleimhaut ein, bilden ein erhabenes Ulkus (den Schanker) und führen zu einer regionalen Lymphadenitis. Als nächstes kommt es zu einer hämatogenen Streuung der Spirochäten und innerhalb von 4 Wochen zu Eruptionen der Haut und Schleimhäute (sekundäre Syphilis). Gleichzeitig siedeln sich die Erreger in verschiedenen Organen an, so auch in der Aorta, im Gehirn und in den Meningen. Dabei rufen sie manchmal akute Entzündungserscheinungen, wie z. B. die syphilitische Meningitis, hervor. Sobald sie einmal vollständig ausgebildet sind, klingen das Exanthem und andere Sekundärerscheinungen innerhalb von ungefähr 3 Wochen wieder ab. Es folgt nun eine asymptomatische Periode von 5–15 Jahren Dauer, bis das dritte Stadium beginnt. Während der Latenzzeit weisen lediglich die genaue Anamnese, die Schankernarbe und positive serologische Reaktionen im Blut bzw. Liquor auf eine Syphilis hin. Obwohl die Spirochäten in jedem Stadium durch richtige Therapie ausgerottet werden können, kann die tertiäre Syphilis Gehirn und Herz in irreversibler Weise schädigen, so daß der Patient trotz seiner „Kur" zum Krüppel wird oder stirbt. Folglich sollte die Syphilis unbedingt in ihren ersten beiden Stadien erkannt und behandelt werden.

Pathologisch-anatomische Befunde

Von den verschiedenen tertiären Manifestationen der Syphilis wird die meningo-vaskuläre Erscheinungsform am ehesten mit anderen zerebro-vaskulären Erkrankungen verwechselt. Aus diesem Grunde beschränkt sich unsere Beschreibung pathologischer Befunde auf diese Krankheitsform. Die Leptomeningen und Blutgefäße von Gehirn und Rückenmark sind zwar gleichzeitig, bei den einzelnen Patienten jedoch in unterschiedlichem Ausmaß befallen.

Wenn in erster Linie die Meningen am Krankheitsprozeß beteiligt sind, kommt es in der Umgebung der Arterien und Hirnnerven an der Hirnbasis zu einer diffusen Leptomeningitis leichten Grades, dann u. U. zu einer Konstriktion derselben und zu einer Obliteration des Subarachnoidalraumes. In späteren Stadien können Organisation und Fibrose des Exsudates zum Verschluß der Luschka- und Magendie-Foramina und zu einem Hydrocephalus internus führen. Gelegentlich greift der Adhäsionsprozeß auf die Hirnkonvexität über, insbesondere auf die frontalen und parietalen Regionen.

Sind vor allem die Gefäße von der Erkrankung betroffen, so findet sich eine umschriebene segmentale Verdickung der Karotis, des vertebro-basilären Systems, des Circulus arteriosus cerebri (Willisii) und der kortikalen Venen. Die histologische Untersuchung ergibt eine Intimaproliferation mit Endarteriitis obliterans und Infiltration mit Rundzellen in den äußeren Schichten der Arterie. Die kleineren Arterien zeigen ein histologisch ähnliches Bild, wobei die sie umgebende leptomeningeale Reaktion in ihrem Ausmaß variieren kann. Ist das Lumen eines dieser Gefäße durch einen Thrombus eingeengt oder obliteriert, so kommt es im entsprechenden Versorgungsgebiet zu einem Hirninfarkt. In anderen Gebieten werden vor allem perivaskuläre Lymphozytenansammlungen und lokale Hirnschwellung beobachtet. Außer in einer großen Arterie, beispielsweise in der A. basilaris, verursacht die Syphilis selten – wenn überhaupt – ein intrakranielles Aneurysma.

Klinische Besonderheiten

Die klinischen Besonderheiten der Neurolues sind je nach Lokalisation und Grad der vaskulären Beteiligung verschieden und werden in der folgenden Übersicht dargestellt:

I Erstes Stadium: keine neurologischen Befunde
II Zweites Stadium: syphilitische Meningitis (selten)

III Drittes Stadium:

  A Extrakraniell:
    1. aorto-zervikales Syndrom (Aneurysma und/oder Endarteriitis)

  B Intrakraniell:
    1. die meningo-vaskuläre Form (der Infarkt)
    2. die paretische Form (die progressive Paralyse)
    3. die gummöse Form
    4. die Optikusatrophie

Das *aorto-zervikale Syndrom* unterscheidet sich – abgesehen von der Aneurysmabildung und luetischen Herzklappenentzündung – nicht wesentlich von demjenigen einer aorto-kranialen Arteriosklerose. Die neurologischen Symptome sind ähnlich wie bei einer Erkrankung der Karotis oder des vertebro-basilären Systems.

Die *meningo-vaskuläre Syphilis* manifestiert sich als Früh- und als Spätform. Der frühe Typus (die syphilitische Meningitis) tritt gewöhnlich 3–6 Wochen nach dem Primäraffekt in Erscheinung. Der Patient zeigt Fieber, starke Kopfschmerzen, Erbrechen, Photophobie und Nackensteifigkeit. Somnolenz, Delirien, Psychosen und fokale Symptome wie Hemiplegien, Krampfanfälle, Aphasie und Lähmung von Hirnnerven können einzeln oder gruppiert auftreten. Zuweilen ist der intrakranielle Druck erhöht, und es entwickelt sich ein Papillenödem. Die Krankheitssysmptome kommen zum Stillstand; die akute Meningitis muß jedoch behandelt werden, sobald deren Ursache erkannt wird.

Die Spätform der meningo-vaskulären Syphilis versteckt sich hinter so vielen Erscheinungsformen, daß sie als „der große Mime" bekannt ist. Die Endarteriitis kann jede aorto-kraniale Arterie befallen, beschränkt sich jedoch meistens auf die intrazerebralen, in die Hirnsubstanz eindringenden Arterien. Daselbst ruft sie Zeichen einer fokalen zerebralen Insuffizienz oder eines Infarktes hervor, wobei die Manifestationsformen von der jeweils betroffenen Arterie abhängen.

Die chronische basiläre Meningitis leichten Grades macht keine Zeichen einer meningitischen Reizung und kann so heimtückisch verlaufen, daß sich eine langdauernde Meningitis erst in einer Beteiligung der Hirnnerven, einem Hydrozephalus infolge Verschluß der subarachnoidalen Abflußwege oder in einem Gefäßverschluß manifestiert. Diese Arachnoiditis befällt manchmal das Gebiet um das Foramen magnum und das zervikale Rückenmark und verursacht somit eine spastische Paraparese.

Die *paretische Form* (*die progressive Paralyse*) tritt auf, wenn sich die Spirochäten im Hirnparenchym selbst angesiedelt haben. Das übliche Krankheitsbild besteht in einer langsam fortschreitenden Demenz und schleichend beginnenden Psychose. Bei etwa 10% der Fälle manifestiert sich die Erkrankung in Krampfanfällen oder plötzlichen fokalen neurologischen Ausfallerscheinungen. Bei der Untersuchung finden sich u. U. ein Abbau der intellektuellen Fähigkeiten, Wahnvorstellungen und Halluzinationen oder alle drei Symptome gleichzeitig. Zuweilen kann ein perioraler Tremor, der als charakteristisches Zeichen für die *progressive Paralyse* gilt, der einzige Anhaltspunkt für das Vorliegen einer Neurosyphilis sein. Die Pupillen können normal auf Licht reagieren, sie sind jedoch infolge Mitbeteiligung des Westphal-Edinger-Kerngebietes in den meisten Fällen verschieden groß, entrundet und reagieren träge auf Licht.

Differentialdiagnose

Die Syphilis des Zentralnervensystems muß in ihrer klinischen Erscheinungsform von der Meningitis, von vaskulären Verschlußkrankheiten, Epilepsien, Hirntumoren und verschiedenen psychiatrischen Krankheitsbildern differentialdiagnostisch abgegrenzt werden. Bei der meningo-vaskulären Syphilis finden sich die Pupillenbefunde in all ihren Variationen, d. h. angefangen bei normalen bis hin zu den klassischen Argyll-Robertson-Pupillen (bilateral entrundete, enge Pupillen, die auf Akkommodation, aber nicht auf Licht und nur schwach auf Atropin reagieren). Echte Argyll-Robertson-Pupillen kommen bei der progressiven Paralyse ziemlich häufig vor, seltener dagegen bei der meningo-vaskulären Syphilis. Ihr Vorhandensein ist jedoch fast pathognomonisch für eine Neurolues.

Laborbefunde

Positive serologische Reaktionen auf Syphilis sind nicht unbedingt beweisend dafür, daß der Patient an dieser Krankheit leidet, oder daß sie die Ursache seiner neurologischen Ausfallerscheinungen ist. Sowohl Autoimmunkrankheiten des Gefäßsystems als auch eine behandelte Syphilis können eine Seroreaktion hervorrufen. Durch eine Untersuchung auf antinukleäre Antikörper können diese beiden Krankheitsbilder voneinander unterschieden werden.

Andererseits sind positive Liquorreaktionen praktisch pathognomonisch für eine sowohl floride als auch latente Neurolues. Eine erhöhte Zellzahl ist typisch für die akute Erkrankung und eine antisyphilitische Therapie ist unbedingt angezeigt. *Da 10–15% der Patienten mit einer akuten Neurolues negative Serumreaktionen aufweisen, muß der Liquor cerebrospinalis bei allen neurologischen Erkrankungsfällen, bei denen eine Syphilis auch nur entfernt als Ursache in Betracht kommt, untersucht werden.*

Bei Patienten mit einer floriden Neurolues finden sich im Liquor üblicherweise normale Druckverhältnisse, 10–1000 Lymphozyten und darüber; das Gesamteiweiß und die Globuline sind erhöht, die Goldsol- und Mastixkurven zeigen eine typische pathologische Konfiguration. Unter Therapie verschwinden die Zellen innerhalb von 6 Wochen, und der Eiweißgehalt geht nach Ablauf von 6 Monaten wieder auf normale Werte zurück, obwohl dieser gelegentlich noch für die Dauer von 2 Jahren nach Abheilung der Infektion erhöht bleiben kann. Die Globulinvermehrung dagegen persistiert oft noch

über mehrere Jahre; im Verlaufe dieses Intervalls nehmen die Titer quantitativer serologischer Tests gewöhnlich langsam ab.

Patienten mit „ausgebrannter" Syphilis können sowohl positive als auch negative serologische Reaktionen von Blut und Liquor aufweisen. Sind diese Reaktionen negativ, so werden lediglich der *Treponema-pallidum*-Immobilisationstest, die Komplementbindungsreaktion und der Fluoreszenz-Antikörper-Absorptionstest den Beweis für das Vorliegen einer Neurolues liefern.

Krankheitsverlauf

Funktionsausfälle infolge meningo-vaskulärer Syphilis bilden sich manchmal spontan zurück. Sie führen jedoch auch zu anfallsweisen reversiblen neurologischen Ausfallerscheinungen, die zum Teil auf einer akuten Endarteriitis mit perivaskulärer Enzephalitis und möglicherweise mit Hirnödem beruhen. Da diese Ereignisse spontan nachlassen können, treten weitere Anfälle u. U. nicht eher wieder auf, als durch Obliteration einer Arterie ein Infarkt verursacht wird. Die dann auftretenden Befunde hängen davon ab, welches Gefäß betroffen wurde. Eine Abnahme der intellektuellen Fähigkeiten kommt hier viel weniger prägnant zum Ausdruck als bei der progressiven Paralyse.

Patienten mit meningo-vaskulärer Syphilis sprechen oft recht gut auf eine antisyphilitische Therapie an, und die Krankheit kann dadurch in ihrem Verlauf aufgehalten oder sogar gebessert werden. Langdauernde Beschwerden, wie beispielsweise Kopfschmerzen und Konvulsionen, sind häufig vorkommende Residualerscheinungen und werden durch die Therapie kaum beeinflußt.

Die progressive Paralyse beginnt meistens auf heimtückische Art und Weise und führt bei den meisten unbehandelten Patienten zu psychischen Manifestationen, Demenz und Krampfanfällen. Durch eine Therapie kann die Störung in ihrer Progredienz aufgehalten werden; wird die Erkrankung nicht frühzeitig erkannt, so ist die bleibende Schädigung jedoch beträchtlich, und viele Patienten beenden ihre Tage in einer psychiatrischen Klinik.

Neuerdings verstärkt sich der Verdacht, daß die Neurosyphilis progredient verläuft, trotz Normalisierung der Zusammensetzung des Liquor cerebrospinalis durch die Penicillintherapie. Einige Autoren sind der Ansicht, daß die Spirochäten gegebenenfalls in abgeschlossenen Räumen – beispielsweise in den Augenvorderkammern und innerhalb des Hirnparenchyms – lebensfähig bleiben.

Therapie

Die gebräuchlichste Behandlungsmethode für alle Formen florider Syphilis besteht in der Applikation von Depot-Penicillin. Es werden insgesamt fünf intramuskuläre Injektionen mit je 2,4 Millionen E Benzyl-Penicillin in wöchentlichen Intervallen verabreicht.

Ebenso wirksam ist ein Breitspektrumantibiotikum, beispielsweise Tetracyclin, das in einer Dosis von 500 mg 4× täglich während 20 Tagen gegeben wird. Es kann bei Patienten verordnet werden, die auf Penicillin überempfindlich reagieren oder resistent sind.

Die schlimmste Nebenerscheinung dieser Therapie besteht in der selten auftretenden Jarisch-Herxheimer-Reaktion, die innerhalb von 24 Stunden nach der ersten Antibiotikagabe mit hohem Fieber, einem Erregungszustand und zuweilen mit Krampfanfällen beginnt und selten länger als 1 Tag dauert. Es wurde die Ansicht vertreten, eine Vorbehandlung mit Jodiden oder Wismut bzw. eine niedrige Initialdosis Penicillin könne diese manchmal ernste Komplikation verhindern. Generell wird jedoch angenommen, daß man die Herxheimersche Reaktion auf wirksame Weise weder voraussehen, noch ihr vorbeugen kann. Sollte sie auftreten, dann muß sie symptomatisch behandelt werden.

Literatur

Allgemeines

Brown, W. J., Donohue, J. F., Axnick, N. W., Blount, J. H., Ewen, N. H., Jones, O. G.: Syphilis and Other Venereal Diseases, Cambridge, Mass.: Harvard University Press (1970)

Dewhurst, K.: The neurosyphilitic psychoses today. A survey of 91 cases. Brit. J. Psychiat. *115*, 31, (1969)

Rockwell, D. H., Yobs, A. R., More, M. B., Jr.: The Tuskegee study of untreated syphilis: The 30th year of observation. Arch. Internal. Med. *114*, 792 (1964)

Thomas, E. W.: Some aspects of neurosyphilis. Med. Clin. N. Am. *48* (3), 699 (1964)

Klinische Besonderheiten

Wetherill, J. H., Webb, H. E., Catterall, R. D.: Syphilis presenting as an acute neurological illness. Brit. Med. J. *1*, 1157 (1965)

Differentialdiagnose

Galbraith, A. J., Meyer, A.: Lissauer's dementia paralytica: Contribution to the study of its diagnosis and pathogenesis. J. Neurol. Neurosurg. Psychiat. *5*, 22 (1942)

Laborbefunde

Dewhurst, K.: Atypical serology in neurosyphylis. J. Neurol. Neurosurg. Psychiat. *31*, 496 (1968)

Mackey, D. M., Price, E. V., Knox, J. M., Scotti, A.: Specificity of the FTA-ABS test for syphilis: An evaluation. J.A.M.A. 207, 1683 (1969)

Smith, J. L.: The false-negative Treponema pallidum immobilization test in syphilis. Pseudobiologic false-positive syndrome. J.A.M.A. *199*, 128 (1967)

Krankheitsverlauf

Dowzenko, A., Krysztofiak, B.: Relapses in the cerebrospinal fluid and acquired resistance to penicillin in cases of neurosyphilis. J. Neurol. Sci. *2*, 197 (1965)

Wilner, E., Brody, J. A.: Prognosis of general paresis after treatment. Lancet. *2*, 1370 (1968)

Therapie

Fiumara, N. J.: The treatment of syphilis. New Engl. J. Med. *270*, 1185 (1964)

Zusätzliche Angaben

Ch'ien, L., Hathaway, B. M., Israel, C. W.: Seronegative dementia paralytica: Report of case. J. Neurol. Neurosurg. Psychiat. *33*, 376 (1970)

Hooshmand, H., Escobar, M. R., Kopf, S. W.: Neurosyphilis. A study of 241 patients. J.A.M.A. *219*, 726 (1972)

Konstant, G. H.: Familial chronic biologic false-positive seroreactions for syphilis. Report of two families one with three generations affected. J.A.M.A. *219*, 45 (1972)

Sparling, P. F.: Diagnosis and treatment of syphilis. New Engl. J. Med. *284*, 642 (1971)

21. Kapitel

Erkrankungen der intrakraniellen Venen und venösen Sinus

„Je größer die Unwissenheit, um so größer der Dogmatismus"

Sir William Osler

Erkrankungen der intrakraniellen Venen und venösen Sinus rufen Symptome hervor, wenn sie das Venenlumen verschließen oder im umgebenden Hirnparenchym eine Entzündung verursachen. Weitaus am häufigsten kommt es infolge Dehydratation, Sichelzellanämie, Infektion oder postpartaler Thrombophlebitis zu einem thrombotischen Verschluß. In jüngster Zeit wurden orale Antikonzeptiva für gewisse Thrombosen verantwortlich gemacht. Weniger häufig wird ein Venenverschluß durch primäres oder metastatisches Tumormaterial verursacht.

Kortikale Thrombophlebitis

Pathogenese

Das Venenlumen kann durch einen septischen oder sterilen Thrombus stenosiert oder verschlossen sein. Obwohl eine Infektionsquelle auch in erheblicher Entfernung vom Gehirn liegen kann, z. B. im Thorax- oder Bauchraum, stammt die Infektion doch meistens aus dem Mittelohr, den Lufträumen des Mastoids und den paranasalen Sinus. Diese Strukturen sind mit den intrakraniellen Venen so verbunden, daß die Ausbreitung einer Infektion bis zum Gehirn von jeder oben erwähnten Lokalisation aus möglich ist.

Die zahlreichen anastomotischen Verbindungen der oberflächlichen Venen und das Fehlen von Klappen erlauben eine fast sofortige Umleitung von Blut aus einem Gebiet in ein anderes. Diese venösen Anastomosen verfügen über ein so beträchtliches Potential, daß sich ein Hirninfarkt experimentell durch Okklusion zerebraler Venen oder Sinus nur außerordentlich schwer auslösen läßt. Eventuell auftretende Ausfallerscheinungen werden sich dank der Rekanalisation der Vene und der Ausbildung von Kollateralen sehr rasch zurückbilden.

Pathologisch-anatomische Befunde

Bei der Autopsie sind die betroffenen Venen thrombosiert. Das darunterliegende Hirnparenchym kann ödematös und das durch die thrombosierte Vene normalerweise drainierte Gebiet hämorrhagisch infarziert sein. Ein Infarkt nach Verschluß einer Vene zieht in der Regel die Hirnrinde und die benachbarte weiße Substanz in Mitleidenschaft und ist hämorrhagischer Natur, ganz im Gegensatz zu einem Infarkt nach Verschluß einer Arterie, der üblicherweise keilförmig und ischämisch ist. Kommt eine Infektion hinzu, so können Zeichen einer Leptomeningitis oder eines Abszesses auftreten.

Klinische Besonderheiten

Ist die obere Gruppe der Vv. superficiales betroffen, so werden kontralaterale fokale motorische oder sensible Anfälle vor allem der unteren Extremität beobachtet. Eine zentrale Fazialisparese, fokale epileptische Anfälle des Gesichtes und eine Aphasie treten bei einem Verschluß der mittleren zerebralen Gruppe auf. Ein Verschluß der unteren Gruppe nimmt seinen Ausgang in der Regel im Mittelohr, breitet sich via Vv. emissariae zu den Vv. superficiales des Temporallappens aus und manifestiert sich in Temporallappenanfällen. Hirndruckzeichen treten erst dann auf, wenn einer der Sinus sagittales vom Krankheitsprozeß erfaßt wird, oder sich ein schweres Hirnödem entwickelt.

Differentialdiagnose

Das akute Auftreten von Kopfschmerzen, fokalen epileptischen Anfällen oder Paresen bei einem Patienten mit Sinusitis oder Otitis media sollte den Arzt an die Möglichkeit einer venösen zerebralen Thrombose, einer Meningitis oder eines intrakraniellen Abszesses denken lassen. Fokale Symptome zusammen mit starken Kopfschmerzen oder Stupor weisen auf einen Abszeß hin. Fehlen bei einem Patienten mit hohem Fieber und Meningismus die fokalen Symptome, so handelt es sich eher um eine Meningitis. Die venöse zerebrale Thrombose kann jedoch alle soeben beschriebenen Symptome machen, und zuweilen können allein anhand klinischer Befunde keine differentialdiagnostischen Schlüsse gezogen werden.

Bei Patienten ohne erkennbare prädisponierende Ursache kann sich die Abgrenzung einer Venenthrombose von einem arteriellen Verschluß schwierig gestalten. Eine im Bein stärker als im Arm ausgeprägte Schwäche ist entweder ein Hinweis auf einen Prozeß in der A. cerebri anterior oder in der oberen zerebralen Venengruppe. Für letztere soll eine „plastische" Rigidität charakteristisch sein; außerdem sind die motorischen und sensiblen Störungen von Stunde zu Stunde und von

Tag zu Tag erheblichen Schwankungen unterworfen. Fokale Krampfanfälle kommen ebenfalls eher bei venösen als bei arteriellen Erkrankungen vor. Vielfach tritt innerhalb weniger Tage eine praktisch vollständige Remission ein; selbst bei Patienten mit schweren Lähmungserscheinungen ist eine vollständige Genesung nach Wochen oder Monaten möglich.

Verschlußkrankheiten der Sinus durales

Thrombose des Sinus sagittalis superior

Hierbei handelt es sich um den am häufigsten verschlossenen Sinus. Zu den üblichen Ursachen zählen die Dehydratation im Kindesalter, das Schädel-Hirn-Trauma und das Weiterwachsen eines Thrombus bei einer kortikalen Thrombophlebitis oder bei einer solchen des Sinus transversus. Der Verschluß kann gelegentlich asymptomatisch bleiben, wenn die vordersten Sinusabschnitte obstruiert sind; ist jedoch die parieto-okzipitale Region betroffen, so können schwerwiegende Ausfallerscheinungen die Folge sein. Da dieser Sinus sowohl Liquor cerebrospinalis als auch venöses Blut ableitet, kann ein Verschluß zu Hirndruck mit Kopfschmerzen, Erbrechen, Somnolenz und Diplopie infolge Abduzensparese führen. Die Entwicklung eines Papillenödems mit Retinablutungen ist möglich.

Ein Verschluß des Sinus an bzw. nach der Einmündung der Roland-Venen dehnt sich häufig so weit aus, daß die kortikalen Venen beidseits in Mitleidenschaft gezogen werden. Aus der schlaffen Paraparese entwickelt sich später eine schwere Spastizität. Eine Beteiligung von Venen, welche die Parietallappen drainieren, wird kontralaterale sensible Ausfallerscheinungen – in erster Linie des Beines – zur Folge haben. Bei Beteiligung des Armes ist der proximale Sinusabschnitt am stärksten betroffen, da das zugehörige sensible Rindengebiet näher am Sinus sagittalis superior liegt. Es können fokale epileptische

Anfälle und Lähmungen auftreten sowie eine Harn- und Stuhlinkontinenz als Folge einer Funktionsstörung der Parietallappen.

Thrombose des Sinus transversus

Als häufigste Ursachen dieser Läsion kommen die Mastoiditis und die Otitis media in Frage. Der Verschluß an sich macht in der Regel noch keine Symptome. Es kommt zu einem progredienten Hirnödem bei Patienten mit kongenitalen Anomalien des Confluens sinuum oder des gegenüberliegenden Sinus transversus bzw. bei denjenigen, bei denen der sich ausdehnende Thrombus schließlich auf den Sinus sagittalis superior oder den gegenüberliegenden Sinus transversus übergreift.

In vereinzelten Fällen wächst der Thrombus nach kaudalwärts weiter und erfaßt so den Bulbus cranialis der V. jugularis interna. Die Folge davon ist eine Kompression und Funktionsstörung des IX., X. und XI. Hirnnerven (Foramen jugulare-Syndrom).

Thrombose des Sinus petrosus inferior

Diese findet sich häufig als Begleiterscheinung einer Infektion des Mittelohres. Der N. abducens überquert die Felsenbeinpyramide im Canalis Dorelli und wird durch den erweiterten und thrombosierten Sinus so geschädigt, daß es zu einer homolateralen Abduzensparese und zu Gesichtsschmerzen (Gradenigo-Syndrom) kommt.

Thrombose des Sinus petrosus superior

Diese Thrombose entsteht durch Ausbreitung einer Mittelohrinfektion durch das dünne Tegmen tympani oder durch Weiterwachsen eines Thrombus im Sinus cavernosus oder im Sinus petrosus inferior. Homolaterale Gesichtsschmerzen sind wegen der engen Nachbarschaft mit dem Gasserschen Ganglion keine Seltenheit. Eine Thrombophlebitis kann sich ausbreiten, auf die Venen des Temporallappens übergreifen und zu lokaler Narbenbildung führen. Diese wiederum kann später zu einem epileptogenen Fokus werden.

Thrombose des Sinus cavernosus

Meistens ist eine periorale bzw. an der Nasenöffnung oder in der Stirnhöhle lokalisierte Infektion die Ursache einer Thrombophlebitis des Sinus cavernosus. Sie beginnt in der Regel ganz foudroyant. Liegt die Infektionsquelle jedoch in der Orbita oder im Pharynx, so kann die Thrombose ein subakutes und heimtückisches klinisches Krankheitsbild machen. Kopfschmerzen, hohes Fieber, toxisches Aussehen, einseitiger Exophthalmus, injizierte Konjunktiven und Chemosis gehören immer zum Krankheitsbild. Eine Beteiligung des N. trigeminus verursacht Gesichtsschmerzen. Auf einer Seite ist die Pupille oft starr und weit und die Sehkraft beeinträchtigt. Ophthalmoskopisch findet sich ein Papillenödem mit Hämorrhagien, da die Vv. ophthalmicae am Krankheitsprozeß beteiligt sind. Wenig später kann auch das andere Auge befallen werden. Im Gegensatz zur karotiko-kavernösen Fistel verursacht eine Thrombose des Sinus cavernosus höchst selten ein Geräusch über dem Auge. Zuweilen führt eine Thrombose von Venen, welche die Hypophyse drainieren, zu einer Nekrose der Hypophyse und zu Hypophysenunterfunktion.

Thrombose des Galen-Systems

Eine Thrombose dieser Art kann den Patienten ganz plötzlich in ein Koma versetzen, das mit Dezerebrationsstarre, Hyperpyrexie, Tachykardie sowie Tachypnoe einhergeht und zum Tode führt. Vereinzelt überlebende Patienten zeigen das klinische Bild einer bilateralen Choreoathetose, da das Gebiet der Stammganglien infarziert ist. Am häufigsten werden Geburtstraumen und neonatale Infektionen für diese Thrombose verantwortlich gemacht.

Laborbefunde

Laboruntersuchungen ergeben bei Patienten mit kortikaler Thrombophlebitis oder Thrombose eines Sinus duralis praktisch identische Resultate. Meistens hat der Patient Fieber und eine Leukozytose. Besonders bei Negern sollte nach Sichelzellen gesucht und eine Hämoglobinelektrophorese durchgeführt werden.

Lumbalpunktion

Manometrische Untersuchungen. Der initiale Druck kann entweder normal oder erhöht sein. Es gilt in der Neurologie als ungeschriebenes Gesetz, daß bei Verdacht auf einen intrakraniellen Prozeß die V. jugularis niemals komprimiert werden sollte; dies deswegen, weil der Test keine Information von Bedeutung vermittelt und durch den dabei plötzlich ansteigenden venösen Druck eine akute Herniation durch den Tentoriumschlitz oder das Foramen magnum auslösen kann. Die wohl einzige Ausnahme von dieser Regel ist der Verdacht auf eine Thrombose des Sinus transversus. In diesem Fall wird die V. jugularis zunächst auf der einen, dann auf der anderen Seite komprimiert. Bei Verschluß eines Sinus ist es möglich, daß der normalerweise auftretende Druckanstieg und -abfall des Liquor cerebrospinalis auf der betreffenden Seite ausbleibt. Liegt eine Anomalie des Sinus transversus bzw. des Confluens sinuum vor, oder handelt es sich um einen unvollständigen thrombotischen Venenverschluß, so können die Untersuchungsergebnisse irreführend sein.

Bei einer aseptischen Thrombose kommen in der Regel vereinzelte Zellen und erhöhtes Eiweiß vor; bei einer Infektion dagegen finden sich polymorphkernige Zellen. Bei jedem Verdacht auf eine Sinus- oder zerebrale Venenthrombose muß ein Ausstrich gemacht und eine Kultur des Liquors angesetzt werden. Bei Vorliegen eines hämorrhagischen Infarktes ist der Liquor möglicherweise blutig.

Röntgenuntersuchungen

Zur Erfassung einer Infektion des Processus mastoideus oder der paranasalen Sinus sind spezielle Schädelröntgenaufnahmen notwendig.

Venographie. Normalerweise wird diese durchgeführt, indem nach Injektion von Kontrastmittel in die A. carotis eine Serie von Röntgenaufnahmen gemacht wird. Spätere Aufnahmen stellen in der Regel die Vv. superficiales und das tiefe venöse System etwas früher dar als die Sinus durales. Manchmal wird das Kontrastmittel direkt in den Sinus sagittalis superior injiziert, nachdem ein Bohrloch in der Schädelkalotte angebracht wurde. Bei Kindern kann das Material durch die vordere Fontanelle in den Sinus injiziert werden. Eine Alternativmethode besteht darin, daß von der V. jugularis aus ein Katheter bis in den Sinus transversus vorgeschoben und zwecks Darstellung der Sinus durales Kontrastmittel injiziert wird.

Elektroenzephalographie

Bei der Mehrzahl der Patienten mit zerebraler Venenthrombose ist das Elektroenzephalogramm normal oder es zeigt mäßig ausgeprägte, unspezifische Veränderungen. Im Falle einer Thrombose des Sinus sagittalis superior wird manchmal eine bilaterale Verlangsamung der Hirnwellen beobachtet.

Verlauf und Prognose

Patienten, die an intrakraniellen venösen Verschlußkrankheiten leiden, werden in der Regel wieder gesund, ausgenommen jene mit einer Thrombose des Sinus cavernosus. Trotz ausgeprägter initialer Ausfallerscheinungen erholt sich ein Patient mit guten unterstützenden Maßnahmen und Antibiotikatherapie gegen die primäre Infektion oft sehr rasch. Es gibt Patienten, die keinerlei Residualsymptome aufweisen, andere dagegen leiden an persistierenden Lähmungen, psychischen Veränderungen, epileptischen Anfällen oder Choreoathetose. Die letal verlaufenden Fälle sterben an einer Septikämie oder einem Hirnabszeß.

In Einzelfällen mit einer Thrombose des Sinus transversus – insbesondere bei jenen mit einer Ausdehnung des Thrombus bis zum Confluens sinuum oder dem Sinus sagittalis superior – kann klinisch das Bild eines benignen intrakraniellen Druckanstiegs oder eines „Pseudotumor cerebri" auftreten.

Therapie

Patienten mit einer Infektion sollten bis zu deren Abklingen resistenzgerechte Antibiotika verabreicht werden. Sobald die Phlebitis unter Kontrolle gebracht wurde, sollte ein Abszeß in den Nebenhöhlen oder im Processus mastoideus entfernt oder ein Hirnabszeß exzidiert werden.

Die Gruppe idiopathischer venöser Verschlußkrankheiten bleibt am besten unbehandelt, um so eine spontane Rekanalisation zu ermöglichen. Liegen Anhaltspunkte für einen hämorrhagischen Infarkt vor, dann sollte man keine Antikoagulantien verordnen. Ist der Liquor jedoch klar, und fehlen Anzeichen für einen Infarkt, so dürfen dieselben angewendet werden, vor allem bei begründetem Verdacht auf eine Thrombose in einer anderen Körperregion. Epileptische Anfälle sollten mit Antikonvulsiva behandelt werden.

Entwickelt sich ein Druckanstieg des Liquor cerebrospinalis, wird die Erhaltung der Optikusfunktion zum vordringlichsten therapeutischen Anliegen. Eine Drucksteigerung kann zum Papillenödem und u. U. zu sekundärer Optikusatrophie führen. Sehschärfe und Gesichtsfelder sollten wenigstens einmal wöchentlich kontrolliert werden. Tritt eine Verschlechterung ein, dann wird eine Senkung des Liquordrucks erforderlich. Zu diesem Zweck werden von einigen Neurologen Lumbalpunktionen empfohlen. Im weiteren werden Kortikosteroide sowie Diuretika verabreicht und ventrikulo-atriale Shunt-operationen durchgeführt.

Literatur

Allgemeines

Assmus, H., Thiele, R. M.: Intrakranielle Sinus- und Venenthrombosen bei Gebrauch von Ovulationshemmern. Med. Welt. 24, 779 (1973)

Carroll, J. D., Leak, D., Lee, H. A: Cerebral thrombophlebitis in pregnancy and the puerperium. Quart. J. Med. 35, 347 (1966)

Noetzel, H., Jerusalem, F.: Die Hirnvenen- und Sinusthrombosen. Monogr. ges. Gebiet Neurol. Psychiat., Bd. 106, Springer, Berlin 1965

Stuart, E. A., O'Biren, F. H., McNally, W. J.: Cerebral venous thrombosis: Its occurrence; its localization; its sources and sequelae. Ann. Otol. Rhinol. Laryngol. 60, 406 (1951)

Walsh, F. B.: Ocular signs of thrombosis of the intracranial venous sinuses. Arch. Ophthalmol. 17, 46 (1937)

Kortikale Thrombophlebitis

Atkinson, E. A., Fairburn, B., Heathfield, K. W., G.: Intracranial venous thrombosis as complication of oral contraception. Lancet. 1, 914 (1970)

Carroll, J. D., Leak,D., Lee, H. A.: Cerebral thrombophlebitis in pregnancy and puerperium. Quart. J. Med. 34, 347 (1966)

Deshpande, D. H.: Puerperal intracranial venous thrombosis (an autopsy study of 7 cases). Neurology (India). 15, 164 (1967)

Kalbag, R. M., Woolf, A. L.: Cerebral Venous Thrombosis, with Special Reference to Primary Aseptic Thrombosis, New York: Oxford University Press 1967

Krücke, W.: Pathologie der cerebralen Venen – und Sinusthrombosen. Radiologe. 11, 370 (1971)

Moore, M. T., Book, M. H.: Cerebral segmental nodular phlebitis. J. Neuropathol. Exptl. Neurol. 25, 269 (1966)

Palmer, W., Fenske, A.: Hirnvenen und Sinusthrombosen. Aktuel. Neurol. 4, 141 (1977)

Raskind, R., Weiss, S. R.: Postpartum cortical venous thrombosis with unusual angiographic and operative findings. Angiology. 20, 102 (1969)

Thorwirth, V., Rittmeyer, K., Ritter, G.: Hirnvenenthrombose nach Klimakteriumtherapeutika? Therapiewoche. 27, 466 (1977)

Vuia, O.: Necrotic leucoencephalopathy of venous origin. Psychiat. Neurol. Neurochir. 71, 287 (1968)

Verschlußkrankheiten der Sinus durales

Amias, A. G.: Cerebral vascular disease in pregnancy. 2. Occlusion. J. Obstet. Gynaec. Brit. Commonwealth. 77, 312 (1970)

Assmus, H., Thiele, R. M.: Intrakranielle Sinus- und Venenthrombosen bei Gebrauch von Ovulationshemmern. Med. Welt. 24, 779 (1973)

Buchanan, D. S., Brazinsky, J. H.: Dural sinus and cerebral venous thrombosis. Incidence in young women receiving oral contraceptives. Arch. Neurol. *22*, 440 (1970)

Greitz, T., Link, H.: Aseptic thrombosis of intracranial sinuses. Radiol. Clin. *35*, 111 (1966)

Hensell, V.: Sinusthrombosen. Med. Welt. *28*, 780 (1977)

Huhn, A.: Die Differentialdiagnose der Hirnvenen- und Sinusthrombosen. Acta Neurochir. *7*, 353 (1961)

Huhn, A.: Klinik der venösen Abflußstörungen des Gehirns. In: Der Hirnkreislauf, (Hrsg. Gänshirt, H.) Stuttgart: Thieme 1972

Ivey, K. J., Smith, H.: Hypopituitarism associated with cavernous sinus thrombosis. Report of a case. J. Neurol. Neurosurg. Psychiat. *31*, 187 (1968)

Krayenbühl, H. A.: Cerebral venous and sinus thrombosis. Clin. Neurosurg. *14*, 1 (1967)

Matthew, N. T., Abraham, J., Taori, G. M., Iyer, G. V.: Internal carotid artery occlusion in cavernous sinus thrombosis. Arch. Neurol. *24*, 11 (1971)

Palmer, W., Fenske, A.: Hirnvenen und Sinusthrombosen. akt. neurol. *4*, 141 (1977)

Thrombose des Galen-Systems

Bots, G. Th. A. M.: Thrombosis of the galenci system veins in the adult, Acta neuropathol. (Berlin). *17*, 227 (1971)

Laborbefunde

Galligioni, F., Bernardi, R., Pellone, M., Iraci, G.: The veins of the posterior cranial fossa: An angiographic study under pathologic conditions. Am. J. Roentgenol. *110*, 39 (1970)

Huber, G.: Szintigraphischer Nachweis von zerebralen Sinusthrombosen. Fortschr. Geb. Röntgenstr. Nuklearmed. 126, 141 (1977)

Jacobs, H.: Komplexe angiographische Untersuchungstechnik der Sinus- und Hirnvenentrhombose. Verh. Dtsch. Ges. Kreisl.-Forsch. *39*, 86 (1973)

Vines, F.: Clinical radiologic correlates in cerebral venous occlusive disease. Neurology. *20*, 375 (1970)

Vines, F. S., Davis, D. O.: Clinical-radiological correlation in cerebral venous occlusive disease. Radiology. *98*, 9 (1971)

Verlauf und Prognose

Merwarth, H. R.: The syndrome of Rolandic vein (hemiplegia of venous origin). Am. J. Surg. *56*, 526 (1942)

Therapie

Malik, S. R. K., Gupta, A. K., Singh, G., Choudhry, S.: Pyrrolidinomethyl tetracycline in cavernous sinus thrombosis. Brit. J. Ophthalmol. *54*, 113 (1970)

Benigne intrakranielle Drucksteigerung (Pseudotumor cerebri)

Foley, J.: Benign forms of intracranial hypertension – "toxic" and "otitic" hydrocephalus. Brain. *78*, 1 (1955)

Greer, M.: Benign intracranial hypertension: I. Mastoiditis and lateral sinus obstruction. Neurology. *12*, 472 (1962)

Patterson, R., DePasquale, N., Mann, S.: Pseudotumor cerebri. Medicine. *40*, 85 (1961)

Zusätzliche Angaben

Firnhaber, W., Fügemann, W.: Orale Kontrazeptiva als Ursache cerebraler Gefäßprozesse? Z. Neurol. *206*, 177 (1974)

Johnsen, S., Greenwood, R., Fishman, M. A.: Internal cerebral vein thrombosis. Arch. Neurol. *28*, 205 (1973)

22. Kapitel

Gefäßerkrankungen des Rückenmarks

„Eine Erkrankung der Rückenmarksgefäße gilt als Aschenputtel der Neurologie."

Anonym

Verschlußkrankheiten

Eine obstruktive Läsion, die zu einer Ischämie des Rückenmarks führt, kann an jeder beliebigen Stelle, d. h. vom Abgang der Segmentalarterien aus der Aorta bis hin zu den intraspinalen Arteriolen, lokalisiert sein. Im Vergleich zur Häufigkeit vaskulärer Verschlußkrankheiten des Gehirns ist eine Gefäßerkrankung des Rückenmarks in der klinischen Praxis recht ungewöhnlich.

Dennoch gibt es eine symptomatische aorto-spinale Arteriosklerose, und es wurden sowohl ischämische Erweichungen des Rückenmarkes als auch transitorische Ischämien mit reversiblen neurologischen Ausfallerscheinungen beobachtet. Daß diese Krankheitsbilder nur selten auftreten bzw. erkannt werden, beruht möglicherweise auf einer Kombination folgender Umstände:

1. unbekannte Faktoren, welche den spinalen Gefäßen eine relativ große Resistenz gegenüber der Arteriosklerose verleihen
2. eine offensichtlich größere Toleranz des Rückenmarks der Hypoxie gegenüber
3. ungeeignete angiographische Methoden zur Darstellung und Beurteilung der spinalen Gefäße
4. Verzicht auf eine Untersuchung des Rückenmarks bei der Autopsie und Mangel an

Interesse für die Pathologie der Rückenmarksdurchblutung.

In Tabelle 22.1 sind die obstruktiven arteriellen Läsionen dargestellt, die am häufigsten für eine Ischämie und einen Infarkt der Medulla spinalis verantwortlich sind.

Klinische Besonderheiten

Das mittlere Thorakalmark reagiert auf eine Durchblutungsinsuffizienz besonders empfindlich, da diese Region von Endabschnitten der auf- und absteigenden Blutbahnen, die das Rückenmark perfundieren, versorgt wird. Klinisch verursacht dies eine Schwäche oder Lähmung der unteren Extremitäten, während die Kraft in den oberen Extremitäten erhalten bleibt. Diese Schwäche kann – beispielsweise bei Ischämie – intermittierend sein oder aber persistieren, wenn es zu einer Erweichung des Rückenmarkes kommt.

An die Diagnose einer intermittierenden Ischämie in thorakalen oder lumbalen Rückenmarkssegmenten sollte gedacht werden, wenn nach körperlicher Anstrengung eine plötzliche Schwäche in den unteren Gliedmaßen auftritt, insbesondere dann, wenn es in Ruhe zu einer raschen Remission kommt. Der Patient empfindet während dieses Schwächeanfalls keine Schmerzen, und die Fußpulse bleiben palpabel. Liegt die ursächliche Läsion jedoch in der Aorta abdominalis, so kann körperliche Bewegung – infolge Ischämie der Gesäßmuskulatur – auch zu Hüftschmerzen und zu Impotenz (Leriche-Syndrom) führen. Es kann ebenfalls zu einer Ischämie des Halsmarkes kommen, die sich als sogenannte "drop attacks" manifestiert und in Kapitel 11 eingehender besprochen wird.

Obgleich die Obstruktion der A. spinalis anterior eine Seltenheit ist, sollte man deren charakteristisches Erscheinungsbild erkennen, um geeignete Maßnahmen zu ergreifen und unnötige neurochirurgische Eingriffe zu vermeiden. Gelegentlich gehen einem Infarkt intermittierende, auf Ischämie verdächtige Schwächeanfälle voraus; die meisten Verschlüsse ereignen sich jedoch ohne warnende Prodromi beim dafür prädisponierten Patienten, der beispielsweise eine mechanische Deformation der Wirbelsäule aufweist.

Die Infarktfolgen richten sich jeweils nach dem Niveau, auf welchem der Arterienverschluß erfolgt. In den meisten Fällen handelt es sich um eine segmentale Obstruktion, sodaß sich der Infarkt auf die Gebiete beschränkt, die von den aus dem verschlossenen Gefäßabschnitt entspringenden Sulcus-Arterien und Plexus der Piaarteriolen versorgt werden. Es gibt zwei Syndrome, die sich klar charakterisieren lassen:

1. Verschluß des Ramus spinalis anterior der A. vertebralis: Ein einseitiger Verschluß des intrakraniell verlaufenden Gefäßabschnittes des Ramus spinalis anterior führt zu einem Infarkt der homolateralen Pyramide, des Lemniscus medialis und des Nucleus und N. hypoglossus, zum sogenannten ventralen medullären Syndrom. Dies bewirkt eine kontralaterale spastische Lähmung der oberen und unteren Extremitäten mit homolateralem Verlust der Wahrnehmung für Vibration, Lage und leichte Berührung; zum Krankheitsbild gehören ferner eine homolaterale schlaffe Lähmung und Atrophie der Zunge. Die Schmerz- und Temperaturempfindung bleibt erhalten. Ein beidseitiger Verschluß der Rami spinales anteriores führt zu

einer Tetraplegie und zum Verlust des Vibrations- und Lagesinnes in allen vier Extremitäten.

2. Verschluß der A. spinalis anterior: Eine Obstruktion in ihrem zervikalen, thorakalen oder lumbalen Abschnitt äußert sich initial meistens mit Rückenschmerzen, die auf Höhe der Erkrankung gürtelförmig ausstrahlen können.

Da der Infarkt am häufigsten in der mittleren Thorakalregion auftritt, kommt es zu einer gürtelförmigen Schmerzausstrahlung um den Thorax und eventuell in das obere Abdomen. Anschließend tritt eine akute schlaffe Lähmung der unteren Extremitäten auf, die mit einem Verlust der Schmerz- und Temperaturempfindung einhergeht. Ferner kommt es zu einem sofortigen Verlust der Sphinkterkontrolle und häufig – infolge akuter Unterbrechung der sympathischen Nervenstränge – zu einem reflektorischen Ileus und zu einem geblähten Abdomen. Da die Hinterstränge am Krankheitsprozeß nicht beteiligt sind, bleibt die Wahrnehmung für Vibration, Lage und leichte Berührung erhalten. Dieser Verlust spinothalamischer Funktionen bei gleichzeitigem Erhaltensein der Hinterstrangfunktion ist das spezifische Charakteristikum dieses Syndroms, also das genaue Gegenteil zum Verlust propriozeptiver Funktionen, wie er beim Infarkt des ganzen Rückenmarkes eintritt.

Die initiale schlaffe Lähmung und die Aufhebung der Sehnenreflexe sind Folge eines spinalen Schocks und werden langsam durch eine Spastizität aller unterhalb der Läsionsstelle gelegenen Muskeln abgelöst. Gleichzeitig kommt es zu lebhaften Sehnenreflexen und zu Pyramidenzeichen. Als Folge einer Vorderhornzellnekrose bleibt die der Verschlußhöhe zugeordnete Muskulatur (die interkostale oder abdominale Muskulatur) schlaff und wird atrophisch.

Das Bild der motorischen Funktionsstörungen ähnelt in den Spätstadien einer Halsmarkläsion demjenigen einer myatrophischen Lateralsklerose: die kleinen Handmuskeln atrophieren, und die unteren Extremitäten weisen die oben beschriebenen Zei-

Tabelle 22.1. Arterielle Verschlüsse, die für eine ischämische Erweichung des Rückenmarkes verantwortlich sein können

Lokalisation	Kausale Faktoren
Aorta	Dissektion (am häufigsten) Arteriosklerose Aneurysma, arteriosklerotisch oder syphilitisch Takayasu-Krankheit Kompression der lumbalen Aorta zwecks Stillung einer Uterusblutung
Aa. vertebrales	Fraktur mit Dislokation der Wirbelsäule Hyperextensionsverletzungen der Halswirbelsäule Zervikale Spondylose Vertebralisarteriogramm
Interkostalarterien	Postoperativ nach { Thorakoplastik oder { dorsolumbaler Sympathektomie Aortenisthmusstenose (Erweiterung der Interkostalarterien)
Medulläre Arterien	Ligatur während einer chirurgischen Rekonstruktion der thorakolumbalen Aorta Verschluß durch malignen Tumor, Tuberkulose, Psoasabszeß Injektion von Kontrastmittel bei Aortographie Kompression durch Spondylarthrose
A. spinalis anterior	Arteriosklerose (selten) Diabetische Arteriopathie Syphilitische Arteriitis Mechanische Kompression durch eine zervikale Diskushernie
Aa. sulco-commissurales	Kollagenosen { Syphilis Endarteriitis obliterans { Tuberkulose Luftembolien { Sarkoidose Strahlenmyelopathie
Arterioläres Netz der Pia	Chronische adhäsive Arachnoiditis

chen einer Beteiligung des Tractus cortico-spinalis auf.

Ätiologie

Die syphilitische Arteriitis – heute zu einer Seltenheit geworden – war früher die häufigste Ursache eines Verschlusses der A. spinalis anterior. Heutzutage zählen die diabetische Arteriopathie, die zervikale Spondylose und Autoimmunkrankheiten des Gefäßsystems, beispielsweise die Panarteriitis nodosa oder der Lupus erythematodes visceralis, zu den häufigsten Verschlußursachen. Gelegentlich können auch die Caisson-Krankheit, ein Blutgerinnsel oder ein Luftembolus für dieses Syndrom verantwortlich sein. Vielfach kann jedoch keine primäre Ursache eruiert werden.

Differentialdiagnose

Ein Rückenmarksinfarkt kann im Anschluß an eine Dissektion oder Thrombose der Aorta, nach einem Trauma der medullären Arterien oder einem Verschluß der A. spinalis anterior bzw. deren Ästen auftreten. Bei Beteiligung der Hinterstränge beruht die Störung nicht auf einer Thrombose der A. spinalis anterior. Als Ursache kann vielmehr aus einer Anzahl von Krankheitsprozessen – angefangen beim Neoplasma bis zur Multiplen Sklerose – eine ganze Reihe von Krankheiten in Frage kommen. Bei jedem akuten

Funktionsverlust des Rückenmarkes muß als erstes die Kompression durch einen Tumor differentialdiagnostisch in Erwägung gezogen werden, und der Arzt sollte den Ausschluß dieser Möglichkeit als vordringlichste Aufgabe betrachten. Sicherheitshalber ist in den meisten Fällen ein notfallmäßiges Myelogramm erforderlich. Vorgängig sollten von der gesamten Wirbelsäule Röntgenaufnahmen gemacht werden, die u. U. das Zusammensintern oder die Arrosion eines Wirbelkörpers durch ein Neoplasma aufdecken. Unmittelbar vor der myelographischen Untersuchung ist die Durchführung einer initialen Lumbalpunktion angezeigt. Werden die Symptome durch eine Thrombose der A. spinalis anterior verursacht, dann wird der Liquor cerebrospinalis klar sein und keine Zellen enthalten; der Queckenstedt-Versuch und das Myelogramm werden normale Resultate ergeben.

Therapie

Obgleich es kein spezifisches „Heilmittel" beim Rückenmarksinfarkt gibt, sollte unmittelbar nach Diagnostizierung des Krankheitsbildes mit Rehabilitationsmaßnahmen begonnen werden (vgl. Kap. 30). Falls das Stadium einer „Claudicatio intermittens des Rückenmarks" richtig diagnostiziert werden kann, vermag eine Therapie mit Antikoagulantien die Ausbildung eines Infarktes eventuell zu verhindern oder zu verzögern.

Verschluß der Aa. spinales posteriores

Ein Rückenmarksinfarkt im Versorgungsgebiet des Plexus arteriosus posterior ist eine Seltenheit, da der Gefäßplexus der Pia reich an Anastomosen ist. Tritt tatsächlich einmal ein Infarkt auf, so führt dieser zu einem Funktionsunterbruch der Hinterstränge und des Hinterhorns. Zuweilen können auch Abschnitte des Tractus corticospinalis lateralis mitbetroffen sein.

Verschluß der A. radicularis magna (Adamkiewicz)

Zu den Verletzungen dieser Arterie kommt es meistens bei chirurgischen Eingriffen, welche sich auf die lumbale Aorta erstrecken, wie z. B. bei Resektion eines Aneurysmas der Aorta abdominalis oder bei der Rekonstruktion einer Nierenarterie. Eine Okklusion dieser medullären Arterie, die auf jeder beliebigen Höhe zwischen T_{10} und L_3 in den Wirbelkanal eintreten kann, führt zu einer Infarzierung der vorderen zwei Drittel des Lumbosakralmarks. Diese wiederum hat eine schlaffe Lähmung und einen Verlust der Schmerz- und Temperaturempfindung in beiden unteren Gliedmaßen zur Folge. Die Sphinkterkontrolle ist ebenfalls aufgehoben. Klinisch läßt sich dieses Syndrom von einer Thrombose der A. spinalis anterior nicht unterscheiden.

Weitere Ursachen eines Rückenmarksinfarktes

Die Zervikalspondylose, die Diskushernie und Schleuderverletzungen

Vor allem in der Zervikalregion, wo die Arterien durch die Foramina intervertebralia in den Wirbelkanal eintreten, kann eine Spondylose die Blutzufuhr zum Rückenmark beeinträchtigen. Eine Protrusion des Nucleus pulposus kann die A. spinalis anterior komprimieren oder das Halsmark dorsalwärts verlagern und dabei die Ligg. denticulata anspannen, an denen das Rückenmark im Wirbelkanal aufgehängt ist. Durch Kompression des Rückenmarks zwischen diesen Ligamenten und dem Nucleus pulposus kommt es zu einer venösen Stauung und zur Ischämie. Flexions- und Extensionsverletzungen der Halswirbelsäule (sogenannte „Peitschenhieb"-Verletzungen) können nebst einer akuten Kommotio der Medulla spinalis durch Kompression oder Streckung der Arterien deren Blutzufuhr unterbrechen, sodaß daraus ein Vasospasmus der Vertebralarterien bzw. ihrer Äste resultiert. Zuweilen hält diese Konstriktion noch lange nach dem akuten Ereignis an und führt zu bleibender Symptomatik.

Akute Dissektion des Aortenbogens

Spontane oder traumatische Dissektion der thorakalen oder lumbalen Aorta kann durch

Verschluß der Abgänge der Segmentalarterien zu einer Infarzierung des Rückenmarks führen. Bei diesen Patienten sind kaudal der Aorta abdominalis keine Arterienpulse mehr palpabel, und die dissezierte Stelle muß notfallmäßig chirurgisch angegangen werden. Leider können die Rückenmarksfunktionen durch eine Korrektur der aortalen Läsion nur selten wiederhergestellt werden (vgl. Kap. 29).

Die chronische Dissektion der Aorta kann zu einer heimtückischen Paraparese mit normalen peripheren Pulsen führen. In diesen Fällen ist eine Aortographie u. U. die einzige Methode, die zu einer Diagnose verhilft.

Iatrogene Myelopathie

Bei der Durchführung einer lumbalen Aortographie oder eines transaortalen Renogramms kann versehentlich Kontrastmittel nahe dem Abgang einer Segmentalarterie – meistens der A. radicularis magna – in die Aorta gelangen, das Rückenmark durchfluten und einen Infarkt verursachen.

Strahlenmyelopathie

Nach therapeutischer Bestrahlung der Thyreoidea, der zervikalen Lymphknoten, des hinteren Zungenanteils oder des oberen Respirationstraktes kann durch Strahlenschädigung der kleinen Rückenmarksgefäße ein Infarkt auftreten. Zu ähnlicher Schädigung des Thorakalmarks kommt es u. U. im Anschluß an die Bestrahlung eines Bronchialkarzinoms. Neurologische Ausfallerscheinungen treten erst nach einer Latenzperiode von 1–2 Jahren auf; sie manifestieren sich in den kaudal von der Bestrahlungsebene gelegenen Körperregionen und sind rasch progredient. Die Myelopathie ist in der Regel während 1–2 Monaten progredient und führt manchmal zum Funktionsverlust aller Rückenmarksbahnen.

Diese nach Strahlentherapie auftretende Komplikation ist eine Seltenheit und hängt von der verabreichten Gesamtdosis, der Bestrahlungstechnik und der Therapiedauer, vielleicht auch von der individuellen Verträglichkeit ab. Die Diagnose sollte erst nach myelographischem Ausschluß intraspinaler Metastasen gestellt werden.

Venöse Erkrankungen

Subakute nekrotische Myelitis (Myelitis necroticans Foix-Alajouanine)

Dieses seltene Krankheitsbild tritt vor allem bei Personen mittleren Alters auf. Klinisch zeigt sich eine Paraparese, die sich in einem Zeitraum von wenigen Monaten bis zu 5 Jahren progredient entwickelt. Sowohl oberes als auch unteres motorisches Neuron sind betroffen, und in der mittleren oder unteren Thoraxregion tritt häufig ein Sensibilitätsverlust auf. Eine Beteiligung der Sphinkteren gehört ebenfalls zum Erscheinungsbild. Im Liquor finden sich vereinzelt Zellen und gleichzeitig eine leichte oder deutliche Eiweißerhöhung ("Dissociation albumino-cytologique"). Bei der pathologisch-anatomischen Untersuchung findet sich eine Degeneration oder Nekrose des Rückenmarks mit oberflächlichen Gefäßen, die dilatiert und gewunden erscheinen und häufig intraluminale Thromben enthalten. Einige Untersucher führen dieses Bild auf eine primäre Thrombophlebitis der oberflächlichen Rückenmarksvenen mit sekundärer Gefäßdilatation zurück. Die Mehrheit jedoch betrachtet die arteriovenöse Mißbildung als primäre Läsion, auf die sich sekundär eine Venenthrombose aufgepfropft hat.

Arachnoiditis

Dieses Krankheitsbild kann durch ein Trauma, eine Infektion, ein Neoplasma, eine Subarachnoidalblutung oder durch intrathekale Verabreichung von Substanzen hervorgerufen werden; oft jedoch ist die Ursache nicht zu ermitteln. Es finden sich Anzeichen einer Beteiligung der Nervenwurzeln und/oder des Rückenmarks auf verschiedenen Ebenen. In seltenen Fällen führt die Arachnoiditis zu sekundärer Höhlenbildung innerhalb der Rückenmarkssubstanz und simuliert so eine Syringomyelie. Bei pathologisch-anatomischer Untersuchung findet sich meistens eine obliterierende Angiopathie mit unterschiedlicher Beteiligung der leptomeningealen Gefäße, der Nervenwurzeln und des Rückenmarks zusammen mit einer entzündlichen Reaktion.

Blutungen im Bereich des Rückenmarks

Blutungen im Bereich des Rückenmarks können – wie intrakranielle Blutungen – epidural, subdural, subarachnoidal oder intramedullär lokalisiert und spontanen bzw. traumatischen Ursprungs sein. Da Aneurysmen der Spinalarterien nur sehr selten vorkommen, stellt eine arteriovenöse Mißbildung die häufigste Ursache einer spontanen spinalen Blutung dar. Diese arteriovenösen Mißbildungen des Rückenmarks stehen mit den Arterien und Venen des Brust- und Bauchraumes in Verbindung, manchmal auch mit den Beckengefäßen. Es handelt sich dabei um intramedulläre bzw. meningeale Mißbildungen oder eine Kombination beider Typen (Abb. 22.1). Die Leitsymptome können durch eine Rückenmarkskompression, durch eine intraspinale Blutung oder durch beides hervorgerufen werden; die Blutung kann subarachnoidal, epidural oder intramedullär lokalisiert sein.

Einzelne Patienten mit Kompressionssymptomen infolge einer arteriovenösen Mißbildung zeigen anamnestisch Remissionen und Rückfälle, eine Zunahme radikulärer Schmerzen beim Aufstehen und eine Aggravation während der Schwangerschaft. Gelegentlich weisen ein Hautnaevus oder ein Geräusch über dem entsprechenden Wirbelsäulenabschnitt auf das Vorhandensein einer intraspinalen Gefäßmißbildung hin.

Große arteriovenöse Mißbildungen treten im Myelogramm als dilatierte, gewundene Füllungsdefekte der sonst undurchsichtigen Säule in Erscheinung. Da Gefäßmißbildungen häufig an der Rückseite des Marks liegen, können sie übersehen werden, sofern nicht ein thorakales Myelogramm sowohl in Rücken- als auch in Bauchlage durchgeführt wird (Abb. 22.2).

Eine operative Therapie mittels mikrochirurgischer Methoden ist die einzige erfolgversprechende Behandlung; die chirurgische Entfernung eines intramedullären Angioms kann jedoch zu einer Myelomalazie führen, die schlimmere Ausfallerscheinungen mit sich bringt als das ursprüngliche Leiden.

Wird eine Vertebralisangiographie oder Aortographie nach der Subtraktionsmetho-

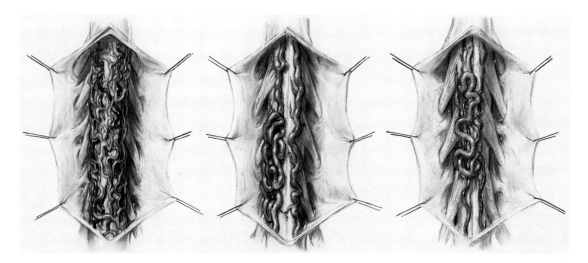

Abb. 22.1. Zeichnerische Darstellung der verschiedenen Formen arteriovenöser Mißbildungen des Rückenmarks und des Wirbelkanals

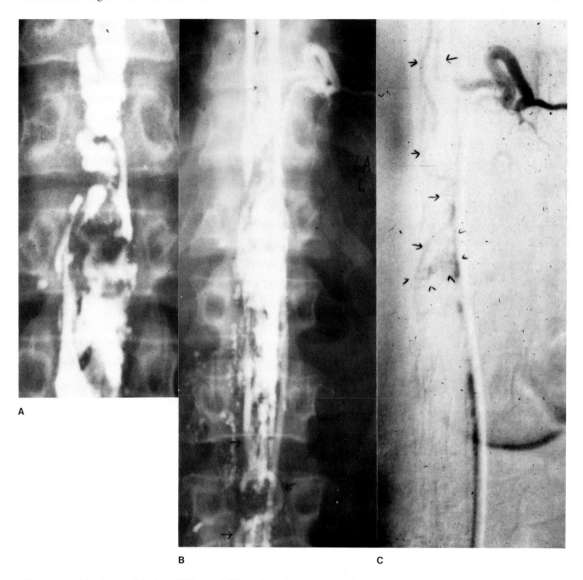

Abb. 22.2. *A* Myelographischer Füllungsdefekt mit verbreitertem Rückenmark und unregelmäßigen Konturen, die auf eine Dilatation der Gefäße verdächtig sind. *B* Kombiniertes Myelo- und Angiogramm, welches zeigt, daß es sich bei den unregelmäßigen Füllungsdefekten um Arterien und Venen handelt. *C* Subtraktionsaufnahme des spinalen Angiogramms mit Darstellung der arteriovenösen Mißbildung. (Mit freundlicher Genehmigung durch Dr. F. Farrell)

de durchgeführt, so lassen sich damit die anatomischen Strukturen eines spinalen Angioms in vivo darstellen. Diese Methode versetzt die Chirurgen in die Lage, sich ein Bild vom genauen anatomischen Bau der Mißbildung zu machen.

Epidurale und subdurale Blutungen

Epidurale und subdurale Blutungen sind in der Regel traumatisch bedingt, kommen jedoch auch bei Patienten vor, die mit Antikoagulantien behandelt werden oder an einer Blutgerinnungsstörung leiden. Letztere muß sofort korrigiert werden. Gleichzeitig sollte der Patient im Hinblick auf Zeichen einer Rückenmarksbeteiligung sorgfältig beobachtet werden, da gelegentlich die notfallmäßige chirurgische Entfernung eines Hämatoms, welches das Rückenmark komprimiert, erforderlich ist. Jedes akute Rückenmarkssyndrom ist potentiell ein neurochirurgischer Notfall und sollte sofort myelographisch abgeklärt werden.

Ein Hämangiom, das meistens die Thoraxwirbel in Mitleidenschaft zieht, ist eine eher ungewöhnliche, jedoch chirurgisch angehbare Ursache der epiduralen Blutung. Röntgenaufnahmen der Wirbelsäule lassen das typische Honigwabenmuster des u. U. zusammengesinterten Wirbelkörpers erkennen.

Subarachnoidale Blutungen

Diese können spontan oder traumatisch sein. Die Subarachnoidalblutung nach Lumbalpunktion ist klinisch belanglos, es sei denn, es handle sich um eine profuse Blutung, wie sie ausnahmsweise bei Patienten mit Blutgerinnungsstörungen oder Antikoagulantienbehandlung auftreten kann. Auch Rückentraumata verursachen manchmal eine spinale Subarachnoidalblutung.

Wenn die Ursache einer spontanen Blutung in den spinalen Subarachnoidalraum eruiert werden kann, handelt es sich in der Regel um eine Aneurysmaruptur in einer arteriovenösen Mißbildung. Zu den weiteren Ursachen zählen Neoplasmen des Rückenmarks, Blutgerinnungsstörungen (beispielsweise die Hämophilie, die thrombozytopenische Purpura und die Leukämie) und seltener die Ruptur einer arteriosklerotischen oder entzündeten Arterie.

Eine Blutung in den spinalen Subarachnoidalraum manifestiert sich meistens zunächst durch quälende Rückenschmerzen mit radikulärer Ausstrahlung. Es kann zu einem Opisthotonus und nachfolgender partieller Lähmung der Extremitäten kommen. Pathologische Befunde des Liquor cerebrospinalis werden in Kapitel 24 beschrieben.

Die Therapie besteht in Bettruhe und Korrektur eventueller ursächlicher Gerinnungsstörungen. Extramedulläre Angiome müssen chirurgisch exzidiert werden.

Intramedulläre Blutungen

Eine Blutung ins Rückenmark kann – wie die subarachnoidale Blutung – traumatischer oder spontaner Genese sein. Sie stammt möglicherweise aus einem kapillären Hämangiom, das beim Valsalva-Manöver zerrissen ist, und kann sich in jede Richtung ausbreiten, wobei die unterschiedlichsten klinischen Symptome auftreten. Plötzlichen quälenden, oft radikulär ausstrahlenden Rückenschmerzen folgt unmittelbar darauf ein Tonusverlust der Muskeln kaudal der Läsionsebene. Es können weiterhin Lähmungen (zunächst schlaffe, die sich nach einigen Tagen in spastische umwandeln), Harn- und Stuhlverhaltung und manchmal ein durch reflektorischen Ileus bedingtes geblähtes Abdomen auftreten.

Wird das Hämatom im Rückenmark größer, dann kommt es zur Verlagerung und Kompression der auf- und absteigenden Bahnen. Bleiben die oberflächlich gelegenen Anteile des Tractus spinothalamicus verschont, wie es oft der Fall ist, dann bleibt die Sensibilität in den Sakraldermatomen – trotz Sensibilitätsverlustes in den thorakalen und lumbalen Gebieten – erhalten (sakrale Aussparung bzw. „Aufhellung").

Differentialdiagnose

Bei jeder plötzlichen Paraplegie mit sensiblem Niveau am Rumpf muß an eine akute Kompression des Rückenmarks durch einen extramedullär gelegenen Tumor gedacht werden; folglich ist eine notfallmäßige Röntgenuntersuchung der gesamten Wirbelsäule indiziert. Bei Vorliegen eines Tumors lassen Aufnahmen des verdächtigen Gebietes eventuell den Zusammenbruch eines Wirbels oder die Erosion der Bogenwurzeln erkennen. In jedem Fall sollte eine Myelographie durchgeführt werden. Bei einer Lumbalpunktion ist Liquormaterial für die Bestimmung der Zellzahl und des Eiweißes zu entnehmen. Liegen im Myelogramm Hinweise auf eine Passagebehinderung vor, so ist eine sofortige Dekompression des Wirbelkanals unbedingt erforderlich.

Literatur

Allgemeines

Corbin, J. L.: Anatomie et Pathologie Arterielles de la Moelle, Paris: Masson et Cie 1961

Gilles, F. H., Nag, D.: Vulnerability of human spinal cord in transient cardiac arrest. Neurology. *21*, 833 (1971)

Hughes, J. T., Brownell, B.: Spinal cord ischemia due to arteriosclerosis. Arch. Neurol. *15*, 189 (1966)

Palleske, H., Herrmann, H.-D.: Experimental investigations on the regulation of the blood flow of the spinal cord. I. Comparative study of the cerebral and spinal cord blood flow with heat clearance probes in pigs. Acta neurochir. *19*, 73 (1968)

Palleske, H., Kivelitz, R., Loew, F.: Experimental investigation on the control of spinal cord circulation. IV. The effect of spinal or cerebral compression on the blood flow of the spinal cord. Acta neurochir. *22*, 29 (1970)

Zülch, K. J., Kurth-Schumacher, R.: The pathogenesis of "intermittent spinovascular insufficiency" ("spinal claudication of Dejerine") and other vascular syndromes of the spinal cord. Vascular Surg. *4*, 116 (1970)

Verschlußkrankheiten

Klinische Besonderheiten

Bernsmeier, A.: Zirkulationsstörungen des Gehirns, der Meningen und des Rückenmarks. In: Differentialdiagnose neurologischer Krankheitsbilder, 3. Aufl. (Hrsg. Bodechtel, G., Stuttgart: Thieme 1974

Dejerine, J.: Sur la claudication intermittente de la moelle, épiniere. Rev. neurol. *14*, 341 (1906)

Dejerine, J.: La claudication intermittente de la moelle épiniere. Presse med. *19*(95), 981 (1911)

Henson, R. A., Parsons, M.: Ischaemic lesions of the spinal cord: An illustrated review. Quart. J. Med. *36*, 205 (1967)

Jellinger, K.: Spinal cord arteriosclerosis and progressive vascular myelopathy. J. Neurol. Neurosurg. Psychiat. *30*, 195 (1967)

Julian, H., Djindjian, R., Caron, J. P., Houdart, R.: Syndrome d'ischémie médullaire par compression discale de l'artere due renflement lombaire. Neuro-Chirurgie. *14*, 163 (1968)

Mannen, T.: Vascular lesions in the spinal cord in the aged: A clinicopathological study. Geriatrics. *21*, 151 (1966)

Mumenthaler, M., Probst, Ch.: Das Querschnittssyndrom mit schlaffer Paraplegie. Beitrag zu den vasculären Rückenmarksläsionen anhand von 12 eigenen Beobachtungen. Z. Neurol. *201*, 6 (1972)

Ätiologie

Albert, M. L., Greer, W. E. R., Kantrowitz, W.: Paraplegia secondary to hypotension and cardiac arrest in a patient who has had previous thoracic surgery. Neurology. *19*, 915 (1969)

Dressler, F., Schliack, H., Wende, S.: Halsmarkangiom mit rezidivierenden Insulten. Dtsch. med. Wschr. *93*, 1852 (1968)

Fieschi, C., Gottlieb, A., De Carolis, V.: Ischaemic lacunae in the spinal cord of arteriosclerotic subjects. J. Neurol. Neurosurg. Psychiat. *33*, 138 (1970)

Jennings, G. H., Newton, M. A.: Persistent paraplegia after repeated cardiac arrest. Brit. Med. J. *3*, 572 (1969)

Wolman, L., Bradshaw, P.: Spinal cord embolism. J. Neurol. Neurosurg. Psychiat. *30*, 446 (1967)

Differentialdiagnose

Di Chiro, G., Doppman, J. L.: Differential angiographic features of hemangioblastomas and arteriovenous malformations of the spinal cord. Radiology. *93*, 25 (1969)

Djindjian, R.: Arteriography of the spinal cord. Am. J. Roentgenol. *107*, 461 (1969)

Doppman, J. L., Di Chiro, G., Ommaya, A. K.: Selective Arteriography of the Spinal Cord, St. Louis: Waren H. Green 1969

Pia, H. W.: Differentialdiagnose und operative Behandlung der spinalen Apoplexie. Dtsch. med. Wschr. *91*, 925 (1966)

Wilson, C. B.: Significance of the small lumbar spinal canal: Cauda equina compression syndromes due to spondylosis. Part 3: Intermittent claudicatio. J. Neurosurg. *31*, 499 (1969)

Verschluß der Aa. spinales posteriores

Hughes, J. T.: Thrombosis of the posterior spinal arteries. A complication of intrathecal injection of phenol. Neurology. *20*, 659 (1970)

Weitere Ursachen eines Rückenmarksinfarktes

Leading article: Spinal cord embolism. Brit. Med. J. *1*, 785 (1968)

Penn, A. S., Rowan, A. J.: Myelopathy in systemic lupus erythematosus. Arch. Neurol. *18*, 337 (1968)

Die Zervikalspondylose, die Diskushernie und Schleuderverletzungen

Brieg, A.: Biomechanics of the Central Nervous System, Chicago: Year Book Medical Publishers 1960

Janes, J. M., Hooshmand, H.: Severe extension-flexion injuries of the cervical spine. Mayo Clinic Proc. *40*, 353 (1965)

Stortebecker, T. P.: Disturbances of arterial blood supply to the spinal cord and brain stem caused by spondylosis, disc protrusions and rood-sleeve fibrosis: A concept concerning factors eliciting amyotrophic lateral sclerosis. Acta orthopaed.s cand. *29* (supp. 42), 1 (1960)

Akute dissezierende Läsion des Aortenbogens

Kempinsky, W. H.: Paraparesis associated with atherosclerotic aneurysms of abdominal aorta. Neurology. *6*, 368 (1956)
Moersch, F. P., Sayre, G. P.: Neurologic manifestations associated with dissecting aneurysm of the aorta. J.A.M.A. *144*, 1141 (1950)
Thompson, G. B.: Dissecting aortic aneurysm with infarction of the spinal cord. Brain. *79*, 111 (1956)

Iatrogene Myelopathie

Adams, J. H., Cameron, H. M.: Obstetrical paralysis due to ischaemia of the spinal cord. Arch. Disease Childhood. *40*, 93 (1965)
Feigelson, H. H., Ravin, H. A.: Transverse myelitis following selective bronchial arteriography. Radiology. *85*, 663 (1965)
Hughes, J. T., Brownell, B.: Paraplegia following retrograde abdominal aortography: An example of toxic myelitis. Arch. Neurol. *12*, 650 (1965)

Strahlenmyelopathie

Jones, A.: Transient radiation myelopathy (with reference to Lhermitte's sign of electrical paraesthesia). Brit. J. Radiol. *37*, 727 (1964)

Venöse Erkrankungen

Di Chiro, G., Doppman, J. L.: Endocranial drainage of spinal cord veins. Radiology. *95*, 555 (1970)
Gillilan, L. A.: Veins of the spinal cord. Anatomic details; suggested clinical applications. Neurology. *20*, 860 (1970)
Gregorius, F. K., Weingarten, S. M.: The natural history of vascular malformation of the spinal cord with a presentation of two cases and a review of the literature. Bull. Los Angeles Neurol. Soc. *35*, 25 (1970)
Hughes, J. T.: Venous infarction of the spinal cord. Neurology. *21*, 794 (1971)

Subakute nekrotische Myelitis

Flament, J., Vincente, A. N., Coers, C., Guazzi, G.: La myélomalacie angiodysgénétique (Foix-Alajouanine) et sa différentiation des nécroses spinales sur angiomatose intra-médullaire. Rev. neurol. *103*, 12 (1960)
Mair, W. G. P., Folkerts, J. F.: Necrosis of spinal cord due to thrombophlebitis (subacute necrotic myelitis). Brain. *76*, 563 (1953)

Arachnoiditis

Kramer, W.: Multilocular myelomalacia following adhesive arachnoiditis. Neurology. *6*, 594 (1956)

Blutungen im Bereich des Rückenmarks

Antoni, N.: Spinal vascular malformations (angiomas) and myelomalacia. Neurology. *12*, 795 (1962)
Bidzinski, J.: Spontaneous spinal epidural hematoma during pregnancy. J. Neurosurg. *24*, 1017 (1966)
Lougheed, W. M., Hoffman, H. J.: Spontaneous spinal extradural hematoma. Neurology. *10*, 1059 (1960)
Newman, M. J.: Spinal angioma with symptoms in pregnancy. J. Neurol. Neurosurg. Psychiat. *21*, 38 (1958)

Epidurale und subdurale Blutungen

Harik, S. I., Raichle, M. E., Reis, D. J.: Spontaneously remitting spinal epidural hematoma in a patient on anticoagulants. New Engl. J. Med. *284*, 1355 (1971)
Markham, J. W., Lynge, H. N., Stahlman, G. E. B.: The syndrome of spontaneous spinal epidural hematoma. J. Neurosurg. *26*, 334 (1967)

Subarachnoidale Blutungen

Janon, E. A.: Arteriographic demonstration of spontaneous spinal subarachnoid hemorrhage: Case report. Radiology. *97*, 385 (1970)
Nassar, S. I., Correll, J. W.: Subarachnoid hemorrhage due to spinal cord tumors. Neurology. *18*, 87 (1968)
Watson, A. B.: Spinal subarachnoid haemorrhage in patient with coarctation of aorta. Brit. Med. J. *4*, 278 (1967)

Intramedulläre Blutungen (Hämatomyelien)

Dastur, D. K., Wada, N. H., Desai, A. D., Sinh, G.: Medullospinal compression due to atlantoaxial dislocation and sudden haematomyelia during decompression. Pathology, pathogenesis and clinical correlations. Brain. *88*, 897 (1965)
Perot, P., Feindel, W., Lloyd-Smith, D.: Hematomyelia as a complication of syringomyelia: Gowers' syringal hemorrhage. Case report. J. Neurosurg. *25*, 447 (1966)

Spinale Angiome

Bergstrand, A., Höök, O., Lidvall, H.: Vertebral haemangiomas compressing the spinal cord. Acta neurol. scand. *39*, 59 (1963)
Doppman, J. L., Chiro, G., Glancy, D. L.: Collateral circulation through dilated spinal cord arteries in aortic coarctation and extraspinal arteriovenous shunts. An arteriographic study. Clin. Radiol. *20*, 192 (1969)
Greenberg, J.: Spontaneous arteriovenous malformations in the cervical area. J. Neurol. Neurosurg. Psychiat. *33*, 303 (1970)
Kaufman, H. H., Ommaya, A. K., Di Chiro, G., Doppman, J. L.: Compression vs. steal. The patho-

genesis of symptoms in arteriovenous malformations of the spinal cord. Arch. Neurol. *23*, 173 (1970)

Krayenbühl, H., Yasargil, M. G., McClintock. H. G.: Treatment of spinal cord vascular malformations by surgical excision. J. Neurosurg. *30*, 427 (1969)

Matthews, W. B.: The spinal bruit. Lancet. *2*, 1117 (1959)

Pia, H. W.: Differentialdiagnose und operative Behandlung der spinalen Apoplexie. Dtsch. med. Wschr. *91*, 925 (1966)

Taylor, J. R., Van Allen, M. W.: Vascular malformation of the cord with transient ischemic attacks. Case report, J. Neurosurg. *31*, 576, 1969

Teng, P., Papatheodorous, C.: Myelographic appearance of vascular anomalies of the spinal cord. Brit. J. Radiol. *37*, 358 (1964)

Zusätzliche Angaben

Di Chiro, G.: Angiography of obstructive vascular disease of the spinal cord. Radiology. *100*, 607 (1971)

Doppman, J. L.: The nidus concept of spinal cord arteriovenous malformations. A surgical recommendation based upon angiographic observations. Brit. J. Radiol. *44*, 758 (1971)

Subdurale und extradurale Hämatome

„So wenig wie zwei Gesichter, so wenig sind zwei Fälle einander völlig gleich; doch leider zeigt sich nicht nur die Krankheit selbst in so vielgestaltiger Form, auch die Erkrankten haben ihre Besonderheiten, die das Krankheitsbild modifizieren.“

Sir William Osler

„Es dürfte nur wenige Krankheitszustände mit so eindrücklicher Ursache geben, für die aber unsere diagnostischen Kriterien unzulänglich sind und bei denen dennoch diagnostisches Bemühen so reich belohnt wird.“

J. Purdon Martin

Subduralhämatom

Die Entdeckung von Trepanationslöchern in Schädeln von Neandertalern und alten Ägyptern lassen darauf schließen, daß Subduralhämatome schon in prähistorischen Zeiten behandelt wurden (Abb. 23.1). Noch heutzutage üben zahlreiche Eingeborenenstämme, die mit moderner Medizin nie in Berührung kamen, diese Kunst aus. Bei den ewigen Streitigkeiten in der Geschichte der Menschheit war der Schlag auf den Kopf mit einem Stock, einem Stein oder einer Keule schon immer eine beliebte Methode, den Feind gefügig zu machen, und manch ein Patient mit einem Subduralhämatom infolge solchen Schlages mag durch die Schädeltrepanation geheilt worden sein. Die erste modernere Beschreibung dieses Krankheitsbildes wurde indessen erst 1857 von Virchow veröffentlicht, der glaubte, daß eine chronische Entzündung der Dura zur Venenruptur und damit zu einer Blutung zwischen den Meningen führe. Die Beziehung zwischen Subduralhämatom und vorangegangenem Trauma wurde von Wilfred Trotter beschrieben.

Hämatome können akut oder chronisch sein. Da die akuten Formen im Anschluß an Schädeltraumen auftreten und vom Allgemeinpraktiker selten behandelt werden, sollen in diesem Kapitel lediglich die chronischen Hämatome besprochen werden.

Ätiologie und Pathogenese

Zwischen der Dura mater und der Leptomeninx befindet sich ein potentieller freier Raum (der Subduralraum), den kortikale (Brücken-) Venen durchqueren, die das Blut aus dem Gehirn in die duralen Sinus ableiten. Wenn diese Venen zerreißen, wird der betreffende Raum durch das sich zwischen den Membranen verteilende Blut nach allen Richtungen vergrößert; dabei können sich u. U. Blutmengen ansammeln, die groß genug sind, um benachbarte Hirnabschnitte zu komprimieren (Abb. 23.2). Bei gleichzeitigem Einriß der Leptomeninx sickert Liquor cerebrospinalis auch in den Subarachnoidalraum und vergrößert noch die raumfordernde Masse. Gelegentlich wird die Leptomeninx eingerissen, ohne daß es auch zu einer Venenruptur kommt, sodaß sich im Subduralraum Liquor cerebrospinalis ansammelt (das subdurale Hygrom). In anderen Fällen wiederum wird das Blut aus einem subduralen Hämatom resorbiert, und es bleibt ein gelbgetönter, klarer Erguß mit einem wesentlich höheren Eiweißgehalt, als er normalerweise im Liquor cerebrospinalis vorhanden ist.

Intrakranielle neurochirurgische Eingriffe können zu kleinen subduralen Hämatomen führen, die allerdings selten so groß werden, daß sie Symptome verursachen.

Es gibt zwar „spontane" Hämorrhagien, bei denen kein auslösendes Trauma bekannt ist; die überwiegende Mehrzahl von Subduralhämatomen jedoch ist auf eine geschlossene Schädelverletzung — mit oder ohne Fraktur — zurückzuführen. Stößt der Kopf bei einer Bewegung plötzlich auf einen Gegenstand, oder wird der sich nicht in Bewegung befindliche Kopf von einem Schlag getroffen und verlagert, dann gerät das Gehirn im Schädelinneren in Bewegung. Eine der möglichen Folgen ist die Ruptur kortikaler Venen, die das Blut aus den Hemisphären in die intraduralen venösen Sinus drainieren. Die stärkste Verlagerung des Gehirns im Schädelinneren findet gewöhnlich in der parasagittalen Region statt, und gerade dort sind die kortikalen drainierenden Venen am längsten und haben am wenigsten Halt.

Ein Trauma, das ein Subduralhämatom verursacht, kann in seiner Stärke sehr unterschiedlich sein. Schwere Traumen mit Schä-

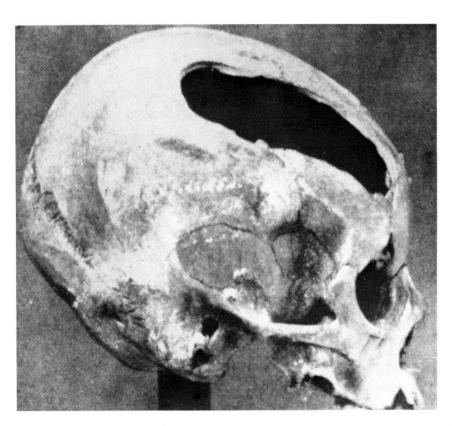

Abb. 23.1. Peruanischer Schädel, an dem unter Verwendung einer Silberplatte eine Kranioplastik vorgenommen wurde. (Aus Gilbert Horrax, Neurosurgery: An historical sketch, 1952. Mit freundlicher Genehmigung durch Charles C. Thomas, Springfield/Ill.)

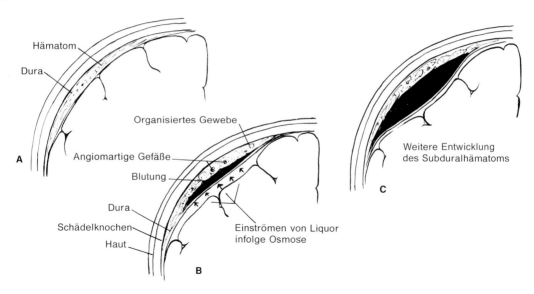

Abb. 23.2 A–C. Entwicklungsstadien des Subduralhämatoms. (Aus Klaus-Joachim Zülch: Medical causation. In: The late effects of head injury, 1969. Mit freundlicher Genehmigung durch Charles C. Thomas, Springfield/Ill.)

delfraktur gehen u. U. nicht mit einem Subduralhämatom einher, während ein chronisches Subduralhämatom schon nach einem leichten Schädeltrauma auftreten kann. Das initiale Trauma erfolgt oft ohne Bewußtseinsverlust und ist manchmal so trivial, daß der Patient das bei Auftreten der Symptome weit zurückliegende Ereignis schon vergessen hat. Zuweilen werden Subduralhämatome durch geringfügige Rücken-, Gesäß- oder Fersenverletzungen ausgelöst – Traumata, die lediglich zu einer Erschütterung des Kopfes führen. Es ist sogar möglich, daß intrakranielle Venen gelegentlich infolge einer akuten venösen Drucksteigerung zerreißen, wie z.B. bei heftigem Husten oder Pressen. Patienten, die wegen einer kardialen oder zerebralen Gefäßerkrankung mit Antikoagulantien behandelt werden, können aufgrund ihres abnormen Gerinnungsmechanismus bereits nach geringfügigen Kopfverletzungen ein Subduralhämatom aufweisen. Eine weitere Blutungsursache liegt in der Streckung und Ruptur von Venen infolge Luftinjektion bei der Pneumoenzephalographie oder bei der Entlastung eines Hydrozephalus durch Shuntung.

Subduralhämatome finden sich häufiger bei älteren Patienten, da der Alterungspro-

zeß mit einer Schrumpfung des Gehirns einhergeht, und der durch die Venen zu überbrückende Zwischenraum vergrößert wird. Ferner kommen Subduralhämatome häufiger bei Männern vor, vielleicht deswegen, weil Männer Kopftraumen öfters ausgesetzt sind als Frauen. Patienten, die wegen eines chronischen Nierenleidens mit Langzeithämodialyse behandelt werden, sind für Subduralhämatome prädisponiert.

Warum nimmt ein Subduralhämatom an Größe zu? Die Antwort auf diese Frage steht noch nicht endgültig fest. Viele Pathologen sind der Meinung, daß sich durch den hohen Serumproteingehalt und durch das beim Abbau von zellulären Blutelementen zusätzlich freiwerdende Eiweiß die osmotischen Mechanismen verändern und Liquor cerebrospinalis durch die semipermeable Leptomeninx in den Subduralraum hineingelangt. Eine wahrscheinlichere Erklärung liegt darin, daß es aus den Gefäßen der Haematommembran nachsickert, und dadurch eine progrediente Vergrößerung des Hämatoms entsteht. Da die Leptomeninx relativ schlecht vaskularisiert ist, und ein Lymphabfluß fehlt, hat sie eine nur geringe Resorptionskapazität; der eigentliche Resorptionsprozeß erfolgt durch die mäßig vaskularisierte Dura mater. Die Aufnahme geht oft so langsam vonstatten, daß sich die Flüssigkeit schneller ansammelt, als sie resorbiert werden kann, und es kommt somit zu einer fortschreitenden Größenzunahme des Hämatoms.

Pathologisch-anatomische Befunde

Lokalisation: Hämatome entstehen bevorzugt dort, wo die den Subduralraum durchquerenden Venen am längsten sind. Die am häufigsten betroffenen Gebiete sind:

1. Die fronto-parietale Hirnregion (die oberen zerebralen Venen leiten das Blut in den Sinus sagittalis superior). Bei 10–20% der Patienten sind Hämatome in diesem Gebiet doppelseitig.
2. Der vordere Pol des Temporallappens (die unteren zerebralen Venen drainieren das Blut in den Sinus sphenoparietalis).

Weniger häufig finden sich Subduralhämatome an der Unterseite der Frontal- oder Temporallappen, und nur selten sammeln sie sich zwischen den Hemisphären oder in der Fossa posterior an.

Makroskopischer Aspekt

Bei chirurgischen Eingriffen oder bei der Autopsie wird beobachtet, daß die über einem Hämatom liegende Dura grün-bläulich getönt ist. Unter der Dura liegt eine glitzernd braune äußere Membran. Wird diese abgestreift und die Hämatommasse entfernt, so kommt eine glänzende, durch petechiale Blutungen getüpfelte innere Membran zum Vorschein (Abb. 23.3). Das Hämatom selbst enthält in der Regel Flüssigkeit (nur wenig oder bis zu einer Menge von 500 ml), die in Fibringerinnsel eingebettet ist. Die Flüssigkeit variiert in ihrer Farbe von gelb bis schwarz und gerinnt nicht, da sie kein Fibrinogen enthält. Die Leptomeninx ist normalerweise nicht mit der inneren Membran verbunden; es kann jedoch bei langer Krankheitsdauer vereinzelt zu Adhäsionen kommen.

Der unter einem Hämatom gelegene Hirnbezirk wird meistens komprimiert und durch Bilirubin verfärbt. Handelt es sich um eine umfangreiche Blutmenge, dann wird die darunter liegende Hirnsubstanz komprimiert und aus ihrer normalen Lage verdrängt, wobei es durch den Tentoriumsschlitz zu einer Herniation kommen kann. Das dem Hämatom benachbarte Gewebe wird u. U. atrophisch.

Mikroskopischer Aspekt

Die 1–5 mm dicke und mit der Dura verklebte äußere Membran besteht aus Granulationsgewebe, das Fibroblasten, neu proliferierte Blutgefäße, Histiozyten, Pigment und gelegentlich rote sowie weiße Blutkörperchen enthält. Ein Charakteristikum dieser Schicht ist das Vorhandensein dünnwandiger, sinusähnlicher Gefäße; einige Pathologen sind der Meinung, daß diese zur progredienten Größenzunahme des Hämatoms beitragen, indem sie frisches Blut in den Hohlraum durchsickern lassen. Die fast vollständig gefäßlose innere Membran besteht aus einer Schicht mesothelialer Zellen, die auf einer Bindegewebsplatte liegen. Der in einem Fibrinnetz zusammengehaltene flüssige Anteil des Hämatoms enthält rote Blutkörperchen in verschiedenen Abbaustadien.

Obgleich Hämatome in der Regel nach 4–6 Wochen vollständig entwickelt sind, bedarf es zur Ausbildung der Hüllmembranen eines Zeitraumes von etwa 2–7 Wochen.

Klinische Besonderheiten

Die Symptomatik eines Subduralhämatoms richtet sich nach dem Alter des Patienten.

Säuglinge

Hämatome manifestieren sich am häufigsten bei Säuglingen im Alter von 2–4 Monaten. Bei etwa 80% der Fälle sind sie doppelseitig – im Vergleich zu 10–20% bei den Erwachsenen. Vielfach kann anamnestisch kein Trauma eruiert werden. Dem Trauma wird zwar oft die ursächliche Schuld zugeschoben, die Beweise für eine solche Hypothese sind jedoch nicht überzeugend. Eine abnorme intrauterine Lage und Übertragung scheinen keine prädisponierende Wirkung zu haben.

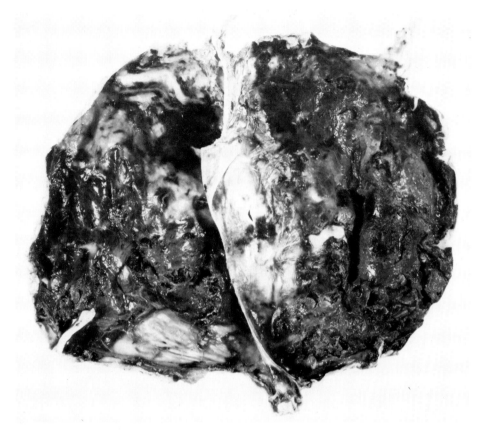

Abb. 23.3. Aufsicht auf die Falx cerebri mit Darstellung bilateraler Subduralhämatome an der inneren Oberfläche der Dura mater; das Hämatom ist teilweise durch „Membranen", d. h. Granulationsgewebe, abgekapselt. (Mit freundlicher Genehmigung durch John Moossy, M. D., Department of Pathology, Bowman Gray School of Medicine)

Blutgerinnungsstörungen und Dehydratation sollten als Ursache ebenfalls in Betracht gezogen werden. Einige Autoren nehmen an, daß die primäre Entzündung der Dura eine Hauptursache für Hämatome im Kleinkindesalter darstellt. Wie bei den Erwachsenen kann auch das Schädeltrauma zu einem Hämatom führen; bei Kleinkindern mit traumatisch bedingten Hämatomen muß an Kindsmißhandlungen ("battered-child"-Syndrom) gedacht werden.

Die Symptomatik hängt zum Teil vom Entwicklungsstadium des Prozesses ab. Charakteristischerweise treten bei etwa 50% der Fälle unspezifische Symptome auf, wie beispielsweise Ernährungsschwierigkeiten, Erbrechen, Reizbarkeit und Entwicklungsstörungen. Viele Kinder leiden gleichzeitig an einer fieberhaften Infektion des Respira-

tions- und des Intestinaltraktes. Bei anderen wiederum finden sich Anhaltspunkte für eine Hirnreizung, z. B. in Form generalisierter oder fokaler epileptischer Anfälle. Bei etwa 25% dieser Fälle finden sich Stupor, Hemiparesen oder gesteigerte Sehnenreflexe, bei 15% gleichzeitig eine leichte Spastizität.

Bei etwa 25% der Kleinkinder mit einem Subduralhämatom wird eine Vergrößerung des Kopfes beobachtet, die sich gelegentlich nur in einer Zunahme des biparietalen Durchmessers äußert. Falls das Kind nicht dehydriert ist, ist die vordere Fontanelle in der Regel gespannt und vorgewölbt. Bei der Diaphanoskopie wird möglicherweise ein darunterliegendes subdurales Hygrom entdeckt. Sollten Retinablutungen – ohne Papillenödem – vorhanden sein, so sind sie charakteristisch für ein chronisches Hämatom.

Blutverlust und niedrige Serumeiweißwerte führen bei etwa einem Drittel bis zur Hälfte aller Kinder mit einem chronischen Hämatom zu progredienter Anämie. Röntgenaufnahmen des Schädels lassen Nahtsprengungen erkennen. Der Liquor cerebrospinalis zeigt eine Druckerhöhung und kann rote und weiße Blutkörperchen sowie vermehrt Eiweiß enthalten. Die Diagnose kann durch beidseitige subdurale Punktionen gesichert werden.

Kinder

Die klinischen Charakteristika gleichen denjenigen der Erwachsenen, abgesehen davon, daß psychische Veränderungen nur selten auftreten. Der Jugendliche kann Symptome aufweisen, die auf einen intrakraniellen Tumor verdächtig sind, oder zum Arzt gebracht werden, weil er eine schmerzlose progrediente Vorwölbung des Os temporale hat.

In der Schädelleeraufnahme findet sich möglicherweise eine einseitige Vergrößerung der mittleren Schädelgrube sowie eine Verschmälerung der Tabula interna (ein bei Erwachsenen nicht vorhandenes Zeichen). Sowohl die Vergrößerung der mittleren Schädelgrube als auch der Exophthalmus und die Vorwölbung der Temporalregion werden durch eine Verlagerung des Os sphenoidale nach vorn und oben hervorgerufen.

Erwachsene

Subduralhämatome verursachen einerseits lokale Folgen, die mit deren Lokalisation in Zusammenhang stehen, und andererseits Allgemeinsymptome, die auf die Größe der Hämatomsubstanz zurückzuführen sind. Kopfschmerzen sind das Leitsymptom bei mehr als 80% der Patienten. Sie sind meistens quälender Art und machen den Patienten handlungsunfähig; sie können diffus oder lokal über dem Hämatom auftreten und exazerbieren oft beim Husten, Vornüberbeugen oder Pressen. Wenn die Kopfschmerzen ihren Höhepunkt erreichen, treten gewöhnlich auch Nausea und Erbrechen auf.

Es ist eine bekannte Tatsache, daß Subduralhämatome in Frühstadien anhand klinischer Befunde nur sehr schwierig zu lokalisieren oder auch nur zu lateralisieren sind. Subduralhämatome, die sich an Prädilektionsstellen (in der zentralen oder postzentralen Region) entwickeln, verursachen rezidivierende, eventuell auf Seite der Blutansammlung lokalisierbare Kopfschmerzen. Mit Vergrößerung des Hämatoms werden die Kopfschmerzen stärker, und es entwickeln sich neurologische Ausfallerscheinungen. Letztere bestehen gewöhnlich in einer leichten Parese des kontralateralen Armes und Beines, die mit einer Sprachstörung einhergeht, wenn das Hämatom über der dominanten Hemisphäre liegt. Es können sowohl fokale als auch generalisierte Krampfanfälle auftreten.

Bei mehr als 90% aller Fälle entwickeln sich Lateralisationszeichen, noch bevor die Diagnose gestellt wird. Diese umfassen:

1. Gesteigerte Sehnenreflexe und Pyramidenzeichen auf der kontralateralen Seite.
2. Eine homolaterale Hemiparese infolge Kompression des Großhirnschenkels (Pedunculus cerebri) der Gegenseite gegen den scharfen freien Rand des Tentoriums. Der gleiche Mechanismus führt gelegentlich zu homo- oder bilateralen Zeichen einer Beteiligung des Tractus corticospinalis.
3. Eine Dysphasie als Zeichen dafür, daß die Läsion auf der dominanten Seite liegt.
4. Eine Parese des homolateralen N. oculomotorius infolge Kompression durch die verlagerte Hirnsubstanz. Die Pupille ist zunächst weit und reagiert später nicht mehr auf Licht und Akkommodation.
5. Eine homonyme Hemianopsie infolge Druck des Hämatoms auf die Sehstrahlung oder – was seltener vorkommt – infolge Kompression einer A. cerebri posterior gegen den freien Rand des Tentoriums.

Spätstadien eines Subduralhämatoms sind häufig charakterisiert durch Schläfrigkeit, Konzentrationsschwäche, Gedächtnisabnahme, Verwirrtheit und Desorientiertheit. Im Anschluß an diese Veränderungen, die häufig Freunden und Verwandten eher als dem Patienten selber auffallen, können Stupor oder Koma auftreten.

Zeichen einer im Spätstadium auftretenden intrakraniellen Drucksteigerung sind das Papillenödem, die Verlangsamung der Puls- und Atemfrequenz sowie der Blutdruckanstieg.

Patienten höheren Alters

Die bis zu einem gewissen Grad im Alter meist vorhandene Hirnatrophie führt zu einer Erweiterung des Subduralraumes und somit zu einer größeren Zerreißbarkeit der Brückenvenen. Die zunehmende Brüchigkeit der Venen mit steigendem Alter erhöht die Gefahr einer Ruptur noch zusätzlich.

Beim älteren Menschen kann die progrediente psychische Alteration, die bei einem solchen Hämatom oft eindrucksvoll ist, fälschlicherweise der Senilität zugeschrieben werden. Neurologische Anomalien werden – falls vorhanden – meist als Folge eines „Schlaganfalles" oder einer „zerebralen Arteriosklerose" interpretiert.

Entwickelt ein Patient im Zusammenhang mit einem Schädeltrauma Zeichen einer zerebralen Schädigung, so ist oft schwer zu entscheiden, ob die neurologischen Ausfallerscheinungen traumatisch bedingt sind, oder ob das Schädeltrauma die Folge eines Sturzes nach einem spontanen zerebro-vaskulären Insult ist. Falls Verdacht auf ein Subduralhämatom besteht, ist die Durchführung eines CAT, einer Hirnszintigraphie, einer Kontrastmitteluntersuchung (Angiographie) oder gar einer diagnostischen Schädeltrepanation u. U. der einzige Weg, diese schwierige Frage zu beantworten.

Akute „spontane" Subduralblutung

In jüngster Zeit wurde eine weitere Ursache der Subduralblutung bekannt, und zwar die Ruptur einer kleinen Arterie an der Hirnoberfläche. Die Pathogenese ist bis jetzt unklar; es wurde jedoch die Hypothese vertreten, daß sich im Zeitpunkt eines Schädeltraumas ein kleines asymptomatisches venöses Subduralhämatom bildet. Nach Resorption dieses subdural gelegenen Blutes kommt es

zu Adhäsionen zwischen der Dura mater und der Hirnoberfläche, wobei eine kleine kortikale Arterie miterfaßt wird. Die Arterie wird durch diese Adhäsion fixiert. Durch ein nachfolgendes zweites Schädeltrauma wird das Gehirn verlagert und die Arterie zerrissen. Dabei kommt es zu einer akuten Subduralblutung.

In solchen Fällen zeigen die Patienten folgende Symptomatik: plötzlicher Beginn mit Kopfschmerzen, Erbrechen, progredienter Bewußtseinsstörung und Zeichen einer meningealen Reizung. Bei der Untersuchung findet sich in der Regel eine weite Pupille und eine *homolaterale* Hemiparese, die durch Verlagerung des Gehirns mit Kompression des Hirnschenkels gegen die Inzisur zustande kommt. Zuweilen finden sich ein homolateraler Sensibilitätsverlust und eine gleichseitige homonyme Hemianopsie infolge Kompression der A. cerebri posterior gegen die Inzisur der Gegenseite. Vereinzelt wird ein Papillenödem beobachtet.

Die Diagnose eines akuten Subduralhämatoms infolge arterieller Blutung wird durch Karotisangiographie gestellt. Das therapeutische Vorgehen besteht in der Entleerung der subduralen Blutmasse und in der Abklemmung der verletzten Arterie.

Differentialdiagnose

Fehldiagnosen sind beim Subduralhämatom außerordentlich häufig. Zu den Symptomen, die durch ein Subduralhämatom ausgelöst und oft irrtümlicherweise anderen Krankheitsbildern zugeschrieben werden, gehören psychische Veränderungen bei älteren Patienten, rezidivierende Anfälle bei Epileptikern, Verhaltensstörungen Jugendlicher sowie Symptome bei Alkoholikern, die einem Rauschzustand ähnlich sehen. Ferner werden auch Hirntumoren und zerebro-vaskuläre Ereignisse recht häufig mit einem Subduralhämatom verwechselt. Die richtige Diagnosestellung ist von entscheidender Bedeutung, weil das Subduralhämatom eine der wenigen reversiblen Ursachen der Demenz ist.

Abgesehen vom anamnestisch eruierbaren, vorangegangenen Schädeltrauma sollten folgende drei klinische Zeichen unbedingt an die Diagnose eines Subduralhämatoms denken lassen: 1. tägliche oder sogar stündliche Veränderungen der Symptomatik, insbesondere was Somnolenz, Verwirrtheit und Kopfschmerzen anbelangt, 2. Zeichen einer Hemisphärenbeteiligung wie motorische Schwäche, Sensibilitätsstörungen und Aphasie, 3. Dominanz psychischer Veränderungen im Vergleich zu den neurologischen Ausfallerscheinungen. Unglücklicherweise sind diese differentialdiagnostischen Merkmale keineswegs immer zuverlässig.

Die Diagnose wird bei Kleinkindern wegen Mangels an spezifischen Zeichen oft noch erschwert. Ein anamnestisch eruierbares Geburtstrauma mit anschließenden Entwicklungsstörungen, Krampfanfällen oder zunehmender Vergrößerung des Kopfes weisen auf ein Subduralhämatom hin.

Laborbefunde

Lumbalpunktion

Der spinale Liquordruck kann erhöht, normal oder erniedrigt sein; Druckwerte zwischen 180 und 200 mm H_2O sind häufig zu finden, Druckwerte von weniger als 50 mm H_2O kommen jedoch manchmal – insbesondere bei älteren Patienten – beim Subduralhämatom vor. Obwohl der Liquor bei etwa 50% der Patienten xanthochrom ist, schließt ein völlig normaler Liquor cerebrospinalis ein Subduralhämatom keineswegs aus. Der Eiweißgehalt kann sowohl normal als auch erhöht sein.

Schädelleeraufnahmen

Eine verkalkte Epiphyse wird durch ein einseitiges Hämatom der Konvexität fast immer verlagert; bei doppelseitigen Hämatomen dagegen kann sie in der Mittellinie verbleiben, da das Gehirn u. U. von beiden Seiten her gleichmäßig komprimiert wird. Außerdem bleibt eine Epiphysenverlagerung u. U. aus, wenn das Hämatom aus weniger

als 100 ml Flüssigkeit besteht, oder wenn es subfrontal, temporal bzw. infratentoriell lokalisiert ist. Bei langem Krankheitsverlauf wird gelegentlich eine Verkalkung der inneren Hämatommembran beobachtet.

Die Veränderungen des knöchernen Schädels bei Jugendlichen wurden bereits beschrieben.

Echoenzephalogramm

Eine einseitige Schädigung kann eine Verschiebung von Mittellinienstrukturen zur Gegenseite hin bewirken (Abb. 23.4). Darüber hinaus kann gelegentlich eine Gruppe pathologischer Echos von den Hämatomwänden reflektiert werden.

Elektroenzephalogramm

Eine ausgedehnte Aufhebung der elektrischen Hirntätigkeit im Bereich des Häma-

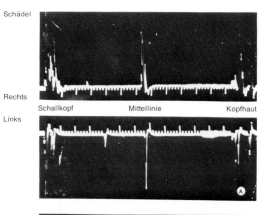

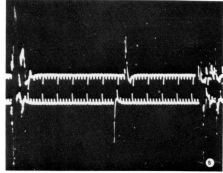

Abb. 23.4. Echoenzephalogramme. *Oben:* Normales Echo der Mittellinienstrukturen. Der Ultraschall ist von rechts nach links gerichtet. *Unten:* Verlagerung der Mittellinienstrukturen nach links durch einen rechtsseitigen Prozeß

toms wurde als charakteristisches Zeichen im EEG gewertet, insbesondere bei Lokalisation der Läsion im Parietalbereich. Theoretisch nimmt die Amplitude der Hirnwellen ab, da die Flüssigkeit die Aufnahmeelektroden dem Gehirn gegenüber isoliert. Dieser Isolationseffekt wird durch die zunehmende Kompression des Gehirns aufgehoben: es kommt als Folge einer intrakraniellen Drucksteigerung zu einer unspezifischen Verlangsamung der Hirnwellen sowie zum Auftreten von Deltawellen über dem Hämatomgebiet. Dies ist die häufigste pathologische EEG-Veränderung, die bei Patienten mit einem Subduralhämatom beobachtet wird.

Hirnszintigramm und CAT

Diese beiden Untersuchungen gehören zu den wertvollsten diagnostischen Methoden, die uns für die Ermittlung eines chronischen Subduralhämatoms zur Verfügung stehen. Eine derselben sollte bei allen Patienten, bei denen ein Hämatom in Frage kommt, durchgeführt werden.

Bei Verwendung von ^{99m}Technetium werden nur wenige chronische Hämatome übersehen, die genügend groß sind, um Symptome hervorzurufen; andererseits kann das Szintigramm bei Patienten mit einem frischen Hämatom oder einer Blutansammlung in der hinteren Schädelgrube normal sein. Das Hämatom erscheint als ein Gebiet vermehrter Isotopenaufnahme, das in ap- und pa-Aufnahmen, jedoch nicht in Seitenansicht zur Darstellung gelangt.

Es gibt Fälle, bei denen das anfängliche Hirnszintigramm normal ist, das Spätszintigramm dagegen (4–6 Std nach Injektion des radioaktiven Isotops) Gebiete mit vermehrter Anreicherung zeigt (Abb. 23.5).

Im CAT läßt sich sowohl das Hämatom selbst als auch die Deformierung und Verlagerung der Ventrikel darstellen. Es kommt selten einmal vor, daß ein Subduralhämatom dem Nachweis durch das CAT entgeht, wenn nämlich die Dichte des Hämatominhaltes derjenigen von Liquor entspricht.

Karotisarteriographie

Pathognomonisches Zeichen einer subduralen Flüssigkeitsansammlung ist ein gefäßloser Bezirk unterhalb der Tabula interna der Schädelkalotte, der durch eine Abdrängung von Gehirn und Gefäßen von der Innenseite der Kalotte entsteht (Abb. 23.6). Im Verlaufe der beiden ersten Wochen breitet sich das Hämatom gleichmäßig aus und paßt sich den Konturen der darunter liegenden Hirnsubstanz an. Dann treten Zeichen einer Raumforderung auf, und von der vierten Woche an findet sich ein gefäßloser Bezirk in der typischen Form einer bikonvexen Linse, der das darunter liegende Hirngewebe komprimiert und am besten auf Tangentialaufnahmen zur Darstellung gelangt.

Die A. cerebri anterior und die tiefen Venen werden häufig über die Mittellinie verschoben, es sei denn, es handle sich um ein sehr kleines Hämatom, oder ein weiteres Hämatom übe von der anderen Seite her einen Gegendruck aus.

Da doppelseitige Subduralhämatome keine Seltenheit sind, sollten immer beide Karotiden mit ihren Verzweigungen dargestellt werden.

Pneumoenzephalogramm

Da die Diagnose eines Subduralhämatoms anhand eines Hirnszintigramms oder eines CAT mit ziemlicher Genauigkeit gestellt werden kann, hat die Pneumoenzephalographie an Bedeutung verloren und wird vielleicht bald als diagnostische Methode zur Ermittlung dieses Krankheitsbildes völlig aufgegeben. Pneumoenzephalogramme werden dagegen häufig bei älteren Patienten, deren Leitsymptom in einer progredienten psychischen Alteration besteht, und bei Patienten mit Verdacht auf ein Hämatom in der hinteren Schädelgrube durchgeführt.

Bei Vorhandensein eines chronischen Subduralhämatoms der Konvexität können die Seitenventrikel zur Gegenseite hin verschoben sein. Der kontralaterale Ventrikel ist möglicherweise dilatiert und hat eine stark gewölbte obere Begrenzung, während

A   C

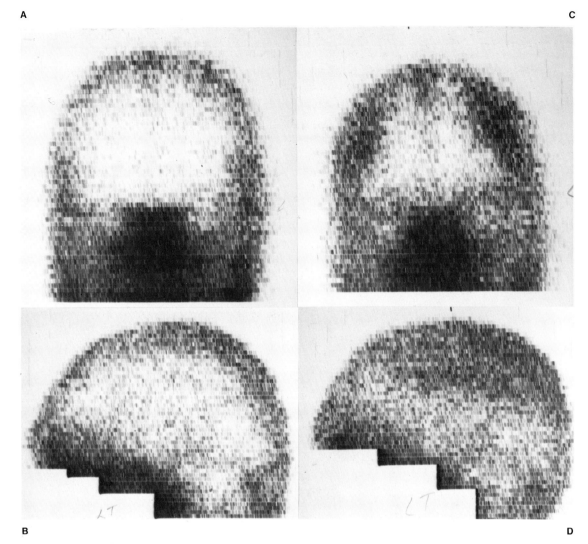

B   D

Abb. 23.5 A–D. Hirnszintigramm. *A, B* Frühaufnahmen. *C, D* Aufnahmen nach 4 Std. *Oben:* Bei (A) und (C)
handelt es sich um ap-Aufnahmen. Oben links normales Szintigramm; oben rechts Spätszintigramm, das eine
pathologische Isotopenanreicherung zeigt. *Unten:* Bei (B) und (D) handelt es sich um Seitenaufnahmen. Links
normales Szintigramm; rechts pathologische Isotopenanreicherung

der ipsilaterale Ventrikel entweder unverändert oder kleiner als normal ist und ein
abgeflachtes Dach sowie eine konkave seitliche Begrenzung aufweist. Das Seitenhorn
des homolateralen Ventrikels kann nach
medial verlagert sein.

Derartige Veränderungen werden durch
einen ausgedehnten scheibenförmigen, über
der Großhirnhemisphäre gelegenen raumfordernden Prozeß verursacht und müssen
differentialdiagnostisch von einem Konvexi-
tätsmeningeom, einem Abszeß oder einem

Neoplasma des Gehirns unterschieden werden.

Gerät etwas Luft in den Subarachnoidalraum, was selten vorkommt, dann kann
zwischen dem Subduralhämatom und der
darunter liegenden Hirnsubstanz eine patho-
gnomonische klare Zone beobachtet werden.

Diagnostische Schädeltrepanation

Eine alte Regel besagt, daß kein Patient an
ungeklärten komatösen Zuständen sterben
sollte, ohne daß eine explorative Schädel-

trepanation durchgeführt wurde. Dieser Grundsatz gilt immer noch *in extremis* für ältere Hypertoniker, da Bohrlöcher schneller und gefahrloser als eine beidseitige Karotisangiographie durchgeführt werden können, und da CAT, Echoenzephalographie und rasche Hirnszintigraphie vielen Kliniken noch nicht zur Verfügung stehen. Diese Regel gilt auch für Patienten in Notfallsituationen bei Einklemmung, wenn keine Möglichkeit für eine Angiographie vorhanden ist. Außer in solchen Ausnahmefällen sollten vor einer chirurgischen Exploration immer ein CAT bzw. ein Hirnszintigramm und eine beidseitige Karotisangiographie durchgeführt werden. Mittels dieser Methoden werden nicht nur Hämatome diagnostiziert, die unter den Frontal- oder Temporallappen gelegen sind, sondern möglicherweise auch Anhaltspunkte gewonnen für einen unvermuteten intrakraniellen pathologischen Prozeß, wie beispielsweise ein Aneurysma oder eine arteriovenöse Mißbildung.

Verlauf und Prognose

Obwohl chronische Subduralhämatome sehr häufig vorkommen, ist deren Spontanverlauf nicht genügend bekannt. Viele werden diagnostiziert und chirurgisch entfernt; bei anderen besteht keinerlei Verdacht, bis sie als Zufallsbefund bei der Autopsie entdeckt werden. Andere kommen zur Ruhe

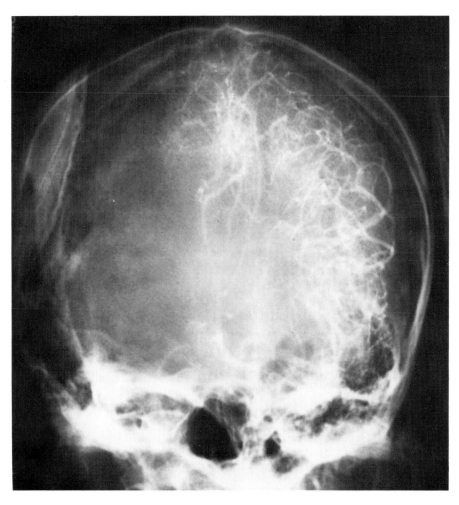

Abb. 23.6. Karotisarteriogramm links mit gefäßlosem Bezirk zwischen dem Schädeldach und den Gefäßen der Hemisphärenkonvexität, ein für das Subduralhämatom charakteristischer Befund. Die nur minimale Verlagerung der A. cerebri anterior ist sehr verdächtig auf das gleichzeitige Vorliegen eines Hämatoms auf der rechten Seite

und verkalken; wieder andere werden vollständig resorbiert. Generell besteht jedoch die Auffassung, daß die überwiegende Mehrzahl chronischer Subduralhämatome letzten Endes Zeichen eines raumfordernden intrakraniellen Prozesses verursacht, sei es nun mit oder ohne Zerstörung der darunter liegenden Hirnsubstanz. Unbehandelt verursachen sie u. U. eine psychische Alteration, Hemiparesen, epileptische Anfälle oder eine Kombination dieser Symptome, schließlich Koma und Tod durch Kompression des Mittelhirns (als Folge einer Herniation des Hippokampus durch den Tentoriumschlitz). Ein wellenförmig sich verschlechternder Verlauf wird als charakteristisch angesehen und steht möglicherweise mit Veränderungen des Flüssigkeitsvolumens innerhalb der Membranen in Zusammenhang. Einige Patienten sterben plötzlich aus ungeklärten Gründen. Selbst bei Stabilisierung des Hämatoms können die psychischen Veränderungen, Kopfschmerzen und rezidivierende Krampfanfälle weiterbestehen.

Therapie

Die Tatsache, daß einige wenige Patienten jahrelang mit einem chronischen Subduralhämatom leben können, schränkt die Bedeutung einer raschen Diagnose und Therapie nicht ein. In einigen Fällen besteht die Therapie in einer Entleerung des flüssigen Hämatomanteils durch Bohrlöcher oder bei Kleinkindern durch die Fontanellen; in anderen Fällen müssen die festen Bestandteile des Blutgerinnsels und die Membranen mittels Kraniotomie entfernt werden. Bei Anwendung von Bohrlöchern sollten diese beidseits angebracht werden, auch wenn Verdacht auf eine nur einseitige Schädigung besteht. Handelt es sich um den seltenen Fall eines Subduralhämatoms in der hinteren Schädelgrube, so sind okzipitale Bohrlöcher auf beiden Seiten oder eine subokzipitale Kraniotomie erforderlich.

Bei Kleinkindern besteht die Therapie der Wahl darin, daß täglich 10 bis 14 ml Flüssigkeit zunächst auf der einen, am nächsten Tag auf der anderen Seite usw. alternierend ent-

fernt werden, wenn der Zustand des Patienten dieses wechselweise Vorgehen erlaubt. Nur in Notfällen sind auf beiden Seiten gleichzeitig größere Mengen zu entfernen. Im allgemeinen wird möglichst viel membranöses Material durch kleinlappige Kraniotomien entfernt.

Bei tiefen Hämoglobin- und Hämatokritwerten kann eine Bluttransfusion erforderlich werden.

In den meisten Fällen führt die Entfernung des Subduralhämatoms zu einem prompten therapeutischen Erfolg; der Augenblick, in dem der Patient unmittelbar nach Entfernung des Blutgerinnsels das Bewußtsein wiedererlangt, ist wohl das dramatischste und befriedigendste Erlebnis im gesamten neurochirurgischen Tätigkeitsbereich. Wenn die darunter liegende Hirnsubstanz sich gelegentlich nicht wieder entfaltet, dann ist der Erfolg weniger dramatisch. Manchmal injizieren Neurochirurgen physiologische Kochsalzlösung in die lumbalen Liquorräume oder in den kontralateralen Ventrikel, um die Entfaltung des Gehirns zu fördern. Gelegentlich werden postoperativ psychische Veränderungen, epileptische Anfälle und Hemiparesen beobachtet, die entweder durch eine zu späte Diagnose oder ein atrophisch gewordenes bzw. sich nicht entfaltendes Gehirn bedingt sind.

Epidurales Hämatom

Epidurale Hämatome – Blutansammlung zwischen der Dura mater und der Tabula interna des Schädels – sind fast immer Folge einer posttraumatischen Blutung aus einer meningealen Arterie oder Vene bzw. einem venösen Sinus. Spontane, durch ein kongenitales Aneurysma der A. meningea oder Gerinnungsstörungen bedingte Epiduralhämatome sind eine große Seltenheit.

Pathogenese und pathologisch-anatomische Befunde

Die überwiegende Mehrzahl an epiduralen Hämatomen bildet sich in der Temporalregion, wo die Schädeldecke dünn ist, und im

Falle einer Schädelfraktur die A. und V. meningea media oder deren Äste zerreißen können. In vereinzelten Fällen sammeln sich Hämatome in der frontalen, parietalen oder okzipitalen Region an.

Zu epiduralen Hämatomen kommt es bei Schädeltraumen, bei denen zwar die Haut verletzt sein kann, der Schädel jedoch nicht perforiert wird. Die Tatsache, daß sie bei penetrierenden Verletzungen so selten auftreten, findet ihre Erklärung darin, daß das Blut frei abfließen kann und folglich nicht zwischen der Dura und der Tabula interna des Schädels liegen bleibt.

Ein genügend kräftiger Schlag, der den Schädel eindrückt, mag vielleicht die Dura von der Tabula interna des Schädels lösen, so daß Blut aus einem rupturierten Gefäß diese dissezieren und ein Hämatom bilden kann. Zuweilen kommt es durch den Schlag zu einer Fraktur der Tabula interna, während die Tabula externa unverletzt bleibt. Gelegentlich zerreißen die darunter liegende Arterie oder Vene, ohne daß eine der beiden Tabulae frakturiert wäre.

Mit zunehmender Dicke des Hämatoms führt die lokale Kompression der darunter liegenden Hirnsubstanz zu fokalen Ausfallerscheinungen. Bei weiterer Größenzunahme wird das Gehirn auf die Gegenseite und nach unten in die Incisura tentorii gedrängt. Einkeilung der medialen Seite des homolateralen Temporallappens verursacht – außer Verlagerung und Kompression des Mittelhirns – einen Druck auf die N. oculomotorius sowie auf die homolaterale A. cerebri posterior und auf Venen (Abb. 23.7).

Ein auf die Okzipitalregion einwirkendes Trauma kann ein epidurales Hämatom in der hinteren Schädelgrube verursachen, das die kaudalen Hirnnerven, das Kleinhirn und den Hirnstamm komprimiert.

Klinische Besonderheiten

Die klinischen Besonderheiten hängen von drei Faktoren ab: 1. der Lokalisation der initialen Verletzung, 2. dem Vorliegen oder Fehlen einer durch den ursprünglichen Schlag verursachten Kommotio bzw. eines

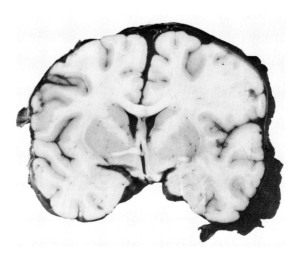

Abb. 23.7. Frontalschnitt, der ein epidurales Hämatom bei gleichzeitigem Vorliegen subduraler und subarachnoidaler Blutungen darstellt

Komas und 3. der Geschwindigkeit, mit der sich das Hämatom entwickelt. Eine arterielle Blutung kann ein Hämatom produzieren, das groß genug ist, um bereits innerhalb einer Stunde nach dem Trauma eine Hirnkompression zu verursachen. Falls der initiale Schlag eine schwere Gehirnerschütterung zur Folge hatte, kehrt das Bewußtsein u. U. während dieser Zeitspanne nicht zurück. Bei einer Blutung aus einer kleinen Arterie oder Vene nimmt das Blutgerinnsel vielleicht nur langsam an Größe zu, sodaß ein Intervall mit klarem Bewußtstein vorhanden ist. In Ausnahmefällen sistieren venöse Blutungen spontan, und noch Wochen nach der Verletzung fehlt jeglicher Verdacht auf das Vorliegen eines chronischen extraduralen Hämatoms.

Wegen dieser variablen Größen entstehen vier verschiedene Grundmuster dieses Krankheitsbildes: 1. die traumatisch bedingte initiale Bewußtlosigkeit mit späterer Rückkehr des Bewußtseins und Entwicklung fokaler neurologischer Störungen, 2. das traumatisch bedingte initiale Koma mit nachfolgender Bewußtseinsaufhellung von variabler Dauer, bevor das Koma wieder eintritt, 3. ein Koma, das nicht durch eine Rückkehr des Bewußtseins unterbrochen wird, 4. ein – mit wachsendem Hämatom – schleichend beginnendes Koma ohne trau-

matisch bedingte initiale Bewußtlosigkeit.
Aus dieser Gruppe soll die initiale Bewußtlosigkeit mit anschließender vorübergehender
Bewußtseinsaufhellung und allmählichem
Zurücksinken ins Koma das charakteristische Grundmuster sein, das jedoch nur in
30% der Fälle vorliegt (Abb. 23.8).

Patienten, die das Bewußtsein wiedererlangen, leiden häufig an pochenden Kopfschmerzen.

Zu den durch das Hämatom infolge Druck
auf benachbarte Strukturen am häufigsten
verursachten neurologischen Ausfallerscheinungen gehören Sprachstörungen (wenn die
Läsion über der dominanten Hemisphäre
liegt), Hemiparesen und hemianopische Gesichtsfeldausfälle. Fokale oder generalisierte
epileptische Krämpfe treten selten auf.

Eine Verschiebung des Gehirns und eine
Temporallappenherniation können Zeichen
einer Kompression des N. oculomotorius –
als erstes gewöhnlich eine Pupillenerweite-

rung – hervorrufen. Ist dies der Fall, so ist bei
90% der Patienten die homolaterale, bei den
übrigen die kontralaterale Pupille dilatiert.

Ein intrakranieller Druckanstieg, der sich
manchmal in einem Papillenödem manifestiert, führt zu Erbrechen, Verlangsamung
der Pulsfrequenz, verlangsamter und schnar-
chender Atmung sowie zur Steigerung des
systolischen Blutdrucks.

Viele Autoren nehmen an, daß die Lokalisation einer Kopfhautverletzung, die sich oft
in einem palpablen Hämatom, einer sichtbaren Kontusion oder einer Rißquetschwunde
manifestiert, ein ebenso zuverlässiger Anhaltspunkt für den Sitz des Hämatoms wie
die Lokalisation einer Schädelfraktur sei.
Für eine genügend gute Inspektion des betroffenen Gebietes mag es notwendig sein,
den Kopf abschnittweise zu rasieren. Verletzungen der Frontalregion gehen meistens
mit Hämatomen in der vorderen, Verletzungen der Temporalregion mit solchen in der
mittleren und Traumen im Okzipitalbereich
mit Hämatomen in der hinteren Schädelgrube einher.

Differentialdiagnose

Das typische Bild eines epiduralen Hämatoms bietet keine diagnostischen Probleme,
atypische dagegen können von einer Subarachnoidalblutung, einer Contusio oder
Conquassatio cerebri nur schwierig zu unterscheiden sein. Hinweise auf eine Einklemmung über dem Gebiet der A. meningea
media und ein anamnestisch eruierbares „Intervall mit Bewußtseinsaufhellung" nach einem Trauma sind Charakteristika, die für ein
epidurales Hämatom sprechen.

Die Frühdiagnose einer epiduralen Blutung beruht weitgehend auf Verdachtsmo-
menten, und es sollte immer an die Möglichkeit gedacht werden, daß epidurale Hämatome nach jedem Schädeltrauma auftreten
können. Viele Todeskandidaten könnten
vielleicht durch geeignete Fahndung nach
subduralen oder epiduralen Hämatomen –
vielfach einschließlich diagnostischer Schädeltrepanation über der Läsionsstelle – ge-
rettet werden.

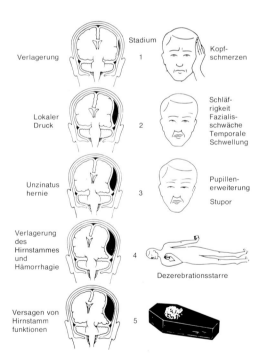

Abb. 23.8. Entwicklungsstadien im klinischen Bild
einer epiduralen Blutung in der mittleren Schädelgrube. (Mit freundlicher Genehmigung durch R. Hoo-
per, Brit. J. Surg. **47**, 71 (1959) Reproduktion mit
Erlaubnis des British Journal of Surgery)

Laborbefunde

Schädelleeraufnahme

Bei 85–90% der Erwachsenen mit epiduralen Hämatomen wird ein Frakturspalt beobachtet. Prädilektionsort ist das Gebiet oberhalb der Furchen, in denen die mittleren meningealen Gefäße und deren Seitenäste verlaufen. Eine verkalkte Epiphyse erscheint oft aus der Mittellinie verlagert.

Angiographie

In Karotisarteriogrammen tritt in der Regel eine Verlagerung von Arterien und Venen von der Seite der Läsion weg in Erscheinung. Charakteristischerweise wird der Sinus sagittalis superior von der Schädelkalotte abgedrängt, und die Distanz zwischen der Tabula interna des Schädels und den zur Darstellung kommenden kortikalen Gefäßen ist vergrößert.

Pneumoenzephalogramm

Das Ventrikelsystem sollte bei Verdacht auf ein epidurales Hämatom nur dann dargestellt werden, wenn die Ursache der neurologischen Ausfallerscheinungen durch Bohrlöcher nicht eruiert werden kann. In solchen Fällen vermag das Pneumoenzephalogramm u. U. ein Hämatom mit ungewöhnlicher Lokalisation – beispielsweise an der Unterseite des Frontallappens oder in der hinteren Schädelgrube – zur Darstellung zu bringen.

Echoenzephalographie

Das Echoenzephalogramm vermag sowohl die Verlagerung von Mittellinienstrukturen vom Ort der Läsion weg als auch pathologische Echos aus dem Gebiet der Tabula interna des Schädels aufzudecken.

Hirnszintigraphie

Aus den wenigen bis heute bekannt gewordenen Fällen können keine Schlußfolgerungen gezogen werden. In den meisten mit dieser Methode untersuchten Fällen war es nicht möglich, die vermehrte Isotopenaufnahme der gequetschten Kopfhaut und Muskulatur von einer Anreicherung im Hämatom zu unterscheiden. Beim chronischen Subduralhämatom dagegen ist das Hirnszintigramm ein außerordentlich wertvolles diagnostisches Mittel.

Computerisierte axiale Schädeltomographie (CAT)

Diese Untersuchungsmethode vermag in der Regel das Epiduralhämatom selbst sowie die verlagerten und deformierten Ventrikel sehr klar darzustellen.

Lumbalpunktion

Wegen der Gefahr einer plötzlichen Herniation durch den Tentoriumschlitz oder das Foramen magnum ist es nicht ratsam, bei Patienten mit Verdacht auf ein epidurales Hämatom eine Lumbalpunktion auszuführen. Wird diese Untersuchung irrtümlicherweise vorgenommen, dann ist in solchen Fällen der Liquor cerebrospinalis klar, sofern nicht gleichzeitig eine subarachnoidale Blutung vorliegt. Der Liquordruck kann normal oder gesteigert sein, je nach Entwicklungsstadium des Hämatoms.

Verlauf und Prognose

Abgesehen von wenigen Ausnahmen wird der Patient sterben, wenn das Hämatom nicht entfernt wird. Die Frühdiagnose sowie rasche operative Entfernung der Blutansammlung sowie Blutstillung sind für die Heilung entscheidend. Je länger das Gehirn unter Druck stand, umso ernsthafter die Folgen. Die Chancen einer befriedigenden Besserung stehen außerdem in umgekehrtem Verhältnis zum Alter des Patienten, zum Ausmaß der Hirnkompression und zur Tiefe des Komas. Die Mortalität beim extraduralen Hämatom beträgt nahezu 30–50%. Diese hohe Ziffer ist keineswegs Ausdruck therapeutischer Schwierigkeiten, sondern der Schnelligkeit, mit der diese Störung zu einer tödlichen Kompression des Gehirns führen kann.

Therapie

Das therapeutische Verfahren beim epiduralen Hämatom kann in einem Satz zusammengefaßt werden: „Die Blutansammlung ist sofort zu entfernen und die Blutung zum Stillstand zu bringen". Starke Verdachtsmomente sollten zur Frühdiagnose führen und die Frühdiagnose zu sofortiger chirurgischer Intervention. Es ist vielfach nicht ratsam, chirurgische Maßnahmen zu verzögern, nicht einmal zur Durchführung von Routineuntersuchungen wie Blutbild, blutchemische Bestimmungen, Schädel- und Thorax-

röntgenbilder. Explorative Bohrlöcher am Ort der äußeren Verletzung können dem Patienten das Leben retten, indem sie eine Entleerung des Hämatoms ermöglichen. Wenn dadurch das Vorhandensein von Blut nachgewiesen wird, kann der chirurgische Eingriff erweitert und – nach Durchführung der lebensrettenden Entleerung – das Hämatom vollständig ausgeräumt und eine Blutstillung erzielt werden.

Literatur

Subdurale Hämatome

Allgemeines

Capistrant, T., Goldberg, R., Shibasaki, H., Castle, D.: Posterior fossa subdural haematoma associated with anticoagulant therapy. J. Neurol. Neurosurg. Psychiat. *34*, 82 (1971)

Gortvai, P., Anagnostopoulos, D. I.: Subdural haematoma simulating primary subarachnoid haemorrhage. Brit. Med. J. *1*, 323 (1971)

Krayenbühl, H., Noto, G. G.: Das intrakranielle subdurale Hämatom. Huber, Bern 1949

McKissock, W., Richardson, A., Bloom, W. H.: Subdural haematoma: A review of 389 cases. Lancet. *1*, 1365 (1960)

Weber, G.: Das chronische Subduralhämatom. – Eine klinische Übersicht. Verh. Dtsch. Ges. Path. *43*, 121 (1959)

Weber, G., Heyser, J., Rosenmund, H., Duckert, F.: Subdurale Hämatome. Schweiz. med. Wschr. *94*, 541 (1964)

Ätiologie und Pathogenese

Clein, L. J., Bolton, C. F.: Interhemispheric subdural hematoma: A case report. J. Neurol. Neurosurg. Psychiat. *32*, 389 (1969)

Dressler, W., Albrecht, K.: Klinische Betrachtungen zur Pathogenese des subduralen Hämatoms. Acta Neurochir. *5*, 46 (1957)

Fliedner, E., Sartor, K.: Über ein akutes spontanes spinales epidurales Hämatom. Nervenarzt. *48*, 603 (1977)

Goodell, C. L., Mealey, J., Jr.: Pathogenesis of chronic subdural hematoma: Experimental studies. Arch. Neurol. *8*, 429 (1963)

Hemmer, R., Potthoff, P. C.: Subdurales Hämatom als Begleiterscheinung des ventrikuloaurikulären Shunts. Neurochirurgia. *12*, 102 (1969)

Huguenin, Ph.: Das intrakranielle Subduralhämatom unter Antikoagulantienbehandlung. Schweiz. Arch. Neurol. *100*, 38 (1967)

Illingworth, R. D.: Subdural haematoma after the treatment of chronic hydrocephalus by ventriculocaval shunts. J. Neurol. Neursurg. Psychiat. *33*, 95 (1970)

Ommaya, A. K., Yarnell, P.: Subdural haematoma after whiplash injury. Lancet. *2*, 237 (1969)

Reichel, J., Lammel, H., Ritter, H.: Traumatische infratentorial hematoma. Z. ärtzl. Fortbild. (Jena). *70*, 474 (1976)

Schondorf, H.: Blutungskomplikationen am Nervensystem unter Antikoagulantientherapie. Münch. Med. Wschr. *116*, 373 (1974)

Talalla, A., Halbrook, H., Barbour, B. H., Kurze, T.: Subdural hematoma associated with long-term hemodialysis for chronic renal disease. J.A.M.A. *212*, 1847 (1970)

Weir, B.: The osmolality of subdural hematoma fluid. J. Neurosurg. *34*, 528 (1971)

Wright, R. L.: Traumatic hematomas of the posterior cranial fossa. J. Neurosurg. *25*, 402 (1966)

Pathologisch-anatomische Befunde

Friede, R. L.: Incidence and distribution of neomembranes of dura mater. J. Neurol. Neurosurg. Psychiat. *34*, 439 (1971)

Geile, G., Korenke, H.-D., Simon, C.: Zur Pathologie, Klinik und Therapie der chronischen subduralen Hämatome im Kindesalter. Schweiz. med. Wschr. *102*, 641 (1972)

Klinische Besonderheiten

Arseni, C., Stanciu, M.: Particular clinical aspects of chronic subdural haematoma in adults. Europ. neurol. *2*, 109 (1969)

Bortnick, R. J., Murphey, J. P.: Paraparesis with incontinence of bowel and bladder: A syndrome of bilateral subdural hematomas. J. Neurosurg. *20*, 352 (1963)

Distelmaier, P.: Ungewöhnliche Verlaufsformen traumatischer intrakranieller Blutungen. Dtsch. Med. Wschr. *101*, 1161 (1976)

Geile, G., Korenke, H.-D., Simon, C.: Zur Pathologie, Klinik und Therapie der chronischen subduralen Hämatome im Kindesalter. Schweiz. med. Wschr. *102*, 641 (1972)

Maroon, J. C., Campbell, R. L.: Subdural hematoma with inappropriate antidiuretic hormone secretion. Arch. Neurol. *22*, 234 (1970)

Mertsch, H.: Zum epiduralen Hämatom über der hinteren Schädelgrube. Z. ärztl. Fortbild. (Jena). *70*, 704 (1976)

Mumenthaler, M., Gerschwyler, Sylvia: Das nichttraumatische chronische Subduralhämatom des Erwachsenen. Schweiz. Arch. Neurol. Neurochir. Psychiat. *101*, 269 (1968)

Pevehouse, B. C., Bloom, W. H., McKissock, W.: Ophthalmologic aspects of diagnosis and localization of subdural hematoma: An analysis of 389 cases and review of the literature. Neurology. *10*, 1037 (1960)

Seyfeddinipur, N., Phillipp, M.: Das larvierte subdurale Hämatom des Alkoholikers. Psychiat. Neurol. Med. Psychol. (Lpz.). *29*, 387 (1977)

Walker, A. E.: The syndromes of the tentorial notch, J. Nervous Mental Disease. *136*, 118 (1965)

Klinische Besonderheiten bei Säuglingen

Christensen, E., Husby, J.: Chronic subdural hematoma in infancy. Acta neurol. scand. *39*(suppl. 4), 323 (1963)

Hollenhorst, R. W., Stein, H. A., Keith, H. M., MacCarty, C. S.: Subdural hematoma, subdural hygroma and subarachnoid hemorrhage among infants and children. Neurology. *7*, 813 (1957)

McLaurin, R. L., Issacs, E., Lewis, H. P.: Results of nonoperative treatment in 15 cases of infantile subdural hematoma. J. Neurosurg. *34*, 753 (1971)

Russell, P. A.: Subdural haematoma in infancy. Brit. Med. J. *2*, 446 (1965)

Klinische Besonderheiten bei Kindern

Shulman, K., Ransohoff, J.: Subdural hematoma in children: The fate of children with retained membranes. J. Neurosurg. *18*, 175 (1961)

Watts, C. C., Acosta, C.: Pertussis and bilateral subdural hematomas. Am. J. Diseases Children. *118*, 518 (1969)

Klinische Besonderheiten bei älteren Personen

Perlmutter, I.: Subdural hematoma in older patients. J.A.M.A. *176*, 212 (1961)

Elektroenzephalographie

Jaffe, R., Librot, I. E., Bender, M. B.: Serial EEG studies in unoperated subdural hematoma. Arch. Neurol. *19*, 325 (1968)

Schädelleeraufnahmen

Ferris, E. J., Lehrer, H., Shapiro, J. H.: Pseudosubdural hematoma. Radiology. *88*, 75 (1967)

Grumme, T., Lanksch, W., Kazner, E.: Zur Diagnose des chronischen subduralen Hämatoms im Computer-Tomogramm. Neurochirurgia (Stuttg.). *19*, 95 (1976)

Huber, G.: Besondere computertomographische und szintigraphische Aspekte des Subduralhämatoms. Dtsch. Med. Wschr. *103*, 148 (1978)

Lange, S., Grumme, T., Meese, W.: Das epi- und subdurale Hämatom im Computertomogramm. Fortschr. Geb. Röntgenstr. Nuklearmed. *125*, 537 (1976)

Rothman, J., Shatsky, S., Kricheff, I., Chase, N.: Ultrasonic diagnosis of subdural hematomas. Am. J. Roentgenol. *105*, 413 (1969)

Angiographie

McLaurin, R. L.: Contributions of angiography to the pathophysiology of subdural hematoma. Neurology. *15*, 866 (1965)

Pneumoenzephalographie

Calkins, R. A., Van Allen, M. W., Sahs, A. L.: Subdural hematoma following pneumoencephalography: Case report. J. Neurosurg. *27*, 56 (1967)

Spontanverlauf und Prognose

Afra, D.: Ossification of subdural hematoma: Report of two cases. J. Neurosurg. *18*, 393 (1961)

Ambrosetto, C.: Post-traumatic subdural hematoma: Further observations on nonsurgical treatment. Arch. Neurol. *6*, 287 (1962)

Bender, M. B.: Recovery from subdural hematoma without surgery. J. Mt. Sinai Hosp. N. Y. *27*, 52, (1960)

Hassler, W.: Die traumatischen Hämatome der hinteren Schädelgrube. Unfallchirurgie. *3*, 169 (1977)

Seyfeddinipur, N., Philipp, M.: Das larvierte subdurale Hämatom des Alkoholikers. Psychiat. Neurol. Med. Psychol (Lpz.). *29*, 387 (1977)

Therapie

Gerlach, J.: Subduralhaematom und erniedrigter Schädelinnendruck. Dtsch. Z. Nervenheilk. *160*, 397 (1949)

Hancock, D. O.: Cerebral collapse associated with chronic subdural haematoma in adults: A comparison of two methods of treatment. Lancet. *1*, 633 (1965)

Prager, D., Kowalyshyn, T.: Subdural haematoma and anticoagulant treatment. Lancet. *2*, 800 (1969)

Suzuki, J., Takaku, A.: Nonsurgical treatment of chronic subdural hematoma. J. Neurosurg. *33*, 548 (1970)

Yashon, D., Jane, J. A., White, R. J., Sugar, O.: Traumatic subdural hematoma of infancy. Longterm follow-up of 92 patients. Arch. Neurol. *18*, 370 (1968)

Akute spontane subdurale Blutungen

Geile, G., Korenke, H.-D., Simon, C.: Zur Pathologie, Klinik und Therapie der chronischen subduralen Hämatome im Kindesalter. Schweiz. med. Wschr. *102*, 641 (1972)

Talalla, A., McKissock, W.: Acute "spontaneous" subdural hemorrhage. An unusual form of cerebrovascular accident. Neurology. *21*, 19 (1971)

Pathogenese und pathologisch-anatomische Befunde

Columella, F., Gaist, G., Piazza, G., Caraffa, T.: Extradural haematoma at the vertex. J. Neurol. Neurosurg. Psychiat. *31*, 315 (1968)

Gallagher, J. P., Browder, E. J.: Extradural hematoma. Experience with 167 patients. J. Neurosurg. *29*, 1 (1968)

Jamieson, K. G., Yelland, J. D. N.: Extradural hematoma. Report of 167 cases. J. Neurosurg. *29*, 13 (1968)

Kosary, I. Z., Goldhammer, Y., Lerner, M. A.: Acute extradural hematoma of the posterior fossa. J. Neurosurg. *24*, 1007 (1966)

Margulies, M. E.: Concerning unusual etiologic factors in the production of extradural hemorrhage. Angiology. *14*, 564 (1963)

McKissock, W., Taylor, J. C., Bloom, W. H., Till, K.: Extradural haematoma: Observations on 125 cases. Lancet. *2*, 167 (1960)

Klinische Besonderheiten

Phillips, D. G., Azariah, R. G.: Acute intracranial haematoma from head injury; a study in prognosis. Brit. J. Surg. *52*, 218 (1965)

Troupp, H., Heiskanen, O., Tarkkanen, A., Koivusalo, P., Aho, J., Tarkkanen, J.: The neurological deficit after extradural haematoma. Lancet. *2*, 891 (1964)

Laborbefunde

Ferris, E. J., Kirch, R. L. A., Shapiro, J. H.: Epidural hematomas; varied angiographic signs. Am. J. Roentgenol. *101*, 100 (1967)

Lange, S., Grumme, T., Meese, W.: Das epi- und subdurale Hämatom im Computertomogramm. Fortschr. Geb. Röntgenstr. Nuklearmed. *125*, 537 (1976)

Perlmutter, I., Dooley, D. M., Auld, A. W.: Vertebral angiography in the presence of extradural hematoma of the posterior fossa. South Med. J. *64*, 245 (1971)

Zusätzliche Angaben

Apfelaum, R. I., Newman, S. A., Zingesser, L. H.: Dynamics of technetium scanning of subdural hematomas. Radiology. *107*, 571 (1973)

Galbraith, S. L.: Age distribution of extradural hemorrhage without skull fracture. Lancet. *1*, 1217 (1973)

Iwakuma, T., Brunngraber, C. V.: Chronic extradural hematomas. A study of 21 cases. J. Neurosurg. *38*, 488 (1973)

Jain, K. K., Schober, B.: Diagnosis of extradural hematoma by brain scan. Can. Med. Assoc. J. *107*, 218 (1972)

Radcliffe, W. B., Guinto, F. C., Jr., Adcock, D. F., Krigman, M. R.: Subdural hematoma shape: New look at an old concept. Am. J. Roentgenol. *115*, 72 (1972)

24. Kapitel

Subarachnoidalblutungen

„Fehldiagnosen werden nicht deswegen gestellt, weil Untersucher über zu wenig Fachkenntnis verfügen, sondern vielmehr, weil mangelhaft untersucht wird."

Sir William Osler

Zu Subarachnoidalblutungen kommt es, wenn Blut in den Subarachnoidalraum sikkert, sei es Blut aus einer rupturierten Arterie oder Vene (*primäre Subarachnoidalblutung*) oder aus einer intrazerebralen Blutung, die sich durch das Parenchym bis an die Oberfläche des Gehirns oder in die Ventrikel ausbreitet (*sekundäre Subarachnoidalblutung*). Solche Hämorrhagien werden als *spontan* bezeichnet, wenn keine äußere zusätzliche Ursache ersichtlich ist, und als *traumatisch*, wenn sie nach einer Gewalteinwirkung auftreten. Da Patienten mit posttraumatischer Hämorrhagie am besten durch einen Neurochirurgen behandelt werden, wird die Subarachnoidalblutung traumatischer Genese – obwohl sie am häufigsten vorkommt – in diesem Buch nicht besprochen.

Ätiologie und Pathogenese

Die Häufigkeit ätiologischer Faktoren, die bei der Subarachnoidalblutung eine Rolle spielen, variiert in der Literatur möglicherweise wegen unterschiedlicher Fallselektion. Die Radiologen finden bei mehr als 90% ihrer Patienten mit Subarachnoidalblutungen Aneurysmen, die Pathologen dagegen bei etwa 30%. Durch Blutgerinnungsstörungen bedingte Hämorrhagien dürfte der Radiologe bei Durchführung eines Angiogramms kaum zu Gesicht bekommen, in Autopsiestatistiken dagegen werden sie enthalten sein. Gelegentlich ist eine Subarachnoidalblutung Leitsymptom beim Hirntumor, beispielsweise einem Ependymom bzw. Meningeom oder bei malignen Prozessen wie dem Glioblastoma multiforme, dem hypernephroiden Karzinom oder dem Melanom. Manchmal können auch systemische Erkrankungen wie Leukämien, Blutgerinnungsstörungen oder Angiopathien Subarachnoidalblutungen auslösen. Zu den selteneren Ursachen einer sekundären Subarachnoidalblutung gehören die zerebrale Venenthrombose und die bakterielle Meningitis.

Bei einigen Patienten mit spontaner Subarachnoidalblutung kann keine Ursache eruiert werden, nicht einmal bei der Autopsie. Vielleicht ist bei einigen von ihnen ein Aneurysma oder eine kleine arteriovenöse Mißbildung geplatzt und in der Blutmasse an der Hirnoberfläche spurlos verschwunden. Im übrigen wird bei den meisten Autopsien der Subarachnoidalraum des Rückenmarks nicht untersucht, obwohl eine Blutung dort ihren Ausgangspunkt nehmen und sich bis in den Schädel ausbreiten kann.

Faktoren, die zu einer intrakraniellen Aneurysmaruptur führen können

Bei Schädeltraumen und Hochdruck besteht der Verdacht, daß sie eine Dilatation oder Ruptur eines Aneurysmas auszulösen vermögen. Als auslösender Faktor gilt ebenfalls die transitorische Blutdrucksteigerung, die bei körperlicher Anstrengung, Erregung, Geschlechtsverkehr und beim Valsalva-Manöver auftritt. Letzteres kann unbewußt bei Defäkation, Niesen, Husten oder Heben schwerer Lasten ausgeführt werden. Es ist durchaus denkbar, daß all diese Faktoren eine Ruptur verursachen, wenn ein Gefäßschaden bereits zu einer dünnwandigen Ausbuchtung geführt hat; sie sind jedoch nur der letzte Tropfen, der „das Faß zum Überlaufen bringt", nicht primäre ätiologische Faktoren. Manchmal aber wird kein auslösender Faktor ermittelt, z. B. dann nicht, wenn sich die Ruptur bei einem Patienten mit normalem Blutdruck ereignet, während er sich ausruht oder friedlich schläft.

Klinische Besonderheiten

Obwohl zwischen Kopfschmerzen und nachfolgender Subarachnoidalblutung keine enge Beziehung besteht, können rezidivierende Kopfschmerzen an immer derselben Stelle und mit konstanten Charakteristika Hinweis auf eine zugrunde liegende Gefäßläsion sein, beispielsweise auf eine arteriovenöse Mißbildung oder ein Aneurysma. Eine Veränderung der Häufigkeit, Dauer oder Intensität solcher Kopfschmerzen kann eine Ruptur ankünden. Die überwiegende Mehrheit sogenannter vasomotorischer Kopfschmerzen [Migräne, Histamin-Kopfschmerz oder „cluster headache" (Erythroprosopalgie Bing, Horton-Neuralgie)] sind jedoch nicht mit irgendeiner nachweisbaren intrakraniellen Gefäßläsion verbunden und haben keine Beziehung zur Subarachnoidalblutung.

Eine sorgfältige Anamnese wird manchmal ein vorangegangenes Blutungsereignis in anderen Körperteilen aufdecken oder irgendwelche Anhaltspunkte für Blutgerinnungsstörungen ergeben; in anderen Fällen wiederum kann die Einnahme von Antikoagulantien auslösende Ursache sein.

Akute Blutung

Obwohl die Subarachnoidalblutung bei der überwiegenden Mehrzahl der Patienten schlagartig – wie ein Blitz aus heiterem Himmel – auftritt, ergibt eine sorgfältig aufgenommene Anamnese bei etwa 30–40% der Fälle eine 14tägige Vorgeschichte mit Kopfschmerzen, Schwindel, Diplopie, Verschwommensehen oder Nackensteifigkeit. Der Patient kann den Eindruck haben, er habe einen Schlag auf den Kopf erhalten, oder einen „Schuß" oder Knall im Schädelinnern verspüren. In der Regel treten rasende Kopfschmerzen auf, die stärker sind als alle, die der Patient je zuvor hatte. Obwohl die Schmerzen irgendwo im Kopf oder hinter dem Auge fokal beginnen können, breiten sie sich in den meisten Fällen rasch über den ganzen Schädel sowie in die Subokzipitalregion mit Ausstrahlung ins Genick aus. Bei frontal lokalisierten Aneurysmen können sie jedoch auf die ipsilaterale Stirn und Orbita beschränkt bleiben. Die rasenden Schmerzen werden sowohl bei Beugung des Nackens, bei Kopfbewegung und beim Valsalva-Manöver als auch bei Lärm und Licht schlimmer. Der Patient versucht, sich durch ruhiges Liegen Erleichterung zu verschaffen.

Gelegentlich kann der Patient auch nur leichtes und gewöhnliches Kopfweh haben, so daß er keinen Arzt aufsucht, es sei denn, es trete eine zweite und stärkere Blutung auf, wie es manchmal geschieht. In anderen Fällen ist der Kopfschmerz weniger störend als anschließende sekundäre Zeichen einer „chemischen" Meningitis: Erbrechen, Fieber und Trübung des Bewußtseins. Ein solches klinisches Bild könnte eine bakterielle Meningitis vermuten lassen, und nur eine Lumbalpunktion läßt die wahre Krankheitsursache erkennen.

Manchmal finden sich als Leitsymptom Rückenschmerzen, die in ein oder beide Beine ausstrahlen und von einer motorischen und sensiblen Parese der unteren Extremitäten sowie akuter Harnverhaltung begleitet sind. Handelt es sich bei diesen Zeichen um eine Erstmanifestation, so gelten sie als Hinweis auf eine primäre Subarachnoidalblutung des Rückenmarks.

Manchmal verursacht die Subarachnoidalblutung einen akuten Verwirrtheitszustand und Desorientiertheit, Reizbarkeit, läppisches Sprechen und aggressives Verhalten, offenbar ohne irgendwelche Kopfschmerzen. Es ist möglich, daß die Blutung in solchen Fällen eingekapselt bleibt, beispielsweise bei Aneurysmaruptur der A. communicans anterior zwischen den beiden Hemisphären oder der A. cerebri media in der Fissura Sylvii. Diskrete Zeichen einer meningealen Reizung können wegen der im Vordergrund stehenden psychischen Veränderungen übersehen werden.

Untersuchung des Patienten

Bei der Untersuchung können sich sowohl Symptome von Seiten der Subarachnoidalblutung als auch solche von Seiten der zugrundeliegenden ursächlichen Läsion finden. Letztere allerdings ist als solche meist asymptomatisch. Die direkten Anzeichen für den Blutaustritt hängen ab vom Ort der Ruptur, von der in den Subarachnoidalraum gelangten Blutmenge und der Geschwindigkeit, mit der sich das Blut dort ansammelt. Wenn arterielles Blut unter hohem Druck aus einem Aneurysma der A. communicans anterior spritzt, werden sich ganz andere Befunde ergeben, als wenn venöses Blut aus einer arterio venösen Mißbildung des Parietallappens sickert. Ein weiterer, das klinische Bild weitgehend mitbestimmender Faktor ist ein allfälliger Arterienspasmus in dem Gefäßbaum, in dem sich das Aneurysma befindet.

In den nach Blutungsbeginn folgenden Stunden kann der Bewußtseinszustand des Patienten zwischen normal und tief komatös variieren. Tritt ein Koma ein, so entwickelt sich dieses gewöhnlich sofort oder sehr bald nach Ruptur. Desorientiertheit, Amnesie, Delirium und Konfabulation sind in akuten Stadien nichts Ungewöhnliches, bessern sich jedoch meist innerhalb 1 Woche. Obgleich eine Remission noch spät erfolgen kann, ist der über mehrere Wochen hinaus anhaltende Verwirrtheitszustand ein ominöses Zeichen und weist auf eine möglicherweise dauernde intellektuelle Schädigung hin.

Die Kopfschmerzen lassen allmählich nach, können jedoch bei plötzlicher Bewegung oder dem Valsalva-Manöver wieder auftreten. Hypo- oder Areflexie sind häufige Begleiterscheinungen, und oft treten innerhalb einer Stunde nach dem Iktus beidseits Pyramidenzeichen auf. Zeichen einer meningealen Reizung, z. B. Nackensteifigkeit, entwickeln sich gewöhnlich im Verlaufe der ersten 24 Std. Ein positives Kernigsches Zeichen (Rückenschmerzen und Spasmus der Beugemuskulatur des Knies, die durch Flexion der Hüften und anschließende Extension des Beines im Kniegelenk ausgelöst werden) findet sich bei der Untersuchung weniger häufig. Beide, für eine meningeale Reizung charakteristischen Zeichen können bei tief komatösen Patienten wenig ausgeprägt sein oder ganz fehlen.

Fieber bis 39° C und Leukozytose treten in der Regel innerhalb der ersten Stunden nach Blutungsbeginn auf und können einige Tage persistieren. Zu dieser Reaktion auf eine sterile oder chemische Meningitis kommt es infolge Reizung durch Hämoglobin oder Plasma im Subarachnoidalraum. Wiederholtes Auftreten dieser Symptome ist oft Anzeichen einer rezidivierenden Blutung.

Zuweilen kann ein vorübergehend erhöhter Blutdruck, der als Folge eines akuten intrakraniellen Druckanstiegs oder einer Stimulation von vasopressorischen Reflexen auftritt, eine hypertensive Enzephalopathie vermuten lassen.

Subarachnoidalblutungen können praktisch jeden Hirnnerven in Mitleidenschaft ziehen. Am meisten werden diejenigen be-

troffen, die in unmittelbarer Nachbarschaft
von häufig rupturierenden Arterien verlaufen (z. B. der N. oculomotorius), sowie jene,
die auf eine intrakranielle Drucksteigerung
am empfindlichsten reagieren (z. B. der N.
abducens). Störungen des N. abducens haben in Bezug auf die Lokalisation des Aneurysmas geringen Aussagewert. Eine Beteiligung des N. oculomotorius hingegen weist
auf eine Lokalisation des Aneurysmas an der
Abgangsstelle der A. communicans posterior
aus der A. carotis interna hin. Als erstes der
zahlreichen Anzeichen einer Funktionsstörung des N. oculomotorius tritt gewöhnlich die Pupillenerweiterung auf. Infolgedessen sollten Größe, Form und Reaktion der
Pupillen während des Krankheitsverlaufs
wiederholt kontrolliert werden.

Ein Papillenödem kann sich innerhalb
einer Stunde nach der Ruptur entwickeln
und während einiger Wochen persistieren,
fehlt jedoch häufiger, als daß es vorhanden
wäre. Begleiterscheinungen in Form flammenförmiger oder runder Retinablutungen
sind möglich. Es können innerhalb einer
Stunde präretinale Blutungen unter dem
Glaskörper auftreten. Obwohl diese für eine Subarachnoidalblutung charakteristisch
sind, so sind sie nicht als pathognomonisch
zu betrachten, da sie durch jede akute intrakranielle Drucksteigerung hervorgerufen
werden können (Abb. 24-1).

Eine Hemiplegie, Hemianästhesie, Hemianopsie oder Aphasie weisen auf eine gleichzeitige Beteiligung der Großhirnhemisphären hin, vermitteln jedoch wenig Anhaltspunkte für die Ursache der zerebralen Ausfallerscheinungen. Diese und weitere Ausfallerscheinungen können folgende Ursachen
haben: 1. ein arterieller Blutstrahl, der sich
aus einem rupturierten Aneurysma ergießt,
2. Spasmen der benachbarten oder weiter
entfernten Arterien, die zu einem Hirninfarkt
führen, 3. intrazerebrale Blutungen, 4. Druck
auf das Gehirn durch ein subarachnoidales
Hämatom oder 5. ein Hirnödem.

Fokale oder generalisierte Krampfanfälle
können gleichzeitig mit oder unmittelbar
nach dem Iktus auftreten. Sie sind häufig

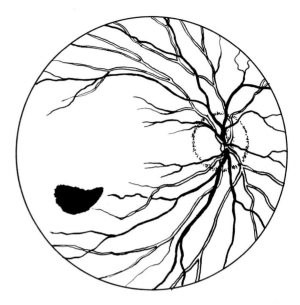

Abb. 24.1. Darstellung eines Augenfundus mit präretinaler Hämorrhagie unter dem Glaskörper

Zeichen einer direkten Beteiligung der Hirnsubstanz, werden jedoch gelegentlich auch
bei Subarachnoidalblutungen ohne offensichtliche gleichzeitige Hirnschädigung beobachtet. Wenn schon früher Krämpfe auftraten, so deutet dies auf die Möglichkeit,
daß dem Ereignis eine andere Hirnerkrankung – beispielsweise eine arteriovenöse
Mißbildung oder ein Tumor – zugrunde
liegt. Nach dem Iktus auftretende Krämpfe
sind eher ein Hinweis auf eine Hirnschädigung als Folge einer Blutung.

Wird bei der Auskultation des Schädels
ein *Geräusch* gehört, muß an die Möglichkeit
einer arteriovenösen Mißbildung als Ursache gedacht werden, denn sackförmige Aneurysmen verursachen selten Geräusche. Es
wurde jedoch bereits darauf hingewiesen,
daß intrakranielle Geräusche – unabhängig
von ihrer Ätiologie – im Stadium der akuten
Blutung häufig fehlen, möglicherweise wegen
eines Vasospasmus oder einer vorübergehend verlangsamten zerebralen Zirkulation.
Aus diesem Grunde ist es notwendig, während der Erkrankung den Schädel wiederholt zu auskultieren um herauszufinden, ob
ein Geräusch hörbar wird, oder sich dessen
Charakteristika verändern.

Differentialdiagnose

Bei Patienten mit dem klassischen Bild einer Subarachnoidalblutung ist die Diagnose nicht schwierig. Da jedoch die Leitsymptome nicht immer typisch sind, kommt es oft zu Fehldiagnosen. Werden bei einem Patienten mit Bewußtseinstrübung ein Papillenödem und Retinablutungen festgestellt, dann kann das klinische Bild auf eine hypertensive Enzephalopathie oder eine akute intrakranielle Drucksteigerung ohne Hämorrhagie schließen lassen. Auch die bakterielle Meningitis macht Symptome, die denjenigen der Subarachnoidalblutung sehr ähnlich sehen. Bei Schwangerschaft muß eine Eklampsie differentialdiagnostisch in Erwägung gezogen werden.

Wenn keine Gefahr einer Einklemmung droht, sollte bei jedem Patienten mit plötzlich auftretenden Kopfschmerzen in der Anamnese, gestörtem Bewußtseinszustand und Zeichen einer meningealen Reizung eine diagnostische Lumbalpunktion durchgeführt werden. Wenn der Liquor blutig ist, handelt es sich entweder um eine punktionsbedingte Blutung oder um eine primäre bzw. sekundäre Subarachnoidalblutung.

Ist der blutige Liquor nicht punktionsbedingt, dann gilt er als Hinweis auf eine primäre Subarachnoidalblutung oder eine intrazerebrale Hämorrhagie, die sekundär in den Subarachnoidalraum durchgebrochen ist. Zuweilen ist es unmöglich, diese beiden Krankheitsbilder voneinander zu unterscheiden. Bei der zerebralen Hämorrhagie entwickeln sich die neurologischen Ausfallerscheinungen über einen Zeitraum von mehreren Stunden, indem sich das Blut in der Hirnsubstanz ausbreitet. Die hierzu erforderliche Zeit hängt natürlich von der initialen Lokalisation und dem Schweregrad der Blutung ab. Kopfschmerzen können anfänglich fehlen; wenn jedoch Blut und Hirnödem sich auszudehnen beginnen oder Druck auf schmerzempfindliche Strukturen ausüben, setzen langsam zunehmende Kopfschmerzen ein. Der Liquor cerebrospinalis ist nur dann blutig, wenn die Hämorrhagie

durch die Hirnoberfläche oder in die Ventrikel rupturiert. Wenn dies geschieht, wird der Kopfschmerz unerträglich, und der Patient verliert oft das Bewußtsein. Außer bei Lokalisation der initialen Blutung im Hirnstamm ist das Bewußtsein in den Anfangsstadien einer zerebralen Hämorrhagie gewöhnlich erhalten, bei der primären Subarachnoidalblutung hingegen oft nicht. Diese Regel gilt jedoch nicht ohne Ausnahme.

Ein klarer Liquor bedeutet in der Regel, daß der Patient entweder keine Subarachnoidalblutung hat, oder daß die Blutung eingekapselt geblieben ist. In ganz seltenen Fällen kann der Liquor klar bleiben, wenn nämlich ein intrakranielles Aneurysma direkt in den Subduralraum oder intrazerebral rupturiert, eine Hämorrhagie wegen vorbestehender Adhäsionen im Subarachnoidalraum lokalisiert bleibt, oder eine Lumbalpunktion innerhalb der ersten beiden Stunden nach erfolgter Subarachnoidalblutung durchgeführt wurde.

Ätiologische Diagnose

Wenn die grundsätzliche Diagnose einer Subarachnoidalblutung einmal gestellt ist, bleibt deren Ursache noch abzuklären. Bei 20-60jährigen Patienten, die vor dem Blutungsereignis noch nie neurologische Symptome hatten, kommen als wahrscheinliche Ursache ein sackförmiges Aneurysma oder eine durch Hochdruck bedingte intrazerebrale Blutung in Frage. Ist der Blutdruck des Patienten nicht abnorm erhöht, dann handelt es sich möglicherweise um ein Aneurysma. Rezidivierende „Migräne" oder fokale sensorische bzw. motorische Anfälle kommen manchmal im Zusammenhang mit arteriovenösen Mißbildungen vor, bei denen ab und zu auch ein intrakranielles Geräusch zu hören ist. In seltenen Fällen ist eine Gefäßruptur die erste Manifestation eines cerebellären Hämangioblastoms, einer tuberkulösen oder durch Pilze bedingten Meningitis, eines Hypophysenadenoms, eines Ependymoms, von Metastasen aus Lunge und Niere oder auch eines Glioms. Wenn dies der Fall ist, kann die Grundkrankheit nur durch ein CAT, durch Hirnszintigraphie oder Angiographie ermittelt werden.

Bei durchgemachter Subarachnoidalblutung muß immer an eine systemische Erkrankung, beispielsweise ein Karzinom oder eine Blutgerinnungsstörung, gedacht werden. Spezielle Untersuchungen zur Ermittlung von Gerinnungsstörungen, einer Leukämie oder thrombozytopenischen Purpura sind nicht routinemäßig notwendig, außer bei entsprechender Blutungsanamnese oder familiärer Dyskrasie. Da die Subarachnoidalblutung nur selten die erste und einzige Manifestationsform einer Blutgerinnungsstörung ist, sollte der Patient im Hinblick auf Petechien oder Purpura der Haut sowie Anzeichen einer inneren Blutung untersucht werden.

Laborbefunde

Ein weißes Blutbild mit 15 000–20 000 Zellen/mm^3, darunter vorwiegend Neutrophile, ist ein häufiger Befund. Bei einer Leukämie oder Thrombozytopenie werden im Blutausstrich und Knochenmark charakteristische Veränderungen beobachtet. Die Blutsenkungsreaktion ist, parallel zur Höhe des Fiebers und zur Leukozytose, leicht bis mäßig erhöht. Falls Verdacht auf eine Blutgerinnungsstörung besteht, oder der Patient antikoaguliert ist, sollten die gerinnungsphysiologischen Tests durchgeführt werden.

Während der akuten Phase kann der Urin gelegentlich Zylinder oder große Mengen an Eiweiß bzw. beides enthalten. Bei erhöhtem Blutzuckerspiegel oder tiefer Nierenschwelle kann eine Glukosurie vorliegen; Dehydration oder anhaltendes Erbrechen führen u. U. zur Ketonurie.

Liquoruntersuchung

Eine Lumbalpunktion ist immer indiziert, wenn Zeichen einer Meningitis vorhanden sind oder Verdacht auf eine Subarachnoidal-

blutung besteht. Es sollte eine genügend große Menge an Flüssigkeit entnommen werden, damit über die (bakterielle, durch Pilze bedingte, virale oder hämorrhagische) Ursache der Meningitis definitiv Aufschluß gewonnen wird. Gemäß lange Zeit vertretener Ansicht kann eine Liquorentnahme von mehr als nur wenigen Tropfen zur Herniation der Kleinhirntonsillen führen, vor allem bei Patienten mit Papillenödem oder Verdacht auf ein intrazerebrales Hämatom. Diese Gefahr wurde weitgehend überschätzt und hat gelegentlich zu Unschlüssigkeiten geführt, die letzten Endes ein Nachteil für den Patienten waren. Unseres Erachtens dürfen genügend große Mengen Liquor gefahrlos entnommen werden, wenn keine Anzeichen für eine Beteiligung des Hirnstamms und des Kleinhirns vorliegen. Selbst wenn der Liquordruck im Spinalkanal den normalen oberen Grenzwert von 180 mm H$_2$O überschreitet, besteht nur geringe oder gar keine Gefahr, wenn für die Bestimmung der Zellzahl sowie des Glukose- und Eiweißgehaltes bis zu 6 ml Liquor entnommen werden. Ein Druck unter 100 mm H$_2$O deutet auf einen möglicherweise vorhandenen partiellen Verschluß des Foramen magnum. In solchen Fällen sollte lediglich der im Manometer enthaltene Liquor zur mikroskopischen Untersuchung und Bestimmung des Zucker- und Eiweißgehaltes mit Mikromethoden entnommen werden.

Die Lumbalpunktion ist sorgfältig mit einer feinen Nadel auszuführen. Doch auch mit bester Technik wird ab und zu bei Einführung der Nadel eine Vene im Lumbalkanal verletzt und somit eine Blutung in den Subarachnoidalraum des Rückenmarks verursacht. Diese iatrogene Blutung muß gegenüber der spontanen Subarachnoidalblutung durch folgenden Test abgegrenzt werden:

In drei sterilen Reagenzgläsern wird Liquor aufgefangen, und zwar 3 ml im ersten, 2 ml im zweiten und 1 ml Liquor im dritten Reagenzglas. Somit kann auf einfache Weise anhand der in jedem Röhrchen enthaltenen Flüssigkeitsmenge bestimmt werden, in welcher Reihenfolge die Liquorproben gesam-

melt wurden. In der zuerst und zuletzt ent-
nommenen Probe wird die Zellzahl bestimmt. Bei Subarachnoidalblutungen sind
die roten Blutkörperchen gleichmäßig verteilt; bei traumatischen Hämorrhagien hingegen finden sich in der ersten Probe mehr
rote Blutkörperchen als in der letzten. *Erythrozyten in Stechapfelform können nicht dazu
beitragen, eine traumatische von einer spontanen Subarachnoidalblutung zu unterscheiden.*

Eine Liquorprobe wird zentrifugiert, und
anschließend werden Farbe und Klarheit der
obersten Flüssigkeitsschicht mit einer Was-
serprobe in einem ähnlichen Röhrchen verglichen. Diese Untersuchung sollte bei gutem
Licht (nach Möglichkeit Tageslicht) vor einem weißen Hintergrund vorgenommen
werden. Xanthochromie ist ein Hinweis darauf, daß die Blutung vor mehr als 2 Std
erfolgte. Sie wird durch Oxyhämoglobin
verursacht, das infolge Abbau von Erythro-
zytenmembranen im Liquor cerebrospinalis
freigesetzt wird. Der leptomeningeale Metabolismus beginnt sofort, das orange gefärbte
Oxyhämoglobin in dunkleres, braun-gelbes
Bilirubin abzubauen. Nach 3–4 Tagen ist
dieser Prozeß abgeschlossen, und im Liquor
ist indirektes Bilirubin nachweisbar.

Aufeinanderfolgende Proben von Liquor
cerebrospinalis können in Bezug auf den
Grad der Xanthochromie entweder visuell
oder photometrisch miteinander verglichen
werden. Der Abbauprozeß sistiert, sobald
der Liquor aus dem Subarachnoidalraum
entnommen wird, so daß die Probe sich in
ihrer Farbe nicht mehr weiter verändert und
zwecks Vergleich mit späteren Proben aufbe-
wahrt werden kann. Makroskopisch verschwindet das Blut aus dem Liquor cerebrospinalis zwischen dem 7. und dem 14. Tag
nach der Subarachnoidalblutung, und die
Xanthochromie verschwindet im Verlaufe
von etwa 3 Wochen.

Auch bei stark blutigem Liquor müssen
die weißen Blutzellen gezählt werden, nachdem die Erythrozyten mit Eisessig aufgelöst
wurden. Im Frühstadium einer Subarachnoidalblutung entspricht das Verhältnis der
weißen Blutzellen im Liquor demjenigen im
peripheren Blut, doch recht bald verschiebt
sich dieses Verhältnis zugunsten der Neutro-
philen im Liquor. Dann werden die Neutro-
philen allmählich durch Lymphozyten ersetzt, und die Zellzahl kehrt innerhalb von 2–
3 Tagen nach Verschwinden der Xanthochromie auf normale Werte zurück. Diese
Leukozytose ist nicht infektionsbedingt, sondern die Folge einer chemischen Reizung der
Leptomeninx durch die Subarachnoidalblutung.

Der Eiweißgehalt des Liquor cerebrospinalis ist nach einer Subarachnoidalblutung – teils wegen des im Liquor enthaltenen
Blutes, teils infolge Exsudation – ausnahmslos erhöht. Man rechnet, daß jedem Anstieg
der roten Blutkörperchen um 10 000/mm^3
eine gleichzeitige Erhöhung des Eiweißgehaltes von 150 mg/l Liquor entspricht. Ein
unverhältnismäßig hoher Anstieg des Eiweißes im Frühstadium mag auf einer Hä-
modialyse beruhen. Der Eiweißgehalt hat die
Tendenz, auf normale Werte zurückzukeh-
ren, sobald die weißen Blutzellen verschwinden.

In den meisten Fällen wird der Glucosegehalt des Liquors durch eine Subarachnoidalblutung nicht verändert. Bei niedrigem Glucosegehalt muß an eine Infektion gedacht
werden, und es sollte Liquor für einen Ausstrich und eine Kultur sowohl auf Bakterien
als auch auf Pilze entnommen werden. In
etwa 10% der Fälle findet sich jedoch ein
niedriger Glucosegehalt, obwohl der Liquor
steril ist.

Elektroenzephalogramm

Das Elektroenzephalogramm, das in diesem
Zusammenhang von begrenzter Bedeutung
ist, weist in der Regel eine diffuse Verlangsamung der Aktivität auf. Fokale Deltawellen
oder eine unilaterale Verminderung der Amplitude tragen manchmal dazu bei, einen
zugrunde liegenden Tumor oder ein intrakranielles Hämatom aufzudecken. Serien-
mäßige EEG's helfen klinisch nicht weiter.

Röntgenuntersuchungen

Eine Schädelleeraufnahme kann einmal eine sichelförmige Verkalkung in einer Aneurysmawand oder eine verkalkte arteriovenöse Mißbildung zur Darstellung bringen. Demineralisation des Processus clinoideus posterior ist ein Zeichen von lokalem oder generalisiertem Hirndruck und verdächtig auf einen Hirntumor. Eine Verlagerung der verkalkten Epiphyse aus der Mittellinie deutet auf ein Neoplasma, Hämatom oder Ödem. Bei Patienten, deren Epiphyse nicht verkalkt ist, kann eine Verlagerung von Mittellinienstrukturen eventuell mit Hilfe eines Echoenzephalogramms festgestellt werden.

Das Thoraxröntgenbild ist bei Patienten mit Subarachnoidalblutungen – außer bei Aspiration – in der Regel normal. Gelegentlich findet sich eine verstärkte bronchovaskuläre Zeichnung, meist als Folge eines Myokardschadens und einer akuten Insuffizienz des linken Ventrikels. Eine Thoraxaufnahme gehört zur Routinediagnostik und kann ein stummes Bronchialkarzinom oder eventuell vorhandene multiple Metastasen aufdecken.

Elektrokardiogramm

Patienten mit Subarachnoidalblutung können auffallende Veränderungen von Herzfrequenz und Herzrhythmus aufweisen. Die Herzfrequenz ist u. U. so stark verlangsamt, daß klinisch die Diagnose eines AV-Blocks gestellt wird; Veränderungen der T-Wellen und ST-Segmente können im EKG so ausgeprägt sein, daß sie als Myokardischämie und -infarkt interpretiert werden können. Diese Veränderungen entwickeln sich u. U. innerhalb einer Stunde nach Blutungsbeginn, wenn noch keine Nackensteifigkeit eingetreten ist, und der Patient eventuell bewußtlos und unfähig ist, über Kopfschmerzen zu klagen.

Man weiß noch nicht, welcher Mechanismus diese Veränderungen bewirkt. Einige Autoren sind der Ansicht, daß eine Schädi-

gung des subfrontalen Kortex mit einer ungewöhnlich hohen Rate an elektrokardiographischen Veränderungen verbunden ist, möglicherweise durch Auftreten eines reflektorischen Vasospasmus der Koronararterien. Ein Reiz in der hinteren Schädelgrube kann eine Hemmung der Herztätigkeit oder einen Blutdruckabfall begünstigen, indem die Endabschnitte des N. glossopharyngeus oder der dorsale motorische Kern des N. vagus stimuliert werden; eine Zugwirkung auf den Circulus arteriosus cerebri (Willisii) hat ähnliche Effekte. Diese Auswirkungen können zum Herzinfarkt und Lungenödem führen.

Hirnszintigraphie und CAT

Neben der Angiographie sind die Hirnszintigraphie und das CAT die besten diagnostischen Verfahren, um die Ursache einer Subarachnoidalblutung abzuklären. Obwohl damit kleine Aneurysmen nicht lokalisiert werden können, dienen sie zur Erkennung von malignen Gliomen, Metastasen, arteriovenösen Mißbildungen oder mit Aneurysmaruptur verbundenen Komplikationen (z. B. intrazerebrale oder chronische subdurale Hämatome).

Angiographie

Wie die Lumbalpunktion Voraussetzung zur Diagnose einer Subarachnoidalblutung ist, so stellt die angiographische Untersuchung für die Bestimmung von Art und Lokalisation der ursächlichen Läsion eine Notwendigkeit dar; dies gilt insbesondere für die Bestimmung der Lokalisation, Größe, Form, des Ausbreitungsmodus, der Multiplizität und Komplikationen eines rupturierten Aneurysmas. Es wird allgemein befürwortet, daß ein zerebrales Angiogramm so rasch wie möglich durchgeführt werden sollte, nachdem die Diagnose einer Subarachnoidalblutung feststeht, vorausgesetzt, es handelt sich beim Patienten um einen möglichen Kandidaten für einen chirurgischen Eingriff, und es stehen geeignete röntgendiagnostische Hilfsmittel sowie ein erfahrenes chirurgisches Team zur Verfügung. Einige Autoren befürworten in jedem Fall ein notfallmäßiges Vorgehen. Die mehr konservative Einstellung ist die, daß die Untersuchung innerhalb von 14 Tagen nach dem Ereignis durchgeführt werden sollte.

Es gibt, um eine Angiographie unmittelbar im Anschluß an eine Subarachnoidalblutung durchzuführen, zumindest drei triftige Gründe:

1. Angiographische Befunde tragen dazu bei, im Einzelfall das bestmögliche Verfahren (konservativer oder chirurgischer Art) festzulegen.
2. In nahezu 50% der Fälle kommt es irgendwann im Verlaufe der ersten 6 Wochen erneut zur Blutung aus einem rupturierten Aneurysma, meist innerhalb der ersten 3 Wochen. Folglich sollte jedes nachgewiesene und operativ zu behandelnde Aneurysma innerhalb der ersten 3 Wochen chirurgisch angegangen werden.
3. Durch erfahrene Ärzte ausgeführt, wirkt sich die Angiographie nur selten nachteilig auf den klinischen Zustand des Patienten aus, und die gewonnene Information überwiegt in ihrem Wert das Untersuchungsrisiko bei weitem.

Es muß jedoch nachdrücklich betont werden, daß die Angiographie bei Patienten, bei denen die Subarachnoidalblutung im Rahmen einer systemischen Erkrankung auftrat, oft kontraindiziert ist; sie ist nur dann gerechtfertigt, wenn der Patient – falls eine Läsion gefunden wird – potentiell für eine chirurgische Therapie in Frage kommt. Es sollte somit vor Durchführung der Angiographie immer ein Neurochirurg konsiliarisch zugezogen werden.

Angiographische Technik bei Patienten mit intrakranieller Subarachnoidalblutung

Obwohl sich die Verfahren in ihren Einzelheiten von einer Klinik zur anderen unterscheiden, sind folgende Punkte erwähnenswert:

1. Bei jedem Patienten sollten die Karotiden und das vertebro-basiläre System beidseits in Seitenaufnahmen und im Strahlengang nach Towne dargestellt werden.
2. Frontale und seitliche schnelle Serienaufnahmen sind den Einzelaufnahmen vorzuziehen. Manchmal sind Schrägaufnahmen notwendig, um gewundene und überlagerte Gefäße darzustellen, Artefakte zu unterscheiden und versteckte Aneurysmen zu erkennen.
3. Die Darstellung des gesamten zerebrovaskulären Gefäßbaumes mittels einer einzigen Injektion (Panangiographie) wäre theoretisch zwar ideal, ist zur Zeit jedoch praktisch noch nicht durchführbar, da die Kontrastmittelinjektion in den Aortenbogen die intrazerebralen Gefäße nicht hinreichend darstellt. Die besten Verfahren sind offenbar die Einführung eines retrograden Femoraliskatheters in die Karotiden und Vertebralarterien sowie die Injektion von Kontrastmittel in die linke Karotis und Durchführung eines retrograden Brachialisangiogramms rechts, um das rechte vertebro-basiläre System zusammen mit dem System der rechten A. carotis darzustellen.
4. Während der Injektion von Kontrastmittel in die linke Karotis kann die Karotis auf der Gegenseite komprimiert werden, um festzustellen, bis zu welchem Grad eine gekreuzte Füllung der kontralateralen A. cerebri anterior und A. cerebri media erfolgt. Die Kontrastmittelmenge, die auf die kontralaterale Seite gelangt, wird dem Chirurgen helfen, seine Methode festzulegen.
5. Die Durchlaufzeit ist zu bestimmen. Eine Verlängerung gilt als Hinweis auf eine intrakranielle Drucksteigerung oder auf einen diffusen Vasospasmus; eine Verkürzung ist verdächtig auf eine arteriovenöse Mißbildung.

Angiographische Befunde bei Aneurysmaruptur

Bei mehr als 50% der spontanen (nicht traumatischen) Subarachnoidalblutungen, die durch adäquate angiographische Untersuchungen erfaßt werden, findet sich ein

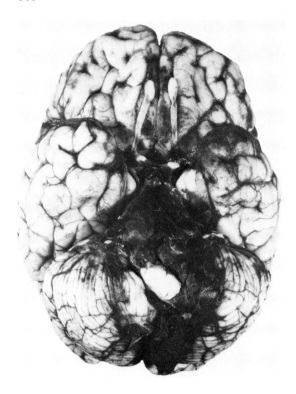

Abb. 24.2. Hirnbasis mit massiver frischer Subarachnoidalblutung und Blutgerinnseln in den basalen Zisternen. (Mit freundlicher Genehmigung durch John Moossy, M. D., Department of Pathology, Bowman Gray School of Medicine)

„kongenitales" sackförmiges Aneurysma. Etwa 25% leiden an einer durch Hochdruck bedingten intrazerebralen Hämorrhagie und ungefähr 5% an einer arteriovenösen Mißbildung. In den übrigen Fällen kann die Darstellung eines Aneurysmas oder einer kleinen arteriovenösen Mißbildung durch Thrombosierung oder Spasmus verhindert sein. Der direkte Austritt von Kontrastmittel aus einem rupturierten Gefäß gelangt nur extrem selten zur Darstellung. Arterielle Spasmen werden recht häufig beobachtet und zwar gewöhnlich in unmittelbarer Nachbarschaft des rupturierten Aneurysmas und gelegentlich in den beiden Karotiden; ausnahmsweise können diffuse Spasmen auch in den Ästen der A. basilaris auftreten. Die Inzidenz von Spasmen ist in den ersten drei Wochen nach einem Iktus am höchsten und nimmt anschließend langsam ab.

Bei 10–20% der Patienten finden sich multiple intrakranielle Aneurysmen. Einige Autoren vertreten die Ansicht, daß bei 85–90% dieser Patienten das größte Aneurysma zerreißt, was von anderen wiederum bezweifelt wird. Darüber hinaus weisen folgende radiologischen Befunde darauf hin, welches von mehreren Aneurysmen rupturiert ist:

1. Verlagerung und Streckung der umliegenden Gefäße als Hinweis auf das Vorhandensein eines Hämatoms.
2. lokalisierte arterielle Spasmen. Die röntgenologische Darstellung fokaler Spasmen in der auf die Subarachnoidalblutung folgenden Woche, ohne daß ein Aneurysma ersichtlich wäre, gilt als mutmaßlicher Beweis dafür, daß die ursächliche Läsion nahe dem oder im spastischen Gefäß lokalisiert ist. Ein Kontrollangiogramm eine Woche oder 10 Tage nach Sistieren der Spasmen wird die Ursache vielleicht aufklären.
3. unregelmäßige Konturen der Innenwand des Aneurysmas. Dieser Befund ist vermutlich auf ein Blutgerinnsel zurückzuführen, ist jedoch kein sehr zuverlässiges Zeichen.
4. Austritt von Kontrastmittel aus dem Aneurysmasack. Dieser äußerst seltene Befund ist pathognomonisch für eine Ruptur des Aneurysmas.
5. eine warzenförmige Ausstülpung am Rand des rupturierten Aneurysmas. Einige Autoren vertreten die Ansicht, daß dieser Befund praktisch eine frische Ruptur zu diagnostizieren erlaubt.

Bei etwa 10% der Patienten, bei denen sämtliche angiographischen Befunde als negativ beurteilt wurden, läßt sich autoptisch ein intrakranielles Aneurysma nachweisen. Dieser diagnostische Fehler mag auf mangelhafte Technik, auf Fehlinterpretation der Befunde oder aber auf folgende Faktoren zurückzuführen sein: 1. spontane Thrombose in einem Aneurysma, 2. Nichtfüllung infolge Spasmen der ursprünglichen Arterie, 3. extrem kleines Aneurysma (d. h. kleiner als 2 mm im Durchmesser). Es sollte nicht vergessen werden, daß die Subarachnoidalblutung bei Patienten mit normalem Angiogramm prognostisch günstiger ist als bei jenen mit nachgewiesenem Aneurysma.

Die Angiographie vermag – außer Aneurysmen – auch eine Verlagerung von Arterien oder Venen durch Hämatome, Neoplasmen oder Ödem aufzudecken. Vasospasmen können nur mittels Angiographie erkannt werden. Auch arteriovenöse Mißbildungen, häufigste Ursache venöser Blutungen, können dargestellt werden. In diesen Fällen sollten die zuführenden Arterien und abführenden Venen der Mißbildung anhand von Serienaufnahmen in verschiedenen Ebenen peinlich genau dargestellt werden. Das tatsächliche Ausmaß der Läsion und die Möglichkeit einer chirurgischen Korrektur können nur auf diese Weise eruiert werden.

Bei schwer kranken Patienten, insbesondere jenen mit Zeichen einer Hirnstammbeteiligung, wird die Angiographie möglicherweise einen zerebralen Kreislaufstillstand erkennen lassen. In diesem Fall werden die intrakraniellen Arterien gar nicht oder nur spärlich gefüllt, da der intrakranielle Druck stark erhöht ist.

Luftenzephalographie

In wenigen bekannt gewordenen Fällen mit Subarachnoidalblutung ergab das Luftenzephalogramm eine Blutung aus einem intra- oder paraventrikulär gelegenen Neoplasma, nachdem mittels angiographischer Untersuchung keine Läsion nachgewiesen werden konnte. Dieser Befund ist jedoch so selten, daß ein Luftenzephalogramm bei Patienten mit Subarachnoidalblutung nur selten gerechtfertigt erscheint.

Myelographie

Gelegentlich werden im Myelogramm eine rupturierte arteriovenöse Mißbildung oder ein Ependymom des Rückenmarks gefunden (vgl. Kap. 22).

Krankheitsverlauf

Die Subarachnoidalblutung ist möglicherweise die einzige intrakranielle Läsion, die bei einer sonst gesunden Person fast augenblicklich zum Tode führen kann (Abb. 24-2). Eine intrazerebrale Blutung dagegen überleben die Patienten meist um wenigstens zwei Stunden. Die Subarachnoidalblutung hat von allen intrakraniellen Läsionen die schlechteste Kurzzeitprognose, und der Ausgang richtet sich nach der zugrunde liegenden Läsion. Patienten mit einer leukämisch bedingten Blutung haben eine wesentlich ungünstigere Prognose als jene mit einem rupturierten Aneurysma. Die vielleicht günstigste Prognose besteht bei der arteriovenösen Mißbildung.

Obwohl ein Blutungsrezidiv noch 20 Jahre nach Ruptur eines intrakraniellen Aneurysmas auftreten kann, ist die Gefahr nach Ablauf von 3–6 Monaten beträchtlich verringert. Die Mortalitätsrate ist bei späteren Blutungen möglicherweise nicht höher als bei der ersten Blutung. Sowohl Alter, Geschlecht und Beruf des Patienten als auch Schweregrad des ersten Ereignisses haben auf die Wahrscheinlichkeit eines Rezidivs wohl keinen Einfluß; durch Hochdruck hingegen wird diese Gefahr möglicherweise erhöht.

Bei etwa 20% der Patienten, bei denen eine Arteriographie der vier zuführenden zerebralen Gefäße durchgeführt wird, läßt sich keine Blutungsquelle eruieren. In diesen Fällen kann die Läsion entweder so klein sein, daß sie nicht sichtbar wird, oder das beteiligte Gefäß läßt sich infolge Spasmus oder Verschluß durch ein Gerinnsel nicht füllen. Die Mortalität dieser Patientengruppe beträgt bei denen, die das erste Blutungsereignis überleben, nur 6%, verglichen mit etwa 40% bei jenen mit einem nachweisbaren Aneurysma.

Bei einigen Patienten entwickeln sich subarachnoidale Adhäsionen, welche die freie Zirkulation des Liquor cerebrospinalis behindern und einen Hydrocephalus malresorptivus verursachen.

Therapie

Die Behandlung spontaner Subarachnoidalblutungen kann ausschließlich konservativer Art oder gleichzeitig konservativ und chirurgisch sein.

Transport des Patienten

Nur allzu oft setzt eine Subarachnoidalblutung an ungünstigen Orten, d. h. von zu Hause weit entfernt ein, und der Patient muß in das nächstgelegene Krankenhaus gebracht werden. Er sollte dort verbleiben und konservativ betreut werden, bis sich sein Zustand offensichtlich stabilisiert hat, die Luftwege frei sind und eine Überlebenschance besteht. Dann sollte er möglichst schonend in eine Klinik transportiert werden, die über alle diagnostischen und chirurgisch-therapeutischen Möglichkeiten verfügt. Der Patient wird für die Reise stark sediert und muß von einer Pflegeperson begleitet werden, die bei Erbrechen oder Konvulsionen die Luftwege offen halten kann.

Konservative Therapie

Eine ausschließlich konservative Therapie ist in folgenden Situationen indiziert:

1. wenn im Angiogramm kein Aneurysma, Neoplasma oder keine andere chirurgisch angehbare Anomalie zu sehen ist.
2. wenn die Läsion chirurgisch nicht zugänglich ist.
3. bei Vorhandensein multipler intrakranieller Blutungsquellen, besonders dann, wenn diese bilateral sind und weder klinische noch angiographische Anhaltspunkte darüber vorliegen, welche Läsion rupturiert ist. (Einige Chirurgen befürworten mehrfache Eingriffe.)
4. bei Vorhandensein arteriosklerotischer spindeliger Aneurysmen, insbesondere der A. basilaris.

5. wenn der Patient im Terminalstadium ist oder an einer anderen schweren Krankheit leidet, die ein chirurgisches Vorgehen ausschließt.
6. wenn die Familie oder der Patient selbst den chirurgischen Eingriff ablehnt.

Therapie in der akuten Phase

Strikte Bettruhe muß in der Regel für einen Zeitraum von 4–6 Wochen nach der Blutung eingehalten werden, bis fibroblastische Proliferation und Wundheilung optimal sind. Ständige Überwachung durch eine zuverlässige Pflegeperson ist wohl der wichtigste Bestandteil im konservativen Behandlungsprogramm. Nur ausgezeichnete pflegerische Maßnahmen können Komplikationen des Respirationstraktes und der ableitenden Harnwege sowie die Entwicklung von Dekubitalgeschwüren verhindern. Der Patient sollte fast flach gelagert werden und nicht selber essen dürfen. Anstrengungen jeglicher Art sind zu vermeiden, und eine Obstipation sollte durch Verabreichung milder Laxantien verhindert werden. Eine schlackenarme Kost trägt dazu bei, die Stühle in Bezug auf Häufigkeit und Menge zu reduzieren.

Bei den meisten Patienten können die Kopfschmerzen mit Aspirin und Codein unter Kontrolle gebracht werden. Angst und Unruhe werden durch Barbiturate oder Anxiolytika in genügend hoher Dosierung beeinflußt, sodaß der Patient ruhig bleibt. Außer den nächsten Angehörigen sollten keine Besucher zugelassen werden; auch Radio und Fernsehen sind nicht zu erlauben, denn Nachrichten oder sportliche Ereignisse sind oft beunruhigend oder zu aufregend. Während drei Wochen sollten keine aktiven Bewegungen ausgeführt werden; passive Bewegungen aller vier Extremitäten dagegen mehrmals täglich durch eine Krankenschwester oder Physiotherapeutin sind unbedingt erforderlich, wenn der Patient sich nicht spontan bewegt.

Medikamentöse Blutdrucksenkung

Eine Blutdrucksenkung ist während der akuten Krankheitsphase die konservative Therapie der Wahl. Eine kontrollierte Senkung des Blutdrucks mit Blutdruckwerten, die für eine genügende Herz-, Nieren- und Hirndurchblutung gerade ausreichen, vermindert die Anzahl der Todesfälle durch Blutungsrezidive. Diese Druckwerte liegen für normotensive Patienten bei etwa 100 mm Hg systolisch, während sie für hypertensive Patienten höher sind. Die Blutdrucksenkung wird durch Kippen des Patienten oder durch Antihypertensiva erzielt. Offenbar sind die angewandten Mittel nicht so ausschlaggebend wie der hypotone Wert, auf dem der Blutdruck gehalten werden kann.

Kontrolle des intrakraniellen Drucks

Da das Hirnödem für die ungünstige Prognose oft mitverantwortlich ist, empfehlen viele Autoren die Verabreichung von 6–10 mg Dexamethason alle 6 Std. Es wird übrigens vermutet, daß dieses Präparat die Wahrscheinlichkeit arachnoidaler Adhäsionen mit sekundärem Hydrozephalus und anschließendem intrakraniellem Hochdruck herabsetzt. Einige Autoren befürworten bei Patienten mit Hirndruck die Einführung eines Katheters in den Ventrikel zur konstanten Liquordrainage. Andere wiederum verwenden Mannitol, Harnstoff oder Glycerol, um das extrazelluläre Flüssigkeitsvolumen zu verringern und das Hirnödem unter Kontrolle zu bringen. Der Patient sollte leicht dehydriert bleiben und während der ersten paar Wochen nach dem Iktus eine etwas erhöhte Kopflage einhalten.

Kontrolle von Vasospasmen

Vasospasmen, die entweder als Folge der Blutung in den Subarachnoidalraum oder als direkte myogene Reaktion auf die Ruptur auftreten, können einen Hirninfarkt verursachen, der mit dem ursprünglichen Gefäßriß in keinem Zusammenhang mehr steht. Die meisten Kliniker haben die vasospastische Komponente therapeutisch bisher nicht berücksichtigt; eine aktive Therapie mit Vasodilatantien wie Phenoxybenzamin oder Papaverin mag jedoch einen günstigen Einfluß haben. Der Blutdurchfluß durch die Hemis-

phären wird mittels Radioisotopenuntersuchungen bestimmt; ist der Durchfluß auf einer Seite wesentlich eingeschränkt, dann wird eine diffuse Störung – wie beispielsweise der Vasospasmus – als gegeben betrachtet.

Hämostyptika

ε-Aminocapronsäure wird hoch dosiert angewendet, um die Auflösung von Blutgerinnseln zu verhindern und die Bildung weiterer Gerinnsel im Bereich der Ruptur zu fördern.

Lumbalpunktion

Eine initiale Lumbalpunktion ist aus diagnostischen Gründen unbedingt erforderlich. Wenn der Liquordruck erhöht ist, sollte die Flüssigkeit nur langsam entnommen werden, bis der Druck auf 200 mm abgesunken ist. Die Lumbalpunktion ist nur dann zu wiederholen, wenn neue Befunde oder Symptome auftreten oder bei dauernden starken Kopfschmerzen Erleichterung verschafft werden soll. Es gibt Neurologen, die eine Liquorentnahme in häufigen Intervallen zwecks Liquordrucksenkung empfehlen. Ihre Theorie beruht auf der Annahme, daß dieses Verfahren – neben der günstigen Beeinflussung der Kopfschmerzen – die Drainage von Subarachnoidalblut unterstützt, das sonst in der Folge zu Adhäsionen und zum Hydrozephalus führen könnte. Wir sind der Meinung, daß diese Überlegung rein theoretischer Natur ist, und daß bei gleichzeitigem Vorliegen einer intrazerebralen Blutung oder eines Hirnödems die sehr reale Gefahr einer Herniation durch den Tentoriumschlitz oder das Foramen magnum besteht.

Subarachnoidalblutungen in der Schwangerschaft

Subarachnoidalblutungen werden bei Schwangerschaft durch die gleichen Faktoren wie im nichtschwangeren Zustand ausgelöst. Eine zusätzliche Ursache stellt die Eklampsie dar, deren Diagnose anhand folgender Symptome gestellt wird: Hypertonie, Proteinurie, Ödeme und Krampfanfälle. Intrakranielle Aneurysmen und arteriovenöse Mißbildungen zerreißen am häufigsten zwischen der 20. und 30. Schwangerschaftswoche. Für Schwangere gelten die gleichen Kriterien bei der Auswahl diagnostischer Verfahren (einschließlich der Angiographie) und die gleichen therapeutischen Maßnahmen wie für nichtschwangere Patientinnen.

Falls ein Aneurysma nachgewiesen wird, ist sofort eine geeignete neurochirurgische Behandlung durchzuführen; wird bei der Patientin eine arteriovenöse Mißbildung entdeckt, dann sollte mit einem Behandlungsversuch bis nach der Geburt des Kindes gewartet werden. Für eine Interruptio liegt weder im einen noch im anderen Fall eine Indikation vor. Da eine Rezidivblutung aus einer intrakraniellen Blutungsquelle bei Patientinnen mit Entbindung durch Sectio caesarea ebenso häufig wie bei Normalgebärenden auftritt, sollte am Termin vaginal und mit Vakuumextraktion oder tiefer Zangenextraktion des Kopfes entbunden werden. Weitere Schwangerschaften sind bei chirurgisch behandelten Patientinnen nicht kontraindiziert; falls jedoch die vaskuläre Anomalie nicht korrigiert werden kann, ist es ratsam, mit einer weiteren Schwangerschaft einige Jahre zu warten.

Bei Nachweis einer arteriovenösen Mißbildung sollte vor Geburt des Kindes kein Behandlungsversuch unternommen werden. Falls eine chirurgische Intervention nicht ratsam erscheint, können weitere Schwangerschaften bis zu einem gewissen Grade die Gefahr eines Blutungsrezidivs mit sich bringen.

Betreuung von Rekonvaleszenten

Obwohl zwischen der transitorischen arteriellen Blutdrucksteigerung und der Aneurysmaruptur möglicherweise ein Zusammenhang besteht, ist es am besten, die Aktivität des Patienten während der Rekonvaleszenzperiode nicht allzu sehr einzuschränken. Nach Ablauf der ersten 3 Monate sollte der Patient sogar ermuntert werden, ein möglichst normales Leben zu führen.

Anfallsprophylaxe

Krampfanfälle infolge Ruptur intrakranieller Aneurysmen treten bei 10–14% der Fälle auf. Die Anfallshäufigkeit ist bei jüngeren Patienten am größten, da bei diesen eine Aneurysmaruptur der A. cerebri media mit einem intrazerebralen Hämatom oder dauernder Hirnschädigung einhergeht. Als Prophylaxe können Antikonvulsiva verabreicht werden.

Chirurgische Therapie

Es soll nachdrücklich betont werden, daß die Subarachnoidalblutung als solche noch keine sofortige chirurgische Indikation darstellt. Intrazerebrale oder subdurale Hämatome, welche die Läsion vergrößern, können Komplikationen verursachen, die durch chirurgische Entfernung des Blutgerinnsels – sei es mittels Bohrloch oder Kraniotomie – behoben werden müssen. Ein aresorptiver Hydrozephalus infolge Liquorabflußbehinderung nach Subarachnoidalblutung erfordert u. U. das Anlegen von Shunts.

Wenn die Quelle einer Subarachnoidalblutung eruiert werden kann, wird diese prophylaktisch angegangen, um ein Blutungsrezidiv zu verhindern. Eine Operation ist selbstverständlich während der akuten Phase gefährlicher. Es empfiehlt sich daher in den meisten Fällen, die Resektion von arteriovenösen Mißbildungen, Gliomen oder Metastasen zu verschieben, bis sich der Patient erholt hat. Handelt es sich hingegen um eine Aneurysmaruptur, so rechtfertigt das häufige Auftreten eines Blutungsrezidivs mit tödlichem Ausgang eine frühe chirurgische Intervention. Die chirurgische Behandlung von Aneurysmen und arteriovenösen Mißbildungen wird eingehender in den Kapiteln 25 und 26 besprochen.

Literatur

Allgemeines

Fields, W. S., Sahs, A. L. (eds.): Intracranial Aneurysma and Subarachnoid Hemorrhage. Springfield, Ill.: Charles C. Thomas 1965

Ätiologie und Pathogenese

Agnoli, A., Bettag, W.: Endokarditis und Subarachnoidalblutung. Z. Neurol. *199*, 295 (1971)

Heppner, F.: Die ungeklärte Subrachnoidalblutung. Wien. klin. Wschr. *81*, 621 (1969)

Hofer, Susanne: Unabgeklärte Subarachnoidalblutung. Arch. Neurol. Neurochir. Psychiat. *97*, 241 (1966)

Jain, K. K.: Mechanism of rupture of intracranial saccular aneurysms. Surgery. *54*, 347 (1963)

Kerr, C. B.: Intracranial haemorrhage in haemophilia. J. Neurol. Neurosurg. Psychiat. *27*, 166 (1964)

Lins, E., Vlajic, I., Wappenschmidt, J.: Spinale Subarachnoidalblutung bei einem Falle von Aorten-Isthmus-Stenose. Röntgenblätter *30*, 239 (1977)

Mamoli, B., Sonneck, G., Lechner, K.: Intrakranielle und spinale Blutungen bei Hämophilie. J. Neurol. *211*, 143 (1976)

Nassar, S. I., Correll, J. W.: Subarachnoid hemorrhage due to spinal cord tumors. Neurology. *18*, 87 (1968)

Pakarinen, S.: Incidence, aetiology, and prognosis of primary subarachnoid haemorrhage. A study based on 589 cases diagnosed in a defined urban population during a defined period. Acta neurol. scand. *43* (suppl. 29), 9 (1967)

Quickel, K. E., Jr., Whaley, R. J.: Subarachnoid hemorrhage in a patient with hereditary hemorrhagic telangiectasis. Neurology. *17*, 716 (1967)

Sahs, A. L., Perret, G. E., Locksley, H. B., Nishioka, H. (eds.): Intracranial Aneurysms and Subarachnoid Hemorrhage. A Cooperative Study. Philadelphia: J. B. Lipincott 1969

Klinische Besonderheiten

Agnoli, A., Bettag, W.: Endokarditis und Subarachnoidalblutung. Z. Neurol. *199*, 295 (1971)

Crompton, M. R.: Hypothalamic lesions following the rupture of cerebral berry aneurysms. Brain. *86*, 301 (1963)

Money, R. A., Vanderfield, G. K.: Premonitory symptoms and signs of subarachnoid haemorhage. Med. J. Australia. *1*, 859 (1966)

Paal, G.: Cerebrale Insulte bei Subarachnoidalblutung. Nervenarzt. *46*, 197 (1975)

Untersuchung des Patienten

Fahmy, J. A., Knudsen, V., Andersen, S. R.: Intraocular haemorrhage following subarachnoid haemorrhage. Acta opthalmol. *47*, 550 (1969)

Greenhoot, J. H., Reichenbach, D. D.: Cardiac injury and subarachnoid hemorrhage. A clinical, pathological and physiological correlation. J. Neurosurg. *30*, 521 (1969)

Differentialdiagnose

Glass, B., Abbott, K. H.: Subarachnoid hemorrhage consequent to intracranial tumors; review of literature and report of seven cases. Arch. Neurol. Psychiat. *73*, 369 (1955)

Goran, A., Ciminello, V. J., Fisher, R. G.: Hemorrhage into meningiomas. Arch. Neurol. *13*, 65, (1965)

Huskisson, E. C., Hart, F. D.: Fulminating meningococcal septicaemia presenting with subarachnoid haemorrhage. Brit. Med. J. *2*, 231 (1969)

Morris, D. A., Henkind, P.: Relationship of intracranial optic-nerve sheath and retinal hemorrhage. Am. J. Ophthalmol. *64*, 853 (1967)

Secher-Hansen, E.: Subarachnoid haemorrhage and sudden unexpected death: A medico-legal material. Acta neurol. scand. *40*, 115 (1964)

Laborbefunde

Brock, M., Stamato, J. A., Schürmann, K.: Die Subarachnoidalblutung ohne angiographischen Befund. Nervenarzt. *38*, 319 (1967)

James, I. M.: Changes in cerebral blood flow and in systemic arterial pressure following spontaneous subarachnoid haemorrhage. Clin. Sci. *35*, 11 (1968)

Liquoruntersuchung

Barrows, L. J., Hunter, F. T., Banker, B. Q.: The nature and clinical significance of pigments in the cerebrospinal fluid. Brain. *78*, 59 (1955)

Bischoff, A., Zöbeli-Vassalli, L.: Leitsymptom: Der bluthaltige Liquor. Schweiz. med. Wschr. *96*, 105 (1966)

Froman, C., Smith, A. C.: Metabolic acidosis of the cerebrospinal fluid associated with subarachnoid haemorrhage. Lancet. *1*, 965 (1967)

Oehmichen, M., Schütze, G.: Erythrophagen in der Liquorzelldiagnostik der Subarachnoidalblutung. Postpunktionelles Verhalten von Erythrocyten und Makrophagen im Liquor cerebrospinalis. Nervenarzt. *44*, 407 (1973)

Tourtellotte, W. W., Metz, L. N., Bryan, E. R., DeJong, R. N.: Spontaneous subarachnoid hemorrhage: Factors affecting the rate of clearing of the cerebrospinal fluid. Neurology. *14*, 301 (1964)

Van Der Meulen, J. P.: Cerebrospinal fluid xanthochromia: An objective index. Neurology. *16*, 170 (1966)

Röntgenuntersuchungen

Bjorkesten, G., Halonen, V.: Incidence of intracranial vascular lesions in patients with subarachnoid hemorrhage investigated by four-vessel angiography. J. Neurosurg. *23*, 29 (1965) du Boulay, G.: Distribution of spasm in the intracranial arteries after subarachnoid haemorrhage. Acta radiol. diagn. *1*, 257 (1963)

Brock, M., Stamato, J. A., Schürmann, K.: Die Subarachnoidalblutung ohne angiographischen Befund. Nervenarzt. *38*, 319 (1967)

Heiskanen, O.: Cerebral circulatory arrest caused by acute increase in intracranial pressure: A clinical and roentgenological study of 25 cases. Acta neurol. scand. *40* (suppl. 17), 1 (1964)

Heppner, F.: Die ungeklärte Subarachnoidalblutung. Wien. klin. Wschr. *81*, 621 (1969)

Kalbag, R. M.: Recurrent subarachnoid haemorrhage from paraventricular lesions with normal angiography. J. Neurol. Neurosurg. Psychiat. *27*, 435 (1964)

Elektroenzephalographie

Millar, J. H. D.: The electroencephalogram in cases of subarachnoid haemorrhage. Electroencephalog. Clin. Neurophysiol. *5*, 165 (1953)

Rumpl, E., Bauer, G., Stampfel, G.: Der Angiospasmus bei der Subarachnoidalblutung als wichtige Ursache für fokale Veränderungen im EEG. EEG EMG *8*, 200 (1977)

Elektrokardiographie

Cropp, G. J., Manning, G. W.: Electrocardiographic changes simulating myocardial ischemia and infarction associated with spontaneous intracranial hemorrhage. Circulation, *22*, 25 (1960)

Hoffbrand, B. I., Morgan, B. D.: Electrocardiographic changes associated with subarachnoidal haemorrhage. Lancet. *1*, 844 (1965)

Krankheitsverlauf

Arutiunov, A. I., Baron, M. A., Majorova, N. A.: Experimental and clinical study of the development of spasm of the cerebral arteries related to subarachnoid hemorrhage. J. Neurosurg. *32*, 617, (1970)

Editorial: Prognosis of subarachnoid haemorrhage. Lancet. *2*, 590 (1960)

Ellington, E., Margolis, G.: Block of arachnoid villus by subarachnoid hemorrhage. J. Neurosurg. *30*, 651 (1969)

Gurdjian, E. S., Thomas, L. M.: Cerebral vasospasm. Surg. Gynecol. Obstet. *129*, 931 (1969)

Hartmann, A., Dorndorf, W., Alberti, E.: Komplikationen der Subarachnoidalblutung. Med. Klin. *72*, 476 (1977)

Katsiotis, P. A., Taptas, J. N.: Embolism and spasm following subarachnoid hemorrhage. Acta radiol. diagn. 7, 140 (1968)

Rumpl, E., Stampfel, G.: Cerebrale Angiospasmen und Herdsymptome bei der Subarachnoidalblutung (SAB). Nervenarzt. *46*, 38 (1975)

Storey, P. B.: Psychiatric sequelae of subarachnoid haemorrhage. Brit. Med. J. *3*, 261 (1967)

Tappura, M.: Prognosis of subarachnoid haemorrhage: A study of 120 patients with unoperated intracranial arterial aneurysms and 267 patients without vascular lesions demonstrable in bilateral carotid angiograms. Acta med. scand. *173* (suppl. 392), 1 (1962)

Theander, S., Granholm, L.: Sequelae after spontaneous subarachnoid haemorrhage, with special reference to hydrocephalus and Korsakoff's syndrome. Acta neurol. scand. *43*, 479 (1967)

Walter, W., Schiefer, W.: Zur Klinik und Prognose der Subarachnoidalblutungen ohne angiographischen Nachweis einer Gefäßmißbildung. Med. Welt (Stuttg.). *29*, 1600 (1969)

Wolf, G.: Langfristige Beobachtungen bei Kranken mit Subarachnoidalblutungen. Der Nervenarzt. *34*, 73 (1963)

Therapie

Konservative Therapie

Ahmed, R. H., Sedzimir, C. B.: Ruptured anterior communicating aneurysm. A comparison of medical and specific surgical treatment. J. Neurosorg. *26*, 213 (1967)

Dalsgaard-Nielsen, T.: The prognosis of unoperated cases of first attack of spontaneous, uncomplicated subarachnoid haemorrhage with or without detected aneurysm. Acta neurol. scand. *44*, 130 (1968)

Heiskanen, O., Nikki, P.: Rupture of intracranial arterial aneurysm during pregnancy. Acta neurol. scand. *39*, 202 (1963)

Rose, F. C., Sarner, M.: Epilepsy after ruptured intracranial aneurysm. Brit. Med. J. *1*, 18 (1965)

Chirurgische Therapie

Richardson, A.: Subarachnoid haemorrhage. Brit. Med. J. *4*, 89, (1969)

Scharfetter, F.: Zur zerebralen Aneurysmablutung: Indikation und Zeitpunkt für Angiographie und Operation. Schweiz. Med. Wschr. *107*, 1139 (1977)

Stornelli, S. A., French, J. D.: Subarachnoid hemorrhage – Factors in prognosis and management. J. Neurosurg. *21*, 769 (1964)

Zusätzliche Angaben

Keller, A. Z.: Hypertension, age and residence in the survival with subarachnoid hemorrhage. Am. J. Epidemiol. *91*, 139 (1970)

Robinson, J. L., Hall, C. J., Sedzimir, C. B.: Subarachnoid hemorrhage in pregnancy. J. Neurosurg. *36*, 27 (1972)

Wilkins, R. H., Wilkinson, R. H., Odom, G. L.: Abnormal brain scans in patients with cerebral arterial spasm. J. Neurosurg. *36*, 133 (1972)

25. Kapitel

Aneurysmen intrakranieller Arterien

„Eine Diagnose ist in der Regel nicht möglich. Die größeren sackförmigen Aneurysmen machen Symptome eines raumfordernden Prozesses, und ihre Ruptur ist meist tödlich."

W. Osler
The Principles and Practice of Medicine, 1920

Beim Aneurysma handelt es sich um eine lokalisierte, abnorme Dilatation des Arterienlumens. Die aneurysmatische Erweiterung muß von Gefäßwindungen oder Schleifenbildungen sowie von einer diffusen Erweiterung des Lumens unterschieden werden. Arteriovenöse und rankenförmige Angiome, die bei Besprechung arterieller Aneurysmen gewöhnlich mitbeschrieben sind, werden in Kapitel 26 behandelt.

Es lassen sich vier Typen von Aneurysmen intrakranieller Arterien unterscheiden:

1. „kongenitale" (beeren- oder sackförmige) Aneurysmen, die mehr als 90% der arteriellen Aneurysmen ausmachen
2. arteriosklerotische (spindelige) Aneurysmen, ca. 7%
3. septische (mykotische) Aneurysmen, ca. 0,5%
4. dissezierende Aneurysmen, ca. 0,5%

„Kongenitale" (beeren- oder sackförmige) Aneurysmen

Ätiologie und Pathogenese

Als wichtigster Faktor bei der Entstehung intrakranieller Aneurysmen gilt die kongenitale Aplasie oder Hypoplasie der Tunica muscularis einer Arterie, wobei das arterielle Blut zusätzlich einen ständigen Druck gegen diese schwachen Stellen ausübt. Normalerweise entwickelt sich die Tunica muscularis einer Arterie aus Mesenchyminseln, die miteinander verschmelzen, um eine kontinuierliche Stützstruktur zu bilden, die sich leicht dehnen und zusammenziehen kann. Mangelhafte Verschmelzung an Verzweigungsstellen von Gefäßen und unvollständige Rückbildung embryonaler Äste bereiten das Terrain vor, in dem sich die Intima ausstülpen und sich sackförmige Aneurysmen bilden können. Solche schon bei der Geburt vorhandenen Defekte sind zunächst selten mit sichtbarer Hernienbildung verbunden. Diese tritt vermutlich erst dann auf, wenn mit zunehmendem Lebensalter eine Erhöhung des arteriellen Blutdrucks und/oder arteriosklerotische Veränderungen auftreten.

Da bei wenigstens 80% der angeblich normalen arteriellen Gefäßbäume des Gehirns Mediadefekte gefunden werden, darf mit gutem Grund angenommen werden, daß die Aneurysmabildung von zusätzlichen Faktoren abhängt. Vielleicht der wichtigste unter diesen sind die hohen systolischen Blutdruckspitzen, die pulssynchron gegen eine vorgeschädigte Gefäßwand schlagen.

Die Situation ist analog dem Entstehungs-
mechanismus einer Inguinalhernie, bei der
ein dauernder oder häufig wiederholter intraabdomineller Druckanstieg gegen eine
große Bruchpforte preßt.

Häufigkeit

Nicht rupturierte, asymptomatische sackförmige Aneurysmen sind Zufallsbefunde bei
0,4–1,5% der Autopsien. Post mortem-Un-
tersuchungen bei Patienten, die an spontanen Subarachnoidalblutungen starben, zeigen solche Aneurysmen in etwa 30–40% der
Fälle; 10–20% davon weisen zwei oder mehr
Aneurysmen oder ein Aneurysma in Kombination mit einer arteriovenösen Mißbildung
auf.

Bei Säuglingen und Kindern sind sackförmige Aneurysmen nur äußerst selten zu
beobachten. Sie entwickeln sich meistens im
jüngeren Erwachsenenalter und machen im
5. Lebensjahrzehnt Symptome, d. h. 50% der
Patienten haben das 40. Lebensjahr überschritten, wenn die ersten Symptome auftreten. Die Häufigkeit ist beim männlichen und
weiblichen Geschlecht etwa gleich groß, mit
Ausnahme von Aneurysmen im intrakaver-
nösen Abschnitt der A. carotis interna, die
vorwiegend bei Frauen mittleren Alters gefunden werden.

Fast alle sackförmigen Aneurysmen liegen
direkt an oder in unmittelbarer Nähe des
Scheitels von Verzweigungsstellen. In der
vorderen Hälfte des Circulus arteriosus cerebri (Willisii) sind die A. carotis interna bzw.
deren Äste und die A. communicans anterior
Sitz von etwa 75% aller intrakraniellen Aneurysmen; die übrigen finden sich in der A.
communicans posterior oder im vertebro-
basilären System (Abb. 25.1). In der folgenden Tabelle sind weitere Einzelheiten in
Bezug auf die Lokalisation von Aneurysmen
aufgeführt:

Verbindungsstelle der A. cerebri anterior und der A. communicans anterior	30%
Verbindungsstelle der A. carotis interna und der A. communicans posterior	25%
Verzweigungsstelle der A. cerebri media	25%
Multiple Lokalisationen	15%
Vertebro-basiläre Arterien	5%

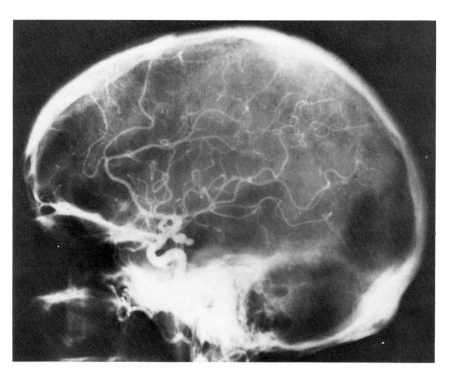

Abb. 25.1. Karotisangiogramm mit Darstellung eines zweikammerigen Aneurysmas der A. communicans posterior

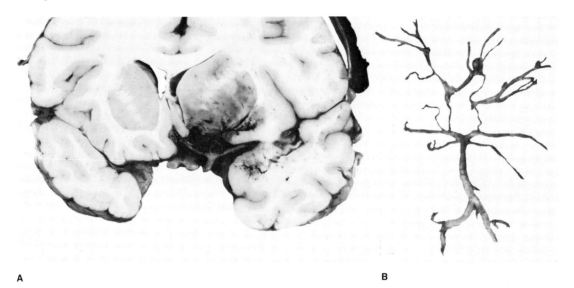

A   B

Abb. 25.2 A u. B. Morphologische Aspekte eines Aneurysmas und dessen Komplikationen. *A* Frontalschnitt eines
Gehirns mit Darstellung eines rupturierten sackförmigen Aneurysmas an der Verzweigungsstelle der A. carotis
interna. Beachten Sie die Subarachnoidalblutung und die Zerstörung von Gewebe an der Hirnbasis. *B* Arterien
des Circulus arteriosus cerebri (Willisii) so freigelegt, daß ein sackförmiges Aneurysma an der Verbindungsstelle
der A. communicans anterior mit der linken A. cerebri anterior zur Darstellung kommt. Außerdem sind auf beiden
Seiten Ausbuchtungen der A. cerebri media zu erkennen

Da die meisten Aneurysmen an Bifurkationen auftreten, ist oft schwer zu entscheiden, von welcher der beiden Arterien das Aneurysma ausgeht. Die für verschiedene Lokalisationen angegebene Häufigkeit hängt bis zu einem gewissen Grad davon ab, ob die Daten von einem Pathologen, Radiologen oder Chirurgen zusammengetragen wurden. Als wesentlicher Faktor sollte dabei im Auge behalten werden, daß nur 80% der eine Subarachnoidalblutung verursachenden Aneurysmen im Karotissystem zu finden sind. Daher sollten sowohl eine beidseitige Karotisarteriographie als auch ein vertebro-basiläres Angiogramm durchgeführt werden, um alle in Frage kommenden Blutungsursachen abzuklären.

Pathologische Anatomie

Makroskopische Befunde

Sackförmige Aneurysmen sind durch einen Stiel oder einen Hals mit dem zugehörigen Gefäß verbunden. Diese Verbindung kann sehr eng oder sogar weiter als die aneurysmatische Ausbuchtung selbst sein (Abb. 25.2 A u. B). Rupturen ereignen sich am häufigsten im Sackfundus.

Obwohl die meisten Aneurysmen erbsengroß sind, können sie so klein wie eine Stecknadel oder aber so groß wie eine Walnuß sein. Ausnahmsweise erreicht ein Aneurysma gigantische Größe und vermag fast die ganze mittlere oder hintere Schädelgrube auszufüllen. Bei der Autopsie oder bei operativen Eingriffen wird manchmal beobachtet, daß große Aneurysmen benachbarte Strukturen (Hirnnerven und Hirngewebe) komprimieren. Gelegentlich scheint ein winziges Aneurysma abgeheilt zu sein.

Einige sackförmige Aneurysmen, die im Subarachnoidalraum liegen, vergrößern sich im Laufe der Zeit; andere wiederum scheinen stationär zu bleiben. Ein großes sackförmiges Aneurysma ist oft partiell mit lamellenförmigen, bereits organisierten oder noch in Organisation befindlichen Blutgerinnseln gefüllt. Dies ist möglicherweise ein Faktor, der eine progrediente Vergrößerung und anschließende Ruptur der Aneurysmen verhindert. Eine Verkalkung des Blutgerinnsels und der Aneurysmawand ist keine Seltenheit. Über distale embolische Prozesse aus aneurysmatischen Gerinnseln liegen in der Literatur keine Berichte vor. Sich vergrößernde Aneurysmen können zwei- oder mehrkammerig werden, wobei die Wandoberfläche mit zarten Ausstülpungen, Wärzchen oder Bläschen übersät ist. Zuweilen sind Aneurysmen im Subduralraum lokalisiert oder im Hirngewebe eingebettet. Diese Strukturen vermögen einen gewissen Halt zu vermitteln und ein weiteres Wachsen aufzuhalten. Kommt es jedoch zu einer Ruptur, so werden dabei andere Symptome und Befunde auftreten als bei Ruptur eines Aneurysmas im Subarachnoidalraum.

Arteriosklerotische Veränderungen treten vorzugsweise an Verzweigungsstellen auf, wo sie die Gefäßwand schwächen und zu weiterer Ausbuchtung eines vorbestehenden Aneurysmas führen. In diesen Fällen ist die aus dünnem fibrösem Bindegewebe bestehende Aneurysmawand oft durchsichtig.

Wird bei einem Patienten, der bereits früher eine Aneurysmaruptur durchmachte, eine Autopsie oder Hirnoperation vorgenommen, so finden sich im umliegenden Gewebe eine bräunliche Pigmentierung, fibröse Verdickungen und Adhäsionen.

Mikroskopischer Aspekt

Die Tunica muscularis einer Arterie hört am Ansatz des Aneurysmas auf; die Lamina elastica interna dagegen, die in ähnlicher Weise wie bei arteriosklerotischen Arterien degeneriert ist, setzt sich zumindest noch über eine kurze Strecke in den Aneurysmasack fort. Die Aneurysmawand besteht aus fibrösem Bindegewebe und ist eine Fortsetzung von Intima und Adventitia der zugehörigen Arterie. Nach kurz zuvor erfolgter Blutung finden sich in der Umgebung des Aneurysmasacks Phagozyten, die Hämosiderin enthalten, einige Lymphozyteninfiltrate und eine fibröse Verdickung des Gewebes.

Kombination mit anderen kongenitalen Anomalien

Kongenitale Anomalien des Circulus arteriosus cerebri (Willisii) kommen bei Patienten mit sackförmigen Aneurysmen doppelt so häufig wie bei der übrigen Bevölkerung vor. Diese Tatsache spricht für die Hypothese, daß es sich bei sackförmigen Aneurysmen um kongenitale Anomalien handelt, die mit einer unvollständigen Rückbildung normaler embryonaler Arterien in Zusammenhang stehen.

Bei Patienten mit Aneurysmen im Schädelinnern finden sich nur ganz selten extrakranielle Aneurysmen. Eine Aortenisthmusstenose und Zystennieren sollen bei Patienten mit intrakraniellen Aneurysmen im Vergleich zur übrigen Bevölkerung etwas häufiger vorkommen.

Spontanverlauf

Ein kongenitales (sackförmiges) Aneurysma, das einmal ausgebildet ist, kann sich wie folgt verändern: es kann

1. degenerieren und verschwinden (sehr selten)
2. partiell oder vollständig (mit oder ohne Verkalkung) thrombosieren (gelegentlich)
3. sich progredient vergrößern (häufig)
4. rupturieren (häufig)

Jedes Aneurysma ist in seinem Verlauf unberechenbar, und obgleich die Hypertonie bei der progredienten Vergrößerung eine Rolle spielen soll, sind die mitwirkenden Faktoren weitgehend unbekannt. Ob Aneurysmen sich entwickeln und anschließend spontan wieder verschwinden, entzieht sich unserer Kenntnis.

Sackförmige Aneurysmen können unabhängig von ihrem Ausmaß rupturieren und Blut in folgende Hirngebiete einströmen lassen:

1. in den Subarachnoidalraum
2. in das benachbarte Hirngewebe

3. in die Ventrikel
4. in den Subduralraum
5. in zwei oder mehrere der oben erwähnten Gebiete.

Das daraus resultierende klinische Syndrom wird von der Lokalisation des Aneurysmas und dem Ausmaß der Blutung abhängen.

Klinische Besonderheiten

Die meisten intrakraniellen Aneurysmen bleiben asymptomatisch, bis sie rupturieren. Einige von ihnen verursachen jedoch wegen ihrer Größe und besonderen Lokalisation schon vor ihrer Ruptur Symptome. Am häufigsten finden sich Okulomotoriusparesen und verschiedenste Gesichtsfeldausfälle. Aneurysmen in der hinteren Schädelgrube können mit Hirnstammsymptomen und Lähmungen der kaudalen Hirnnerven einhergehen. Gewisse Aneurysmen in der hinteren Schädelgrube, die einen Hydrocephalus internus verursachen, sowie Aneurysmen des unter dem Processus clinoideus anterior gelegenen Abschnittes der A. carotis interna, die durch Reizung des N. ophthalmicus oder N. maxillaris bzw. des N. trigeminus einen Tic douloureux vortäuschen können, machen wahrscheinlich als einzige intrakranielle Aneurysmen bereits vor ihrer Ruptur Kopfschmerzen. Entgegen allgemein verbreiteter Ansicht sind Kopfschmerzen als Symptom bei einem Aneurysma ganz ungewöhnlich. Kommen sie dennoch vor, so sind sie in der Regel einseitig und entweder über oder hinter der Orbita lokalisiert. Zuweilen treten im Versorgungsgebiet der aneurysmatischen Arterie transitorische fokale neurologische Ausfallerscheinungen auf, die den Verdacht auf eine transitorische zerebrale Ischämie nahelegen. Sie können die bevorstehende Ruptur des Aneurysmas ankünden. Außer bei Lokalisation des Prozesses im Sinus cavernosus sind bei Patienten mit Aneurysmen nur selten Geräusche zu hören.

Durch Aneurysmen bedingte Syndrome

Auf den folgenden Seiten werden die wichtigsten diagnostischen Besonderheiten intrakranieller Aneurysmen kurz besprochen. Es soll jedoch ausdrücklich darauf hingewiesen werden, daß nachstehende Darstellung nur als Anhaltspunkt in Bezug auf die anatomische Lokalisation intrakranieller Aneurysmen gedacht ist. Die klinischen Besonderheiten dieser Prozesse sind nämlich im Einzelfall sehr unterschiedlich und hängen von deren Größe, Form, Art und Ausbreitungsrichtung ab.

A. carotis interna

Von der A. carotis interna ausgehende Aneurysmen werden in infra- und supraklinoidale Aneurysmen unterteilt, je nachdem, ob sie unter- oder oberhalb des Processus clinoideus anterior aus der Karotis abgehen. Infraklinoidale Aneurysmen liegen häufig innerhalb des Sinus cavernosus.

Infraklinoidale, intrakavernöse Aneurysmen

Aneurysmen dieser Art finden sich am häufigsten bei Frauen mittleren Alters. Ein Ausspruch besagt, daß die Karotiswand in diesem Bereich der einzige anatomische Beweis für das sogenannt schwächere Geschlecht der Frau sei. Leitsymptome sind Schmerzen im Bereich von Auge und Stirn, Diplopie wegen partieller oder vollständiger Lähmung des N. oculomotorius, des N. trochlearis oder des N. abducens. Da der N. abducens der A. carotis interna im Sinus cavernosus am engsten benachbart ist, stellt die Abduzenslähmung ein Frühsymptom dar. Die Pupille kann in ihrer Größe variieren; bei Beteiligung der pupillokonstriktorischen Fasern des N. oculomotorius ist sie dilatiert und fixiert, bei Kompression des sympathischen Plexus, der die A. carotis umgibt, dagegen verengt (Abb. 3.6, S. 43).

Die genaue Lage des Aneurysmas im Sinus ist maßgebend dafür, in welchem Ausmaß der N. trigeminus in Mitleidenschaft gezogen wird. Vorne gelegene Prozesse verursachen Schmerzen und Hypalgesie, die auf den N. ophthalmicus beschränkt bleiben; in Sinusmitte gelegene Prozesse beeinträchtigen sowohl den N. ophthalmicus als auch den N. maxillaris; bei weiter hinten gelegenen oder sehr großen Aneurysmen können alle drei Anteile des N. trigeminus betroffen sein. Der Patient hört manchmal ein Geräusch, und der Untersucher kann vielleicht ein leises systolisches Geräusch über dem ipsilateralen Auge wahrnehmen. Dieser Befund ist hier jedoch seltener als bei Patienten mit einer karotiko-kavernösen Fistel. Ausgesprochen große Aneurysmen können einen Hypophysentumor vortäuschen und Zeichen eines Hypopituitarismus hervorrufen. Auf Schädelleeraufnahmen ist zuweilen ein sichelförmiger Kalkschatten in der Aneurysmawand zu erkennen.

Da sie in der Dura liegen, rupturieren infraklinoidale Aneurysmen mit größerer Wahrscheinlichkeit in den Sinus cavernosus als in den Subarachnoidalraum und retten dem Patienten so – auf Kosten des Sehvermögens – das Leben. Die karotiko-kavernöse Fistel, welche auf diese Weise entsteht, wird in Kapitel 26 behandelt.

Supraklinoidale Aneurysmen

Von der A. carotis interna nach deren Austritt aus dem Sinus cavernosus ausgehende Aneurysmen können sich in jeder beliebigen Richtung ausbreiten und ganz verschiedenartige klinische Befunde hervorrufen. Sie rupturieren recht häufig. Da die A. carotis interna zwischen dem medial von ihr gelegenen N. opticus bzw. Chiasma opticum und dem lateral gelegenen N. oculomotorius verläuft, verursachen supraklinoidale Aneurysmen oft gleichzeitig Lähmungserscheinungen des dritten Hirnnerven und verschiedenartige Gesichtsfeldausfälle. Druck auf den N. opticus führt zu einem Gesichtsfelddefekt und später zur einseitigen Optikusatrophie; Druck auf das Chiasma opticum verursacht Gesichtsfeldausfälle, die einem Hypophysenadenom entsprechen könnten. Eine binasale

Hemianopsie kann durch bilateralen Aneurysmen der Aa. carotides internae, obwohl diese nur selten vorkommen, oder auch durch Sklerose, Dilatation oder Schleifenbildung dieser beiden Arterien bedingt sein. Sehr große Aneurysmen verursachen ab und zu eine einseitige Anosmie.

Im Endabschnitt der Karotis finden sich bei Erwachsenen nur selten Aneurysmen (3–5% des Gesamtvorkommens); bei Jugendlichen unter 20 Jahren erreicht die Häufigkeit dagegen 35%.

A. ophthalmica

Aneurysmen dieses Gefäßes kommen außerordentlich selten vor. Sie führen zu Optikusatrophie, fortschreitender Erblindung und Erweiterung sowie Erosion des Foramen opticum.

A. cerebri media

Ein Prädilektionsort intrakranieller Aneurysmen ist die erste oder zweite Teilungsstelle der A. cerebri media in der Tiefe der Fissura Sylvii. Aneurysmen mit dieser Lokalisation rufen keine Augenmuskellähmungen hervor. Ihre Kardinalsymptome sind Hemiplegie, Dysphasie, Gesichtsfeldausfälle und fokale epileptische Anfälle. Eines oder mehrere dieser Symptome können als Folge einer Blutung oder eines Vasospasmus des arteriellen Gefäßbaumes schlagartig auftreten oder sich auch schleichend entwickeln, wenn durch langsame Expansion des Aneurysmasacks Druck auf die benachbarte Hirnrinde ausgeübt wird.

A. cerebri anterior

Große Aneurysmen im proximalen Abschnitt dieser Arterie führen zu unilateraler Amaurose und Anosmie; die meisten bleiben jedoch asymptomatisch, bis es zur Ruptur kommt. Ein von oben auf das Chiasma ausgeübter Druck kann in seltenen Fällen eine horizontal begrenzte Hemianopsie bewirken, welche die untere Hälfte beider Gesichtsfelder betrifft. Eine Ruptur in den Frontallappen verursacht gegebenenfalls Persönlichkeitsveränderungen und Lähmung der kontralateralen unteren Extremität.

A. communicans anterior

Aneurysmen mit dieser Lokalisation bleiben bis zu ihrer Ruptur oft stumm. Ausgedehnte Prozesse können ein Meningeom an der Hirnbasis vortäuschen, indem sie von oben her auf das Chiasma drücken und somit in den unteren Hälften beider Gesichtsfelder Ausfälle verursachen. Eine Ruptur führt zu sofortigem Koma oder schweren psychischen Veränderungen mit starken Kopfschmerzen im Stirnbereich und Verwirrtheit, u. U. zu einem irreversiblen akinetischen Mutismus sowie zu einer sowohl vorübergehenden als auch bleibenden Korsakoff-Psychose. Diese Komplikation ist möglicherweise Folge eines Infarktes im Bereich des Septums, der mittleren Vorderhirnbündel oder des Fornix.

A. communicans posterior

Aneurysmen dieser Arterie finden sich meist an ihrem Abgang von der A. carotis interna, sehr selten dort, wo sie sich mit der A. cerebri posterior verbindet. Aneurysmen beider Lokalisationen können zu Okulomotorius- und Abduzenslähmungen führen, und es kann nur mit Hilfe eines Arteriogramms ermittelt werden, wo sich das Aneurysma schließlich befindet.

A. cerebri posterior

Prozesse mit dieser äußerst seltenen Lokalisation machen gegebenenfalls eine Quadrantenanopsie. Große Aneurysmen können einen Druck auf den Hirnstamm ausüben und bulbäre Symptome hervorrufen.

A. basilaris

An dieser Stelle entstehen entweder fusiforme oder sackförmige Aneurysmen. Erstere rupturieren selten und sind in der Regel arteriosklerotischer Natur. Sie sind gewunden und führen daher u. U. zu bilateralen Lähmungen einer Anzahl von Hirnnerven, zu Symptomen, die für eine Beteiligung der auf- und absteigenden Nervenbahnen sprechen, oder zu einem Hydrocephalus internus. Erste Manifestationen sind möglicherweise ein Tic douloureux und ein hemifazialer Spasmus. Blockierung des Aquaeductus cerebri verursacht einen Hydrocephalus internus und eine progressive Demenz. Da diese Aneurysmen Tendenz zur Verkalkung haben, können sie manchmal auf Schädelleeraufnahmen gesehen werden. Differentialdiagnostisch sollten Tumoren der hinteren Schädelgrube, demyelinisierende Erkrankungen und die Hirnstammenzephalitis in Betracht gezogen werden.

A. vertebralis

Aneurysmen dieser Arterie sind ungewöhnlich. Sie verursachen ähnliche Symptome wie Aneurysmen der A. basilaris. Darüber hinaus können sie dem Menière-Syndrom ähnliche Anfälle, Ataxie oder Zeichen einer bulbären Beteiligung machen. Es gibt Aneurysmen der A. vertebralis, die sich in den Rückenmarkskanal vorstülpen und somit die Oblongata und das Rückenmark in Mitleidenschaft ziehen (Foramen magnum-Syndrom).

Aa. cerebellares

Aneurysmen dieser Gefäße kommen selten vor. Wenn sie im proximalen Abschnitt der A. cerebellaris superior liegen, können sie zu Lähmung des N. oculomotorius und gelegentlich auch des N. abducens führen. Aneurysmen der A. cerebellaris inferior anterior mögen für einige Fälle mit Tic douloureux und Menière-ähnlichem Syndrom verantwortlich sein. Aneurysmen der A. cerebellaris inferior posterior können einen Tumor im Foramen magnum imitieren. Manchmal machen Aneurysmen der Kleinhirnarterien keine Symptome, die lokalisatorisch verwertbar wären, sondern imponieren lediglich als raumfordernder, blutender Prozeß in der hinteren Schädelgrube.

Krankheitsverlauf

Wenn ein intrakranielles Aneurysma rupturiert, sind Symptome, Befunde und Prognose weitgehend von folgenden Faktoren abhängig:

1. Lokalisation des Aneurysmas. (Aneurysmen der A. communicans anterior haben beispielsweise eine höhere Mortalität als Aneurysmen der A. communicans posterior)
2. Schwere der Blutung
3. Entwicklung arterieller Vasospasmen, eines Hämatoms, Hirnödems oder Infarktes
4. Vorliegen von Begleiterkrankungen wie Hypertonie, Diabetes oder Arteriosklerose
5. Alter des Patienten

Die konservativ behandelte Ruptur eines sackförmigen Aneurysmas hat eine schlechte Prognose. In einem gewissen Gegensatz dazu steht die Prognose, die – ebenfalls konservativ behandelte – Patienten mit venöser Blutung aus einer arteriovenösen Mißbildung haben. Bei Aneurysmen sollte die Operation, wann immer möglich, als therapeutische Methode vorgezogen werden.

Röntgenbefunde

Auf Schädelleeraufnahmen läßt sich der Prozeß selten nachweisen; für eine exakte Lokalisation bedarf es in der Regel eines Angiogramms. Folgende Befunde sind auf eine partielle oder vollständige Thrombosierung des Aneurysmas verdächtig:

1. eine auf Schädelleeraufnahmen erkennbare sichelförmige Verkalkung oder lokale Knochenarrosion
2. eine Arterienverlagerung in der unmittelbaren Umgebung des Aneurysmasacks oder verlängerte Retention von Kontrastmittel im Innern der Aneurysmahöhle.

Erweiterung von Verbindungsstellen (Infundibuläre Dilatation oder Ektasie)

Bei etwa 10% aller bilateralen Karotisangiogramme wird an der Verbindungsstelle der A. carotis interna mit der A. communicans posterior eine kleine arterielle Ausbuchtung entdeckt. Diese Ektasie hat in der Regel einen Durchmesser von weniger als 2 mm, eine runde oder konische Form und keinen Hals. Für einen lokalen Vasospasmus oder eine Verlagerung benachbarter Strukturen bestehen keine Anhaltspunkte. Obwohl diese Ektasien – gemäß allgemeiner Auffassung – selten rupturieren, ist es möglich, daß einige allmählich größer werden und sich schließlich in sackförmige Aneurysmen umwandeln. Die meisten Pathologen messen ihnen keine klinische Bedeutung zu.

Therapie

Die Mehrzahl sackförmiger Aneurysmen macht vor der Ruptur keine Symptome, und bei fast allen, die Symptome machen (beispielsweise als raumfordernder Prozeß Druck auf benachbarte Strukturen ausüben), steht vielleicht eine Ruptur bevor. Wenn das Operationsrisiko in diesem Fall für den Patienten nicht zu groß ist, sollte nach konsiliarischer Besprechung mit einem Neurochirurgen ein Angiogramm gemacht werden. Kann die Operation aus irgendeinem Grunde nicht durchgeführt werden, so sollte man sich bemühen, den Blutdruck des Patienten im Normbereich zu halten. Dazu gehören auch die Anwendung von Antihypertensiva und Anpassung der Lebensgewohnheiten.

Chirurgische Verfahren

Ein Verschluß der A. carotis communis oder der A. carotis interna im Halsbereich senkt den arteriellen Blutdruck in den distalen Ästen und kann die Thrombosierung im Aneurysmasack begünstigen. Bei ausreichendem intrakraniellem Kollateralkreislauf wird eine Ligatur der A. carotis communis wohl kaum eine Ischämie oder einen Infarkt zur Folge haben; ferner verhindert der Kollateralkreislauf zwischen der A. carotis externa und interna eine Thrombosierung. Eine Ligatur der A. carotis interna hingegen führt zur Stase in der A. carotis interna und damit zur Thrombose. In Ausnahmefällen können diese Gerinnsel zu Embolien führen oder sich derart ausdehnen, daß der gesamte Gefäßbaum auf Seite der Ligatur verschlossen wird.

Andere intrakranielle Operationen werden durchgeführt, um ein Aneurysma zu isolieren oder dessen arteriellen Innendruck zu senken, um die Aneurysmawände mittels Spray oder Umscheidung mit bestimmten Materialien zu festigen oder durch Einführen einer Reizsubstanz, wie z. B. Pferdehaar, die Thrombosierung im Aneurysma zu fördern. Die intrakranielle Operation ist eine kurative Maßnahme, jedoch wesentlich heikler als eine Karotisligatur im Halsbereich und mit höherer Mortalität belastet. Gelegentlich werden am gleichen Patienten beide Operationen vorgenommen; dabei wird die Karotisligatur im akuten Stadium einer Subarachnoidalbutung durchgeführt und die intrakranielle Operation verschoben, bis sich der Patient in einem optimalen Zustand befindet. Die Anzahl und Verschiedenartigkeit chirurgischer Verfahren zur Korrektur eines Aneurysmas legen stummes Zeugnis dafür ab, daß sie alle nicht ganz befriedigend sind. Ihre relativen Vorzüge können nicht beurteilt werden, bevor nicht wesentlich mehr Fälle untersucht und in ihrem Verlauf beobachtet wurden. Da selbst ein winziges Aneurysma einem schwelenden Vulkan gleicht, der jederzeit wieder ausbrechen kann, sollte womöglich postoperativ eine Arteriographie durchgeführt werden, um einen Beweis für das Operationsergebnis zu haben. Die Neurochirurgie der Aneurysmen hat durch die Anwendung mikrochirurgischer Methoden in den letzten Jahren eine starke Wandlung mit Ausweitung der Operationsindikationen und Verbesserung der Ergebnisse erfahren.

Zeitliche Planung des Eingriffs

Zeitpunkt und Art des chirurgischen Vorgehens variieren mit jeder neurochirurgischen Klinik, da die Technik ständig verbessert und erneuert wird. Dennoch werden einige Grundregeln allgemein anerkannt. Wache Patienten sollten – außer bei gleichzeitigem Nachweis eines schweren diffusen Spasmus – sofort nach angiographischer Feststellung eines angehbaren Prozesses operiert werden. Wenn ein Spasmus vorliegt, muß die Operation in der Hoffnung, daß dieser sistiert, um 4–7 Tage verschoben werden. Da ein Blutungsrezidiv am ehesten 7–14 Tage nach Erstruptur auftritt, empfiehlt es sich, nicht länger als 7 Tage zu warten. Obwohl die Operationsmortalität bei einem chirurgischen Eingriff, der erst nach 3–4 Wochen erfolgt, wesentlich niedriger ist, besteht bei Zweitblutung im gleichen Zeitraum eine ziemlich hohe Mortalität.

Extrakranielle Methoden

Eine extrakranielle Ligatur der Karotis kommt in der Regel bei Patienten in Frage, die an einem Aneurysma der A. carotis interna leiden, welches nahe dem Processus clinoideus anterior oder an den Abgangsstellen der A. cerebri anterior, A. cerebri media bzw. der A. communicans posterior liegt. Die Operation kann so ausgeführt werden, daß entweder nur die A. carotis communis, die A. carotis communis zusammen mit der A. carotis externa oder nur die A. carotis interna verschlossen wird, wobei alle drei Verfahren ihre Verfechter haben. Die Arterie kann sofort ganz verschlossen werden (beispielsweise bei Ligatur) oder schrittweise mit Hilfe einer Klemme, die über einen Zeitraum von Stunden oder Tagen langsam angezogen wird. Eine Ligatur der A. carotis externa wird dann später durchgeführt. Meistens wird ein schrittweiser Verschluß bevorzugt, da die Klemme bei Auftreten von Komplikationen wieder gelöst werden kann. Zu den möglichen Komplikationen gehören u. a. folgende:

1. Ischämie oder Infarkt einer Hemisphäre infolge ungenügender kollateraler Blutversorgung. Einige Neurologen sind der Ansicht, daß der Blutdruck in der A. ophthalmica mittels Ophthalmodynamometrie vor und nach dem operativen Verschluß wiederholt gemessen werden sollte und zwar aus dem doppelten Grund, den Operationserfolg beurteilen und nach Möglichkeit – bei zu großer Blutdrucksenkung – der Entwicklung eines ischämischen Infarktes vorbeugen zu können.
2. Spasmus der Hirngefäße mit zerebraler Ischämie oder zerebralem Infarkt.
3. vom Ort der Ligatur am Hals ausgehende Emboli oder weiterwachsende Thromben, die in die intrakraniellen Arterien gelangen.
4. Ischämie einer Hemisphäre, die durch die Umkehr des Blutflusses aus der A. carotis interna in die A. carotis externa nach Verschluß der A. carotis communis verursacht wird. Aus diesem Grunde verschließen gewisse Chirurgen zusammen mit der A. carotis communis auch die A. carotis externa.
5. Aneurysma oder Ruptur der Arterie im Halsbereich.
6. Blutdruckabfall oder Bradykardie, die durch einen überschießenden Karotissinusreflex zustande kommt. Vor jeder Karotisligatur *muß* der Karotissinus während etwa 10 min massiert und komprimiert werden, um rechtzeitig Auskunft darüber zu erhalten, ob die Wahrscheinlichkeit einer solchen Komplikation und einer zerebralen vaskulären Insuffizienz gegeben ist.

Die beiden ersten der oben erwähnten Komplikationen können oft anhand entsprechender präoperativer Tests vermieden werden, indem als erstes die A. carotis communis unter Verwendung einer Klemme schrittweise verschlossen wird. Die dritte Komplikation kann durch prophylaktische Maßnahmen nicht beeinflußt werden; sie hinterläßt wahrscheinlich dauernde Folgen.

Intrakranielle Methoden

Wenn das Operationsrisiko bei einem Patienten mit chirurgisch zugänglichem Prozeß nicht zu groß ist, so besteht die Therapie der Wahl in einer intrakraniellen Korrektur. Sie ist die einzige befriedigende Methode in der Behandlung jener Aneurysmen, die distal in der A. cerebri anterior, media oder posterior lokalisiert sind, oder von bestimmten Aneurysmen im vertebro-basilären System. Nach Freilegung des Aneurysmas kann es 1. am Ansatz abgeklemmt werden, 2. zwischen zwei am zugehörigen Gefäß angebrachten Klemmen isoliert werden, 3. mit Muskulatur, Faszie oder Gelschaum sorgfältig umwickelt oder mit Plastikspray behandelt werden, 4. ein Fremdkörper angebracht werden, der als Ausgangspunkt für die Thrombosierung dient.

Die intrakranielle Operation eines Aneurysmas wurde durch die Einführung anästhetischer Techniken zur Atmungsüberwachung, Blutdrucksenkung und Hypothermie wesentlich vereinfacht. Der chirurgische Eingriff ist problemloser, da der intrakranielle Druck durch die intravenöse Verabreichung von Harnstoff oder Mannitol gesenkt werden kann. Dennoch ist die Mortalität immer noch hoch (etwa 20%) und die Gefahr groß, daß durch Manipulation des Aneurysmas eine Blutung ausgelöst wird. Einige wenige Neurochirurgen haben versucht, durch Anwendung einer tiefen Hypothermie den Stoffwechsel des Gehirns und die Spasmenneigung herabzusetzen und auf diese Weise einen Infarkt zu umgehen. Andere Chirurgen wenden mikrochirurgische Methoden oder die stereotaktische Elektrokoagulation durch ein Bohrloch an.

Multiple intrakranielle Aneurysmen

Etwa 15% der Patienten, deren Subarachnoidalblutung durch Ruptur eines kongenitalen Aneurysmas zustande kommt, weisen multi-

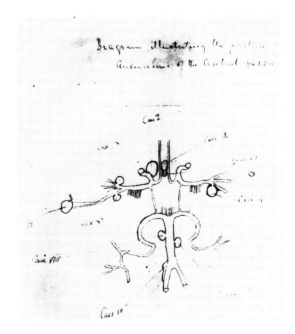

Abb. 25.3. Zeichnung von William Osler, welche die Lokalisation von Aneurysmen an Hirnarterien von 10 im Montreal General Hospital untersuchten Fällen darstellt. (Wiedergegeben mit freundlicher Genehmigung durch W. Feindel: Highlights of Neurosurgery in Canada. JAMA *200*, 853–859 (1967). Copyright 1967 durch die American Medical Association)

ple intrakranielle Aneurysmen auf (Abb. 25.3). Es bedarf klinischer, elektroenzephalographischer und angiographischer Befunde um zu beurteilen, welches Aneurysma zerrissen ist. Die angiographischen Kriterien sind am zuverlässigsten und wurden in Kapitel 24 besprochen. Im allgemeinen ist das größte der multiplen Aneurysmen sowohl für die Erstblutung als auch für nachfolgende Blutungen verantwortlich.

Wenn die Blutungsstelle eindeutig identifiziert werden kann und chirurgisch zugänglich ist, empfiehlt sich eine Operation. Finden sich auf der gleichen Seite des Circulus arteriosus cerebri (Willisii) lediglich zwei Aneurysmen, so können beide Prozesse entweder durch eine ipsilaterale Ligatur der A. carotis communis oder durch die direkte intrakranielle Methode operativ angegangen werden.

Es soll daran erinnert werden, daß die Subarachnoidalblutung bei Vorhandensein multipler intrakranieller Aneurysmen in den ersten 6 Wochen eine Mortalität von 60% hat, während die Mortalität im gleichen Zeitraum 40% beträgt, wenn nur ein einziges Aneurysma vorliegt.

Andere Aneurysmaformen

Arteriosklerotische (spindelförmige) Aneurysmen

Während fast alle sackförmigen Aneurysmen in ihrem Ursprung entwicklungsbedingt sind, entstehen die meisten fusiformen Aneurysmen infolge arteriosklerotischer Veränderungen. Der arteriosklerotische Prozeß zerstört die Media und die Lamina elastica interna und führt zu einer spindelförmigen Erweiterung der Arterie. Die A. basilaris, die A. carotis interna beidseits und die Aa. vertebrales, die größten intrakraniellen Arterien also, sind die einzigen Gefäße, an denen arteriosklerotische Aneurysmen auftreten. Im Gegensatz zu sackförmigen Aneurysmen, die den Karotiskreislauf eindeutig bevorzugen, sind arteriosklerotische Aneurysmen ziemlich gleichmäßig auf das vordere und hintere Blutzirkulationssystem verteilt. Diese Aneurysmen sind in der Regel asymptomatisch und rupturieren praktisch nie; manchmal jedoch komprimieren, verdrängen oder zerstören sie benachbarte Strukturen wie z. B. Hirnnerven, Hirnparenchym oder den knöchernen Schädel. Da sie langgezogen sind und keinen Hals haben, sind sie nicht direkt chirurgisch zugänglich.

Septische (mykotische) Aneurysmen

Der Ausdruck „mykotisch" ist falsch, da diese Aneurysmen nicht durch Pilze, sondern durch infizierte Emboli entstehen, die sich in der Arterienwand festsetzen und eine Arteriitis mit anschließender Gefäßdilatation verursachen. Bei mikroskopischer Untersuchung findet sich ein infizierter Embolus, der fest auf der akut entzündeten und nekrotischen Arterienwand sitzt. Die für septische Aneurysmen verantwortlichen Erreger sind meistens wenig virulent, während die hochvirulenten eher eine Meningitis oder einen Hirnabszeß verursachen. Der Embolus geht häufig von einer subakuten bakteriellen Endokarditis oder einer eitrigen broncho-pulmonalen Affektion aus (Abb. 25.4 A u. B).

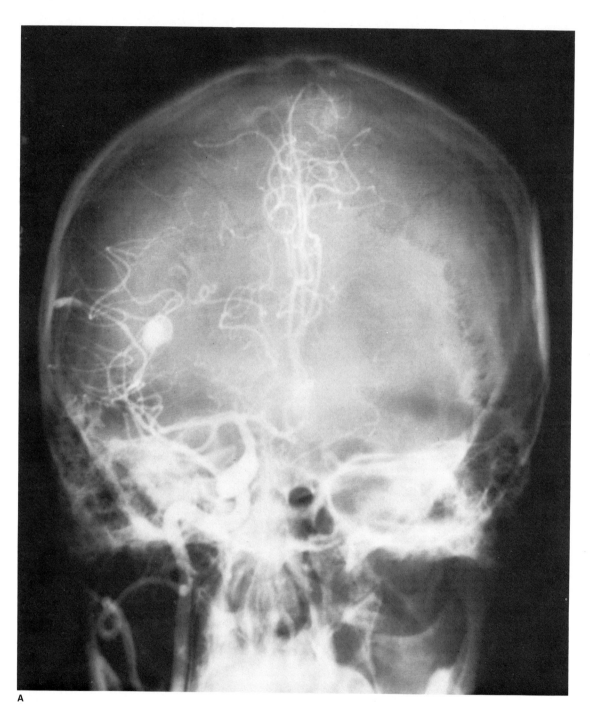

A

Abb. 25.4 A u. B. Karotisangiogramme mit Darstellung eines großen mykotischen Aneurysmas der A. cerebri media

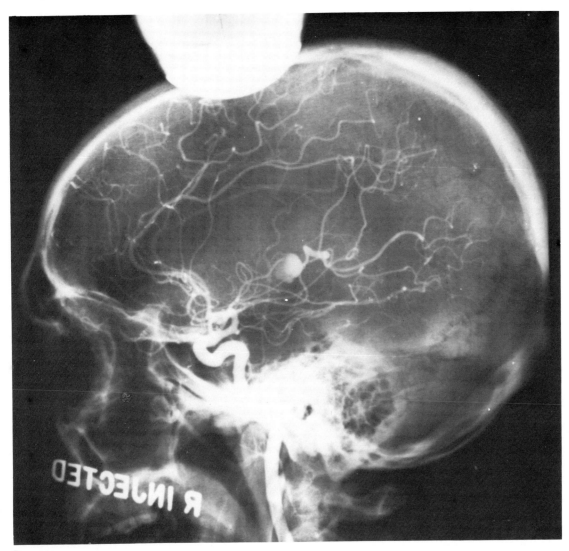

B

Septische Aneurysmen finden sich meist an Seitenästen der A. cerebri media in der Fissura Sylvii oder distal davon; sie neigen zur Multiplizität. Der Embolus kann in dem Hirnareal, das von der Arterie versorgt wird, eine ischämische Nekrose verursachen. Bei Ruptur der geschwächten Arterienwand kommt es gegebenenfalls zu einem Hirnabszeß oder zu einer hämorrhagischen bakteriellen Meningitis. Die akute Infektion muß durch Verabreichung von Antibiotika unter Kontrolle gebracht werden, bevor das Aneurysma durch einen intrakraniellen chirurgischen Eingriff angegangen wird. Andere Gefäßkrankheiten ohne Infektion, die Panarte-

riitis nodosa bespielsweise, führen selten zu einem Aneurysma.

Dissezierende Aneurysmen

Die Dissektion des Aortenbogens und deren Folgen werden in Kapitel 29 im Abschnitt über dissezierende Hämatome besprochen. Eine spontan in den zervikalen und zerebralen Arterien beginnende Dissektion ist eine Seltenheit. Häufiger dagegen findet sich eine traumatische Verletzung der A. carotis im Halsbereich infolge Gewalteinwirkung oder Injektion von Kontrastmittel unter die Intima bei Arteriographie. Die Syphilis oder ein kongenitaler Mediadefekt können eine subintimale Dissektion auslösen, indem die Lamina elastica interna aufgesplittert und von der Media getrennt wird. Dies geschieht entweder spontan oder im Anschluß an ein Schädeltrauma. Intrakranielle Arterien, vor allem die A. cerebri media und die A. basila-

ris, können spontan oder posttraumatisch dissezieren. Tritt eine Dissektion der A. carotis im Halsbereich auf, so kann die Intima mit der Media vernäht und der falsche Kanal beseitigt werden. Intrakranielle dissezierende Aneurysmen sind nur ausnahmsweise chirurgischen Interventionen zugänglich.

Literatur

Allgemeines

Fields, W. S., Sahs, A. L. (eds.): Intracranial Aneurysms und Subarachnoid Hemorrhage. Springfield, Ill.: Charles C. Thomas 1965

Patel, A. N., Richardson, A. E.: Ruptured intracranial aneurysms in the first two decades of life. A study of 58 patients. J. Neurosurg. 35, 571 (1971)

Pool, J. L., Potts, D. G.: Aneurysms and Arteriovenous Anomalies of the Brain: Diagnosis and Treatment, New York: Harper & Row 1965

Sahs, A. L., Perret, G. E., Locksley, H. B., Nishioka, H.: Intracranial Aneurysms and Subarachnoid Hemorrhage. A Cooperative Study. Philadelphia: J. B. Lippincott 1969

„Kongenitale", beeren- oder sackförmige Aneurysmen
Ätiologie und Pathogenese

Bannerman, R. M., Ingall, G. B.: The familial occurrence of intracranial aneurysms. Neurology. 20, 283 (1970)

Crompton, M. R.: Mechanism of growth and rupture in cerebral berry aneurysms. Brit. Med. J. 1, 1138 (1966)

Hassler, O.: Morphological studies on the large cerebral arteries with reference to the aetiology of subarachnoid haemorrhage. Acta psychiat. neurol. scand. 36(suppl. 154) (1961)

Hassler, O.: Media defects in intracerebral arteries. Acta neurol. scand. 38, 29 (1962)

Pathologische Anatomie

Crompton, M. R.: The comparative pathology of cerebral aneurysms. Brain. 89, 789 (1966)

Freytag, E.: Fatal rupture of intracranial aneurysms: Survey of 250 medicolegal cases. Arch. Pathol. 81, 418 (1966)

Sharati, S.: An analysis of 213 intracranial aneurysms verified by autopsy. Am. J. Pathol. 59, 15a (1970)

Assoziierte kongenitale Anomalien

Stehbens, W. E.: Cerebral aneurysms and congenital abnormalities. Australas. Ann. Med. 11, 102 (1962)

Klinische Besonderheiten

Arseni, C., Ghitescu, M., Cristescu, A., Mihaila, G.: Intrasellar aneurysms simulating hypophyseal tumors. Europ. Neurol. 3, 321 (1970)

Bull, J.: Massive aneurysms at the base of the brain. Brain. 92, 535 (1969)

Cotsou, S., Schliack, H.: Über die Therapie der intrakraniellen sackförmigen Aneurysmen. Ein Bericht über 200 Fälle. Fortschr. Neurol. Psychiat. 40, 113 (1972)

Sarner, M., Rose, F. C.: Clinical presentation of ruptured intracranial aneurysm. J. Neurol. Neurosurg. Psychiat. 30, 67 (1967)

Wilkins, R. H., Alexander, J. A., Odom, G. L.: Intracranial arterial spasm: A clinical analysis, J. Neurosurg. 29, 121 (1968)

Neuro-ophthalmologische Besonderheiten

Bird, A. C., Nolan, B. Gargano, F. P., David, N. J.: Unruptured aneurysm of the supraclinoid carotid artery. A treatable cause of blindness. Neurology. 20, 445 (1970)

Cogan, D. G., Mount, H. T.: Intracranial aneurysms causing ophthalmoplegia. Arch. Ophthalmol. 70, 757 (1963)

Riise, R.: Ocular symptoms in saccular aneurysms of the internal carotid artery (a survey of 100 cases). Acta ophthalmol. 47, 1012 (1969)

Walsh, F. B.: Visual field defects due to aneurysms at the circle of Willis. Arch. Ophthalmol. 71, 15 (1964)

Syndrome bei den verschiedenen Aneurysmen
A. carotis interna

Law, W. R., Nelson, E. R.: Internal carotid aneurysm as a cause of Raeder's paratrigeminal syndrome. Neurology. 18, 43 (1968)

Lombardi, G., Passerini, A., Migliavacca, F.: Intracavernous aneurysms of the internal carotid artery. Am. J. Roentgenol. 89, 361 (1963)

Perria, L., Rivano, C., Rossi, G. F., Viale, G.: Aneurysms of the bifurcation of the internal carotid artery. Acta neurochir. 19, 51 (1968)

Webb, R. C., Jr., Barker, W. F.: Aneurysms of the extracranial internal carotid artery. Arch. Surg. *99*, 501 (1969)

A. ophthalmica

Kothandaram, P., Dawson, B. H., Kruyt, R. C.: Carotid-ophthalmic aneurysms. A study of 19 patients. J. Neurosurg. *34*, 544 (1971)

A. cerebri media

Cantu, R. C., Le May, M.: A large middle cerebral aneurysm presenting as a bizarre vascular malformation. Brit. J. Radiol. *39*, 317 (1966)

Kamrin, R. P.: Temporal lobe epilepsy caused by unruptured middle cerebral artery aneurysms. Arch. Neurol. *14*, 421 (1966)

A. communicans anterior

Durston, J. H. J., Parsons-Smith, B. G.: Blindness due to aneurysm of anterior communicating artery. With recovery following carotid ligation. Brit. J. Ophthalmol. *54*, 170 (1970)

Talland, G. A., Sweet, W. H., Ballantine, H. T., Jr.: Amnesic syndrome with anterior communicating artery aneurysms. J. Nervous Mental Disease. *145*, 179 (1967)

A. communicans posterior

McKissock, W., Richardson, A., Walsh, L.: "Posterior-communicating" aneurysms. Lancet. *1*, 1203 (1960)

Paterson, A.: Direct surgery in the treatment of posterior communicating artery aneurysms. Lancet. *2*, 808 (1968)

A. cerebri posterior

Drake, C. G., Amacher, A. L.: Aneurysms of the posterior cerebral artery. J. Neurosurg. *30*, 468 (1969)

A. basilaris

Harel, D., Lavy, S., Schwartz, A.: Aneurysm of basilar artery simulating a cerebellopontine angle tumor. Confinia neurol. *29*, 360 (1967)

Jamieson, K. G.: Aneurysms of the vertebrobasilar system. Further experience with nine cases. J. Neurosurg. *28*, 544 (1968)

A. vertebralis

Morley, J. B.: Unruptured vertebro-basilar aneurysms. Med. J. Australia. *2*, 1024 (1967)

A. pericallosa

Laitinen, L., Snellman, A.: Aneurysms of the pericallosal artery: A study of 14 cases verified arteriographically and treated mainly by direct surgical attack. J. Neurosurg. *17*, 447 (1960)

Aneurysmen der hinteren Schädelgrube

Arseni, C., Ghitescu, N., Cristescu, A., Mihaila. Gh.: The pseudotumoral form of aneurysms of the posterior cranial fossa. Neurochirurgia. *12*, 123 (1969)

Troupp, H.: The natural history of aneurysms of the basilar bifurcation. Acta neurol. scand. *47*, 350 (1971)

Krankheitsverlauf

Crompton, M. R.: Cerebral infarction following the rupture of cerebral berry aneurysms. Brain. *87*, 263 (1964)

Crompton, M. R.: Hypothalamic lesions following the rupture of cerebral berry aneurysms. Brain. *86*, 301 (1963)

Crompton, M. R.: Intracerebral haematoma complicating ruptured cerebral berry aneurysm. J. Neurol. Neurosurg. Psychiat. *25*, 378 (1962)

du Boulay, G. H.: Some observations on the natural history of intracranial aneurysms. Brit. J. Radiol. *38*, 721 (1965)

Galera, R., Greitz, T.: Hydrocephalus in the adult secondary to rupture of intracranial arterial aneurysms. J. Neurosurg. *32*, 634 (1970)

Graf, C. J., Hamby, W. B.: Report of a case of cerebral aneurysm in an adult developing apparently de novo. J. Neurol. Neurosurg. Psychiat. *27*, 153 (1964)

Lin, J. P.: Thrombosis of aneurysm of anterior communicating artery. Case report. Acta radiol. diagn. *8*, 74 (1969)

Logue, V., Durward, M., Pratt, R. T. C., Piercy, M., Nixon, W. L. B.: The quality of survival after rupture of an anterior cerebral aneurysm. Brit. J. Psychiat. *114*, 137 (1968)

Schunk, H.: Spontaneous thrombosis of intracranial aneurysms. Am. J. Roentgenol. *91*, 1327 (1964)

Röntgenbefunde

Allcock, J. M., Drake, C. G.: Postoperative angiography in cases of ruptured intracranial aneurysm. J. Neurosurg. *20*, 752 (1963)

Epstein, F., Ransohoff, J., Budzilovich, G. N.: The clinical significance of junctional dilatation of the posterior communicating artery. J. Neurosurg. *33*, 529 (1970)

Wilkins, R. H., Wilkinson, R. H., Odom, G. L.: Abnormal brain scans in patients with cerebral arterial spasm. J. Neurosurg. *36*, 133 (1972)

Wood, E. H.: Angiographic identification of the ruptured lesion in patients with multiple cerebral aneurysm. J. Neurosurg. *21*, 182 (1964)

Elektroenzephalographie

Beatty, R. A., Richardson, A. E.: The value of electroencephalography in the management of multiple intracranial aneurysms. J. Neurosurg. *30*, 150 (1969)

De Vlieger, M., Depre, J. O.: Echo- and electroencephalography in ruptured cerebral arterial aneurysms. Acta neurol. psychiat. belg. *71*, 154 (1971)

Konservative Therapie

Gibbs, J. R., Corkill, A. G. L.: Use of an antifibrinolytic agent (tranexamic acid) in the management of ruptured intracranial aneurysms. Postgrad. Med. J. *47*, 199 (1971)

Graf, C. J.: Prognosis for patients with non-surgically treated aneurysms. Analysis of the cooperative study of intracranial aneurysms and subarachnoid hemorrhage. J. Neurosurg. *35*, 438 (1971)

Chirurgische Therapie

Alksne, J. F.: Stereotactic thrombosis of intracranial aneurysms. New Engl. J. Med. *284*, 171 (1971)

Beatty, R. A., Richardson, A. E.: Predicting intolerance to common carotid artery ligation by carotid angiography. J. Neurosurg. *28*, 9 (1968)

Cotsou, S., Schliack, H.: Über die Therapie der intrakraniellen sackförmigen Aneurysmen. Ein Bericht über 200 Fälle. Fortschr. Neurol. Psychiat. *40*, 113 (1972)

Drake, C. G.: Further experience with surgical treatment of aneurysms of the basilar artery. J. Neurosurg. *29*, 372 (1968)

Dutton, J.: Acrylic investment of intracranial aneurysms. A report of 12 years' experience. J. Neurosurg. *31*, 652 (1969)

Holmes, A. E., James, I. M., Wise, C. C.: Observations on distal intravascular pressure changes and cerebral blood flow after common carotid ligation in man. J. Neurol. Neurosurg. Psychiat. *34*, 78 (1971)

Hudson, C. H., Raaf, J.: Timing of angiography and operation in patients with ruptured intracranial aneurysms. J. Neurosurg. *29*, 37 (1968)

Klafta, L. A., Jr., Hamby, W. B.: Significance of cerebrospinal fluid pressure in determining time for repair of intracranial aneurysms. J. Neurosurg. *31*, 217 (1969)

Landolt, A. M., Millikan, C. H.: Pathogenesis of cerebral infarction secondary to mechanical carotid artery occlusion. Stroke. *1*, 52 (1970)

Lindqvist, G., Norlén, G.: Korsakoff's syndrome after operation on ruptured aneurysm of the anterior communicating artery. Acta psychiat. scand. *42*, 24 (1966)

McKissock, W.: Recurrence of an intracranial aneurysm after excision: Report of a case. J. Neurosurg. *23*, 547 (1965)

Morre, W. S., Hall, A. D.: Carotid artery back pressure. A test of cerebral tolerance to temporary carotid occlusion. J. Cardiovascular Surg. *11*, 72 (1970)

Raskind, R., Doria, A.: Long term follow-up of intracranial aneurysms treated by cervical carotid artery ligation. Angiology. *19*, 326 (1968)

Rossi, P., Rosenbaum, A. E., Zingesser, L. H.: The fate of the carotid artery after occlusion for treatment of aneurysm. Radiology. *95*, 567 (1970)

Tindall, G. T., Goree, J. A., Lee, J. F., Odom, G. L.: Effect of common carotid ligation on size of internal carotid aneurysms and distal intracarotid and retinal artery pressures, J. Neurosurg. *25*, 503 (1966)

VanderArk, G. D., Kempe, L. C.: Classification of anterior communicating aneurysms as a basis for surgical approach. J. Neurosurg. *32*, 300 (1970)

Wright, R. L.: Intraaneurysmal pressure reduction with carotid occlusion. Observations in three cases of middle cerebral aneurysms. J. Neurosurg. *29*, 139 (1968)

Multiple intrakranielle Aneurysmen

Heiskanen, O.: Multiple intracranial arterial aneurysms. Acta neurol. scand. *41*, 356 (1965)

Heiskanen, O.:, Marttila, I.: Risk of rupture of a second aneurysm in patients with multiple aneurysms. J. Neurosurg. *32*, 295 (1970)

Andere Aneurysmaformen

Burton, C., Johnston, J.: Multiple cerebral aneurysms and cardiac myxoma. New Engl. J. Med. *282*, 35 (1970)

Handa, J., Shimizu, Y., Matsuda, M., Handa, H.: Traumatic aneurysm of the middle cerebral artery. Am. J. Roentgenol. *109*, 127 (1970)

Smith, K. R., Jr., Bardenheier, J. A., III: Aneurysm of the pericallosal artery caused by closed cranial trauma. J. Nurosurg. *29*, 551 (1968)

Arteriosklerotische (fusiforme) Aneurysmen

Bull, J.: Massive aneurysms at the base of the brain. Brain. *92*, 535 (1969)

Septische (mykotische) Aneurysmen

Bell, W. E., Butler, C., II: Cerebral mycotic aneurysms in children. Two case reports. Neurology. *18*, 81 (1968)

Hourihane, J. B.: Ruptured mycotic intracranial aneurysm. A report of three cases. Vascular Surg. *4*, 21 (1970)

Ojemann, R. G., New, P. F. J., Fleming, T. C.: Intracranial aneurysms associated with bacterial meningitis. Neurology. *16*, 1222 (1966)

Zusätzliche Angaben

Alvord, E. C., Loeser, J. D., Bailey, W. L., Copacs, M. K.: Subarachnoid hemorrhage due to ruptured aneurysm. Arch. Neurol. *27*, 273 (1972)

Nystrom, S. H.: On factors related to spontaneous healing of ruptured intracranial aneurysms. Acta Pathol. Microbiol. Scand. *80*, 566 (1972)

Troupp, H., Af Björkesten, G.: Results of a controlled trial of late surgical versus conservative treatment of intracranial arterial aneurysms. J. Neurosurg. *35*, 20 (1971)

26. Kapitel

Gefäßmißbildungen, Fisteln und enzephalofaziale Angiomatose

*„Aus einer seltsamen menschlichen Schwäche heraus wird die Schädelauskulta-
tion bei einer neurologischen Routineuntersuchung am ehesten versäumt."*

H. Cushing und P. Bailey

Arteriovenöse Mißbildungen

Bei arteriovenösen Mißbildungen, die auch
als *„arteriovenöse Aneurysmen"* oder *„Angiome"* bezeichnet werden, handelt es sich nicht
um Neoplasmen, sondern um Entwicklungsstörungen, bei denen keine normale Trennung von afferenten und efferenten Gefäßen
stattfindet. Sie können primär arteriell, ka-
pillär (kavernös), arteriovenös, teleangiekta-
tisch oder venös sein. Kapilläre Teleangiektasien sind meist asymptomatisch und Zufallsbefunde bei der Autopsie.

Arteriovenöse Mißbildungen können in
jedem Alter Symptome machen und stehen –
im Vergleich zu allen anderen intrakraniellen
Gefäßanomalien – in der Häufigkeit nach
den kongenitalen sackförmigen Aneurysmen
erst an zweiter Stelle. Sie können oberflächlich auf den Großhirnhemisphären oder tief
in den Basalganglien, im Thalamus, Hirnstamm, Kleinhirn oder Rückenmark lokalisiert sein. Multiples Auftreten, manchmal an
weit voneinander entfernten Stellen, ist möglich. In seltenen Fällen sind sie mit Gefäßanomalien in anderen Organen oder an der
Körperoberfläche kombiniert.

Pathologisch-anatomische Befunde

Makroskopischer Aspekt

Arteriovenöse Mißbildungen können mit
bloßem Auge gerade erkennbar oder so groß
sein, daß sie eine ganze Hemisphäre einnehmen. Meistens durchsetzen sie die graue und
weiße Substanz einer Großhirnhemisphäre
in Form eines Keiles, dessen Basis in der
Hirnrinde liegt, und dessen Spitze in Richtung des Ventrikels zeigt. Die darüberliegende Leptomeninx ist oft narbig verdickt und
infolge winziger Hämorrhagien rotbraun getönt; die benachbarten Gyri und das darunterliegende Parenchym sind atrophisch und
entfärbt. Zu Lebzeiten sind die abnormen
Gefäße deutlich erweitert und geschlängelt,
„von bösem Aussehen", prall gefüllt mit Blut
und spiralförming aufgerollt wie Schlangen.
Da das sauerstoffreiche Blut unter Umgehung des Kapillarbettes direkt in die Venen
geleitet wird, sind die Venen häufig erweitert
und enthalten leuchtend rotes Blut, das unter
relativ hohem Druck steht.

Mikroskopischer Aspekt

Oft ist es auch mikroskopisch nicht möglich,
Arterien von arterialisierten Venen eindeutig

zu differenzieren. Die Wände der zuführenden und abführenden Gefäße sind vielfach an einer Stelle dünn und an einer anderen infolge Intimahypertrophie so stark verdickt, daß sie das Lumen verschließen. In diesen Mißbildungen entwickeln sich oft arteriosklerotische und thrombotische Veränderungen, vielleicht wegen des abnormen Durchflußvolumens, des ungewöhnlichen Kurzschlusses sowie der Windungen und Abknickungen, die auftreten können. Das umliegende Hirnparenchym ist manchmal atrophisch und infolge chronischer Ischämie infarziert.

Pathophysiologie

Bei kleinen Mißbildungen wird zu wenig Blut durch den Shunt geleitet, als daß ischämische Symptome hervorgerufen würden. Hingegen können sie durch Reizung der benachbarten grauen Substanz epileptische Anfälle auslösen oder gelegentlich bluten. Im allgemeinen jedoch tritt beides umso seltener auf, je kleiner die Mißbildung ist. Demgegenüber schaffen große Mißbildungen einen so umfangreichen arteriovenösen Kurzschluß, daß sie sowohl die lokale als auch die Hämodynamik des Gesamtkreislaufs verän-

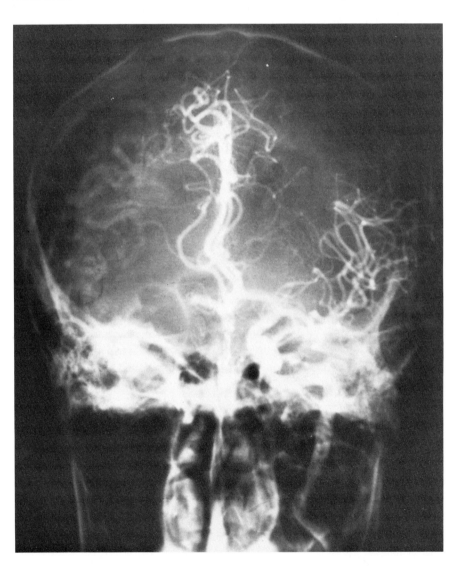

Abb. 26.1. Karotisangiogramm links mit gegenseitiger Füllung einer großen arteriovenösen Mißbildung der rechten Hemisphäre

dern können. Da der Druck in der Mißbildung niedriger ist (Abb. 26.1), kommt es lokal zu einer Umleitung des Blutes aus den normalerweise durchflossenen Arterien. Der erniedrigte periphere Widerstand führt zu einem Abfall des diastolischen Drucks in den Hirnarterien und somit zu einer großen intrakraniellen arteriellen Blutdruckamplitude. Diese Situation ist analog der Vergrößerung der systemischen Blutdruckamplitude, die bei arteriovenösen Fisteln in anderen Organen auftreten kann. Der zerebrale Blutdurchfluß kann um 50–100% über den Normwert ansteigen; trotz dieses stark erhöhten Blutflusses ist die Gewebsperfusion jedoch deutlich herabgesetzt. Als Folge kann eine chronische Ischämie auftreten, die sich in Form von epileptischen Anfällen und Symptomen einer Rindenatrophie sowie Demenz manifestiert.

Die Auswirkung großer Mißbildungen auf die Dynamik des Gesamtkreislaufs besteht in einer Zunahme des Herzminutenvolumens infolge des gewaltigen zerebralen Blutdurchflusses. Bei Kindern kann der Shunt ausnahmsweise den linken Ventrikel zu sehr überlasten und zu einer kardialen Dekompensation infolge chronischer Volumenbelastung führen.

Einige Untersucher nehmen an, daß arteriovenöse Mißbildungen stationär sind; andere wiederum äußern die Vermutung, daß die Gefäßkanäle sich erweitern und immer mehr Blut in der oben beschriebenen Weise umleiten.

Klinische Besonderheiten

Obgleich sehr kleine arteriovenöse Mißbildungen manchmal erst bei der Autopsie als Zufallsbefunde entdeckt werden, verursachen die meisten größeren schon zu Lebzeiten Symptome. Dazu gehören: 1. intrazerebrale, subarachnoidale oder subdurale Hämorrhagien, 2. Krampfanfälle, 3. Kopfschmerzen, 4. fokale neurologische Symptome (Schwäche, Sensibilitätsverlust, Aphasie, Hemianopsie), 5. Demenz und 6. für den Patienten hörbare Geräusche.

Hämorrhagien

Bei etwa 50% der Patienten macht sich die arteriovenöse Mißbildung nicht bemerkbar, bis es – meistens im Alter von 20–30 Jahren – zu einer Blutung kommt. Diese erfolgt in der Regel aus Oberflächengefäßen in den Subarachnoidalraum; zuweilen kann es jedoch aus in der Tiefe gelegenen Prozessen lediglich in das umgebende Hirngewebe hineinbluten. Das klinische Bild einer Blutung ins Hirnparenchym entspricht demjenigen einer intrazerebralen Blutung anderer Ursache; bei einer Oberflächenblutung sind die Folgen für den Patienten gleich wie bei einer Subarachnoidalblutung. Meistens stammt die Blutung aus einer zerrissenen Vene, sodaß die Hämorrhagie weniger ausgeprägt ist als diejenige aus einem sackförmigen Aneurysma oder bei einer Ruptur des arteriellen Teils der Mißbildung. Bei Operationen oder Autopsien wird beobachtet, daß die unmittelbar an eine Läsion angrenzenden Hirngebiete Hämosidereineinlagerungen aufweisen können. Dieser Befund gilt als Beweis dafür, daß schon früher kleine und asymptomatische Blutungen erfolgt sind.

Epileptische Anfälle

Ein Krampfanfall ist bei 25 bis 40% der Patienten die erste Manifestation einer arteriovenösen Mißbildung. Bei der Mehrzahl dieser Patienten beginnen die Symptome in der Adoleszenz oder im frühen Erwachsenenalter mit einem fokalen oder generalisierten epileptischen Anfall. Die fokale Komponente kann übersehen werden, wenn der Übergang zu generalisierten Krämpfen rasch erfolgt. Da Mißbildungen recht häufig in den Parietal- und Okzipitalregionen lokalisiert sind, können fokale Störungen sensibler oder visueller Art sein. Bei jeder jüngeren Person, die anfallsweise Illusionen oder visuelle Halluzinationen durchmacht, sollte in erster Linie eine arteriovenöse Mißbildung in Erwägung gezogen werden.

Kopfschmerzen

Migräne-ähnliche Kopfschmerzen sind das erste Symptom bei etwa 15% der Patienten. Treten vaskuläre Kopfschmerzen und epileptische Anfälle beim gleichen Patienten auf, so muß immer an die Möglichkeit einer arteriovenösen Mißbildung gedacht werden. Gelegentlich ist die Abgrenzung der echten Migräne von vaskulären, durch eine arteriovenöse Mißbildung bedingten Kopfschmerzen recht schwierig; jedenfalls sollten rasende Kopfschmerzen immer gleicher Lokalisation bei einem jüngeren Patienten als Hinweis auf eine intrakranielle Gefäßerkrankung – in der Regel eine arteriovenöse Mißbildung – gelten. Nur ganz gelegentlich ist ein sackförmiges Aneurysma dafür verantwortlich.

Neurologische Herdsymptome

Hemiparese, Sensibilitätsverlust, Hypalgesie, homonyme Hemianopsie oder Aphasie können flüchtig in Erscheinung treten, beispielsweise als ischämisches oder postepileptisches Phänomen (Todd-Lähmung). Es kann sich jedoch bei einem oder mehreren dieser Symptome auch um ein bleibendes Residuum im Anschluß an eine fokale intrazerebrale Blutung oder einen Infarkt handeln. Werden durch eine Mißbildung große Blutmengen entzogen, noch bevor die volle Körpergröße erreicht ist, so kann es infolge Hirnatrophie zu mangelhafter Entwicklung der gegenseitigen Körperhälfte und des gleichseitigen Schädels kommen. Diese eigenartige Asymmetrie von Körper und Schädel zueinander erlaubt Rückschlüsse auf eine Erkrankung der Großhirnhemisphäre, die noch vor Abschluß des Reifungsprozesses eingetreten sein muß.

Psychische Veränderungen

Einige Untersucher sind der Überzeugung, daß bei etwa 50% der Patienten mit großen arteriovenösen Mißbildungen die geistigen Fähigkeiten nachlassen, gelegentlich nur als diskreter Defekt, recht häufig jedoch in Form einer progressiven Demenz. Es wird vermutet, daß diese Veränderung von Persönlichkeit und Intellekt mit der chronischen Ableitung des Blutes aus der Hirnsubstanz in Beziehung steht. Sie findet sich nämlich oft zusammen mit einer Rindenatrophie, die entweder im Bereich der Mißbildung lokalisiert ist oder sich auf eine bzw. beide Hemisphären erstreckt. Eine Subarachnoidalblutung führt bei einigen Patienten zu einer adhäsiven Arachnoiditis; die daraus resultierende Obstruktion der Ausbreitungswege des Liquor cerebrospinalis verursacht einen Hydrocephalus malresorptivus, der ebenfalls zur Abnahme geistiger Fähigkeiten beitragen mag.

Strömungsgeräusche

Intrakranielle Geräusche finden sich bei 10–25% der Patienten, wobei die Häufigkeit des Nachweises von der Sorgfalt des Untersuchers abhängt. Es wird angenommen, daß für das Vorhandensein oder Fehlen eines Geräusches eher die Größe als die Lokalisation der Mißbildung entscheidend ist. Oft fehlen solche Strömungsgeräusche während der akuten Phase einer intrakraniellen Blutung; dieses Fehlen mag darauf beruhen, daß der störende Prozeß zu klein ist, wahrscheinlicher jedoch auf Veränderungen der intrakraniellen Hämodynamik infolge Gefäßspasmus. Da Geräusche im Verlaufe einer intrakraniellen Hämorrhagie auftreten und wieder verschwinden können, sollten Schädel und Orbita während des gesamten Krankheitsverlaufes häufig auskultiert werden.

Ein Strömungsgeräusch über einem Angiom des Okzipitallappens wird u. U. nur dann gehört, wenn die Blutzufuhr zum Okzipitallappen gesteigert wird, beispielsweise bei Photostimulation.

Ein arterielles Strömungsgeräusch im Halsbereich kann an entsprechender Stelle wahrgenommen werden, falls entweder die

A. carotis oder die A. vertebralis das Angiom versorgen. Zuweilen verursacht der vermehrte venöse Rückfluß ein venöses Summen über der V. jugularis interna, das sowohl für den Patienten als auch für den Arzt hörbar ist.

Untersuchung des Patienten

Allgemeinstatus

Bei Patienten mit großen arteriovenösen Mißbildungen wird am Arm selten einmal eine große Blutdruckamplitude gemessen. Gelegentlich können intrakranielle Mißbildungen mit extrakraniellen Arterien – meistens mit denen, die zum System der A. carotis externa gehören – in Verbindung stehen und *Rankenangiome* bilden. Diese Mißbildungen gehen mit verstärkter Pulsation der oberflächlichen Arterien, einem palpablen Schwirren und einem oft lauten Geräusch einher, das manchmal vom Patienten selber wahrgenommen wird. In seltenen Fällen ist das erste Zeichen einer kombinierten Mißbildung ein Exophthalmus, der durch eine intraorbitale Ausdehnung der Fistel zustande kommt, oder eine Blutung aus Nasengefäßen, die mit intrakraniellen Gefäßen in Verbindung stehen. Kinder mit arteriovenösen Mißbildungen, insbesondere der V. magna Galeni, werden u. U. wegen eines Hydrozephalus oder einer manifesten Herzinsuffizienz mit Stauung zum Arzt gebracht. Der Hydrozephalus ist die Folge einer Obstruktion des Aquäductus Sylvii durch abnorme Gefäßstrukturen, wogegen die Herzinsuffizienz auf den großen Blutshunt durch die Mißbildung zurückzuführen ist. Solche Komplikationen finden sich bei Erwachsenen nur sehr selten.

Bei Jugendlichen und Erwachsenen, die seit ihrer Kindheit große Mißbildungen hatten, kann die Inspektion von Gesicht und Schädel Hinweise auf eine Hemisphärenatrophie ergeben. Auf Seite der Atrophie finden sich ein kleinerer Schädel, eine niedrige Stirn und ein hohes Jochbein. Die kontralaterale Körperseite kann einschließlich Gesicht, Arm, Bein, Brust und Thorax weniger gut ausgebildet sein als die normale Seite (Abb. 26.2).

Obwohl Hautabnormitäten wie Naevi, Neurofibrome, Teleangiektasien und Café au lait-Flecken Anhaltspunkte dafür sein können, daß gleichzeitig eine kongenitale intrakranielle Störung vorliegt, so handelt es sich dabei um unzuverlässige Zeichen, da sie bei der Durchschnittsbevölkerung in hohem Maße angetroffen werden.

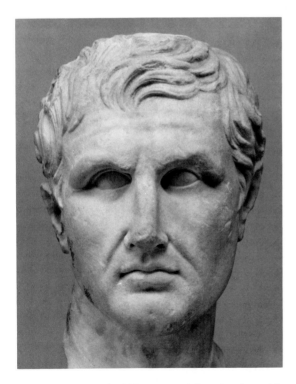

Abb. 26.2. Menander-Büste, an welcher eine Atrophie der rechten Gesichtshälfte sichtbar ist, die vielleicht auf einer Störung der linken Hemisphäre beruht. (Abgebildet mit freundlicher Genehmigung des University Museum, University of Pennsylvania)

Neurologische Untersuchung

Fokale neurologische Symptome wie Gesichtsfeldausfälle und Hemiparese, welche die anatomische Lokalisation andeuten, können zwar vorhanden sein. Die Diagnose kann jedoch nur durch den Nachweis eines vermehrten Blutdurchflusses durch die zu- und abführenden Gefäße einer Mißbildung gestellt werden.

Strömungsgeräusche. Pathologische Blut-druck- und Strömungsverhältnisse können zu einem Strömungsgeräusch über den Ka-rotiden oder den Vertebralarterien im Hals-bereich oder aber nur zu Geräuschen über Kopf oder Orbita führen. Diese Geräusche kommen und gehen und hängen vielleicht von Veränderungen des systemischen Blut-drucks und/oder des Herzminutenvolumens ab, vielleicht auch von Veränderungen des Blutdurchflusses durch die Mißbildung selbst. Als Begleiterscheinung eines vermehr-ten Blutdurchflusses durch die abführenden Vv. jugulares tritt manchmal ein venöses Summen auf; dies ist jedoch ein sehr unzu-verlässiger Befund.

Wird ein Geräusch wahrgenommen, so kann es u. U. von Nutzen sein, jede Karotide während etwa 10 s zu komprimieren und dabei an der Stelle zu auskultieren, wo das Geräusch am lautesten ist. Auf diese Weise kann festgestellt werden, ob sich die Ge-räuschcharakteristika verändern. Wird das Geräusch stärker, so darf angenommen wer-den, daß die komprimierte Arterie der Miß-bildung *kein* Blut zuführt; wenn es ver-schwindet, dann ist das Gefäß vielleicht deren Hauptversorgungsquelle. Zuweilen kann nur in der Orbita ein sehr leises, blasendes Geräusch wahrgenommen wer-den.

Augensymptome. Erstreckt sich die Mißbil-dung auf das Karotissystem, so ist der diasto-lische Druck in der A. ophthalmica unge-wöhnlich niedrig. Die arterielle Blutdruck-welle, die sich bei jedem Herzschlag auf das venöse System überträgt, verursacht auf der Seite des Prozesses verstärkte Pulsationen der Retinavenen. Darüber hinaus blassen die Venen infolge des erhöhten venösen Drucks möglicherweise nicht mehr ab, wie dies normalerweise während der Systole der Fall ist.

Die retinalen Gefäße können Angiome aufweisen und zwar entweder als Teil oder zusätzlich zu einer intrakraniellen Mißbil-dung.

Venöse Symptome. Bei den meisten Menschen befördert die rechte V. jugularis gut die Hälfte des gesamten venösen Rückflusses beider Hemisphären. Es gibt jedoch Fälle, in denen der Confluens sinuum in einer Weise angelegt ist, daß die beiden Hirnhemisphä-ren ihr Blut unabhängig voneinander durch die homolateralen Vv. jugulares zurückfüh-ren. Dann kann der Blutfluß durch die V. jugularis auf Seite der Mißbildung gesteigert sein; werden beide Vv. jugulares internae oberhalb der Claviculae leicht komprimiert, so wird sich die Seite mit erhöhtem venösem Rückfluß als erstes wieder füllen und stärker hervortreten (Wadia-Test). Bei Patienten mit arteriovenösen Mißbildungen enthält die V. jugularis, auf deren Seite die Störung liegt, arterielles Mischblut mit hohem Sauer-stoffgehalt. Infolgedessen vermag eine P_{O_2}-Bestimmung mit Blutproben aus jeder V. jugularis Anhaltspunkte für eine Lokalisa-tion des arteriovenösen Shunts zu liefern.

Differentialdiagnose

Eine Kombination aus Naevus cutaneus, fokalen motorischen Anfällen, Kopfgeräusch und eindeutigen venösen Symptomen bei einer jungen Person gilt als Hinweis auf eine intrakranielle arteriovenöse Mißbildung. Wenn eine intrakranielle Hämorrhagie die einzige Manifestationsform ist, so ist die Diagnose wesentlich schwieriger zu stellen.

Aufgrund des Alters kann manchmal eine hypertensive intrazerebrale Hämorrhagie ausgeschlossen werden, denn eine solche tritt in der Regel bei Patienten auf, welche die mittleren Lebensjahre überschritten haben; die Blutung aus einer Mißbildung dagegen erfolgt meistens früher. Das größte Problem ist die differentialdiagnostische Unterschei-dung zwischen sackförmigen Aneurysmen und arteriovenöser Mißbildung. Diagnosti-sche Kriterien für letztere sind: 1. das Vor-handensein eines Strömungsgeräusches, 2. epileptische Anfälle oder einseitige Kopf-schmerzen in der Anamnese und 3. eine früher erfolgte Subarachnoidalblutung, vor allem wenn Blutungen leicht waren. Bei Ruptur eines sackförmigen Aneurysmas kommt es in der Regel zu einer massiven arteriellen Blutung an der Hirnbasis und zu arteriellen Spasmen, während die venöse Sickerblutung aus einer Mißbildung volumenmäßig kleiner ist und über einer Hemisphäre liegt, wo die Gefahr einer Beteiligung vitaler Zentren weniger groß ist. Demnach erkrankt der Patient bei Blutung aus einem sackförmigen Aneurysma oft viel ernsthafter als bei Blutung aus einer arteriovenösen Mißbildung.

Sowohl primäre als auch metastatische Neoplasmen gehen gelegentlich mit fokalen epileptischen Anfällen, neurologischen Ausfallerscheinungen und einem intrakraniellen Geräusch einher, das eine arteriovenöse Mißbildung vortäuschen kann. Führt die Blutung aus pathologischen Gefäßen des Neoplasmas auch noch zu einer Subarachnoidalblutung, so lassen sich diese beiden Krankheitsbilder nur anhand klinischer Befunde u.U. nicht unterscheiden.

Spontanverlauf und Prognose

Nahezu 50% der Patienten mit einer intrakraniellen arteriovenösen Mißbildung machen einmal eine intrakranielle Blutung durch, wobei die Mortalität etwa 6% beträgt. Davon können etwa ein Viertel trotz Symptomen ihren Lebensunterhalt bestreiten, und bei etwa 10% kommt es zur Invalidität. Etwa zwei Drittel führen ein normales Leben. Das Risiko, bei Remission nach Erstblutung an einer nachfolgenden Blutung zu sterben, wurde ebenfalls auf 6% geschätzt. In einer Untersuchungsreihe überlebt ein Viertel der Patienten mit arteriovenösen Mißbildungen mehr als 20 Jahre, die Mehrzahl davon mit geringer oder sogar ohne Behinderung. Die Prognose ist wesentlich besser als diejenige eines sackförmigen Aneurysmas.

Laborbefunde

Schädelröntgen

Gelegentlich und insbesondere bei Rankenangiomen tritt auf Schädelleeraufnahmen eine Erweiterung der Furchen in Erscheinung, in denen die meningealen Arterien und die Vv. diploicae in der Schädelkalotte verlaufen. Meistens helfen jedoch diese erweiterten venösen Furchen und arteriellen Rinnen in keiner Weise weiter. Von größerem Nutzen dagegen sind gelegentliche strichförmige Verkalkungen, die in den Wänden pathologischer Gefäße oder in der angrenzenden Hirnrinde verstreut sind.

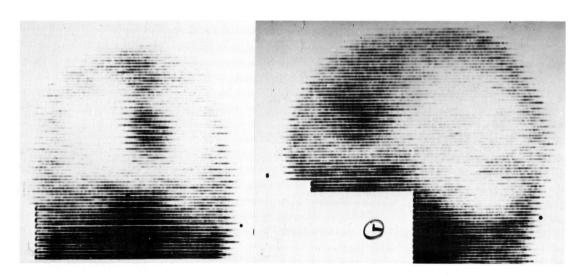

Abb. 26.3. Hirnszintigramm mit ^{99m}Tc bei einem Patienten mit arteriovenöser Mißbildung, die ebenfalls in Abb. 26.4 dargestellt ist

Elektroenzephalogramm

Über Gebieten, die der Mißbildung benachbart sind, treten manchmal fokale Störungen der Hirnaktivität auf. Es kann sich dabei um sporadisch auftretende „spikes" oder um fokale langsame Wellen handeln.

Hirnszintigramm und CAT

Diagnostisch viel wertvoller als Röntgenuntersuchungen des Schädels oder Elektroenzephalogramme sind die Hirnszintigraphie und Messung der Blutdurchflußgeschwindigkeit mit ^{99m}Tc. Dies ist eine schnelle und sichere Methode, arteriovenöse Mißbildungen in der Hirnsubstanz festzustellen. Im Endothel pathologischer Gefäße oder im unmittelbar benachbarten Gewebe wird sehr viel radioaktives Material aufgenommen, sodaß Prozesse ab 2 cm Größe erstaunlich genau lokalisiert werden können (Abb. 26.3). Im CAT kommen arteriovenöse Mißbildungen besonders nach Kontrastmittelinjektion sehr gut zur Darstellung.

Arteriographie

Die Arteriographie ist das Mittel der Wahl für die definitive Diagnose und Lokalisation der arteriovenösen Mißbildung. Beide Karotissysteme und gelegentlich auch das vertebro-basiläre System müssen dargestellt werden, um Aufschluß über folgende Punkte zu erhalten, die für die Beurteilung, ob eine chirurgische Exstirpation möglich ist, von entscheidender Bedeutung sind:

1. ob die Mißbildung durch mehr als nur ein Arteriensystem versorgt wird (Eine Mißbildung im Parietal- oder Okzipitallappen kann beispielsweise sowohl durch anguläre und temporale Äste der A. cerebri media als auch durch den Ramus chorioidalis posterior der A. cerebri posterior versorgt werden.)
2. die genaue Abgrenzung der Mißbildung
3. ob der Patient mehr als nur eine arteriovenöse Mißbildung aufweist
4. ob ein Hämatom vorliegt bzw. an Größe zugenommen hat.

Der beste angiographische Beweis einer arteriovenösen Mißbildung ist das Vorhandensein großer zuführender Arterien, die zu einer raschen Füllung führen, und abführender Venen. Auf eine arteriovenöse Mißbildung verdächtige Zeichen sind: 1. eine sehr kurze arterielle Phase in beliebigen oder in allen arteriellen Ästen, 2. ein Gewirr undurchsichtiger Arterien und Venen und 3. eine ungewöhnlich rasche Füllung der Venen, die schon während der „kapillären" Phasen erscheinen (Abb. 26.4 A–D).

Wenn keine schnellen angiographischen Aufnahmeserien gemacht werden, können einige kleine Mißbildungen mit einem schnellen Shunt vollständig übersehen werden. Zuweilen wird eine Mißbildung nach einer Subarachnoidalblutung nicht dargestellt. Einige Untersucher sind der Ansicht, daß dieser Füllungsmangel auf einen Spasmus der afferenten Arterien oder auf Kompression durch das Hämatom zurückzuführen ist, und daß Spasmen oder Nichtfüllung von normalerweise zur Darstellung gelangenden Gefäßbezirken als Hinweis auf die Lokalisation der Störung betrachtet werden sollten.

Luftenzephalogramm

Pneumoenzephalogramme und/oder Ventrikulogramme sind bei Patienten mit Verdacht auf arteriovenöse Mißbildungen nicht indiziert, obwohl diese Untersuchungen dazu dienen können, eine Atrophie der Hemisphäre, in der sich die Mißbildung befindet, und vielleicht sogar – bei kurz zuvor erfolgter zerebraler Blutung – eine Verlagerung von Mittellinienstrukturen von der Seite des Prozesses weg aufzudecken. Der Befund einer einseitigen Hirnatrophie zusammen mit einer Verlagerung des Gehirns auf die gegenüberliegende Seite ist sehr verdächtig auf eine große arteriovenöse Mißbildung auf der Seite des vergrößerten Ventrikels.

Therapie

Die Behandlung dieser Mißbildungen verfolgt zwei Ziele: 1. Komplikationen, die bei

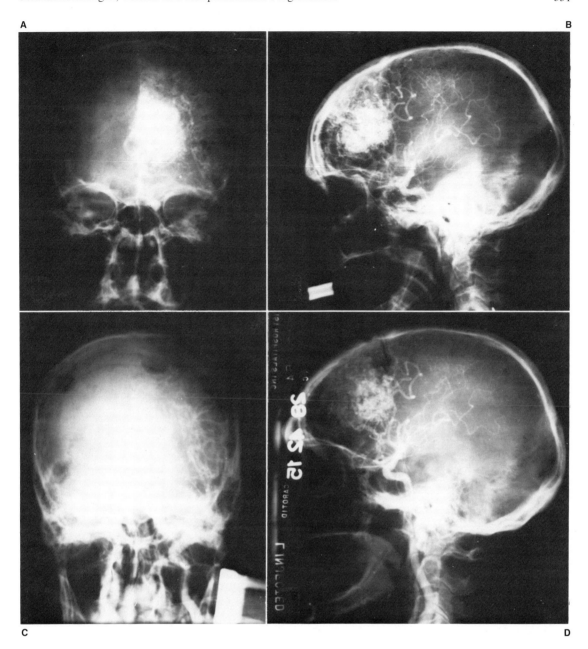

Abb. 26.4 A–D. Karotisangiogramme links mit Darstellung einer großen frontalen arteriovenösen Mißbildung bei einem Patienten, dessen Hirnszintigramm in Abb. 26.3 gezeigt wurde. *A* Frühphase in Seitenansicht. *B* Frühphase. *C* Spätphase. *D* Spätphase

Mißbildung auftreten können, unter Kontrolle zu bringen und 2. eine Vergrößerung der Mißbildung zu verhüten. Von allen Komplikationen (fokale epileptische Anfälle, Rindenatrophie, Entwicklung neurologischer Ausfallerscheinungen und Gefäßruptur mit nachfolgenden intrazerebralem Hämatom oder Subarachnoidalblutung) sprechen nur die fokalen epileptischen Anfälle auf eine konservative Therapie an. Epileptische Anfälle an sich stellen noch keine Indikation für eine Operation dar, da sie in der Regel durch Antikonvulsiva unter Kontrolle gebracht werden können. Wenn sie unbeeinflußbar sind, mag der Versuch einer Exstirpation der Mißbildung gerechtfertigt sein, obwohl die epileptischen Anfälle anschließend – vielleicht weniger ausgeprägt – weiterbestehen können.

Andere Behandlungsziele können nur durch eine totale Exstirpation des Prozesses erreicht werden; diese Maßnahme führt zwar zu einer Heilung, ist jedoch leider nur selten durchführbar. Eine Röntgenbestrahlung hat sich als nutzlos erwiesen und ist nicht ratsam, da die Strahlenverträglichkeit von Nervengewebe und Gefäßen etwa gleich groß ist. Eine Ligatur der Vv. jugulares, der Karotis oder der Aa. vertebrales im Halsbereich fruchtet nichts und vermag die Entwicklung neurologischer Ausfallerscheinungen eher zu beschleunigen als zu verzögern. Plastikkugelemboli wurden in den entsprechenden arteriellen Gefäßbaum injiziert und zwar in der Hoffnung, daß sie sich einnisten und zu einer Okklusion der Arterien führen würden, welche die Mißbildung versorgen. Methoden dieser Art können sich in Zukunft als sinnvoll erweisen.

Die Entscheidung, ob Patienten mit arteriovenösen Mißbildungen chirurgisch behandelt werden sollen, hängt ab von der Lokalisation des Prozesses, dessen Größe und von den zuführenden Gefäßen. Eine kleine Mißbildung in der Medulla oblongata ist nicht zugänglich, während eine große im nicht dominanten Frontallappen u. U. entfernt werden kann. Im allgemeinen sind Patienten mit Prozessen, die in frontalen oder temporalen Gebieten der nicht dominanten Hemisphäre liegen, für eine Operation am besten geeignet.

Karotiko-kavernöse Fisteln

Die A. carotis interna ist auf ihrem gesamten Verlauf durch den venösen Plexus des Sinus cavernosus vom venösen Blut lediglich durch die Arterienwand und ein dünnes Endothel getrennt. Jeder Defekt in diesen Wänden führt zur karotiko-kavernösen Fistel.

Ätiologie

Etwa 75% dieser Fisteln entwickeln sich im Anschluß an ein Trauma. Vielfach wird durch eine Fraktur im Boden der mittleren Schädelgrube eine Zugwirkung auf den Karotissiphon ausgeübt und damit eine Ruptur ausgelöst. Gewisse karotiko-kavernöse Fisteln sind durch Ruptur eines sackförmigen oder arteriosklerotischen Aneurysmas bedingt; bei den übrigen läßt sich keine Ursache eruieren. Traumatisch bedingte Fisteln finden sich häufiger bei Männern, während spontane Fisteln häufiger bei Frauen auftreten.

Bei Einführung eines Katheters in den kavernösen Anteil der A. carotis interna kommt es gelegentlich zu einer Perforation der Arterie und zur Entstehung einer Fistel.

Klinische Besonderheiten

In Fällen spontaner karotiko-kavernöser Fisteln läßt sich zwar nicht als Regel, aber doch manchmal eine einseitige Migräne in der Anamnese finden. Dieses Zusammentreffen mag zufällig sein, in einigen Fällen sistierten die Kopfschmerzen jedoch nach Ruptur. Die Erkrankung beginnt meist schlagartig, und der Patient spürt oder hört möglicherweise einen „Knall" im Schädelinneren.

Die Fistel ist zunächst klein, und es fließt nur wenig Blut hindurch. Mit der Zeit wird sie allmählich größer. Bei posttraumatischen Fällen können die Symptome innerhalb von 24 Stunden nach dem Trauma auftreten, gelegentlich jedoch um Wochen oder Monate verzögert sein, während die Fistel langsam an Größe zunimmt.

Die Erkrankung kann völlig schmerzlos oder aber mit heftigen Schmerzen im Versorgungsgebiet des ersten Trigeminusastes einsetzen. Häufig hört der Patient zunächst ein pulssynchrones Geräusch im Kopf. Die Augenlider schwellen an und verfärben sich bläulich, insbesondere auf der Rupturseite. Meistens wird ein pulsierender Exophthalmus beobachtet, der sich am besten durch Inspektion des Auges von oben her feststellen läßt. Oft finden sich ein kontinuierliches

Geräusch mit punctum maximum in der Systole und möglicherweise ein Schwirren. Das Geräusch ist von wechselnder Intensität und eventuell gar nicht zu hören; daher empfiehlt sich eine wiederholte Auskultation. Es kann häufig durch Kompression der ipsilateralen A. carotis unterdrückt werden. In anderen Fällen wiederum entwickelt sich eine äußere Ophthalmoplegie.

Eine Chemose und eine auf die Conjunctiva bulbi beschränkte Injektion sind nützliche differentialdiagnostische Kriterien; bei einer Konjunktivitis sind sowohl die Conjuctiva palpebrae als auch die Conjunctiva bulbi ödematös und injiziert. Obgleich eine karotiko-kavernöse Fistel in der Regel einen ipsilateralen Exophthalmus verursacht, kann sie auch einen solchen der kontralateralen Seite bzw. beider Seiten und in seltenen Fällen überhaupt keinen zur Folge haben. Dieser Befund richtet sich nach der Durchgängigkeit der Vv. ophthalmicae und dem Ausmaß des Blutübertritts im Sinus circularis, der die paarigen Sinus cavernosi, miteinander verbindet.

1. Wenn die ipsilateralen Vv. ophthalmicae nicht durchgängig sind, und der Sinus circularis nicht funktionstüchtig ist, wird auf keiner der beiden Seiten ein Exophthalmus auftreten.
2. Sind die Vv. ophthalmicae nur auf der kontralateralen Seite durchgängig, und entspricht der Sinus circularis den Anforderungen, so wird bei einer einseitigen karotiko-kavernösen Fistel lediglich ein kontralateraler Exophthalmus auftreten.
3. Sind die Vv. ophthalmicae beidseits durchgängig, und ist auch der Sinus circularis funktionstüchtig, so wird eine einseitige karotiko-kavernöse Fistel zu einem bilateralen Exophthalmus führen.
4. Bei Durchgängigkeit aller Kollateralen, kann ein Exophthalmus trotz Persistenz der Fistel spontan wieder verschwinden.

Die Retina ist zyanotisch und weist weite, übermäßig stark pulsierende Venen auf, die sich – im Gegensatz zu normalen Venen – in der Systole ausdehnen und in der Diastole kontrahieren. Der Shunt zwischen dem arteriellen und dem venösen Kreislauf kann auf der Seite der Ruptur zu einer Verschmälerung der Retinaarteriolen führen. Möglicherweise finden sich ein Papillenödem und Retinablutungen. Diese oder ein sekundäres Glaukom können zu einer Beeinträchtigung des Sehvermögens führen. Das Auftreten all dieser Komplikationen ist sowohl vor als auch nach einer chirurgischen Therapie möglich. Bei der Ophthalmodynamometrie läßt sich u. U. eine große Blutdruckamplitude auf der Seite der Fistel feststellen.

Es gibt Fisteln, die dem Gehirn enorme Mengen an Blut entziehen und Zeichen einer zerebralen Ischämie verursachen. Daher sollte eine Operation in Erwägung gezogen werden, wenn die Fistel keine spontane Rückbildungstendenz zeigt.

Diagnose und angiographische Befunde

Der Befund eines pulsierenden Exophthalmus zusammen mit einem kontinuierlichen Geräusch über der Orbita ist fast pathognomonisch für eine karotiko-kavernöse Fistel. Einzig die selten anzutreffende arteriovenöse Mißbildung in der Orbita macht ein ähnliches Bild. Ein nicht rupturiertes Aneurysma des Karotissiphons verursacht nie ein lautes Geräusch oder eine konjunktivale Injektion in diesem Ausmaß. Ein endokriner Exophthalmus zeigt keine Pulsationen und geht nicht mit einem Geräusch einher. Auch im Falle einer (septischen) Sinus cavernosus-Thrombose tritt kein Geräusch auf; der Patient ist dann schwer krank und zeigt Symptome einer lokalen Infektion.

Obwohl die Karotisangiographie für eine Diagnosestellung nicht unbedingt erforderlich ist, so sollte sie doch vor Planung des chirurgischen Eingriffs durchgeführt werden, damit ein eventuelles Aneurysma auf der kontralateralen Seite ausgeschlossen und das Strömungsgefälle von der einen in die andere Karotis bestimmt werden kann. Der arterielle Füllungsgrad oberhalb der Fistel hängt davon ab, wieviel Blut in die Vene abgeleitet wird (Abb. 26.5 A u. B). Liegt eine

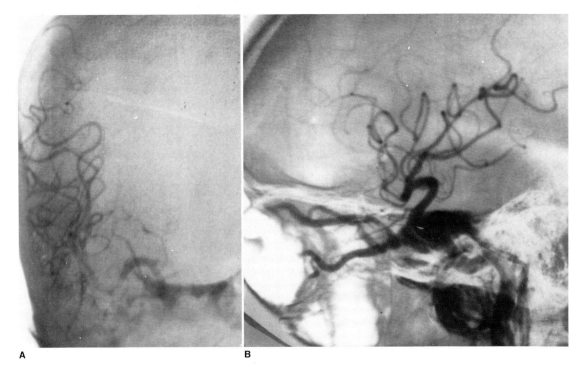

A   **B**

Abb. 26.5 *A u. B.* Karotisangiogramm mit Kontrastmittelfüllung des Sinus cavernosus, des Plexus pterygoideus, der Vv. ophthalmicae und der Vv. jugulares in der Frühphase. *A* Towne-Ansicht. *B* Seitenansicht. (Mit freundlicher Genehmigung durch Dr. F. Farrell, Department of Radiology, Bowman Gray School of Medicine)

große Öffnung vor, so wird sich weder die A. cerebri anterior noch die A. cerebri media füllen, und das gesamte Kontrastmittel wird in den Sinus cavernosus und dann durch die venösen Systeme abgeleitet.

Therapie

Etwa 10% aller Fisteln thrombosieren, und es kommt zu einem spontanen Verschluß; bevor es jedoch soweit ist, verursachen sie u. U. Lähmungen, Blindheit oder beides zusammen. Meistens handelt es sich dabei um bleibende Schäden.

Falls eine Operation notwendig erscheint, ist die Wahl der besten Methode schwierig. Für dieses Krankheitsbild wurden wohl mehr Operationsverfahren empfohlen als für irgendeine andere intrakranielle Läsion. Eine Ligatur der A. carotis interna oder der A. carotis communis führt bei etwa 65–85% der Patienten zur Heilung. In Fällen, die hierauf nicht ansprechen, wird die Ligatur der A. carotis interna im Halsbereich mit einer Karotisligatur oberhalb des Sinus cavernosus kombiniert. In manchen Fällen muß die gleichseitige A. ophthalmica auch noch abgeklemmt werden, was zur Erblindung führen kann.

In jüngster Zeit wurden Muskelstücke in die A. carotis interna injiziert. Sofern diese in der richtigen Größe zugeschnitten sind, werden sie vom Blutstrom der Karotis mitgenommen, setzen sich in der Fistel fest und bewirken so eine Remission der Symptome.

Enzephalofaziale Angiomatose

Dieses Krankheitsbild ist unter verschiedenen Bezeichnungen – einschließlich Sturge-Weber-Dimitri-Syndrom – bekannt und charakterisiert durch ein venöses kapilläres Hämangiom der Leptomeninx einer Großhirnhemisphäre und durch ein ähnliches Angiom (Feuermal, Naevus flammeus) im Gesicht und auf der Kopfhaut, das vorwiegend auf der gleichen Seite wie der zerebrale Prozeß lokalisiert ist. Die unter dem leptomeningealen Hämangiom liegende Hirnrinde ist fast immer atrophisch, und es können neurologische Ausfallerscheinungen wie fokale epileptische Anfälle, Hemiparesen und Gesichtsfeldausfälle auftreten. Bei der geistigen Entwicklungsverzögerung, einem Charakteristikum des vollständig ausgebildeten Syndroms, handelt es sich möglicherweise eher um die Manifestation einer diffusen Anomalie der Hirnentwicklung als um eine fokale Schädigung durch das Angiom. Zuweilen ist die Chorioidea des homolateralen Auges beteiligt, und es entwickelt sich ein Glaukom (Buphthalmus).

Da es sich um einen charakteristischen Befall von Haut und zentralnervösem System handelt, wird dieses zwar kongenitale, jedoch nicht hereditäre Syndrom zu den neurokutanen Syndromen gezählt.

Pathologisch-anatomische Befunde

Makroskopischer Aspekt

Das kapilläre venöse Hämangiom liegt in der Regel in der Arachnoidea der parieto-okzipitalen Region. Die betroffene Hemisphäre ist oft kleiner als die normale. Gleichzeitiges Vorkommen einer Angiomatose an anderer Stelle des Gehirns, der Dura oder des Schädels ist ungewöhnlich. Die Gefäße des Angioms können verkalkt sein. Oft ist auch die benachbarte Hirnrinde verkalkt und man hat beim Durchschneiden des Gehirns mit dem Messer den Eindruck, als handle es sich um Sand.

Mikroskopische Befunde

Die Gefäßverkalkung findet in den Kapillaren statt. In einigen Fällen weisen die kortikalen Neurone eine ischämische Schädigung auf. Der Naevus besteht aus dilatierten, mit Blut überfüllten Gefäßen und wird von einer einzigen Schicht aus Endothelzellen begrenzt.

Pathogenese

Die Anordnung der Angiome läßt sich entwicklungsgeschichtlich erklären. Während der Embryogenese teilt sich der primordiale Gefäßplexus in eine innere Schicht, die Gehirn und Retina versorgt, und eine äußere Schicht, die der Versorgung der Meningen, der Chorioidea und des Gesichtes dient. Die Erklärung dafür, daß alle diese Strukturen bei Persistenz eines primitiven Gefäßes gleichzeitig betroffen sein können, liegt in ihrem gemeinsamen Ursprung. Da dieser Plexus im Rhombenzephalon eine andere Entwicklung durchmacht, sind Hämangiome der Okzipitalregion nicht mit einer Angiomatose von Strukturen in der hinteren Schädelgrube assoziiert.

Eine Stenose und Thrombose im kapillären venösen Angiom der Leptomeningen führt zu Fibrose, hyaliner Degeneration und Verkalkung. Die Folgen sind ein Untergang von Neuronen, eine Gliose und eine sekundäre Verkalkung der darunter liegenden grauen und weißen Substanz. Die in den meisten Fällen vorhandene Epilepsie und der geistige Entwicklungsrückstand stehen möglicherweise nicht mit der Gefäßanomalie an sich in Zusammenhang, sondern mit einer gleichzeitigen Fehlentwicklung des Gehirns, die bisher noch nicht genau beschrieben wurde.

Klinische Besonderheiten

Naevus flammeus

Ein Naevus flammeus findet sich fast immer auf der gleichen Seite wie die intrakranielle Abnormität und zwar auf der Stirn. Unseres Wissens wurde bis jetzt kein Fall bekannt, bei dem diese Stelle nicht betroffen war, obwohl auch andere Abschnitte des Gesichtes sowie Kopfhaut, Nacken, Mund, Nase und Konjunktiven beteiligt sein können. Gelegentlich ist das Gesicht beidseitig befallen, wobei die Abnormität in der Hirnrinde dann gewöhnlich auf der Seite liegt, die am stärksten betroffen ist. Zahlreiche Neuropathologen nahmen irrtümlicherweise an, daß die Anordnung im Gesicht den sensibel innervierten Gebieten des N. trigeminus entspricht; in Wirklichkeit jedoch steht diese Anordnung mit der embryonalen Gesichtsentwicklung in Zusammenhang.

Der Naevus flammeus ist bereits bei der Geburt vorhanden und wächst postnatal nicht mehr weiter, obwohl er eine intensivere Farbe annehmen kann und dadurch den Eindruck von Wachstum erweckt. Meistens ist er flach, kann jedoch zuweilen mit einem übermäßigen Wachstum des Bindegewebes einhergehen. Die Haut ist u. U. knotig verändert. Das Angiom zieht oft episklerale Gefäße in Mitleidenschaft, manchmal auch die Nasen- und Mundschleimhäute. In seltenen Fällen tritt es bilateral auf und kann dann mit einem bilateralen Glaukom assoziiert sein. Fälle mit einem Naevus flammeus des Gesichtes ohne zerebrale oder meningeale Beteiligung sind keine Seltenheit. Ob es sich dabei um „formes frustes" des vollständig ausgebildeten Syndroms handelt, ist nicht bekannt.

Epilepsie

In fast allen Fällen werden Krampfanfälle mit einem oft fokalen Beginn beobachtet. Früher war der Status epilepticus bei diesen Patienten eine häufige Todesursache.

Geistige Entwicklungsverzögerung

Die Beeinträchtigung intellektueller Fähigkeiten ist zwar eine häufige jedoch keine obligate Begleiterscheinung dieses Syndroms.

Neurologische Ausfallerscheinungen

Die Beteiligung einer Hemisphäre führt häufig zu einer kontralateralen spastischen Hemiparese, einem Sensibilitätsverlust und einer homonymen Hemianopsie. Gelegentlich sind die Extremitäten der gegenüberliegenden Körperseite in ihrem Wachstum behindert.

Augensymptome

Verschiedene okuläre Phänomene können auf der gleichen Seite wie die Anomalien von Gesicht und Gehirn beobachtet werden. Am häufigsten finden sich das kongenitale Glaukom (Buphthalmus) und das Angiom der Chorioidea. Eines der auffallendsten Augensymptome ist das Vorliegen dilatierter, prall gefüllter, gewundener episkleraler Gefäße.

In Ausnahmefällen erfaßt die Angiomatose auch die Iris auf der Seite des Gesichtsnaevus, sodaß diese dunkler als die andere erscheint.

Ein Angiom der Chorioidea, das meistens zwischen der Sehnervenpapille und der Makula zu finden ist, sieht wie eine Bienenwabe aus. Es wird nicht größer und kann sich gelegentlich spontan zurückbilden. Da es kein Pigment enthält, erscheint es heller als die umliegende Chorioidea, obwohl es häufig auch unmerklich in das normale Gefäßsystem der Chorioidea übergeht.

Diagnose

Die Diagnose einer enzephalofazialen Angiomatose sollte nur dann gestellt werden, wenn beim gleichen Patienten ein über den Augen lokalisierter Gesichtsnaevus und eine Angiomatose der Pia vorliegen. Ist dies der Fall, so ergibt die intrakranielle Verkalkung ein zwar charakteristisches, jedoch nicht pathognomonisches Röntgenbild, und die Angiome verursachen kein Geräusch.

Laborbefunde

Radiologische Besonderheiten

Nach dem 2. Lebensjahr findet sich bei zwei Drittel der Patienten die typische Verkalkung mit Doppelkontur, die im Röntgenbild meistens in der okzipitalen oder parietookzipitalen Region beobachtet wird und zwar wegen der Verkalkungen in Gyri, die in der Nähe des sie trennenden Sulcus liegen (Abb. 26.6).

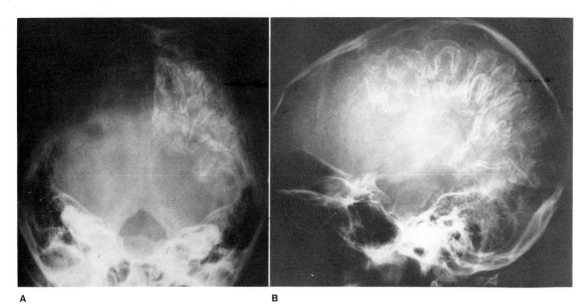

A   B

Abb. 26.6 A u. B. Charakteristische doppelspurige Verkalkung im Lobus parieto-occipitalis bei einem Patienten mit einem Sturge-Weber-Syndrom. *A* Towne-Ansicht. *B* Seitenansicht. (Mit freundlicher Genehmigung durch Dr. Carlos Gonzalez, Hahnemann Hospital, Philadelphia)

In einigen Fällen wird eine Verdickung des darüber liegenden Schädelknochens beobachtet, die Gefäßzeichnung der Schädelkalotte ist jedoch normal.

Hirnszintigramm und CAT

Dieses kann in dem Bereich, in dem die abnormen Gefäße liegen ein Gebiet mit vermehrter Aufnahme zeigen, ebenso die CAT.

Angiographie

Etwa 5% aller Patienten mit einem Sturge-Weber-Syndrom sollen gleichzeitig an anderen Gefäßerkrankungen leiden (venöse Angiome, Thrombosen der Hirnarterien, Anomalien der Sinus durales oder kleine arteriovenöse Mißbildungen), die mittels Karotisangiographie dargestellt werden können. In der Literatur wird beschrieben, daß das Angiom selbst hie und da durch eine diffuse Zunahme der Kontrastmitteldichte erkennbar ist. In einigen Fällen wird beobachtet, daß große Venen dieses Gebiet durchziehen. Die Durchblutungsgeschwindigkeit ist nicht wesentlich erhöht.

Pneumoenzephalographie

Diese läßt auf der Seite des Angioms eine Rindenatrophie und Ventrikelerweiterung erkennen.

Elektroenzephalographie

Das häufigste Aktivitätsmuster ist eine einseitige Depression oder ein Verlust des normalen Rhythmus in einem ausgedehnten Gebiet der gleichen Seite, auf der sich die Hirnatrophie und das Angiom befinden. Bei Patienten mit epileptischen Anfällen werden ebenfalls eingestreute Theta- oder Deltawellen zusammen mit fokalen „spikes" beobachtet. Gelegentlich kommen paroxysmale Entladungen über der nicht betroffenen Hemisphäre deutlicher zum Ausdruck, da eine bilaterale Entladung auf der Seite der Hirnatrophie vermutlich unterdrückt wird.

Verlauf und Prognose

Bei der Mehrzahl der Patienten sind rezidivierende epileptische Anfälle die Regel und ein Status epilepticus kann zum Tode führen.

Die meisten Patienten müssen wegen ihrer geistigen Behinderung entsprechend betreut werden.

Therapie

Durch eine Therapie mit Hydantoinen, Barbituraten oder Diazepam (Valium) kann die Epilepsie meistens unter Kontrolle gebracht werden. Häufige Anfälle, die auf eine anti-konvulsive Therapie nicht ansprechen, können manchmal chirurgisch behandelt werden. Bei einigen Patienten läßt sich eine Lobektomie durchführen; ist hingegen eine Hemiplegie vorhanden, so werden mit der Entfernung einer Hemisphäre oft bessere Resultate erzielt. Obwohl eine Exzision der erkrankten Hirnsubstanz die Anfallshäufigkeit herabsetzen kann, wird der geistige Zustand des Patienten dadurch naturgemäß nicht verbessert.

Literatur

Arteriovenöse Mißbildungen

Allgemeines

Gold, A., Ransohoff, J., Carter, S.: Vein of Galen malformation. Acta neurol. scand. *40* (suppl. 11), 1 (1964)

Krayenbühl, H., Yasargil, M. G.: Klinik der Gefäßmißbildungen und Gefäßfisteln. In: Der Hirnkreislauf, hrsg. von H. Gänshirt. Stuttgart: Thieme 1972

Paterson, J. H., McKissock, W.: A clinical survey of intracranial angiomas with speical reference to their mode of progression and surgical treatment: A report of 110 cases. Brain. *79*, 233 (1956)

Pool, J. L., Potts, D. G.: Aneurysms and Arteriovenous Anomalies of the Brain: Diagnosis and Treatment, New York: Harper & Row 1965

Pathologisch-anatomische Befunde

McCormick, W. F.: The pathology of vascular ("arteriovenous") malformations. J. Neurosurg. *24*, 807 (1966)

Moyes, P. D.: Intracranial and intraspinal vascular anomalies in children. J. Neurosurg. *3*, 271 (1969)

Rodda, R. A., Calvert, G. D.: Post-mortem arteriography of cerebral arteriovenous malformations, J. Neurol. Neurosurg. Psychiat. *32*, 432 (1969)

Pathophysiologie

Crawford, J. V., Russell, D. S.: Cryptic arteriovenous and venous hamartomas of the brain. J. Neurol. Neurosurg. Psychiat. *19*, 1 (1956)

Gerlach, J., Jensen, H.: Mikroangiome des Gehirns. Arch. klin. Chir. *293*, 481 (1965)

Wallace, J. M., Nashold, B. S., Jr., Slewka, A. P.: Hemodynamic effects of cerebral arteriovenous aneurysms. Circulation. *31*, 696 (1965)

Klinische Besonderheiten

Carroll, C. P. H., Jakoby, R. K.: Neonatal congestive heart failure as the presenting symptom of cerebral arteriovenous malformation. J. Neurosurg. *25*, 159 (1966)

Deverall, P. B., Taylor, J. F., Sturrock, G. S., Aberdeen, E.: Coarctation-like physiology with cerebral arteriovenous fistula. Pediatrics. *44*, 1024 (1969)

Farrell, D. F., Forno, L. S.: Symptomatic capillary telangiectasis of the brainstem without hemorrhage. Report of an unusual case. Neurology. *20*, 341 (1970)

Johnson, M. C., Salmon, J. H.: Arteriovenous malformation presenting as trigeminal neuralgia. J. Neurosurg. *29*, 287 (1968)

Lang, D., Hofstetter, R., Weisser, M.: Die kongenitale zerebrale arteriovenöse Fistel mit Herzinsuffizienz im Neugeborenenalter. Mschr. Kinderheilk. *125*, 39 (1977)

Lees, F.: The migrainous symptoms of cerebral angiomata. J. Neurol. Neurosurg. Psychiat. *25*, 45 (1962)

Malan, E., Azzolini, A.: Congenital arteriovenous malformations of the face and scalp. J. Cardiovascular Surg. *9*, 109 (1968)

McConnell, T. H., Leonard, J. S.: Microangiomatous malformations with intraventricular hemorrhage. Report of two unusual cases. Neurology. *17*, 618 (1967)

McCormick, W. F., Hardman, J. M., Boulter, T. R.: Vascular malformations ("angiomas") of the brain, with special reference to those occurring in the posterior fossa. J. Neurosurg. *28*, 241 (1968)

Moody, R. A., Poppen, J. L.: Arteriovenous malformations. J. Neurosurg. *32*, 503 (1970)

Robinson, J. L., Hall, C. J., Sedzimir, C. B.: Subarachnoid hemorrhage in pregnancy. J. Neurosurg. *36*, 27 (1972)

Sartor, K., Hinzpeter, T.: Arteriovenöse Duramißbildung und spontanes intrazerebrales Hämatom. Fortschr. Neurol. Psychiat. *44*, 702 (1976)

Wijngaarden, G. K. van, Vinken, P. J.: A case of intradural arteriovenous aneurysm of the posterior fossa. Neurology. *16*, 754 (1966)

Untersuchung des Patienten

Hardison, J. E.: Cervical venous hum. A clue to the diagnosis of intracranial arteriovenous malformations. New Engl. J. Med. *278*, 587 (1968)

Differentialdiagnose

Boder, E., Sedgwick, R. P.: Ataxia-telangiectasia. A familial syndrome of progressive cerebellar ataxia, oculocutaneous telangiectasia and frequent pulmonary infection. Pediatrics. *21*, 526 (1958)

McCormick, W. F., Nofzinger, J. D.: "Cryptic" vascular malformations of the central nervous system. J. Neurosurg. *24*, 865 (1966)

Spontanverlauf und Prognose

Heiss, W. D., Kvicala, V., Prosenz, P., Tschabitscher, H.: The importance of arterial shunting in areas of brain distant from an arteriovenous malformation. Neurology. *20*, 376 (1970)

Porter, A. J., Bull, J.: Some aspects of the natural history of cerebral arteriovenous malformation. Brit. J. Radiol. *42*, 667 (1969)

Troupp, H.: Marttila, I., Halonen, V.: Arteriovenous malformations of the brain. Prognosis without operation. Acta neurochir. *22*, 125 (1970)

Laborbefunde

Schädelröntgen

Rumbaugh, C. L., Potts, D. G.: Skull changes associated with intracranial arteriovenous malformations. Am. J. Roentgenol. *98*, 525 (1966)

Elektroenzephalographie

Groethuysen, U. C., Bickford, R. G., Svien, H. J.: Electroencephalogram in arteriovenous anomalies of the brain. Arch. Neurol. Psychiat. *74*, 506 (1955)

Hirnszintigramm und CAT

Kelly, D. L., Jr., Alexander, E., Jr., Davis, C. H., Jr., Maynard, C. D.: Intracranial arteriovenous malformations: Clinical review and evaluation of brain scans. J. Neurosurg. *31*, 422 (1969)

Arteriographie

Kamrin, R. P., Buchsbaum, H. W.: Large vascular malformations of the brain not visualized by serial angiography. Arch. Neurol. *13*, 413 (1965)

Pneumoenzephalographie

Morris, L.: Pneumoencephalographic findings in a case of vein of Galen aneurysm. Brit. J. Radiol. *44*, 798 (1971)

Therapie

Tönnis, W., Walter, W.: Die Indikation zur Totalexstirpation der intrakraniellen arteriovenösen Angiome. Deutsch Z. Nervenheilk. *186*, 279 (1964)

Karotiko-kavernöse Fisteln

Bickerstaff, E. R.: Mechanisms of presentation of carotico-cavernous fistulae. Brit. J. Ophthalmol. *54*, 186 (1970)

Clemens, F., Lodin, H.: Some viewpoints on the venous outflow pathways in cavernous sinus fistulas: Angiographic study of five traumatic cases. Clin. Radiol. *19*, 196 (1968)

Drift, J. H. A. Van der, Sparling, C. M., Berg, D. van den, Magnus, O.: Spontaneous occlusion of a carotid-cavernous shunt. Neurology. *17*, 187 (1967)

Hamby, W. B.: Carotid-cavernous fistula: Report of 32 surgically treated cases and suggestions for definitive operation. J. Neurosurg. *21*, 859 (1964)

Henderson, J. W., Schneider, R. C.: The ocular findings in carotid-cavernous fistula in a series of 17 cases. Am. J. Ophthalmol. *48*, 585 (1959)

Stern, W. E., Brown, W. J., Alksne, J. F.: The surgical challenge of carotid-cavernous fistula: The critical role of intracranial circulatory dynamics. J. Neurosurg. *27*, 298 (1967)

Wanissorn, R.: Mechanism of muscle embolization of carotid cavernous fistula and the fate of the emboli. J. Neurosurg. *32*, 344 (1970)

Enzephalofaziale Angiomatose
(Sturge-Weber-Dimitri-Syndrom)

Allgemeines

Alexander, G. L., Norman, R. M.: Sturge-Weber Syndrome, Bristol: John Wright & Sons 1960

Peterman, A. F., Hayles, A. B., Dockerty, M. B., Love, J. G.: Encephalotrigeminal angiomatosis (Sturge-Weber disease); clinical study of thirty-five cases. J.A.M.A. *167*, 2169 (1958)

Pathologische Anatomie und Pathophysiologie

Roizin, L., Gold, G., Berman, H. H., Bonafede, V. I.: Congenital vascular anomalies and their histopathology in Sturge-Weber-Dimitri syndrome (naevus flammeus with angiomatosis and encephalosis calcificans). J. Neuropathol. Exptl. Neurol. *18*, 75 (1959)

Wohlwill, F. J., Yakovlev, P. I.: Histopathology of meningofacial angiomatosis (Sturge-Weber's disease): Report of four cases. J. Neuropathol. Exptl. Neurol. *16*, 341 (1957)

Ophthalmologie

Jones, I. S., Cleasby, G. W.: Hemangioma of the choroid: A clinicopathologic analysis. Am. J. Ophthalmol. *48*, 612 (1959)

Radiologie

Bentson, J. R., Wilson, G. H., Newton, T. H.: Cerebral venous drainage pattern of the Sturge-Weber syndrome. Radiology. *101*, 111 (1971)

O'Brien, M. S., Schechter, M. M.: Arteriovenous malformations involving the Galenic system. Am. J. Roentgenol. *110*, 50 (1970)

Elektroenzephalographie

Hellman, C. D., Dickerson, W. W.: Etudes élec-troencéphalographiques de sept malades présen-tant un syndrome de Sturge-Weber. Rev. neurol. *87*, 211 (1952)

Chirurgie

Falconer, M. A., Rushworth, R. G.: Treatment of encephalotrigeminal angiomatosis (Sturge-Weber disease) by hemispherectomy. Arch. Dis. Child-hood. *35*, 433 (1960)

Hirnblutungen

„Es ist unmöglich, die Folgen eines schweren apoplektischen Insultes zu beseitigen, und nicht gerade einfach, jene einer leichten Attacke aus dem Wege zu räumen."

Hippokrates

Die vorangehenden Kapitel befaßten sich mit den zerebralen Folgen einer aus dem Subarachnoidalraum stammenden Blutung und mit arteriovenösen Mißbildungen, die – zumindest teilweise – an der Hirnoberfläche gelegen sind.

In diesem Kapitel sollen einerseits Blutungen besprochen werden, die ihren Ausgangspunkt in den Hirnhemisphären nehmen (etwa 80% aller Hämorrhagien), und andererseits diejenigen, die im Hirnstamm oder Kleinhirn entstehen (etwa 20%).

Eine Hämorrhagie, die sich in der Hirnsubstanz selbst ereignet, stammt aus der Ruptur einer im Hirnparenchym gelegenen Arterie, Kapillare oder Vene. Die Blutung kann im Anschluß an ein Trauma erfolgen oder auch nicht traumatischer Genese sein (primäre oder spontane Blutung). Spontan zerreißende Gefäße sind vielleicht durch Krankheitsprozesse, z. B. Hypertonie oder Arteriosklerose, vorgeschädigt. Infiltrierende Hirntumoren und systemische Erkrankungen wie Blutdyskrasien können eine Hirnblutung auslösen, indem sie die Gefäße von innen her oder durch Erosion von außen schwächen.

Intrazerebrale Blutung

Ätiologie und Pathogenese

Primäre intrazerebrale Hämorrhagie

Diese Art von Blutung findet sich bei etwa 10% aller „Schlaganfälle" (Abb. 27.1). Es wird vermutet, daß fulminant einsetzende, rasch progrediente Hirnblutungen auf eine Arterienruptur zurückzuführen sind, während langsam sich entwickelnde Blutungen venösen Ursprungs sind. Diese Annahme ist eigentlich hypothetischer Natur, denn die genaue Lokalisation der Erstblutung läßt sich durch den Pathologen unmöglich nachweisen. Ein Zusammenhang zwischen Hypertonie und Hirnblutung gilt zwar als eindeutig erwiesen, dennoch ist der Mechanismus, der die Blutung auslöst, Gegenstand ständiger Diskussionen. Folgende Möglichkeiten kommen in Frage:

1. Die Hypertonie führt zur Bildung winziger Aneurysmen in der Arteriolenwand. Diese Charcot-Bouchard-Aneurysmen können rupturieren und bluten.
2. Ein Spasmus der Arteriolen bei Hypertonie führt möglicherweise zu distaler Hypoxie

und Nekrose, zu petechialen Blutungen und zum Hirnödem. Diese Gebiete vernarben, wobei die Venolen verschlossen und Blutungen hervorgerufen werden. Die hypertensive Enzephalopathie und die Eklampsie sind beispielsweise Krankheitsbilder, bei denen der Spasmus von Arteriolen eine führende Rolle spielt.

3. Daß Blutungen sehr häufig im Gehirn auftreten, in den Eingeweiden dagegen vergleichsweise selten, läßt sich vielleicht durch die dürftige Adventitia und häufigen Mediadefekte der Hirnarterien erklären.

4. Eine Hyalinose (fibrinoide Nekrose) vermag die Arterienintima, d. h. die am besten ausgebildete Wandschicht der Hirnarterien, zu schwächen. Ein Blutdruckanstieg kann dann in kleinen Arterien und Arteriolen eine Intimaruptur auslösen und zu kleinen dissezierenden Aneurysmen führen, die eine konfluierende Hirnblutung verursachen.

Weniger häufig wird eine Hirnblutung durch einen der folgenden Mechanismen ausgelöst:

1. Die Ruptur kleiner intrazerebraler arteriovenöser Mißbildungen oder Aneurysmen verursacht eine kontinuierliche Sickerblutung und Bildung eines Hämatoms. Diese Mißbildungen und Aneurysmen werden bei der Haematomentstehung vermutlich zerstört und sind bei der Autopsie selten nachweisbar.

2. Sowohl eine Panarteriitis nodosa als auch Erkrankungen durch Viren und Rickettsien können zu einer Arteriitis und somit zur Arterienwandnekrose mit nachfolgender Blutung führen.

3. Gifte wie z. B. Arsen oder Mangel an Vitamin B_1 und Vitamin C bewirken eine Schädigung des Endothels. Die Folge sind in der Regel eher petechiale als massive intrazerebrale Hämorrhagien.

4. Antikoagulantien können – vermutlich infolge Veränderung des normalen Gerinnungsmechanismus – auch in nicht toxischer Dosierung massive intrazerebrale Blutungen auslösen.

5. Blutdyskrasien wie Hämophilie, Leukämie, thrombozytopenische Purpura, Polyzythämie und Sichelzellanämie können zu einer massiven Hirnblutung führen.

6. Auch Neoplasmen machen Blutungen, vermutlich durch Erosion normaler Hirngefäße oder durch Ruptur eines pathologischen Tumorgefäßes. Diese Komplikation ergibt sich bei etwa 3–5% der Glioblastome, beim Melanom und gelegentlich bei Metastasen, vor allem denjenigen eines hypernephroiden Karzinoms, Chorionepithelioms sowie Bronchial- und Mammakarzinoms.

7. Bei Überempfindlichkeitsreaktionen oder beim Shwartzman-Sanarelli-Phänomen können petechiale Blutungen auftreten.

8. Die Hirnblutung kann Folge einer Hirnvenenthrombose sein, insbesondere wenn diese sekundär nach Dehydratation oder Septikämie auftritt.

Traumatische intrazerebrale Hämorrhagie

Es steht fest, daß ein Trauma bei der Entstehung einer intrazerebralen Blutung nur dann als kausaler Faktor in Frage kommt, wenn die Blutung unmittelbar nach einem schweren Schädeltrauma auftritt. Dennoch und obwohl der Zusammenhang nicht bewiesen werden kann, gibt es zweifelsohne drei Mechanismen, aufgrund derer es zu einer verspäteten posttraumatischen Blutung kommen kann:

1. Bei einem traumatisch geschädigten Gefäß kann im Verlaufe weniger Wochen ein Riß entstehen.

2. Das initiale Trauma kann zur Bildung einer enzephalomalazischen Zyste führen, in deren Wand sich eine Blutung entwickelt.

3. Ein chronisches intrazerebrales Hämatom, das seit dem Trauma vorhanden ist, kann so langsam wachsen, daß es erst nach Ablauf von Tagen oder Wochen Symptome hervorruft.

Pathologisch-anatomische Befunde

Die meisten Hirnblutungen nehmen ihren Ausgangspunkt in der Gegend des Putamens

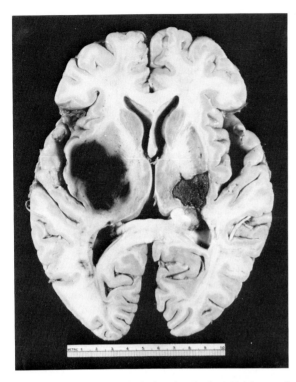

Abb. 27.1. Horizontalschnitt durch das Gehirn, auf dem zwei Blutungen – eine frische und eine ältere – in den Corpora striata zu sehen sind

und breiten sich von dort aus, wobei sie auf benachbarte Strukturen, beispielsweise die Capsula interna und die Insel, einen Druck ausüben (Abb. 27.2).

Das unter hohem Druck ausströmende arterielle Blut bildet ein flüssiges Hämatom, das sich faserigen Strukturen entlang ausbreitet und das umliegende Gewebe komprimiert, während es auf die kreuzenden Venolen und Kapillaren einen Zug ausübt. Durch Anhäufung von Koagula zerreißen Gefäße und fügen ihren Anteil an Blut noch hinzu, sodaß der Prozeß zu einem Circulus vitiosus wird. Das Gehirn schwillt an, gesundes Gewebe wird komprimiert, und Sekundärsymptome (Infarkte, Hirnödem und transtentorielle Hernien) stellen sich ein; diese können zum Tode führen, oder aber die Blutung sistiert, wenn Gefäßspasmen auftreten oder das Gerinnsel als Tampon wirkt. Bei überlebenden Patienten wird das Blut u. U. resorbiert, und als Residuum bleibt eine Höhle oder eventuell verkalkendes Bindegewebe.

Handelt es sich um eine ursprünglich venöse Hirnblutung oder um eine arterielle Blutung, die nach Beginn rasch sistiert, so wird das Gewebe auseinandergedrängt, um dem lokalen Hämatom Platz zu machen. Eine progrediente Vergrößerung dieses Hämatoms und ein zunehmendes Hirnödem können die Symptomatik eines Tumors imitieren. In einigen Fällen, vor allem bei kleinen Prozessen, wird das Blut resorbiert und hinterläßt eine schokoladenbraune Flüssigkeit, die von einer fibro-gliösen Wand umgeben ist. Schichtweise angeordnete Gerinnsel, deren Wände manchmal Kalkeinlagerungen enthalten, gelten als Hinweis auf rezidivierende Blutungen, die vielleicht venösen Ursprungs sind.

Die meisten ausgedehnten Hirnblutungen nehmen einen tödlichen Ausgang; Todesursache ist entweder eine Überschwemmung des Ventrikelsystems oder ein so starkes Anschwellen des Hirngewebes, daß es zu einer Herniation der medialen Anteile des Temporallappens durch die Incisura tentorii cerebelli kommt. Die Folge ist eine Verlagerung und Kompression des Hirnstammes, die ihrerseits zur Ruptur von Venen und kleinen Arteriolen im oberen Abschnitt, zur Anschwellung von Mittelhirn und Pons und schließlich zum Tode führt.

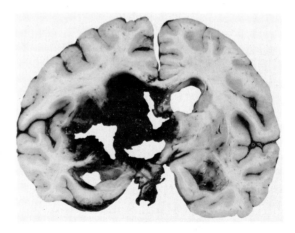

Abb. 27.2. Frontalschnitt durch ein Gehirn, auf dem eine Blutung im Corpus striatum, in der Capsula interna und im Ventrikelsystem erkennbar ist. (Mit freundlicher Genehmigung durch John Moossy, M. D., Department of Pathology, Bowman Gray School of Medicine)

Klinische Besonderheiten

Die spontane Hirnblutung tritt gewöhnlich zwischen dem 50. und 75. Altersjahr auf, und zwar etwas häufiger bei Männern als bei Frauen. Einige Patienten hatten schon vorher Infarkt- oder Blutungsereignisse. Fast bei allen handelt es sich um Hypertoniker, und der Blutdruck ist im Zeitpunkt des Blutungsgeschehens meist stark erhöht. Der Iktus tritt in der Regel bei Anstrengung, gelegentlich jedoch auch im Schlafe auf. Zu den Prodromi, die einer Blutung um Stunden oder Tage vorausgehen (und wohl alle mit dem hohen Blutdruck in Zusammenhang stehen), zählen Kopfschmerzen, Synkopen, eine Abnahme geistiger Fähigkeiten, transitorische motorische oder sensible Phänomene, Retinablutungen und Epistaxis.

Im typischen Fall klagt ein Hypertoniker während einer Arbeit oder in einem Wutanfall über ein Leeregefühl im Kopf und Kopfschmerzen. Er macht einen verwirrten und aufgeregten Eindruck und verliert noch innerhalb der gleichen Stunde das Bewußtsein. Es kommt zu tiefem Koma und schwerer Hemiplegie. Die Atmung ist verlangsamt, stertorös und vom Cheyne-Stokes-Typus; der Puls ist langsam und gut gefüllt. Die gelähmte Wange wird bei jeder Exspiration aufgeblasen („Tabakblasen") und aus der Mundecke tropft Speichel.

In der folgenden Aufstellung werden die klinischen Besonderheiten der Hirnblutung bei Hypertonie zusammengefaßt:

1. Beginn während einer Aktivität
2. rasche Progredienz
3. Mortalität 75%
4. bleibende Ausfallerscheinungen bei überlebenden Patienten
5. keine Geräusche im Halsbereich (Vorhandensein intrakranieller Geräusche hingegen möglich)
6. Retinablutungen und -exsudate bei vielen Patienten, häufig Papillenödem
7. Liquorbefunde:
    a) gesteigerter Liquordruck
    b) blutiger oder xanthochromer Liquor cerebrospinalis (bei 80%)
8. radiologische Befunde:

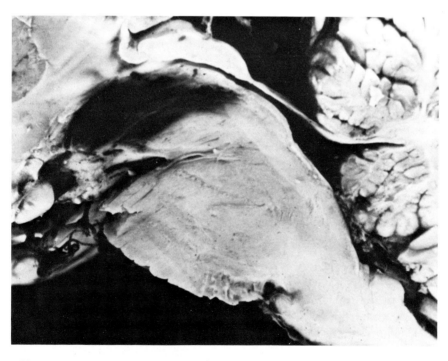

Abb. 27.3. Hämorrhagie im Mittelhirn

a) Schädelleeraufnahme: Verlagerung der Epiphyse

b) CAT: Hämatom nachweisbar

c) Arteriogramm: Verlagerung von Arterien und Venen

d) eventuell pathologisches Hirnszinti-gramm

Im akuten Stadium fehlen die Sehnenreflexe auf einer oder beiden Seiten; eine Reflexsteigerung tritt selten vor Ablauf von Stunden oder Tagen auf. Alle vier Extremitäten sind schlaff, wobei diejenigen auf der gelähmten Seite beim Loslassen kraftlos herunterfallen. Manchmal ist einseitiges Fehlen des Kornealreflexes oder eine unterschiedliche Schmerzreaktion in der Umgebung des Mundes das einzige Zeichen für eine Lateralisation. Zu Beginn findet sich eine Deviation von Kopf und/oder Augen des Patienten von der Seite des Herdes weg, die auf einer Reizung der Hirnrinde beruht. Später erfolgt diese in Richtung des kortikalen Defekts, so daß der Patient „zum Herd hinschaut".

Die Pupillenbefunde sind bezüglich Größe und Reaktion auf Licht unterschiedlich; wird jedoch der dritte Hirnnerv infolge intrakranieller Drucksteigerung in Mitleidenschaft gezogen, so kann eine Pupille erweitert und lichtstarr sein. Am Augenfundus finden sich Retinablutungen jeglicher Art. Häufiger Befund ist ein Papillenödem, das sich manchmal in weniger als 12 Std entwickelt.

Hohes Fieber ist vor allem bei Einbruch der Blutung in das Ventrikelsystem möglich. Erbrechen und Krampfanfälle sind keine Seltenheit. *Zahlreiche intrazerebrale Blutungen brechen nicht in den Subarachnoidalraum durch; infolgedessen werden Nackensteifigkeit und Kernig-Zeichen oft nicht beobachtet.* Wenn die Blutung nicht zum Stillstand kommt, kann der Patient innerhalb von Stunden das Terminalstadium erreichen. Stabilisiert sich der Prozeß, so ist eine Dezerebration die Folge, und nur sorgfältige Pflege wird den Patienten am Leben erhalten. Einige wenige Patienten erholen sich aus diesem Zustand in erstaunlicher Weise; die überwiegende Mehrzahl hingegen wird nach verlängertem Koma nie mehr in die Lage kommen, ein tätiges Leben zu führen. Sistiert die Blutung, noch bevor sich ein Koma entwickelt, so hat der Patient im Hinblick auf eine eventuelle Heilung bessere Aussichten.

Bei einigen Patienten entwickelt sich im Verlaufe von 5–10 Tagen ein schleichend progredientes Bild.

Spontane Blutungen in andere Hirngebiete

Thalamische Blutung

Eine Hämorrhagie im Thalamus führt zu einem kontralateralen halbseitigen Sensibilitätsverlust. Bei Beteiligung der angrenzenden Capsula interna kommt es zu einer kontralateralen Hemiparese. Die Pupillen sind eng, reagieren jedoch auf Licht; wenn subthalamische-dienzephale Gebiete mitbetroffen sind, findet sich eine Augendeviation nach unten und medial.

Blutung in den Hirnstamm

Mittelhirn

Dieses ungewöhnliche Ereignis führt zu einer ipsilateralen Okulomotoriuslähmung und kontralateralen Hemiplegie, (Hemiplegia alternans superior, Weber-Syndrom). Nimmt die Blutung zu, so treten diese Symptome bilateral auf, und es kommt infolge Obstruktion des Aqaeductus Sylvii zu Bewußtseinsverlust und akuter Hirndrucksteigerung (Abb. 27.3).

Pons Varoli

Bei einer Blutung im Pons sind ein schlagartig, ohne Vorwarnung oder Kopfschmerzen auftretendes tiefes Koma die Regel, und der Tod kann in wenigen Stunden eintreten (Abb. 27.4). Häufig treten bilaterale Symptome der langen Bahnen und Dezerebrationsstarre auf. Im Frühstadium kann eine kontralaterale Hemiplegie zusammen mit einer homolateralen Fazialislähmung vorkommen. Im Gegensatz zu Störungen der Hemisphären ist eine Brückenblutung meist durch eine bleibende Deviation von Augen und Kopf von der Seite des Herdes weg gekennzeichnet. Bei bilateraler horizontaler Augenmuskellähmung kann entweder spontan oder nach kalorischem Reiz ein Vertikalnystagmus auftreten. In Spätstadien gibt es fünf Symptome mit außerordentlich schlechter Prognose: Lähmung, Pulsus parvus, stecknadelkopfgroße Pupillen, Fieber und periodische Atmung. Diese Befunde sind so charakteristisch für eine Brückenläsion, daß außer einer Überdosis an Narkotika oder Ventrikelblutung differentialdiagnostisch keine anderen Krankheitsbilder mehr in Betracht kommen.

Brückenblutungen, die sekundär durch Druck eines supratentoriellen Tumors entstehen, sind recht häufig, jedoch meist klein und multipel. Die neurologischen Ausfallerscheinungen, die sie normalerweise mit sich bringen, werden duch die Symptomatik des Neoplasmas überlagert.

Medulla oblongata

Blutungen dieser Art sind selten und führen rasch zum Tod.

Kleinhirnblutung

Es ist außerordentlich wichtig, dieses Krankheitsbild klinisch zu erkennen, da es in vielen Fällen chirurgisch angegangen werden kann (Abb. 27.5). Obwohl manchmal ein rascher Tod eintritt, entspricht das klinische Bild in den meisten Fällen jedoch demjenigen eines sich akut in der hinteren Schädelgrube ausbreitenden Tumors mit Anzeichen einer bilateralen Beteiligung des Tractus corticospinalis und einer Hirndrucksteigerung. Als Anhaltspunkte gelten Störungen des N. oculomotorius, Nystagmus, therapeutisch nicht beeinflußbares unstillbares Erbrechen oder Singultus. Zerebelläre Zeichen sind häufig nicht vorhanden, und der Liquor ist meistens klar. Die Diagnose ist vor allem auf hochgra-

digem Verdacht begründet, der den Untersucher zur Durchführung eines CAT, eines Vertebralisangiogramms, evtl. eines Pneumoenzephalogramms und einer Operation veranlaßt.

Intraventrikuläre Blutung

Die primäre intraventrikuläre Blutung als Folge einer Gefäßruptur im Plexus chorioideus ist äußerst selten. Die intraventrikuläre Hämorrhagie erfolgt meist sekundär infolge einer Hirnblutung, die in den Ventrikel einbricht. Wenn die Hirnblutung zum Stillstand kommt, kann das Blut im Ventrikel gerinnen, die ventrikulären Öffnungen verschließen und einen Druckanstieg bewirken. In diesen recht seltenen Fällen kann gelegentlich chirurgisch vorgegangen werden. Meist jedoch handelt es sich bei Blutung in den Ventrikel um ein terminales Geschehen, das mit tiefem Koma, Zeichen einer bilateralen Beteiligung des Tractus corticospinalis, Dezerebrationsstarre und Hyperthermie einhergeht.

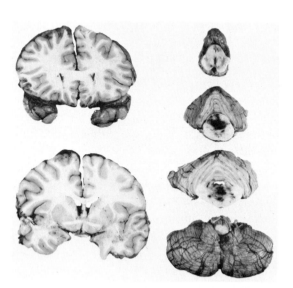

Abb. 27.4. Frontalschnitte durch ödematöse Großhirnhemisphären mit Hippokampushernie. Beachten Sie die Blutung im Pons, die auf eine venöse Stauung bei der Entstehung der transtentoriellen Hernie zurückzuführen ist

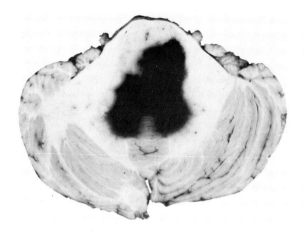

Abb. 27.5. Frontalschnitt des Gehirns mit Darstellung einer Kleinhirnblutung bei Hypertonie, die sich in den IV. Ventrikel ausbreitet. (Mit freundlicher Genehmigung durch John Moossy, M. D., Department of Pathology, Bowman Gray School of Medicine)

Differentialdiagnose

Zu den Krankheitsbildern, die mit einer Hirnblutung verwechselt werden können, gehören die Subarachnoidalblutung, der Hirninfarkt, die hypertensive Enzephalopathie und eventuell auch die fulminant verlaufende Form der Meningitis oder der Hirnabszeß.

Da die Anwendung von Antikoagulantien manchmal als Notfallmaßnahme bei Infarktpatienten indiziert ist, ist die differentialdiagnostische Unterscheidung von Infarkt und Hämorrhagie von größter Bedeutung. Sie ist außerdem eine der schwierigsten. Der Infarkt beginnt – wie die Hämorrhagie – mit einem plötzlichen Ausfall normaler Funktionen; liegt der Infarkt im Hirnstamm, so kann sehr rasch ein Koma eintreten. Bleibt die Blutung eingekapselt im Gehirn liegen, wie es bei 15–20% aller massiven Hirnblutungen der Fall ist, so werden Zeichen einer Subarachnoidalblutung fehlen, und die Unterscheidung von Blutung und Infarkt ist u. U. nicht möglich. Der Infarkt tritt vorzugsweise in Ruhe auf, häufig im Anschluß an eine Reihe prodromaler transitorischer ischämischer Attacken; die Hirnblutung dagegen erfolgt plötzlich, ohne Vorwarnung und in der Regel während einer Aktivität. Infarktpatienten leiden nicht unbedingt an einer Hypertonie, wohingegen vor einer Blutung fast ausnahmslos eine Hypertonie vorhanden ist. Es handelt sich mit einiger Sicherheit um eine Hämorrhagie, wenn ein Papillenödem, Retinablutungen oder meningeale Reizerscheinungen vorliegen. Das Kernigsche Zeichen ist bei Infarktpatienten nie positiv, und bei Beugung des Kopfes wird nur selten Widerstand geleistet. Dieser Befund kann jedoch einmal bei Patienten erhoben werden, bei denen sich infolge infarktbedingtem Hirnödem eine zerebelläre Hernie auszubilden beginnt. Wenn auch nur minime Zeichen für eine bestimmte Lateralisation vorhanden sind, so sprechen diese – trotz tiefem Koma – eher für die Diagnose einer Hirnblutung als für einen Infarkt. Eine vorübergehende initiale Bewußtlosigkeit mit anschließender progredienter Verschlechterung des Sensoriums läßt eher auf ein intrakranielles (entweder extradurales, subdurales oder intrazerebrales) Hämatom als auf einen Hirninfarkt schließen.

Obwohl der Liquor nach einem Hirninfarkt in der Regel klar ist, können die beiden Krankheitsbilder auf dieser Basis nicht immer voneinander abgegrenzt werden. Hämorrhagische Infarkte können xanthochromen oder leicht blutigen Liquor zur Folge haben, während *der Liquor bei Hämorrhagien, die innerhalb der Hirnsubstanz eingekapselt bleiben, klar sein kann*. Selbst ein Angiogramm vermag das Problem nicht immer zu lösen, denn ein Infarkt kann zum Hirnödem führen, das Gefäße verlagert und eine eingekapselte Blutung vortäuscht. Enzymuntersuchungen anhand von Liquorproben haben sich für die Unterscheidung dieser beiden Krankheitsbilder als unzuverlässig erwiesen. Hirnszintigramme können bei der Differentialdiagnose dieses Problems eventuell weiterhelfen; bis jetzt wurden jedoch noch keine statistischen Angaben publiziert. Die zuverlässigste und aufschlußreichste Untersuchung ist das CAT, welches eine Darstellung des Hämatoms erlaubt.

Im Gegensatz zur Hirnblutung treten bei der Subarachnoidalblutung als initiale Manifestation keine Anzeichen einer Hirnschädigung auf. Kommt es später zum Untergang von Hirngewebe, dann können klinisches Bild und Laborbefunde beider Prozesse praktisch identisch sein. Die Differenzierung erfolgt aufgrund der Anamnese und der Tatsache, daß die Hypertonie bei Patienten mit Aneurysmaruptur in der Regel weniger häufig vorkommt.

Die hypertensive Enzephalopathie verursacht Kopfschmerzen, fokale neurologische Symptome, Papillenödem und Retinablutungen. Im Frühstadium sind jedoch noch keine Anzeichen einer Subarachnoidalblutung vorhanden, und der Liquor ist klar.

Krankheitsverlauf

Obgleich die Hirnblutung nicht sofort zum Tode führt, erreicht sie – auch bei bester Therapie – eine Mortalitätsrate von nahezu 90%.

Petechiale Blutungen werden selbstverständlich ohne größere Folgen ertragen. Bei größeren eingekapselten Hämatomen, die sich entweder in der weißen Substanz, dem Putamen oder der Capsula externa befinden, liegen Remission und langes Überleben im Bereich des Möglichen, wobei meistens einige neurologische Ausfallerscheinungen bestehen bleiben. Zuweilen können ältere intrakranielle Hämatome Symptome verursachen, die auf einen langsam wachsenden intrakraniellen raumfordernden Prozeß verdächtig sind. Auf Schädelleeraufnahmen treten sie manchmal als verkalkte Tumoren in Erscheinung, und oft lassen sie sich erfolgreich entfernen.

Laborbefunde

Die primäre Hirnblutung verursacht eine Leukozytose, wobei die Leukozytenzahl zwischen 15'000 und 20'000/mm^3 liegt. Proteinurie, Glucosurie und Hyperglykämie können transitorisch auftreten.

Obwohl eine Lumbalpunktion für die definitive Diagnose in der Regel unbedingt erforderlich ist, sollte sie unterbleiben, falls aufgrund eines Papillenödems oder einer Parese des dritten Hirnnerven der Verdacht auf eine beginnende Herniation des Temporallappen-Unkus besteht. Das Gleiche gilt bei Verdacht auf eine Blutung in die hintere Schädelgrube. Wird in diesen Fällen eine Lumbalpunktion ausgeführt, so kann dadurch eine tödliche Herniation des Temporallappens oder des Kleinhirns ausgelöst werden. Bei den meisten Hirnblutungen hingegen kann eine Lumbalpunktion gefahrlos durchgeführt werden, bei der sich dann ein blutiger Liquor cerebrospinalis und ein erhöhter Liquordruck findet. Es muß jedoch ausdrücklich betont werden, daß der Liquor bei 15–20% aller Hirnblutungen klar ist, da das Blut weder in das Ventrikelsystem noch in den Subarachnoidalraum gelangt. Der Eiweißgehalt des Liquors ist häufig erhöht; der Gehalt an Zucker variiert.

Schädelleeraufnahmen können eine seitliche Verlagerung der verkalkten Epiphyse zeigen.

Das Echoenzephalogramm ist ein wertvolles Hilfsmittel, um eine seitliche Verlagerung des Gehirns zu erkennen, wenn die Epiphyse nicht verkalkt ist.

Bei komatösen Patienten kann im Elektroenzephalogramm eine durch Kompression bedingte diffuse Abflachung und Verlangsamung der Hirnwellen beobachtet werden. Über dem Hämatomgebiet findet sich eine Einlagerung fokaler Delta-Aktivität mit hoher Amplitude.

Ein Hirnszintigramm mit ^{99m}Tc vermag gelegentlich auf einen Prozeß hinzuweisen, der einem Hämatom, einer arteriovenösen Mißbildung oder einem Neoplasma entsprechen könnte.

Ein Angiogramm wird den vaskulären Prozeß zur Darstellung bringen. Die an der Oberfläche liegenden Arterien der Leptomeninx, z. B. die A. cerebri anterior und die A. cerebri media, sowie die sich in der Mittellinie befindlichen zerebralen Venen oder auch beide zusammen können verlagert sein (Abb.

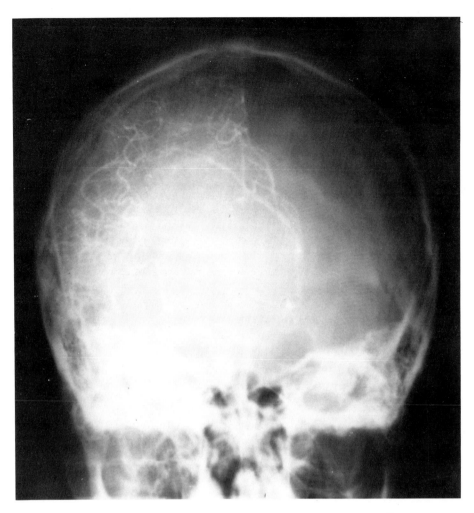

Abb. 27.6. Karotisangiogramm rechts, das eine Verlagerung der A. cerebri anterior und deren Äste durch ein Hämatom im rechten Frontallappen zeigt

27.6). Das intrazerebrale Hämatom erscheint als gefäßlose Zone, die von gestreckten und verlagerten Hirnarterien und -venen umgeben ist. Gelegentlich läßt sich im Angiogramm auch die Blutungsursache erkennen, indem eine arteriovenöse Mißbildung, ein Aneurysma oder abnorme Gefäße eines Neoplasmas zur Darstellung gelangen. Auf das CAT als zuverlässige Methode zum Nachweis des raumfordernden Hämatoms wurde oben hingewiesen.

Okzipitale Aufnahmen eines Hirnszintigramms und ein Vertebralisangiogramm vermitteln möglicherweise Hinweise auf den Sitz eines zerebellären Hämatoms. Besteht Verdacht auf ein solches, so wird jedoch von vielen Autoren die Ventrikulographie bevorzugt, da sie eine schnellere und definitivere anatomische Diagnose vermittelt.

Therapie

Die erfolgreichste Methode in der Behandlung einer Hirnblutung besteht darin, diese zu verhüten, indem der zu hohe Blutdruck unter Kontrolle gebracht wird. Hat die Blutung einmal eingesetzt, so kann sie durch konservative Therapie nicht zum Stillstand gebracht werden. Ziel einer Therapie ist es dann, den Patienten am Leben zu erhalten und ihn möglichst ruhig zu stellen, dies in der

Hoffnung, daß die Hämorrhagie sistiere (vgl. auch Kap. 19).

Konservative Therapie

Allgemein lebenserhaltende Maßnahmen wie parenterale Ernährung, Tracheotomie, antikonvulsive Therapie und Vermeidung von Dekubitalgeschwüren werden in Kapitel 30 unter allgemeiner Therapie besprochen. Leidet der Patient an einer vorbestehenden Hypertonie, so muß der erhöhte Blutdruck durch parenterale Anwendung von Antihypertensiva rasch auf etwa 140–160 mm Hg systolisch und auf 80–100 mm Hg diastolisch gesenkt werden. Wenn Verdacht besteht, daß die Hypertonie durch erhöhten Hirndruck hervorgerufen wird, so sollten eine Therapie mit Steroiden und eine chirurgische Intervention in Betracht gezogen werden.

Die Gliedmaßen sind mehrmals täglich im Bett passiv oder aktiv zu bewegen. Zwar stehen keine Daten zur Verfügung, welche die Einhaltung strikter Bettruhe für die Mindestdauer von 1 Monat nach dem Iktus als richtig untermauern würden; dennoch scheint diese Vorsichtsmaßnahme ratsam. Anschließend kann – unter sorgfältiger Überwachung und Kontrolle der Hypertonie – zu schrittweiser Mobilisierung und zu ruhiger Lebensführung angehalten werden.

Chirurgische Therapie

Im Falle einer Hirnblutung sollte nur bei sonst gesunden Personen Blut durch ein Bohrloch entfernt oder ein Gerinnsel mittels Kraniotomie entleert werden. Es sollte sich um Personen handeln, deren eventuell erhöhter Blutdruck unter Kontrolle gebracht ist, die nicht komatös sind, und deren Störung in der nicht dominanten Hemisphäre oder am frontalen bzw. okzipitalen Pol der dominanten Hemisphäre liegt. Durch Entleerung eines oberflächlich lokalisierten intrazerebralen Hämatoms kann eine dramatische Besserung erzielt werden; dagegen sollten jene, die sich auf die Capsula interna oder den Thalamus erstrecken, am besten nicht angetastet werden.

Eine Operation kommt bei den drei folgenden Patientengruppen in Betracht:

1. Patienten mit Kleinhirnblutung. Sobald die Diagnose feststeht, ist eine Ausräumung der Blutung obligat, da es sich um eine möglicherweise lebensrettende Maßnahme handelt.
2. Patienten mit Hirnblutung, bei denen im Anschluß an akute Ausfallerscheinungen zunächst ein „klares Intervall" mit partieller Remission auftritt und sich dann schleichend Zeichen einer Hirndrucksteigerung mit Hirnkompression entwickeln, insbesondere Bradykardie, Blutdruckanstieg, abnehmende Atemfrequenz, Verschlechterung des Bewußtseinszustandes und vielleicht Lähmung des dritten Hirnnerven. Bei diesen Patienten kann eine sofortige Entfernung des Gerinnsels lebensrettend sein.
3. Patienten mit Hirnblutung, bei denen im Anschluß an akute Ausfallerscheinungen eine langsame Besserung eintritt. Ein chirurgischer Eingriff ist in den Fällen gerechtfertigt, bei denen der raumfordernde Prozeß durch neuroradiologische Untersuchungen nachgewiesen werden kann. Oft ist es jedoch schwierig, ein Hämatom von einem hämorrhagischen Hirninfarkt, bei dem eine chirurgische Intervention nicht indiziert ist, zu unterscheiden.

Literatur

Intrazerebrale Blutung
Ätiologie und Pathogenese
Anttinen, E. E.: On the apoplectic conditions occurring among brain injured veterans: Especially regarding the causal relationship between the injury and the vascular accident. Acta psychiat. neurol. scand. *143* (suppl.), 1 (1960)
Crompton, M. R.: Intracerebral haematoma complicating ruptured cerebral berry aneurysm. J. Neurol. Neurosurg. Psychiat. *25*, 378 (1962)

Goodman, S. J., Becker, D. P.: Intracranial hemorrhage associated with amphetamine abuse. J.A.M.A. *212*, 480 (1970)

Hyland, H. H.: Nonaneurysmal intracranial hemorrhage. Neurology. *11*, 165 (1961)

Johansson, S. H., Melin, H. S.: Spontaneous cerebral hemorrhage and encephalomalacia: A clinicopathological study of 263 cases with special reference to cardiovascular diseases and cerebral atherosclerosis. Acta psychiat. neurol. scand. *35*, 457 (1960)

Klingler, M.: Intrakranielle Blutungen bei Antikoagulantientherapie. Schweiz. Arch. Neurol. Psychiat. *98*, 20 (1966)

Krayenbühl, H., Siebenmann, R.: Small vascular malformations as a cause of primary intracerebral hemorrhage. J. Neurosurg. *22*, 7 (1965)

Maoli, B., Sonneck, G., Lechner, K.: Intrakranielle und spinale Blutungen bei Hämophilie. J. Neurol. *211*, 143 (1976)

Mauersberger, W.: Intracerebrale Massenblutung bei Morbus Nishimoto-Takeuchi-Kudo (Moyamoya-Krankheit): Ein Beitrag zur Differentialdiagnose der intracerebralen Blutungen. J. Neurol. *212*, 47 (1976)

Mutz, I., Muntean, W.: Intrakranielle Blutung bei idiopathischer thrombozytopenischer Purpura (ITP). Klin. Pädiat. *188*, 548 (1976)

Russel, R. W. R.: Observations on intracerebral aneurysms. Brain. *86*, 425 (1963)

Schmid, K. O., Mutz, I., Haidvogl, M., Rosegger, H.: Letale cerebrale Massenblutung als Erstmanifestation unreifzelliger kindlicher Leukosen. Therap. Gegenw. *116*, 1504 (1977)

Schondorf, H.: Blutungskomplikationen am Nervensystem unter Antikoagulantientherapie. Münch. Med. Wschr. *116*, 373 (1974)

Silverstein. A.: Intracranial hemorrhage in patients with bleeding tendencies. Neurology. *11* (part 1), 310 (1961)

Symonds, C. P.: Delayed traumatic intracerebral haemorrhage. Brit. Med. J. *1*, 1048 (1940)

Walter, W., Schütte, W.: Zur Klinik und Pathogenese des spontanen intracerebralen Hämatoms. Dtsch. Z. Nervenheilk. *187*, 660 (1965)

Weber, G.: Das intrazerebrale Hämatom. Schweiz. Arch. Neurol. Neurochir. Psychiat. *91*, 510 (1963)

Wiersbitzky, S.: Wann beginnt die zerebrale Blutung des Neugeborenen? Eine liquorzytologische Studie. Kinderärztl. Prax. *43*, 346 (1975)

Pathologisch-anatomische Befunde

Cole, F. M., Yates, P. O.: Comparative incidence of cerebrovascular lesions in normotensive and hypertensive patients. Neurology. *18*, 255 (1968)

Freytag, E.: Fatal hypertensive intracerebral haematomas: A survey of the pathological anatomy of 393 cases. J. Neurol. Neurosurg. Psychiat. *31*, 616 (1968)

Kirschmeyer, W., Larsen, J., Gröschl, A.: Aneurysma dissecans mit akuter Aortenisthmusstenose und nachfolgender intrazerebraler Massenblutung. Med. Welt. *27*, 1138 (1976)

Klinische Besonderheiten

Arseni, C., Ionescu, S., Maretsis, M., Ghitescu, M.: Primary intraparenchymatous hematomas. J. Neurosurg. *27*, 207 (1967)

Ciemins, V. A.: Localized thalamic hemorrhage. A cause of aphasia. Neurology. *20*, 776 (1970)

Grote, E., Geletneky, L., Rompel, K.: Atypische intrazerebrale Massenblutung. Dtsch. Z. Nervenheilk. *197*, 66 (1970)

Niederhoff, H., Pringsheim, W., Sutor, A. H.: Hirnblutungen bei Neugeborenen. Mschr. Kinderheilk. *125*, 450 (1977)

Schiefer, W.: Klinik der intrazerebralen Massenblutungen und spontanen Hämatome. In: Der Hirnkreislauf, (Hrsg. Gänshirt, H.) Stuttgart: Thieme 1972

Spontane Blutungen in andere Hirngebiete

Blutung in den Hirnstamm

Chase, T. N., Moretti, L., Prensky, A. L.: Clinical and electroencephalographic manifestations of vascular lesions of the pons. Neurology. *18*, 357 (1968)

Cohen, S. I., Aronson, S. M.: Secondary brain stem hemorrhages. Predisposing and modifying factors. Arch. Neurol. *19*, 257 (1968)

Klintworth, G. K.: Paratentorial grooving of human brains with particular reference to Transtentorial herniation and the pathogenesis of secondary brain stem hemorrhages. Am. J. Pathol. *53*, 391 (1968)

Koos, W. T., Bock, F.: Spontaneous multiple intramedullary hemorrhages. Case report. J. Neurosurg. *32*, 581 (1970)

Martin, P., Noterman, J.: L'hématome bulboprotubérantiel opérable. Acta neurol. psychiat. belg. *71*, 261 (1971)

Silverstein, A.: Primary pontile hemorrhage – A review of 50 cases. Confina neurol. *29*, 33 (1967)

Kleinhirnblutung

Chawla, J. C.: Spontaneous intracerebellar haemorrhage. Brit. Med. J. *1*, 93 (1970)

Fisher, C. M., Picard, E. H., Polak, A., Dalal, P., Ojemann, R. G.: Acute hypertensive cerebellar hemorrhage: Diagnosis and surgical treatment. J. Nervous Mental Disease. *140*, 38 (1965)

Hassler, W.: Die traumatischen Hämatome der hinteren Schädelgrube. Unfallchirurgie. *3*, 169 (1977)

Mauersberger, W., Fuchs, E. C., Ebhardt, G.: Spontane intrazerebelläre Hämatome im Kindesalter. Acta Neurochir. (Wien). *36*, 255 (1977)

Meienberg, O., Regli, F., Wurster, K.: Spontane Kleinhirnblutungen, klinische und pathologisch-anatomische Studie. Schweiz. med. Wschr. *102*, 166 (1972)

Norris, J. W. Eisen, A. A., Branch, C. L.: Problems in cerebellar hemorrhage and infarction. Neurology. *19*, 1043 (1969)

Reisner, H.: Differentialdiagnose Hirninfarkt Hirnblutung. Verh. dtsch. Ges. Inn. Med. *78*, 461 (1972)

Intraventrikuläre Blutung

Loeser, J. D., Stuntz, J. T., Kelly, W. A.: Spontaneous remission of an intraventricular hemorrhage. Case report. J. Neurosurg. *28*, 277 (1968)

Mohssenipour, I., Twerdy, K.: Die umschriebene intraventrikuläre Blutung. Zbl. Neurochir. *38*, 233 (1977)

Pia, H. W.: The diagnosis and treatment of intraventricular haemorrhages. In: Progress in Brain Research, vol. 30, Cerebral Circulation, (Luyendijk, W.) pp. 463–470. Amsterdam: Elsevier 1968

Differentialdiagnose

Aring, C. D., Merritt, H. H.: Differential diagnosis between cerebral hemorrhage and cerebral thrombosis: A clinical and pathologic study of 245 cases. Arch. Internal Med. *56*, 435 (1935)

Kazner, E., Kubicki, St., Kunze, St.: Die Bedeutung der klinischen Zusatzuntersuchungen für die Differentialdiagnose zerebrale Massenblutung – Hirninfarkt. Fortschr. Neurol. Psychiat. *37*, 225 (1969)

Probst, C.: Apoplektiforme Verläufe bei Tumoren des Zentralnervensystems. Praxis *66*, 1534 (1977)

Stern, S., Lavy, S., Carmon, A., Herishianu, Y.: Electrocardiographic patterns in haemorrhagic stroke. J. Neurol. Sci. *8*, 61 (1969)

Krankheitsverlauf

Freitag, G., Freitag, J., Krumbholz, S.: Relation zwischen zerebraler Blutzirkulationsverlangsamung und Überlebenschance bei gedecktem Schädel-Hirntrauma. Zbl. Chir. *100*, 210 (1975)

Grantham, E. G., Smolik, E. A.: Calcified intracerebral hematoma. Ann. Surg. *115*, 465 (1942)

Mitsuno, T., Kanaya, H., Shirakata, S., Ohsawa, K., Ishikawa, Y.: Surgical treatment of hypertensive intracerebral hemorrhage. J. Neurosurg. *24* (part 1), 70 (1966)

Laborbefunde

Andersen, P. E.: Angiographic localization of small intracerebral hematomas. Acta radiol. diagn., *1*, 173 (1963)

Gargano, F. P., Flaten, P. A., Meringoff, B. N.: The angiographic criteria for the diagnosis of basal ganglionic hemorrhages and their extensions Radiology. *91*, 1119 (1968)

Huckmann, M. S., Weinberg, P. E., Kim, K. S., Davis, D. O.: Angiographic and clinico-pathologic correlates in basal ganglionic hemorrhage. Radiology. *95*, 79 (1970)

Löhr, E., Grote, W., Weichert, H. C.: Die Computer-Tomographie bei intracraniellen Blutungen. Radiologe *17*, 177 (1977)

Therapie

Aurell, M., Hood, B.: Cerebral hemorrhage in a population after a decade of active antihypertensive treatment. Acta med. scand. *176*, 377 (1964)

Beck, O. J., Marguth, F.: Zur Diagnose und operativen Therapie der intrazerebralen Massenblutung. Münch. Med. Wschr. *116*, 717 (1974)

Cook, A. W., Plaut, M., Browder, J.: Spontaneous intracerebral hemorrhage: Factors related to surgical results. Arch. Neurol. *13*, 25 (1965)

Dooley, D. M., Perlmutter, I.: Spontaneous intracranial hematomas in patients receiving anticoagulation therapy: Surgical treatment. J.A.M.A. *187*, 396 (1964)

Driesen, W., Oldenkott, P.: Die chirurgische Behandlung der spontanen intrazerebralen Blutung. Dtsch. med. Wschr. *94*, 728 (1969)

McKissock, W., Richardson, A., Taylor, J.: Primary intracerebral haemorrhage: A controlled trial of surgical and conservative treatment in 180 unselected cases. Lancet. *2*, 221 (1961)

Meyer, J. S., Bauer, R. B.: Medical treatment of spontaneous intracranial hemorrhage by use of hypotensive drugs. Neurology. *12*, 36 (1962)

Odom, G. L., Tindall, G. T., Cupp, H. B., Jr., Woodhall, B.: Neurosurgical approach to intracerebral hemorrhage. Res. Pub. Assoc. Nerv. Ment. Dis. *41*, 145 (1966)

Olsen, E. R.: Intracranial surgery in hemophiliacs. Report of a case and review of the literature. Arch Neurol. *21*, 401 (1969)

Pia, H. W.: Die chirurgische Behandlung intrazerebraler und intraventrikulärer Hämatome. Acta Neurochir. *27*, 149 (1972)

Pia, H. W.: Die operative Behandlung der spontanen Massenblutungen des Gehirns. Dtsch. Ärztebl. *72*, 423 (1975)

Zusätzliche Angaben

Beevers, D. G., Fairman, M. J., Hamilton, M., Harpur, J. E.: Antihypertensive treatment and the course of established cerebral vascular disease. Lancet. *1*, 1407 (1973)

Fisher, C. M.: Pathological observations in hypertensive cerebral hemorrhage. J. Neuropathol. Exptl. Neurol. *30*, 536 (1971)

Milhorat, T. H.: Intracerebral hemorrhage, acute hydrocephalus, and systemic hypertension. J.A.M.A. *218*, 221 (1971)

Morin, M. A., Pitts, F. W.: Delayed apoplexy following head injury („traumatische Spät-Apoplexie"). J. Neurosurg. *33*, 542 (1970)

Müller, W., Pia, H. W.: Zur Klinik und Aetiologie der Massenblutung in Hypophysenadenomen. Dtsch. Z. Nervenheilk. *170*, 326 (1953)

Yamaguchi, K., Uemura, K., Takahashi, H., Kowada, M., Kutsuzawa, T.: Intracerebral leakage of contrast medium in apoplexy. Brit. J. Radiol. *44*, 689 (1971)

Entzündliche Gefäßerkrankungen

„Man sollte nie versuchen, Wissenslücken durch noch so gewagte Mutmaßungen und Hypothesen aufzufüllen. Wie schillernd dieser Schwindel auch gefärbt sein und unserem Auge gefallen mag, er wird unvermeidlich platzen und nichts anderes als Verwirrung hinterlassen."

I. P. Pawlow

Obwohl wir über Beweismaterial verfügen, das die These unterstützt, es handle sich bei kollagenen Gefäßerkrankungen um Autoimmunkrankheiten, sind die genauen Ursachen der auf den folgenden Seiten zur Diskussion stehenden Erkrankungen nicht bekannt. Einige von ihnen befallen die Arterien in der Nähe ihrer Abgangsstellen aus dem Aortenbogen (Takayasu-Krankheit), andere die mittelgroßen und kleinen Arterien (Panarteriitis nodosa) und wieder andere die Arteriolen, Kapillaren und Venolen [Lupus erythematodes visceralis (disseminatus) und die nicht infektiöse granulomatöse Angiitis]. Obwohl diese Krankheitsprozesse sich in ihren klinischen Aspekten voneinander unterscheiden, vertreten einige Autoren die Ansicht, daß alle auf einen gemeinsamen Nenner zurückzuführen sind: auf genetische Prädisposition, starken Stress und pathologische Reaktion der Blutgefäße. Gefäße von bestimmter Lokalisation und Größe enthalten vermutlich Proteinbestandteile oder Enzymsysteme, die für diesen Gefäßtypus spezifisch sind, und die auf im Blut zirkulierende Antikörper in pathologischer Weise reagieren. Vergleichbare nekrotisierende Entzündungsprozesse wurden in Blutgefäßen be-

stimmter Tierspezies hervorgerufen, die mit verschiedenen Substanzen sensibilisiert wurden. Diese Reaktionen waren Gegenstand jahrelanger Forschungsarbeiten. Sulfonamide, Fremdeiweiße, Hydralazine, Breitspektrumantibiotika und hohe Dosen von Desoxycorticosteronacetat können unter bestimmten Bedingungen eine Arteriitis hervorrufen. Es besteht kein Zweifel, daß es noch andere, bis jetzt unbekannte sensibilisierende Substanzen gibt, und vielleicht ist sogar eine Sensibilisierung gegenüber eigenen Körperproteinen die eigentliche Ursache für viele dieser Reaktionen.

Die entzündlichen Gefäßerkrankungen können in eine kontinuierliche Reihe eingeordnet werden, welche zwischen Kollagenkrankheiten und Angiitiden, in einigen Fällen sogar zu Demyelinisierungsprozessen eine Beziehung herstellt. Dieses Kontinuum mag mit der Panarteriitis nodosa beginnen, welche auch im Zentralnervensystem nur die kleinen und mittelgroßen Arterien befällt. In enger Beziehung dazu steht der Lupus erythematodes visceralis (disseminatus) der sich nicht nur auf Arteriolen, sondern auch auf Kapillaren und Venolen erstreckt. Dieses Krankheitsbild ähnelt der akuten hämorrhagischen Leukenzephalopathie, bei der es sowohl zu einer perivaskulären Demyelinisierung als auch zu einer Vaskulitis kommt. Andere Überempfindlichkeitsreaktionen greifen in erster Linie die perivaskuläre Myelinscheide an, bei einigen jedoch (z. B. bei der experimentellen allergischen Enzephalomyelitis) können auch die Venolen betroffen sein. Diese Krankheiten können bei den einzelnen Patienten in sehr unterschiedlichen Manifestationsformen auftreten, und zwar von der Angiitis mit minimer Beteiligung des Hirnparenchyms bis zur parenchymatösen Reaktion mit nur minimer Vaskulitis. Aus diesem Grunde handelt es sich bei gewissen Störungen um Mischformen, die sich nicht klassifizieren lassen.

Takayasu-Krankheit

Diese Krankheit wurde nach dem japanischen Ophthalmologen benannt, der dabei mögliche Augensymptome in sehr anschaulicher Weise beschrieben hat. Sie ist auch bekannt als *„pulseless disease"*, *„obliterierende brachiozephale Arteriitis"*, *„Arteriitis junger Frauen"*, *„Aortenbogensyndrom"*, *„Martorell-Syndrom"* und *„umgekehrtes Coarctatio-Syndrom"*. Die Erkrankung beschränkt sich häufig auf den Aortenbogen und die großen Gefäße, zieht jedoch gelegentlich die Aorta in ihrer gesamten Länge in Mitleidenschaft. Frauen werden von der Takayasu-Krankheit eindeutig bevorzugt; sie tritt jedoch nicht nur im Orient auf, wie man ursprünglich angenommen hat, sondern wurde in vielen Ländern der Welt beobachtet, und zwar fast immer bei Patienten zwischen dem 15. und 40. Lebensjahr.

Folgende Faktoren wurden als Ursachen in Betracht gezogen, ohne jedoch als solche bewiesen worden zu sein: Mangelernährung, Tuberkulose, Syphilis, Kollagenkrankheiten, unspezifische allergische Reaktionen, rheumatisches Fieber und Autoimmunkrankheiten.

Pathologisch-anatomische Befunde

Am häufigsten betroffen werden der Aortenbogen, der Truncus brachiocephalicus, die A. carotis communis und die A. subclavia, wogegen die intrakraniellen Abschnitte dieser Arterien und ihrer Äste verschont bleiben.

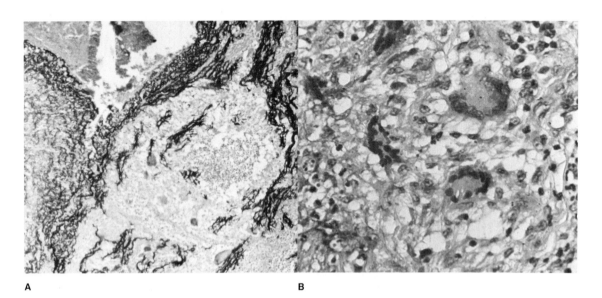

A   **B**

Abb. 28.1. Histologisches Bild einer Arterie bei der Takayasu-Krankheit. *A* Zerstörung der Arterienwand. *B* Granulomatöse Veränderungen mit Riesenzellen (100fache Vergrößerung). (Mit freundlicher Genehmigung durch Professor K. Sano)

Die Erkrankung kann ebenfalls die A. coeliaca, die A. mesenterica superior und die A. renalis oder die Aortenbifurkation befallen.

Charakteristisch für den Gefäßprozeß sind fleckförmige Intimaverdickungen, längliche Narben und segmentale Veränderungen, die zu einer Einengung des Lumens oder zu aneurysmatischer Erweiterung führen. Oft kommt es zu einer Thrombosierung des Gefäßes, und nicht selten finden sich Anzeichen einer Rekanalisation. Mikroskopisch läßt sich ein chronischer Entzündungsprozeß nachweisen, der alle drei Wandschichten der Arterie erfaßt. Akute Prozesse zeigen ödematöse Veränderungen, eine Aufsplitterung der Tunica elastica und fokale oder diffuse Ansammlungen von Lymphozyten, Plasmazellen, Makrophagen und Langhans-Riesenzellen. Häufig bilden sich aus diesen Elementen Granulome, zu einer Verkäsung kommt es jedoch nicht (Abb. 28.1). Eine Endarteriitis und perivaskuläre Gewebsverdichtung wie bei Syphilis werden nie beobachtet. Häufige Folge einer Arteriitis ist die Schwächung der Arterie mit Aneurysmabildung oder eine progrediente Stenosierung, die einen Verschluß mit Infarzierung des distal gelegenen Gewebes zur Folge hat. Im Gegensatz zu anderen Arteriitiden, die in den folgenden Abschnitten dieses Kapitels beschrieben werden, bleiben die kleineren Arterien und Arteriolen von der Takayasu-Krankheit verschont.

Klinische Besonderheiten

Man unterscheidet drei Aortensyndrome, die einzeln oder kombiniert auftreten können:

1. das Aortenbogensyndrom (Takayasu-Syndrom), bei dem der Aortenbogen und die großen Gefäße beteiligt sind. Es verursacht neurologische und ophthalmologische Störungen.
2. das Syndrom der mittleren Aorta, bei dem die A. coeliaca, die A. mesenterica superior und die A. renalis beteiligt sind. Es verursacht eine Angina abdominalis, ein Malabsorptionssyndrom und eine renale Hypertonie.

3. das Aortenbifurkationssyndrom (Leriche-Syndrom), bei dem der distale Teil der A. abdominalis und die Aa. iliacae beteiligt sind. Es führt zu einer Claudicatio intermittens der Hüften und unteren Extremitäten und bei Männern zu sekundärer Impotenz infolge fehlender Erektion.

In diesem Abschnitt wird nur das Aortenbogensyndrom behandelt; beim gleichen Patienten können allerdings zugleich auch die beiden anderen Syndrome auftreten.

Das klassische Krankheitsbild der jungen Orientalin mit gebeugter Kopfhaltung, Alopezie, injizierten Konjunktiven sowie häufigen Synkopen, Schwindel und Sehstörungen wird selten beobachtet. In manchen Fällen beginnt die Erkrankung mit Allgemeinsymptomen wie Asthenie, Abgespanntheit, Müdigkeit, unklaren Muskel- und Knochenschmerzen, Arthralgien, Anorexie, Anämie und Gewichtsverlust oder mit rezidivierenden Kopfschmerzen bzw. Schmerzen über dem Gebiet der betroffenen Arterien. Häufiger jedoch sind die Leitsymptome die gleichen wie bei einer Erkrankung der Karotis oder des Subklavia-Vertebralis-Systems, manifestieren sich also als zerebro-vaskuläre Insuffizienz oder als Infarkt. Einige Patienten haben einen so tiefen Blutdruck und eine so schlechte Durchblutung der retinalen und zerebralen Arterien, daß sie eine gebeugte Kopfhaltung einnehmen, um die Durchblutung zu steigern und das Sehvermögen zu verbessern.

Bei der Untersuchung finden sich u. U. fehlende Pulsationen der A. subclavia, A. brachialis und A. radialis; der Blutdruck kann in der A. brachialis erniedrigt sein bzw. nicht meßbar, und die Karotispulse sind möglicherweise nicht oder abgeschwächt palpabel. Oft besteht eine Überempfindlichkeit der Karotissinus. Pulsationen, Schwirren und Geräusche über Kollateralgefäßen im Kopf, Hals oder Thorax sind auf einen obstruktiven Prozeß des Aortenbogens bzw. seiner Hauptäste verdächtig; es handelt sich dabei jedoch nicht um für dieses Syndrom spezifische Symptome (Abb. 28.2). Trophische Veränderungen wie Perforation des Nasenseptums, Alopezie und Ulzerationen der Mundschleimhaut entwickeln sich, wenn die Blutzufuhr zum Kopf ernsthaft gefährdet ist.

Etwa 50% der Patienten leiden an einer systemischen Hypertonie. Vermutlich würde diese Häufigkeitsrate höher liegen, wenn der Blutdruck in den unteren Extremitäten routinemäßig gemessen würde.

Bei Untersuchungen des Augenfundus finden sich Hinweise auf eine Stase der Blutsäule mit Segmentation in den Retinaarteriolen und -venen (Abb. 28.3). Charakteristische peripapilläre Gefäßneubildungen und arteriovenöse Anastomosen werden ebenfalls beobachtet. Häufig liegen Katarakte vor. Bei ein- oder beidseitiger Beteiligung der Karotis kann der Druck in einer oder beiden Aa. ophthalmicae niedrig oder nicht meßbar sein.

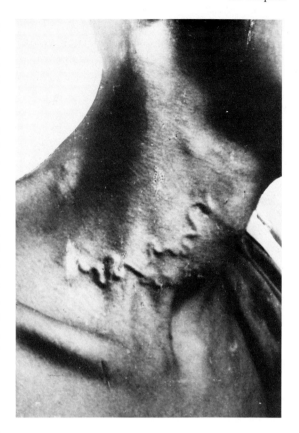

Abb. 28.2. Dilatierte Kollateralarterien bei einem Patienten mit Takayasu-Krankheit. (Mit freundlicher Genehmigung durch Dr. M. S. Hirsch; Nachdruck aus Bull. Johns Hopk. Hosp. *115*, 35 (1964)

Differentialdiagnose

Die Diagnose einer Takayasu-Krankheit kann sich auf folgende Symptomentrias stützen: 1. Stenose oder Verschluß von mehr als einer aorto-kranialen Arterie bei einer jungen Frau, 2. Überempfindlichkeit der Karotissinus und 3. Erkrankung der Augengefäße (einschließlich Hyperämie der Conjunctivae bulbi oder Rubeosis oculi, Gefäßneubildungen und Anastomosen der Retinaarteriolen sowie Katarakte). Leichtes Fieber und eine erhöhte Blutsenkungsreaktion stützen die Diagnose. Eine arteriosklerotische Gefäßerkrankung, die in der Regel aber bei älteren Patienten auftritt, kann ein ähnliches Bild machen. Die Differenzierung ist meist anhand klinischer Befunde möglich. Ein Diabetes mellitus, eine Hypothyreose oder eine Ovarektomie können den arteriosklerotischen Prozeß bei einer jungen Frau beschleunigen und – abgesehen von der Blutsenkungsreaktion – ein identisches Bild hervorrufen. Die syphilitische Aortitis (Mesaortitis luetica) wird anhand der Anamnese, anderer Syphilis-Manifestationen und positiver serologischer Reaktionen diagnostiziert.

Laborbefunde

Fast alle Patienten haben eine mäßig bis stark erhöhte Blutsenkungsreaktion, und bei etwa der Hälfte findet sich eine normozytäre, normochrome Anämie mit Leukozytose. Die serologischen Luesreaktionen sind negativ. Röntgenaufnahmen des Thorax lassen u. U. Usuren an den Rippen erkennen, die auf einen Kollateralkreislauf zurückzuführen sind. Im Aortogramm gelangen Stenosen verschiedenen Grades oder Verschlüsse der A. subclavia, des Truncus brachiocephalicus, der A. carotis und der A. vertebralis zur Darstellung. Bei einigen Patienten kommt es durch Obstruktion der proximalen A. subclavia oder des Truncus brachiocephalicus zu einer Strömungsumkehr in der A. vertebralis und somit zu Symptomen einer vertebro-basilären Insuffizienz („Subclavian-steal"-Syndrom). Um eine definitive Diagnose stellen zu können, ist u. U. die Biopsie einer erkrankten Arterie erforderlich.

Verlauf und Prognose

Zwar gibt es für die Takayasu-Krankheit keine spezifische Therapie, es wurden jedoch einige Fälle bekannt, bei denen der Entzündungsprozeß mit hohen Dosen von Kortikosteroiden erfolgreich aufgehalten werden konnte. Auch eine Therapie mit Antikoagulantien wurde versucht, mit zweifelhaftem Ergebnis allerdings; Tuberkulostatika werden verabreicht, wenn Anhaltspunkte für eine Tuberkulose in anderen Körperregionen bestehen. Für Patienten mit einem chirurgisch angehbaren stenotischen Prozeß besteht die wirksamste therapeutische Maßnahme darin, die betroffene Arterie zu rekonstruieren oder die Läsion durch einen Bypass zu umgehen. Auch bei recht ausgedehnten Prozessen haben sich diese Maßnahmen über einige Jahre als recht wirksam erwiesen. Eine Langzeitprognose ist für solche Fälle

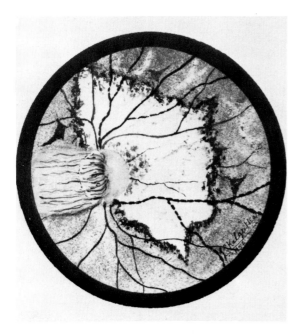

Abb. 28.3. Bild eines Augenfundus bei Takayasu-Krankheit mit Segmentation der Blutsäule (perlschnurartiges Aussehen) und Gefäßneubildung. (Mit freundlicher Genehmigung des Dekans, G. S. Medical College, Bombay, Indien)

jedoch nicht bekannt; ausserdem können Gefäßprozesse anderer Lokalisation jederzeit Symptome machen.

Arteriitis cranialis

Diese Krankheit ist auch als Riesenzellarteriitis oder als Arteriitis temporalis (Horton) bekannt. Es handelt sich um die entzündliche Form einer zerebro-vaskulären Erkrankung, die bei über 50 Jahre alten Patienten Kopfschmerzen verursachen und für einen plötzlichen Sehverlust und Hirninfarkt verantwortlich sein kann. Obwohl diese Erkrankung in der Regel den Kollagenkrankheiten zugeordnet wird, bestehen die einzigen Elemente, die für eine solche Zuordnung sprechen, im histologischen Bild der befallenen Arterien, in einer Zunahme der α_2-Globulinkonzentration und in einem dramatischen Ansprechen auf Kortikosteroide. Serumfaktoren wie bei der rheumatischen Arthritis oder typische Zellen wie beim Lupus erythematodes visceralis ließen sich hier bisher nicht nachweisen. Die Erkrankung soll in Ländern mit tropischem Klima selten sein.

Pathologisch-anatomische Befunde

Die Erkrankung befällt fast ausschließlich Äste der A. carotis externa, selten der A. carotis interna; gelegentlich sind auch das vertebro-basiläre System, die Arterien der oberen und unteren Extremitäten, die Aorta und die Koronararterien betroffen. Wahrscheinlich gibt es bei keiner großen oder mittelgroßen Arterie einen Abschnitt, der verschont bleibt. Die Arteriitis tritt segmental auf, wobei schwer erkrankte mit gesunden Arteriensegmenten abwechseln.

Histologisch finden sich folgende Intima- und Mediaveränderungen (Abb. 28.4): Die Lamina elastica interna ist degeneriert und mit Infiltraten von Lymphozyten, Plasmazellen, Makrophagen und Fremdkörperriesenzellen durchsetzt. Neutrophile sind in der Regel nicht vorhanden. Eine Fibroblastenproliferation führt zu Wandverdickung und Einengung oder Obliteration des Gefäßlu-

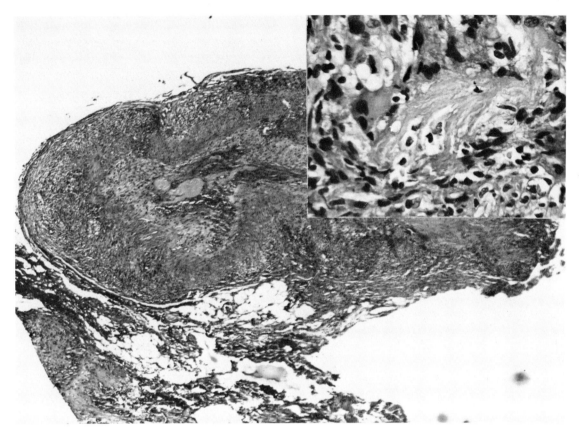

Abb. 28.4. Histologisches Bild einer Biopsie aus der A. temporalis. *Oben rechts:* Ausschnitt mit Riesenzellen. (Nachdruck aus D. C. Mann u. J. F. Toole: Cranial arteriitis with liver involvement. Stroke *3*, 131, (1972), mit freundlicher Genehmigung der American Heart Association, Inc.)

mens, und es entwickelt sich eine granulomatöse Panarteriitis. Infolge Intimaschädigung kann es zur Wandthrombose und zum Arterienverschluß kommen.

Einige Untersucher nehmen an, daß die histopathologischen Veränderungen nicht von denjenigen einer Panarteriitis nodosa unterschieden werden können, und würden diese beiden Krankheiten als Varianten des gleichen Prozesses klassifizieren. Eine Arteriitis luetica kann auch einmal eine Arteriitis cranialis nachahmen. Muskel- und Hautbiopsien von Patienten mit Arteriitis cranialis sind immer normal.

Klinische Besonderheiten

Die Arteriitis cranialis befällt Männer und Frauen nach dem 60. Altersjahr etwa gleich häufig. Das Häufigkeitsmaximum findet sich zwischen dem 65. und 75. Lebensjahr. Fast jedes Segment des kranialen Arterienbaumes kann betroffen werden, die Symptome weisen jedoch meistens auf eine Beteiligung der A. temporalis, der A. ophthalmica und der okzipitalen Arterien hin; jedenfalls ist eine dieser Arterien fast immer in irgendeinem Stadium des Geschehens beteiligt. Am häufigsten werden die Aa. temporales superficiales befallen.

Klinisch handelt es sich meist um einen Patienten mittleren oder höheren Alters mit Fieber, unklaren Myalgien, Allgemeinsymptomen und schmerzhafter A. temporalis. Der Patient leidet an heftigen Kopfschmerzen und Schlaflosigkeit und ist infolge der Erkrankung nicht mehr in der Lage, eine Arbeit zu verrichten. Die erkrankte Arterie, die bei Palpation ausgesprochen schmerzhaft ist, ist strangförmig verdickt und nur schwer komprimierbar. Der Puls ist schwach und in fortgeschrittenen Fällen überhaupt nicht palpabel (Abb. 28.5). Manchmal ist die darüber liegende Haut normal, u. U. jedoch gerötet, überwärmt und ödematös. Ausnahmsweise finden sich eine Ischämie der Haut und – als Folgeerscheinung – nekrotische Bezirke. Nachstehend werden die charakteristischen Symptome und Befunde aufgeführt:

Kopf- und Gesichtsschmerzen

Die Arteriitis cranialis verursacht meistens einen intensiven Dauerschmerz im Gebiet der befallenen Arterie. Der Patient unterscheidet diesen vom üblichen Kopfweh und charakterisiert ihn als eigentlichen „Schmerz". Dieser kann so stark sein, daß sich der Patient weder kämmen noch hinlegen kann um zu schlafen. Der Schmerz kann sich durch Kauen verschlimmern, weil dabei die schmerzhaften und verengten Temporal-arterien, die über der sich kontrahierenden Temporalmuskulatur liegen, gereizt werden, oder weil eine Ischämie der Kaumuskulatur mit Klaudikatio derselben verursacht wird. Diese Symptomatologie kann auch oder gar nur im Gesicht auftreten.

Augensymptome

Gelegentlich sind die Kopfschmerzen weniger stark oder überhaupt nicht vorhanden, und das klinische Bild wird von Augen- oder Allgemeinsymptomen beherrscht, die durch Beteiligung der A. carotis, A. ophthalmica oder der retinalen Arterien bedingt sind. Diese Situation fand sich in einer Untersuchungsreihe bei 40% der Patienten, die primär über Sehstörungen und erst sekundär über Kopf- oder Gesichtsschmerzen klagten. Gewöhnlich manifestiert sich das Krankheitsbild in einem plötzlichen Verlust des Sehvermögens auf einem Auge – entweder in

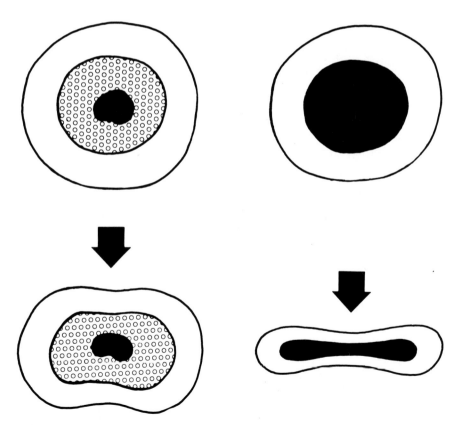

Abb. 28.5. Palpation der A. temporalis superficialis. Die Arterie rechts ist normal komprimierbar. Links ist eine verdickte Arterie mit verminderter Komprimierbarkeit dargestellt

Form eines Skotoms oder einer Amaurose Ursache hierfür ist der Verschluß eines Astes der A. centralis retinae oder der A. ophthalmica selbst. Wenn ophthalmische oder andere intrakranielle Äste der A. carotis interna am Geschehen beteiligt sind, so kommt es zu konjunktivalem Ödem, periorbitaler Schwellung, Photophobie, Verschwommensehen, Diplopie, Augenmuskellähmungen, homonymen Gesichtsfeldausfällen und Amaurosis fugax.

Eine Untersuchung des Augenfundus bei Patienten mit einem Verschluß der A. centralis retinae ergibt verengte Arteriolen und Venen, die zumindest teilweise blutleer sind. Der N. opticus ist infolge Ischämie abgeblaßt. Obwohl die Retina selbst blaß und ödematös aussieht, erscheint die Makula normal rot. Im Verlauf von 24–48 Std nach Verschluß erscheinen Exsudate und Blutungen, und es kann sich eine Papillitis leichten Grades entwickeln. Ist nur ein Ast der A. centralis retinae verschlossen, so bleiben diese Phänomene auf das Gebiet beschränkt, das durch die verschlossene Arterie versorgt wurde.

Eine Beeinträchtigung des Sehvermögens tritt bei etwas weniger als 50% der Fälle mit Arteriitis cranialis auf und kann horizontal begrenzte Gesichtsfelddefekte verursachen, wenn der Verschluß in einem Seitenast der Retinaarteriolen erfolgte. Bei Erkrankung der A. ophthalmica oder der A. centralis retinae kommt es zur Erblindung. Dieser schwerwiegende Zustand ist bei 15–20% aller Patienten, die davon betroffen werden, irreversibel. Leider ist die Beteiligung des einen Auges bei fast 10% der Patienten nur ein Vorspiel zur Erkrankung auch des anderen.

Allgemeinsymptome

Symptome wie Übelkeit, Müdigkeit, Asthenie und Gewichtsverlust kommen häufig vor. Einige Patienten haben Fieber um 38°C und nächtliche Schweißausbrüche. In seltenen Fällen besteht das Leitsymptom in einer psychischen Veränderung (Depression, Verwirrtheitszustand und Gemütsstörungen), die auf einen durch die Arteriitis bedingten Hirninfarkt und ein Hirnödem zurückzuführen sind. Bei einigen wenigen Patienten tritt als initiale Manifestation ein Hirn- oder Myokardinfarkt auf.

Polymyalgia rheumatica

Dieser systemische Prozeß steht in enger Beziehung zur Arteriitis cranialis und könnte tatsächlich einen Teil des gleichen Krankheitsprozesses darstellen. Er ist durch wandernde Muskelschmerzen gekennzeichnet, die möglicherweise auch mit einer Arthralgie oder Neuralgie einhergehen. Der Patient fühlt sich krank, hat eine erhöhte Blutsenkungsreaktion, eventuell auch leichtes Fieber. Die neuromuskuläre Untersuchung, elektromyographischen Befunde, Kreatinphosphokinase, Serum-Glutamat-Oxalacetat-Transaminase und Aldolase sind normal, ebenso die Muskelbiopsie.

Laborbefunde

Die Blutsenkungsreaktion ist fast ausnahmslos erhöht, manchmal bis auf 100 mm in der ersten Stunde. Sie erreicht während der akuten Entzündungsphase ihr Maximum und kann über ein Jahr lang erhöht bleiben. Bei Patienten mit normaler Blutsenkungsreaktion ist die Diagnose einer akuten Arteriitis cranialis sehr unwahrscheinlich.

Über 50% der Patienten zeigen eine leichte Leukozytose sowie eine normozytäre, normochrome Anämie. Die α_2 -oder β-Globuline können – wie bei Kollagenkrankheiten – erhöht sein.

Eine Biopsie der erkrankten Arterie zeigt die charakteristische entzündliche Reaktion und – je nach Krankheitsstadium – einen unterschiedlich fortgeschrittenen Verschluß des Lumens durch Fibrosierung und Thrombose. Es ist wichtig zu wissen, daß der lediglich segmentale Befall der Arterie fälschlicherweise zu einer „negativen" Biopsie führen kann. Eine Entnahme von Biopsiematerial zu diagnostischen Zwecken vermag gelegentlich lokal Schmerzen zu beheben, indem dabei Adventitianerven in der Umgebung der entzündeten Arterie durchtrennt werden.

In seltenen Fällen kann durch Entfernung eines Arteriensegmentes ein Hirninfarkt hervorgerufen werden, nämlich dann, wenn ausgerechnet diese Arterie als Quelle für die kollaterale Blutversorgung des Gehirns diente. Eine Biopsie der erkrankten Arterie wird nur dann als notwendig erachtet, wenn es sich um atypische Fälle oder Patienten handelt, die keine anderen Symptome als Sehstörungen aufweisen. Im typischen Fall kann die Diagnose aufgrund des klinischen Bildes, der Blutsenkungsreaktion und des guten Ansprechens auf eine Steroidtherapie gestellt werden.

Verlauf und Prognose

Unbehandelt dauert die Arteriitis cranialis gewöhnlich mehrere Monate, bevor sie ausheilt. Die Krankheit kann bei einigen Patienten zur völligen Entkräftung führen. Bei mehr als 50% bleibt eine partielle oder totale Blindheit zurück, und etwa 20% sterben an einem Hirn- oder Myokardinfarkt. Die übrigen Patienten hingegen erlangen ihre frühere Gesundheit und Kraft wieder zurück.

Mit der Anwendung von Steroiden wurde der Krankheitsverlauf der Arteriitis cranialis in dramatischer Weise verkürzt und die Prognose weitgehend verbessert. Das Fieber kann innerhalb von Stunden sistieren, und die lokalen Schmerzen sowie Allgemeinsymptome können sich in 1–2 Tagen vollständig zurückbilden. Der Appetit kehrt zurück und damit auch das Wohlbefinden des Patienten.

Therapie

Es ist wichtig, die Diagnose einer Arteriitis cranialis zu stellen und mit der Behandlung zu beginnen, noch bevor der entzündliche Prozeß auf die Arterien übergreift, welche die Retina versorgen. Sobald einmal Sehstörungen aufzutreten beginnen, verschlechtert sich

die Prognose bezüglich Erhaltung des Sehvermögens. Es ist äußerst ungewöhnlich, daß es noch zu einem Verlust des Sehvermögens kommt, nachdem mit einer Steroidbehandlung begonnen wurde. Sofort nach Stellung der Diagnose sollte mit einer täglichen Dosis von 4–6 mg Dexamethason oder 40–60 mg Prednison über den Tag verteilt begonnen werden. Patienten mit Sehverlust sollten zusätzlich zu den peroral verabreichten Steroiden während der ersten Woche täglich noch 40 E ACTH per infusionem gegeben werden.

Wenn die Symptome verschwunden sind, und der Patient während einer Woche weder Fieber noch Kopfschmerzen hatte, ist die tägliche Steroiddosis langsam auf eine Erhaltungsdosis von 2,5 mg Dexamethason oder 5 mg Prednison zu reduzieren. Ist die Blutsenkungsreaktion über mehrere Monate wieder normal, so wird mit der Therapie ausgeschlichen. Kommt es jedoch zum Wiederaufflackern von Symptomen, dann sollten sofort erneut Steroide verabreicht werden.

Panarteriitis nodosa

Die Ursache der Panarteriitis nodosa ist nicht bekannt; es bestehen jedoch Anhaltspunkte dafür, daß ein infektiöses Agens wie das Australia-Antigen eine Antigen-Antikörper-Reaktion auslösen kann, welche die mittelgroßen und kleinen Arterien mit einer gut entwickelten Tunica muscularis befällt. In klassischen Beschreibungen dieses Krankheitsbildes wird dessen systemische Natur erwähnt und dabei betont, daß die Gefäße des Lungenkreislaufs in der Regel verschont bleiben. Das periphere Nervensystem ist meistens betroffen und kann gelegentlich zu den einzigen neurologischen Manifestationen dieser Krankheit führen.

Pathologisch-anatomische Befunde

Fälschlicherweise besteht die weit verbreitete Meinung, daß die Panarteriitis nodosa das Zentralnervensystem selten befällt; indessen findet sich bei 8–46% aller zur Autopsie gelangenden Fälle eine Beteiligung der Hirn-

arterien. Die intrakraniellen Prozesse können subarachnoidale oder intrazerebrale
Blutungen, hämorrhagische Infarkte oder
multiple kleine Hämorrhagien verursachen,
die diffus in den beiden Hemisphären verteilt
sind. Das Gehirn ist geschwollen, und auf
einem Schnitt können multiple Infarkte verschiedener Größe und Anordnung beobachtet werden. Aus diesem Grunde ergeben sich
sehr unterschiedliche Krankheitsbilder, und
ein für das Gehirn typisches Erscheinungsbild besteht nicht. Es handelt sich um einen
Entzündungsprozeß der Adventitia und der
Tunica muscularis der Arterien, welche Infil-
trate aus polymorphkernigen Zellen, Lymphozyten und Eosinophilen, ferner eine reak-
tive fibroblastische Proliferation aufweisen.
Die Arteriolen sind verdickt, und das Gefäßlumen ist eng, exzentrisch angeordnet und
kann durch einen Thrombus verschlossen
sein. Das normalerweise durch die erkrankte
Arterie versorgte Gewebe ist in der Regel
infarziert.

Klinische Besonderheiten

Diese Erkrankung tritt bei Männern häufiger als bei Frauen auf, nämlich im Verhältnis
4 : 1, und beginnt in der Regel zwischen dem
20. und 40. Lebensjahr. Sekundär durch
Beteiligung des Zentralnervensystems bedingte Symptome treten selten als erste Manifestationen einer Panarteriitis nodosa in
Erscheinung. Myalgie, Polymyositis, Anämie
und Fieber gehen den Anzeichen einer Beteiligung des Zentralnervensystems fast immer
um Monate oder Jahre voraus. Ferner manifestiert sich die Krankheit oft initial als
renale Erkrankung mit sekundärer Hypertonie. Bei 50% der Patienten kommt es zu einer
Beteiligung der peripheren Nerven entweder
in Form einer generalisierten symmetrischen
Polyneuropathie oder als Mononeuritis mul-
tiplex.

Von den Symptomen, die dem Zentralnervensystem zuzuschreiben sind, stellen Kopfschmerzen   unterschiedlicher   Intensität,
Dauer und Lokalisation das am häufigsten
auftretende Leitsymptom dar. Diese Kopfschmerzen sind nicht unbedingt durch die

Erkrankung selbst bedingt, sondern können
mit der Hypertonie in Zusammenhang stehen. Zeichen einer organischen Psychose und
Demenz wie Verwirrtheitszustände, Desorientiertheit und Verhaltensstörungen sind
besonders kennzeichnend für eine Beteiligung des Zentralnervensystems. Sowohl fokale als auch generalisierte Krämpfe treten
häufig auf.

Außer den oben erwähnten Symptomen
einer diffusen Hirnbeteiligung können infolge Obstruktion beliebiger Hirnarterien neurologische Phänomene in variabler Kombination auftreten. Beteiligt sind sowohl oberflächlich verlaufende Arterien als auch in die
Hirnsubstanz eindringende Äste. Die Obstruktion einer Hauptarterie, der A. basilaris
z. B., führt plötzlich zu verheerenden neurologischen Ausfallerscheinungen. Ist die
Wand einer Arterie an der Hirnoberfläche
geschwächt, kommt es u. U. zu aneurysmatischer Erweiterung und zur Ruptur. Paren-
chymale Gefäße können zerreißen und eine
intrazerebrale oder intrazerebelläre Hämorrhagie verursachen. Diese Blutungen
sind zumindest teilweise durch Hypertonie
bedingt, die bei dieser Krankheit fast immer
vorhanden ist.

Die Hirnnerven können selektiv befallen
sein; zuweilen steht eine initiale neurologische Manifestation mit der Lähmung eines
Hirnnerven in Zusammenhang. Eine Fazialisparese, Taubheit oder Lähmungserscheinungen eines oder mehrerer Augenmuskelnerven werden beobachtet.

Es muß betont werden, daß es sich bei den
neurologischen Erscheinungen nur um eine
Besonderheit im Rahmen der generalisierten
Erkrankung handelt. Zu dieser gehören Fieber, Anorexie mit Gewichtsverlust, Gelenk-
und Muskelschmerzen, Hautausschläge mit
Purpura oder Ekchymosen sowie subkutane
Knötchen des Erythema nodosum. Gelegentlich treten die betroffenen Arterien
selbst, z. B. am Handrücken, in Erscheinung
und sind bei Palpation schmerzhaft. Eine
renale Beteiligung tritt schon früh auf und
manifestiert sich als Flankenschmerzen, Hämaturie, Azotämie und Hypertonie.

Häufig werden Veränderungen des Augenfundus beobachtet. Einige davon, z. B. Spasmen der Arteriolen sowie Blutungen und Exsudate, sind hypertoniebedingt; andere wiederum, beispielsweise das Papillenödem, sind eine Folge der Hirndrucksteigerung und des Hirnödems. Ein Verschluß der A. centralis retinae oder ihrer Äste kann zu einem plötzlichen Visusverlust führen.

Viele Pathologen unterscheiden dieses charakteristische Bild der Panarteriitis von einem anderen Syndrom, der *Wegener-Granulomatose*. Letztere befällt vorzugsweise den Respirationstrakt, die Nieren und das Zentralnervensystem. Das besondere Kennzeichen der Wegener-Granulomatose ist eine Beteiligung des oberen und unteren Respirationstraktes, charakterisiert durch rezidivierende Sinusitiden und Ulzerationen der Schleimhäute mit gleichzeitigen bronchopulmonalen, durch die Arteriitis bedingten Symptomen. Die histologischen Veränderungen in den Arterien unterscheiden sich von denjenigen der Panarteriitis, während die auftretenden neurologischen Komplikationen Ähnlichkeit miteinander haben.

Laborbefunde

In fast allen Fällen werden eine Anämie, Leukozytose mit Eosinophilie und erhöhte Blutsenkungsreaktion beobachtet. Der Urin enthält oft Eiweiß, Erythrozyten und charakteristischerweise Erythrozytenzylinder, die als ausgesprochener Hinweis auf diese Krankheit gelten. Das Gesamteiweiß des Serums kann erhöht, normal oder erniedrigt sein und einen relativ hohen Anteil an Globulinen enthalten. Die Lumbalpunktion ergibt meist einen normalen Liquordruck. Der Liquor enthält oft vermehrt Eiweiß und gelegentlich eine abnorme Menge an Lymphozyten und polymorphkernigen Zellen. Im seltenen Fall einer Subarachnoidalblutung kann der Liquor blutig sein.

Das Elektroenzephalogramm ist häufig pathologisch und weist unspezifische, fokale langsame Wellen auf. Schädelröntgenbild und Hirnszintigramm sind normal.

Anhand einer Biopsie des befallenen Gewebes (Skelettmuskulatur, Haut, Niere oder Hoden) kann eine histologische Diagnose gestellt werden.

Verlauf und Prognose

Die Panarteriitis nodosa beginnt meistens ganz plötzlich in den mittleren Lebensjahren und ist rasch progredient. Etwa 50% aller erkrankten Personen zeigen – gewöhnlich im ersten Jahr – eine Remission, die mehrere Jahre andauern kann. Schon früh entwickelt sich eine renale Schädigung, die mit einer therapieresistenten Hypertonie einhergeht. Häufige Todesursachen sind die Niereninsuffizienz und sekundäre Folgen der Hypertonie, wie z. B. die Hirnblutung oder der Myokardinfarkt. Alle Medikamente, die diesen Prozeß gegebenenfalls auslösen oder verschlimmern können, müssen abgesetzt werden. Dazu gehören die Hydralazine, Sulfonamide und bestimmte Antibiotika.

Die Behandlung mit Kortikosteroiden ist eine vorübergehend wirksame Maßnahme und kann den Krankheitsverlauf verlangsamen, beeinflußt das Endergebnis jedoch nicht. Dieses tritt meist innerhalb weniger Jahre auf. Steroide können zwar die Entzündung, nicht dagegen die progrediente Einengung der Gefäße unter Kontrolle bringen. Die Gefäße werden schließlich verschlossen, und es kommt zum Infarkt.

Lupus erythematodes visceralis (disseminatus)

Die Ursache des Lupus erythematodes visceralis ist nicht bekannt, obwohl in einigen Fällen Partikel von Myxoviren isoliert wurden. Jedes kollagene Bindegewebe bzw. jeder Gefäßbezirk des Körpers kann befallen werden, wobei bestimmte Organe in der Regel stärker betroffen sind als andere. Bei einigen Patienten handelt es sich dabei um die Haut, bei anderen ist es die Niere, Milz, Leber oder Lunge. Zwar stellt die periphere Neuropathie die häufigste neurologische Komplikation dar, doch auch das Zentralnervensystem kann beteiligt sein, in Ausnahmefällen sogar als wichtigster Manifestationsort des Lupus erythematodes visceralis.

Pathologisch-anatomische Befunde

Meistens sind das Peritoneum, die Pleura und das Perikard mit entzündlicher Reaktion, Adhäsionen und Ergüssen am Krankheitsgeschehen beteiligt. Das Herz ist oft vergrößert, und die Mitral- und Aortenklappen können wärzchenförmige Wucherungen aufweisen; die großen Gefäße hingegen sind nicht befallen. Bei Erkrankung des Zentralnervensystems sind Gehirn und Rückenmark u. U. ödematös, die Meningen verdickt und ein bzw. mehrere der großen Gefäße an der Hirnbasis stenosiert oder sogar verschlossen. Auf einem Hirnschnitt lassen sich – über Hemisphären und Hirnstamm verstreut – ischämisch infarzierte Gebiete und petechiale Blutungen beobachten.

Arteriolen, Kapillaren und Venolen der grauen und weißen Substanz weisen diffus entzündliche Reaktionen auf. Viele sind durch einen Thrombus aus Blutgerinnseln, fibrinoidem Material oder Thrombozytenaggregaten verschlossen, die im Hirnparenchym Mikroinfarkte hervorrufen.

Klinische Besonderheiten

Während an der Panarteriitis nodosa vorwiegend Männer erkranken, befällt der Lupus erythematodes visceralis vor allem Frauen im Alter zwischen 15 und 40 Jahren, im Verhältnis 4 : 1.

Schmetterlingserythem, Arthralgien, Myalgien und Neuralgien sind die Hauptelemente der Diagnose. Bei einigen Patienten finden sich in erster Linie arthritische Manifestationen; bei anderen wiederum treten symmetrische periphere Neuropathien oder eine proximale Myopathie in den Vordergrund. Als häufigster neurologischer Befund gilt die symmetrische periphere Neuropathie. Mindestens 2% der Patienten haben als erstes Symptom epileptische Anfälle, und sogar bei 30% treten epileptische Anfälle später während des Krankheitsverlaufs auf.

Bei noch wesentlich mehr Patienten entwickeln sich später weitere Zeichen einer zentralnervösen Störung, z. B. eine Psychose oder ein Hirninfarkt.

Charakteristisch ist eine akute organische Psychose und zwar mit Krampfanfällen, Verwirrtheitszustand, Delirium und Hirndrucksteigerung. Ein akuter Hirnstamminfarkt oder eine Myelitis transversa sind seltene Manifestationsformen dieser Krankheit.

Bei der Augenspiegeluntersuchung finden sich u. U. eine vaskuläre Retinopathie und „cytoid bodies".

Gelegentlich erkranken Patienten an einer Hepatitis mit sekundärer hepatischer Enzephalopathie oder Zeichen eines Hypersplenismus, mit thrombozytopenischer Purpura und intrakranieller Blutung. Die thrombotisch-thrombozytopenische Purpura (*Moschcowitz*), bei der Thrombozytenthromben die Arteriolen und Kapillaren – insbesondere in den Gefäßen des Zentralnervensystems – verstopfen, wird von vielen Autoren als Variante des Lupus erythematodes visceralis betrachtet.

Laborbefunde

Fieber, (normochrome, hypochrome oder hämolytische) Anämie, erhöhte Blutsenkungsreaktion, falsch positive serologische Lues-Reaktionen und zuweilen eine Thrombozytopenie sind unspezifische Befunde, die auf diese Erkrankung hinweisen können. Als spezifischer diagnostischer Test gilt der Nachweis von Lupus-erythematodes-Zellen und fluoreszierenden Antikörpern im Blut oder Knochenmark. Die meisten Kliniker sind der Ansicht, daß diese Zellen nachgewiesen werden müssen, bevor die Diagnose als gesichert gelten kann (Abb. 28.6).

Auf Thoraxaufnahmen finden sich u. U. eine unspezifische, verstärkte broncho-vaskuläre Zeichnung sowie Anhaltspunkte für eine Lungenfibrose. Das Schädelröntgenbild ist normal. Im Elektroenzephalogramm zeigen sich häufig pathologische Befunde in Form sowohl fokaler als auch generalisierter Dysrhythmien.

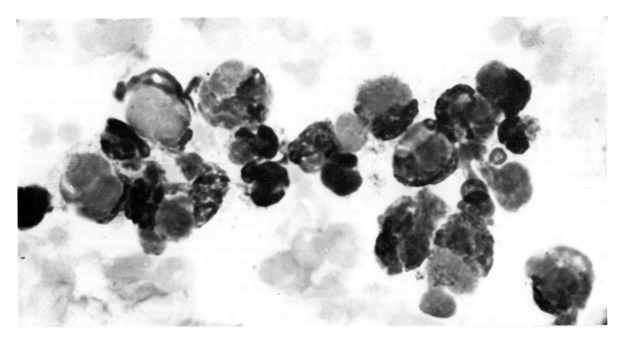

Abb. 28.6. Lupus erythematodes-Zellen in einem peripheren Blutausstrich

Ist eine histologische Diagnose erforderlich, so kann eine Muskel- oder Nierenbiopsie bzw. können beide charakteristische Gefäßveränderungen aufweisen. Die Liquoruntersuchung ist nur dann pathologisch, wenn der Patient an einer symmetrischen peripheren Neuropathie oder einer Myelopathie erkrankt ist. In diesem Fall kann der Eiweißgehalt des Liquors erhöht und eine Pleozytose mit abnormer Kolloidkurve vorhanden sein.

Differentialdiagnose

Die Differenzierung der Allgemeinsymptome des Lupus erythematodes visceralis kann in diesem Zusammenhang nicht besprochen werden. In Ausnahmefällen mag ein Patient, der sonst keine anderen Symptome dieser Erkrankung aufweist, als klinisches Bild eine Hirndrucksteigerung, psychische Veränderungen und Krampfzustände zeigen, die auf eine Enzephalitis verdächtig sind. Bei anderen Patienten führt eine Drucksteigerung zu Kopfschmerzen und Papillenödem, die einen Hirntumor vortäuschen.

Äußert sich die Krankheit neurologisch in Form von Krampfanfällen, so kann die Diagnose eines Lupus erythematodes nur dann gestellt werden, wenn andere Zeichen einer disseminierten Läsion gefunden werden. Manchmal wird die Diagnose einer Multiplen Sklerose aufrechterhalten, bis sich im peripheren Blut Lupus-erythematodes-Zellen finden.

Verlauf und Therapie

Der Verlauf der unbehandelten Erkrankung ist sehr unterschiedlich, d. h. etwa drei Viertel der Patienten überleben mehr als 1 Jahr, doch nur ein Fünftel länger als 5 Jahre. Eine spontane Remission, wie sie bei 40% der Patienten auftritt, kann sich bei 20% nochmals wiederholen.

Die weitaus häufigste Todesursache bei Patienten mit einem chronischen Lupus erythematodes ist eine interkurrente Infektion mit Nierenversagen.

Eine Therapie mit Kortikosteroiden hält die Krankheit in ihrem Verlauf auf und kann sie bei einigen Patienten während Jahren unter Kontrolle halten.

Nicht-infektiöse granulomatöse Angiitis

Nicht-infektiöse granulomatöse Angiitiden erfassen sowohl die leptomeningealen Arterien und Venen als auch deren in die Hirnsubstanz eindringenden Äste, und zwar in ähnlicher Weise wie beim Lupus erythematodes. Sie befällt jedoch nur das Gehirn und keine anderen Organe des Körpers. Bisher konnten noch keine ätiologischen Faktoren ermittelt werden, obwohl einige Untersucher eine Überempfindlichkeits- oder eine Autoimmunreaktion dafür verantwortlich machen.

Pathologisch-anatomische Befunde

Die Intima der kleinen Hirnarterien und -venen ist verdickt und mit Infiltraten aus Lymphozyten, mononukleären Zellen, Fibroblasten und gelegentlich Riesenzellen durchsetzt. Diese Proliferation engt die Gefäßlumina ein, und das Hirnparenchym zeigt kleine rarefizierte Gebiete mit Untergang der Neuronen und manchmal kleinen Infarkten, die über das gesamte Großhirn, den Hirnstamm und das Kleinhirn verstreut sind.

Klinische Besonderheiten

Die Krankheit befällt Erwachsene beiderlei Geschlechts gleichmäßig und nimmt einen letalen Ausgang, der in der Dauer zwischen wenigen Tagen und etwa 2 Jahren variiert. Sie ist gekennzeichnet durch Kopfschmerzen und Krampfzustände, rascher Abnahme geistiger Fähigkeiten mit Stupor und Koma sowie multifokalen neurologischen Ausfallerscheinungen. Temporäre Remissionen sind möglich.

Laborbefunde

Es finden sich leichtes Fieber und eine erhöhte Blutsenkungsreaktion. Schädelleeraufnahmen sowie die Ergebnisse von Kontrastmitteluntersuchungen und Blutkulturen sind normal. Lupus-erythematodes-Zellen werden nie gefunden. Das Elektroenzephalogramm zeigt eine diffuse Aktivitätsverlangsamung mit Potentialen hoher Amplitude. Der Liquordruck kann leicht erhöht sein; der Liquor zeigt oft einen wenig erhöhten Eiweißgehalt und Lymphozyten.

Diagnose und Therapie

Die Krankheit soll von einer viralen oder pilzbedingten Meningoenzephalitis schwierig abzugrenzen sein; diese Differenzierung ist dennoch nicht akademischer Natur. Eine Hirnbiopsie kann bei Patienten durchgeführt werden, deren Liquor cerebrospinalis keine charakteristischen Veränderungen aufweist; ferner sollte durch Röntgenaufnahmen ein intrakranieller Tumor und durch entsprechende Untersuchungen eine kollagene Gefäßerkrankung ausgeschlossen worden sein. Wird eine entzündliche Gefäßerkrankung festgestellt, so sind u. U. Kortikosteroide zu verabreichen.

Literatur

Allgemeines

D'Cruz, I. A., Kulkarni, T. P., Gandhi, M. J., Juthani, V. J., Murti, P. K.: Aortitis of unknown etiology. Angiology. *21*, 49 (1970)

Glaser, G. H.: Collagen diseases and the nervous system. Med. Clin. N. Am. *47*, 1475 (1963)

Hedges, T. R.: The aortic arch syndromes. Arch. Ophthalmol. *71*, 28 (1964)

Lee, J. E., Haynes, J. M.: Carotid arteritis and cerebral infarction due to scleroderma. Neurology. *17*, 18 (1967)

Torvik, A., Berntzen, A. E.: Necrotizing vasculitis without visceral involvement. Postmortem examination of three cases with affection of skeletal muscles and peripheral nerves. Acta med. scand. *184*, 69 (1968)

Takayasu-Krankheit
Allgemeines

Broadbent, W. H.: Absence of pulsation in both radial arteries, vessels being full of blood. Trans. Clin. Soc. London. *8*, 165 (1875)

Rau, G.: Aortenbogensyndrom. Verh. dtsch. Ges. Inn. Med. *78*, 420 (1972)

Rau, G.: Verschluß-Syndrom der Aortenbogenäste oder Aortenbogen-Syndrom. Ergebn. inn. Med. Kinderheilk. *29*, 75 (1970)

Schliack, H., Dahl, V. P.: Hirndurchblutungsstörungen beim Aortenbogensyndrom (Takayasu). Dtsch. med. Wschr. *88*, 41 (1963)

Sen, P. K., Kinare, S. G., Engineer, S. D., Parulkar, G. B.: The middle aortic syndrom. Brit. Heart J. *25*, 610 (1963)

Shimizu, K., Sano, K.: Pulseless disease. J. Neuropathol. Clin. Neurol. *1*, 37 (1951)

Takayasu, M.: Case with peculiar changes of the central retinal vessels. Acta Soc. Ophthalmol. Jap. *12*, 554 (1908)

Ätiologie

Asherson, R. A., Asherson, G. L., Schrire, V.: Immunological studies in arteritis of the aorta and the great vessels. Brit. Med. J. *3*, 589 (1968)

Ask-Upmark, E.: Case of Takayasu's syndrome accelerated (initiated?) by oral contraceptives. Acta med. scand. *185*, 119 (1969)

Kinare, S. G.: Aortitis in early life in India and its association with tuberculosis. J. Pathol. *100*, 69 (1970)

Nakao, K., Ikeda, M., Kimata, S., Niitani, H., Miyahara, M., Ishimi, Z., Hashiba, K., Takeda, Y., Ozawa, T., Matsushita, S., Kuramochi, M.: Takayasu's arteritis. Clinical report of eighty-four cases and immunological studies of seven cases. Circulation. *35*, 1141 (1967)

Pathologie

Nasu, T.: Pathology of pulseless disease: A systematic study and critical review of twenty-one autopsy cases reported in Japan. Angiology. *14*, 225 (1963)

Klinische Besonderheiten

Currier, R. D., DeJong, R. N., Bole, G. C.: Pulseless disease; Central nervous system manifestation, Neurology. *4*, 818 (1954)

Strachan, R. W.: The natural history of Takayasu's arteriopathy, Quart. J. Med. *33*, 57 (1964)

Udea, H. S., Morooka, S., ITo, I., Yamaguchi, H., Takeda, T., Saito, Y.: Clinical observations of 52 cases of aortitis syndrome. Jap. Heart J. *10*, 277 (1969)

Röntgenbefunde

Paloheimo, J. A.: Obstructive arteritis of Takayasu's type. Clinical, roentgenological and laboratory studies on 36 patients. Acta med. scand. *181* (suppl. 468), (1967)

Sano, K., Aiba, T., Saito, I.: Angiography in pulseless disease. Radiology. *94*, 69 (1970)

Therapie

Indada, K., Katsumura, T., Hirai, J., Sunada, T.: Surgical treatment in the aortitis syndrome. Arch. Surg. *100*, 220 (1970)

Arteriitis cranialis

Bevan, A. T., Dunnill, M. S., Harrison, M. J. G.: Clinical and biopsy findings in temporal arteritis. Ann. Rheum. Dis. *27*, 271 (1968)

Crompton, M. R.: The visual changes in temporal (giant-cell) arteritis: Report of a case with autopsy findings, Brain. *82*, 377 (1959)

Cullen, J.: Occult temporal arteritis. A common cause of blindness in old age. Brit. J. Ophthalmol. *51*, 513 (1967)

Desser, E. J.: Miosis, trismus, and dysphagia. An unusual presentation of temporal arteritis. Ann. Internal Med. *71*, 961 (1969)

Grahame, R., Bluestone, R., Holt, P. J. L.: Recurrent blanching of the tongue due to giant cell arteritis. Ann. Internal Med. *69*, 781 (1968)

Hamilton, C. R., Jr., Shelley, W. M., Tumulty, P. A.: Giant cell arteritis: Including temporal arteritis and polymyalgia rheumatica. Medicine. *50*, 1 (1971)

Hamrin, B., Jonsson, N., Hellsten, S.: „Polymyalgia arteritica," Further clinical and histopathological studies with a report of six autopsy cases. Ann. Rheum. Dis. *27*, 397 (1968)

Horton, B. T.: Headache and intermittent claudication of the jaw in temporal arteritis. Headache. *2*, 29 (1962)

Hunder, G. G., Disney, T. F., Ward, L. E.: Polymyalgia rheumatica. Mayo Clinic Proc. *44*, 849 (1969)

Hutchinson, J.: On a peculiar form of thrombotic arteritis of the aged which is sometimes productive of gangrene. Arch. Surg. Lond. *1*, 323, (1889/90)

Kjeldsen, M. H., Reske-Nielsen, E.: Pathological changes of the central nervous system in giant-cell arteritis. Acta ophthalmol. *46*, 49 (1968)

Lie, J. T., Brown, A. L., Jr., Carter, E. T.: Spectrum of aging changes in temporal arteries. Its significance in interpretation of biopsy of temporal artery. Arch. Pathol. *90*, 278 (1970)

Russel, R. W. R.: Giant-cell arteritis: A review of 35 cases. Quart. J. Med. *28*, 471 (1959)

Smith, J. L., Israel, C. W., Harner, R. E.: Syphilitic temporal arteritis. Arch. Ophthalmol. *78*, 284 (1967)

Warrell, D. A., Godfrey, S., Olsen, E. G. J.: Giant-cell arteritis with peripheral neuropathy. Lancet. *1*, 1010 (1968)

Panarteriitis nodosa

Aach, R., Kissane, J. (eds.): Wegener's granulomatosis. Am. J. Med. *48*, 496 (1970)

Drachman, D. A.: Neurologic complications of Wegener's granulomatosis. Arch. Neurol. *8*, 145 (1963)

Ford, R. G., Siekert, R. G.: Central nervous system manifestations of periarteritis nodosa. Neurology. *15*, 114 (1965)

Glocke, D. J., Hsu, K., Morgan, C., Bonbardieri, S., Lockshin, M., Christian, C. L.: Association between polyarteritis and Australia antigen. Lancet. *2*, 1149 (1970)

Lupus erythematodes visceralis (disseminatus)

Brandsma, M., Sternberg, T. H., Davis, J. H.: Systemic lupus erythematosus. Angiology. *21*, 172 (1970)

Burch, P. R., Rowell, N. R.: Systemic lupus erythematosus: Etiological aspects. Am. J. Med. *38*, 793 (1965)

Estes, D., Christian, C. L.: The natural history of systemic lupus erythematosus by prospective analysis. Medicine. *50*, 85 (1971)

Györkey, F., Min, K.-W., Sincovics, J. G., Györkey, P.: Systemic lupus erythematosus and myxovirus. New. Engl. J. Med. *280*, 333 (1969)

Johnson, R. T., Richardson, E. P.: The neurological manifestations of systemic lupus erythematosus. A clinical-pathological study of 24 cases and review of the literature. Medicine. *47*, 337 (1968)

Leading article: Drug-induced lupus syndromes. Brit. Med. J. *2*, 192 (1970)

O'Brien, J. L., Sibley, W. A.: Neurologic manifestations of thrombotic thrombocytopenic purpura. Neurology. *8*, 55 (1958)

O'Connor, J. F.: Psychoses associated with systemic lupus erythematosus. Ann Internal Med. *51*, 526 (1959)

Wilske, K. R., Shalit, I. E., Willkens, R. F., Decker J. L.: Findings suggestive of systemic lupus erythematosus in subjects on chronic anticonvusant therapy. Arthritis Rheumat. *8*, 260 (1965)

Nicht-infektiöse granulomatöse Angiitis

Citron, B. P., Halpern, M., McCarron, M., Lundberg, G. D., McCormick, R., Pincus, I. J., Tatter, D.,

Haverback, B. J.: Necrotizing angiitis associated with drug abuse. New Engl. J. Med. *283*, 1003 (1970)

Kolodny, E. H., Rebeiz, J. J.: Caviness, V. S., Jr., Richardson, E. P., Jr.: Granulomatous angiitis of the central nervous system. Arch. Neurol. *19*, 510 (1968)

Liliequist, B., Link, H.: Wegener's granulomatosis. Report of a case. Angiology. *19*, 215 (1968)

Wise, G. R., Farmer, T.: Bacterial cerebral vasculitis. Neurology. *20*, 387 (1970)

Zusätzliche Angaben

Chynoweth, R., Foley, J.: Pre-senile dementia responding to steroid therapy. Brit. J. Psychiat. *115*, 703 (1969)

Kirschmeyer, W., Larsen, J., Gröschl, A.: Aneurysma dissecans mit akuter Aortenisthmusstenose und nachfolgender intrazerebraler Massenblutung. Med. Welt. *27*, 1138 (1976)

Quandt, J., Sommer, H.: Morphologische Studie zur Pathogenese der zerebralen Endangiitis obliterans. Neuropatol. Pol. *14*, 165 (1976)

Stoeter, P., Voigt, K.: Moyamoya-Syndrom bei tuberkulöser zerebraler Arteriitis. Fortschr. Geb. Röntgenstr. Nuklearmed. *124*, 516 (1976)

Mann, D. C., Toole, J. F.: Cranial arteritis and liver involvement. Stroke. *3*, 131 (1972)

Morooka, S., Ito, I., Yamaguchi, H., Takeda, T., Sato, Y.: Follow-up observation of aortitis syndrome. Japan. Heart J. *13*, 201 (1972)

Torvik, A., Endresen, G., Abrahamsen, A., Godal, H.: Progressive dementia caused by an unusual type of generalized small vessel thrombosis. Acta neurol. scand. *47*, 137 (1971)

Wilkinson, M. S., Russell, R. W. R.: Arteries of the head and neck in giant-cell arteritis. Arch. Neurol. *27*, 378 (1972)

29. Kapitel

Seltene und ungewöhnliche Gefäßkrankheiten

„Das Studium außergewöhnlicher Fälle, meine Herren, ist nicht zu verachten. Sie sind nicht immer nur Köder für eitle Neugier. Vielmals, fürwahr, liefern sie die Lösung schwieriger Probleme. In dieser Hinsicht sind sie den untergegangenen oder erratischen Arten vergleichbar, nach denen der Naturforscher eifrig sucht; denn sie zeigen ihm den Übergangsmodus zwischen zoologischen Familien auf oder ermöglichen es ihm, einige knifflige Punkte der vergleichenden Anatomie oder Physiologie zu lösen.“

J. M. Charcot

Ehlers-Danlos-Syndrom

Beim Ehlers-Danlos-Syndrom handelt es sich um eine seltene Bindegewebserkrankung, die meistens in autosomal dominanter Weise vererbt wird. Charakteristisch für diese Krankheit sind eine Hyperelastizität und Verletzbarkeit der Haut, eine durch die Elastizität der Gelenkkapsel bedingte Überstreckbarkeit der Gelenke und eine verstärkte Blutungsneigung (Abb. 29.1).

Pathologisch-anatomische Befunde

Die Grundursache ist nicht bekannt. Eine weit verbreitete Hypothese besagt jedoch, daß diese möglicherweise in den Querverbindungen kollagener Fasern zu suchen ist. Histologische Untersuchungen der pathologisch veränderten Haut zeigen häufig eine relative Zunahme elastischer Fasern ohne lichtmikroskopisch sichtbare morphologische Veränderung des elastischen oder kollagenen Bindegewebes.

Die Arterien weisen u. U. weniger elastische Fasern und eine Aufsplitterung der Lamina elastica interna auf, die zu aneurysmatischer Erweiterung oder Dissektion führt.

Klinische Besonderheiten

Für den Patienten selbst stehen die charakteristischen Haut- und Gelenkveränderungen im Vordergrund. Ernsthafte Konsequenzen haben jedoch vor allem die vermehrte Bildung von Hämatomen sowie die Verletzbarkeit der Gewebe.

Zerebro-vaskuläre Manifestationen stellen eine häufige Todesursache beim Ehlers-Danlos-Syndrom dar. Sowohl einzelne als auch multiple intrakranielle Aneurysmen mit Subarachnoidalblutungen sowie spontan auftretende karotiko-kavernöse Fisteln wurden beschrieben. Beide Krankheitsbilder (Aneurysmen und karotiko-kavernöse Fisteln) können familiär gehäuft auftreten.

Verlauf und Prognose

Der Schweregrad dieser Störung ist bei den Mitgliedern einer einzigen Sippe unterschiedlich. Während wohl die Mehrzahl der

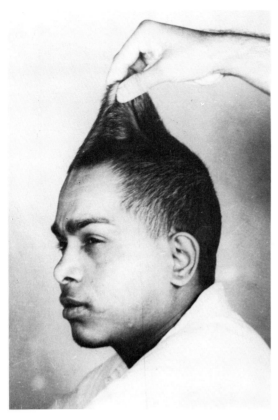

Abb. 29.1

Patienten in der Lage ist, ein Leben mit minimalen Unannehmlichkeiten und Nachteilen zu führen, sind einige von schwerwiegenden und oft tödlichen Komplikationen betroffen, beispielsweise einem Aneurysma dissecans der Aorta oder einer intrakraniellen bzw. viszeralen Blutung.

Therapie

Die ausgeprägte Brüchigkeit der Gewebe und angeborene Blutungstendenz bei dieser Krankheit machen Angiographie und Hirnoperationen zu einem Risiko.

Die chirurgische Therapie bietet vor allem bei Patienten mit Hämorrhagien Probleme besonderer Art (Gewebe, die „wie Löschpapier zerreißen"). Diese pathologische Gewebsbrüchigkeit, welche auch die Blutgefäße betrifft und multiple Symptome verursacht, ist noch mit verzögerter Wundheilung verbunden und stellt große Anforderungen an die Geschicklichkeit des Chirurgen. Daher

wird sowohl vom Internisten als auch vom Chirurgen das konservative Vorgehen in der Behandlung einer Durchblutungsstörung bevorzugt.

Pseudoxanthoma elasticum

Beim Pseudoxanthoma elasticum handelt es sich um eine autosomal rezessiv vererbbare Störung, bei der Degeneration und sekundäre Verkalkung des elastischen Gewebes zu Hautläsionen, streifigen Veränderungen der Netzhaut und vaskulären Störungen in zahlreichen Körperorganen führen.

Pathologisch-anatomische Befunde

Die Arterien sind extrem dünn und zeigen eine Zerstörung der Tunica muscularis durch Kalk- und Knochenablagerungen; die Intima ist infolge Ablagerung kollagenen Bindegewebes unregelmäßig verdickt. Es besteht eine Verdickung und Aufsplitterung elastischer Fasern in den tiefen Hautschichten. In der Retina findet sich eine Fragmentierung der Bruchschen Membran, die bei der Augenspiegeluntersuchung als Pigmentstreifen sichtbar wird.

Klinische Besonderheiten

Am Hals, im Gesicht, in der Axilla, in der Inguinalregion und periumbilikal finden sich gelbliche Hautpapeln (vom Aussehen eines „gerupften Huhnes"). Sie kommen durch eine Aufsplitterung der elastischen Fasern in den tiefen Hautschichten zustande. Wegen des äußeren Erscheinungsbildes dieser Hautläsionen wurde die Störung ursprünglich mit der Xanthomatose in Zusammenhang gebracht. Da jedoch der Fettstoffwechsel normal ist, wird sie als Pseudoxanthomatose bezeichnet.

Eine Chorioretinitis mit Beteiligung der Makula führt zu einer progredienten bilateralen Abnahme des Sehvermögens. Als Folge einer Schädigung der Arterien finden sich Hypertonie, Angina pectoris, gastrointestinale Blutungen, unterschiedliche Radialispulse und Verkalkung der peripheren Arterien.

Zu den bisher bekannt gewordenen zerebro-vaskulären Manifestationen gehören der Hirninfarkt, die intrazerebrale Blutung und die Subarachnoidalblutung, die durch Ruptur eines Hirnaneurysmas zustande kommt. Eine Stenose von Ästen des Aortenbogens kann zerebro-vaskuläre Insuffizienzerscheinungen verursachen.

Therapie

Außer Korrektur der stenotischen Arterien und Behandlung der damit verbundenen Hypertonie steht keine spezifische Therapie zur Verfügung. Prophylaktische Maßnahmen sind keine bekannt.

Thrombangiitis obliterans (zerebrale Form)

Die im Jahre 1924 durch Bürger erstmals beschriebene Thrombangiitis obliterans ist eine entzündliche und obliterierende Gefäßerkrankung vor allem der Arme und Beine; in außerordentlich seltenen Fällen wurde jedoch auch von einer Beteiligung der intrakraniellen Arterien berichtet. Einige Autoren bestreiten allerdings vehement, daß es ein solches Krankheitsbild als gesonderte Einheit überhaupt gibt, und rechnen die klinisch-pathologischen Befunde der Arteriosklerose zu. Einige beharren darauf, daß es sich um eine Vaskulitis handelt, die nicht nur die Arterien, sondern auch die Venen und die peripheren Nerven in den neurovaskulären Bündeln befällt, welche die Extremitäten versorgen; sie führen die pathologischen Veränderungen in diesen Strukturen auf einen ausgeprägten und verlängerten Vasospasmus in den Vasa vasorum und Vasa nervorum zurück.

Pathologisch-anatomische Befunde

Als charakteristisch für die zerebrale Form dieser Erkrankung werden folgende Merkmale betrachtet:

1. das Aussehen der Endarterien an der Oberfläche der Großhirn- und Kleinhirnrinde als „weißliche, zusammengeschrumpfte, blutleere Stränge", die bei explorativer Kraniotomie rasch erkannt werden können.

2. eine Anhäufung winziger, ringförmiger Rindennarben, die häufig zwischen den Versorgungsgebieten der Aa. cerebri anterior, media et posterior liegen, wodurch die Hirnoberfläche ein granulomatös-atrophisches Aussehen erhält.

3. das Vorhandensein gut entwickelter meningealer Gefäßanastomosen.

4. die Beteiligung kleiner Arterien mit einem Durchmesser von 250–750 µ (bei Arteriosklerose werden Arterien dieser Größe *nicht* befallen), die eine beträchtliche Einengung ihres Lumens durch lockeres Bindegewebe und thrombotisches Material aufweisen. Oft liegen ein oder auch mehrere solcher sekundär verkleinerter Lumina vor. Der übrige Arterienanteil zeigt keine pathologischen Veränderungen.

Klinische Besonderheiten

Diese Störung tritt in erster Linie bei jungen Männern auf, die stark rauchen. Das klinische Bild zeigt entweder fixierte fokale neurologische Ausfallerscheinungen oder einen schubartig progredienten Schlaganfall. Früher wurde die Krankheit wiederholt als Hirntumor fehldiagnostiziert, und es kam zu explorativen Kraniotomien.

Differentialdiagnose

Für die Abgrenzung dieser Störung gegenüber einer Arteriosklerose sind die klinischen Merkmale nicht genügend zuverlässig. Ein wegweisender Anhaltspunkt mag das Auftreten akuter fokaler zerebro-vaskulärer Ausfallerscheinungen bei einem jungen Mann sein, bei dem sich noch anderweitige Zeichen einer Thrombangiitis obliterans finden.

Laborbefunde

Angiographisch zur Darstellung gelangende Blockierung in den meisten mittelgroßen Ästen der A. cerebri media sowie in meningealen Anastomosen können sich vermutlich als diagnostisch bedeutsam erweisen. Pneumoenzephalogramme oder CAT-Untersu-chungen zeigten dilatierte Seitenventrikel und erweiterte kortikale Subarachnoidal-räume.

Verlauf, Prognose und Therapie

Wegen der Seltenheit der bekannt geworde-nen Krankheitsfälle war es bisher weder möglich, eine Prognose zu stellen, noch eine spezifische Therapie zu versuchen.

Fibromuskuläre Hyperplasie (Mediadysplasie)

Bei der fibromuskulären Hyperplasie han-delt es sich um eine nicht-arteriosklerotische, nicht-entzündliche Störung unbekannter Ätiologie. Sie befällt die elastischen, musku-lären und fibrösen Elemente der Intima und Media großer Arterien und verursacht hy-perplastische Veränderungen segmentaler Art. Sie führt zu einer Stenose des Lumens und gelegentlich zu aneurysmatischer Erwei-terung.

Klinische Besonderheiten

Am häufigsten tritt diese Störung bei jungen Frauen auf, zeigt jedoch keine charakteristi-schen klinischen Merkmale. Die ersten Fälle wurden in Nierenarteriogrammen entdeckt. In jüngster Zeit wurden ähnliche angiogra-phische Erscheinungsbilder in den Aa. caro-tides internae beobachtet und als „Perlenket-te" beschrieben. Solche Bilder kommen ent-weder durch wechselweises Auftreten von stenotischen Bezirken und solchen mit aneu-rysmatischer Erweiterung oder durch ste-hende Wellen in einer turbulenten Strömung zustande.

Zwar wurden einige Fälle mit Beteiligung der zervikalen A. vertebralis veröffentlicht, doch ist bei der Mehrzahl der Fälle der mittlere Abschnitt der zervikalen A. carotis interna befallen. Die Patienten können asymptomatisch sein oder auch fokale neu-rologische Zeichen aufweisen, die durch eine Ischämie im Versorgungsgebiet der betrof-fenen Arterie hervorgerufen werden. Bei

manchen fand sich gleichzeitig ein intrakra-nielles, kongenitales, sackförmiges Aneurys-ma. Es ist nicht bekannt, ob diese Kombina-tion eine gemeinsame pathologische Grund-lage hat, oder ob der systemische arterielle Hochdruck zu einer aneurysmatischen Er-weiterung führt.

Bei manchen Patienten wurden das Mut-terkorn und dessen Artverwandte als patho-gene Agentien verdächtigt. Es finden sich weder mangelndes Wohlbefinden, noch Fie-ber, noch eine Beteiligung anderer Organsy-steme, die an eine systemische Erkrankung denken lassen könnten.

Verlauf und Prognose

Da diese Erkrankung erst in jüngster Zeit entdeckt wurde, ist der Spontanverlauf noch nicht bekannt; einige Autoren stellten jedoch fest, daß die arteriellen Prozesse entweder stationär oder nur sehr langsam progredient sind.

Therapie

Verschiedene operative Verfahren wurden versuchsweise angewendet, z. B. die Exzision der Läsion, eine V. saphena-Plastik oder eine Arteriotomie mit anschließender Dilatation und Exzision der überflüssigen Windungen und verengten Segmente. Kortikosteroide haben sich als erfolglos erwiesen.

„Moyamoya"-Krankheit (spontaner Verschluß des Circulus arteriosus cerebri Willisii)

In den frühen 60iger Jahren wurde in Japan erstmals diese Form einer zerebro-vaskulä-ren Erkrankung beschrieben. Charakteri-stisch ist eine Kombination aus zerebraler Ischämie infolge vaskulären Verschlusses und Hämorrhagien aus einem pathologi-schen Gefäßnetz an der Hirnbasis. Diese Krankheit wurde nach dem angiographi-schen Bild des Gefäßnetzes mit dem Namen „Moyamoya" belegt (der japanische Aus-druck für „dunstig", wie eine in der Luft schwebende Wolke aus Zigarettenrauch).

Ätiologie

Diese Krankheit kommt praktisch nur bei Japanern vor. Ihre Ursache ist nicht bekannt, obwohl einige Autoren die netzförmigen Gefäße als kongenitale vaskuläre Mißbildung betrachten. Andere wiederum halten den Arterienverschluß im Circulus arteriosus cerebri (Willisii) für die primäre Störung, aus der sich der netzförmige Kollateralkreislauf sekundär entwickelt. Für eine entzündliche oder infektiöse Genese der Erkrankung lassen sich keine Anhaltspunkte finden, auch nicht für eine Takayasu-Krankheit. Dagegen wurden bei Kindern mit tuberkulöser Meningitis im Angiogramm multiple intrakranielle Arterienverschlüsse in Zusammenhang mit einem Moyamoya-ähnlichen Gefäßnetz beschrieben.

Pathologisch-anatomische Befunde

Zur Verfügung stehende Berichte über zwei Patienten ließen deutliche Lumeneinengungen in den distalen Abschnitten der Aa. carotides internae mit Verdickung der Intima sowie Bildung von Thromben erkennen, die sich bis in die proximalen Abschnitte beider Aa. cerebri anteriores und mediae ausdehnen (Abb. 29.2 A u. B). Für Atherome oder einen entzündlichen Prozeß lassen sich keine Anhaltspunkte finden. Die Gefäßwände des Anastomosennetzes werden als sehr dünn beschrieben und erinnern somit an die Befunde bei enzephalo-fazialer Angiomatose (Sturge-Weber-Syndrom).

Klinische Besonderheiten

Moyamoya kommt bei Frauen etwas häufiger vor. Je nach Alter des Patienten treten unterschiedliche Symptome auf.

Bei Jugendlichen sind die Leitsymptome fokale neurologische Ausfallerscheinungen, Beeinträchtigung geistiger Fähigkeiten, Kopfschmerzen und Krampfanfälle. Die Ausfälle sind gering, jedoch rezidivierend, und Residualsymptome persistieren.

Auch bei Erwachsenen treten Kopfschmerzen, Krämpfe und neurologische Ausfallerscheinungen auf; zahlreiche Patienten haben jedoch zusätzlich noch eine *Subarachnoidalblutung*. Abgesehen von einem gelegentlichen Papillenödem, wie es bei der Subarachnoidalbutung vorkommt, ergibt die Untersuchung einen normalen Fundus.

Laborbefunde

Das angiographische Bild der Moyamoya-Krankheit ähnelt zwar den retinalen Gefäßneubildungen und charakteristischen peripapillären arteriovenösen Anastomosen, wie man sie bei der Takayasu-Krankheit beobachtet. Bei der Moyamoya-Krankheit wurden jedoch keine entsprechenden Augenbefunde beschrieben. Die Erkrankung scheint angiographisch auf die supratentoriellen Arterien beschränkt zu sein. In allen Fällen findet sich ein Verschluß der Hauptäste des Circulus arteriosus cerebri (Willisii), insbesondere jedoch der Verzweigung der intrakraniellen Karotis, mit einem umfangreich entwickelten meningealen Kollateralkreislauf, das sogenannte „rete mirabile". Der Prozeß kann uni- oder bilateral sein.

Serienangiogramme bei erkrankten Kindern zeigen als erstes Stadium eine Verengung der Karotisbifurkation; später entwickelt sich ein anastomotisches Netz (Abb. 29.3). Bei einigen Jugendlichen hat sich herausgestellt, daß der Kollateralkreislauf später verschwindet; das Hindernis im Karotissiphon bleibt dagegen bestehen, und die Blutversorgung der Hemisphären wird vermutlich durch das vertebro-basiläre System aufrechterhalten. Zuweilen und bevorzugt bei Jugendlichen tritt im Angiogramm eine Moyamoya-Krankheit der ethmoidalen und nasalen Gefäße in Erscheinung.

Routinelaboruntersuchungen haben keine Hinweise auf eine zugrunde liegende infektiöse, metabolische oder immunologische Störung ergeben.

Verlauf und Prognose

Der Spontanverlauf dieser Störung ist sehr unterschiedlich und hängt vom Alter des

A

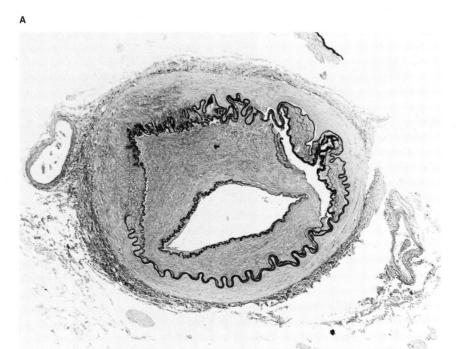

B

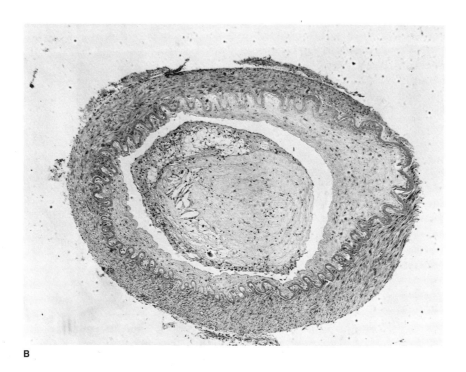

Abb. 29.2 A u. B. Histologische Präparate. *A* Distales Ende der rechten A. carotis interna einer 24jährigen Frau, das einen Thrombus mit Rekanalisation zeigt. *B* Distales Ende einer verschlossenen A. carotis interna links bei einem 6jährigen Mädchen. (Mit freundlicher Genehmigung durch Dr. T. Kudo, Department of Surgery, Keio University, Tokio)

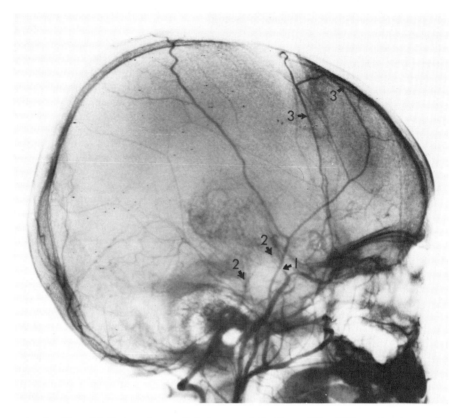

Abb. 29.3. Arteriogramm, das den Verschluß einer A. carotis interna und die übermäßige Füllung der A. carotis externa und der leptomeningealen Anastomosen darstellt. (Mit freundlicher Genehmigung durch Dr. T. Kudo, Department of Surgery, Keio University, Tokio)

Patienten bei Beginn der Erkrankung ab. Bei Jugendlichen treten leichte, jedoch rezidivierende fokale neurologische Ausfallerscheinungen mit unterschiedlichen Restsymptomen auf. Bei Erwachsenen dagegen kommt es infolge einer Subarachnoidalblutung (vermutlich bedingt durch die Moyamoya-Krankheit) zu fokalen neurologischen Ausfallerscheinungen, die eine bemerkenswerte Remissionstendenz zeigen und nicht rezidivieren. Es steht noch nicht fest, wieviele juvenile Erkrankungsfälle im Erwachsenenalter weiterbestehen.

Therapie

Für diese umfassende Störung gibt es keine spezifische Therapie; einige Chirurgen führen versuchsweise eine perivaskuläre Sympathektomie der Halskarotis und eine Exzision des oberen Zervikalganglions durch.

Hypophysäre Gefäßkrankheiten

Infarkt

Eine akute Hypophysennekrose kann durch einen Infarkt der gesunden Hypophyse oder eines Adenoms verursacht werden. Meistens allerdings tritt sie bei Frauen auf, bei denen die Hypophyse während der Schwangerschaft hypertrophisch geworden ist, oder bei denen sich geburtshilfliche Komplikationen, z. B. eine massive Hämorrhagie mit Schock, entwickeln. Obwohl die Patientin die akute Episode überlebt, kann sie einen Hypopituitarismus mit Atrophie der Brüste, fehlender Laktation, Amenorrhoe und fehlendem Nachwachsen der Pubesbehaarung (Sheehan-Syndrom) aufweisen.

Eine ungewöhnliche Ursache der Hypophysennekrose ist die schleichende Druckatrophie infolge eines Aneurysmas oder einer

Dilatation der A. carotis interna dort, wo sie der Hypophyse benachbart liegt.

Dissezierende Hämatome der aorto-kranialen Arterien

Hämorrhagie

Bei Patienten mit einem Hypophysenadenom kann es in den Tumor hineinbluten; die Folge ist eine Hypophysenapoplexie. Die Blutung kann spontan in einem Neoplasma erfolgen oder nach Verabreichung von Antikoagulantien auftreten bzw. durch die Strahlentherapie eines Adenoms ausgelöst werden.

Kommt die Blutung zum Stillstand, so leidet der Patient an schweren Kopfschmerzen und kann erblinden, wenn das Hämatom das Chiasma opticum oder den N. opticus komprimiert. Bei Ruptur in den Subarachnoidalraum entwickeln sich Zeichen einer Subarachnoidalblutung. In anderen Fällen gehören zum klinischen Bild Augenmuskellähmungen oder Erblindung, die durch Kompression der Augenmuskelnerven im benachbarten Sinus cavernosus oder einer solchen des Chiasma opticum bedingt sind. Einige Patienten zeigen eine akute Hypophyseninsuffizienz mit Blutdruckabfall.

Die Diagnose beruht auf dem Wissen oder dem Verdacht, daß der Patient an einem Hypophysenadenom leidet; aber nicht immer lassen sich akromegale Züge oder klinische Hinweise auf einen Hypopituitarismus finden. Schädelleeraufnahmen zeigen eine erweiterte Sella turcica. Bei der Lumbalpunktion finden sich u. U. ein blutiger Liquor, eine polymorphkernige Pleozytose und zuweilen nekrotisches Tumorgewebe. Das Karotisangiogramm zeigt die suprasellare Ausdehnung eines intrasellären Tumors und trägt dazu bei, die Diagnose eines rupturierten Aneurysmas auszuschließen.

Therapie

Hormonelle Substitution und lebenserhaltende Maßnahmen können ausreichend sein. Bei Beeinträchtigung des Sehvermögens jedoch ist eine Kraniotomie zur Entfernung eines Hämatoms und von nekrotischem Gewebe erforderlich, die einen Druck auf die Sehbahnen ausüben.

Wenn die Intima einer Arterie durch die Kraft des Blutstromes von der Media getrennt wird, bildet sich ein *dissezierendes Hämatom*. Die meisten Dissektionen führen nicht zu einer Dilatation der Arterienwand; wenn dies doch geschieht, wird es als *dissezierendes Aneurysma* bezeichnet.

Ätiologie und Pathogenese

Die durch eine primäre Arterienerkrankung bedingten Dissektionen werden als „spontan" bezeichnet, die durch eine Verletzung entstandenen als „traumatisch". Die nicht traumatischen Abarten sind meist verbunden mit einer Arteriosklerose oder einer zystischen Medianekrose. Zystische Nekrosen treten bei Patienten mit einem Myxödem oder einem Marfan-Syndrom häufiger auf als bei der Durchschnittsbevölkerung. Bei einigen Personen scheint die Hypertonie eine Rolle zu spielen, und in Ausnahmefällen mag auch die Syphilis zur Entwicklung eines dissezierenden Hämatoms beitragen. Eine plötzliche Streckung der Arterie bei einem Trauma oder einer starken Anstrengung kann zu einem Riß in der Intima führen. Heute zählt die Verletzung des Aortenbogens oder seiner Äste bei Einführung von Kathetern oder Nadeln zur Arteriographie zu den häufigsten Ursachen einer lokalen Dissektion. Experimentell wurde bei Tieren durch chronische Einnahme von *Lathyrus odoratus* (süße Erbsen) eine Dissektion des Aortenbogens herbeigeführt. Bei Menschen wurden ähnliche Fälle nicht bekannt.

Auch ein kleiner Intimariß kann größer werden, indem sich der Blutstrom ringförmig, von proximal und distal her, unter der Intima eingräbt. Wenn es zu einer Dissektion kommt, engt das unter der Intima gelegene Blut das Arterienlumen immer mehr ein und kann dieses schließlich ganz verschließen. Reicht dies bis an die Äste der Arterie heran, so kann der Prozeß auch an diesen entlang – wie bei der zuführenden Arterie – weiter fortschreiten. Einige Dissektionen kehren wieder in das Hauptgefäß zurück und führen so zu einer Arterie mit zwei Lumina.

Andere perforieren durch die Media in die sie umgebende Adventitia, dissezieren weiter und rupturieren schließlich in das Mediastinum oder in den perikardialen, pleuralen oder abdominalen Raum.

Die Halssegmente der Karotiden, der Truncus brachiocephalicus selbst oder gelegentlich die linke A. subclavia proximal von der Abgangsstelle der A. vertebralis können ebenfalls Sitz spontaner oder traumatischer Dissektionen sein. Es kann sich um iatrogene Dissektionen im Anschluß an eine Punktion mit einer Nadel oder Einführung eines Katheters durch den Arzt handeln. In seltenen Fällen kommt es zu einem Riß in der A. subclavia durch Hyperextension und Verdrehung des Armes. Ferner wurde über die Dissektion der A. carotis nach plötzlichen Schlägen gegen den Hals – ohne Hautverletzung – berichtet.

Intrathorakale Dissektion

Aortenbogen und seine Äste. Spontane Dissektionen ereignen sich am häufigsten bei Männern nach dem 50. Altersjahr, die an einer Hypertonie leiden. Sie beginnen in der Regel in der Aorta ascendens. Die Intimaruptur ist meist ein spontanes Ereignis, das mit einer körperlichen Anstrengung nicht in Zusammenhang steht. Sie kann zwar schmerzlos erfolgen, doch häufiger ist das erste Symptom eines Risses ein unerträglicher substernaler Schmerz, der je nach betroffenem Gefäß in Schultern, Rücken, Hals oder Kiefer ausstrahlen kann. Die Dissektion führt zu Stenose und zum Verschluß zunächst des Truncus brachiocephalicus, dann der linken Karotis und schließlich der linken A. subclavia. Die durch akute Obstruktion einer oder mehrerer dieser Arterien verursachten Symptome gleichen denjenigen eines langsam progredienten Arterienverschlusses, richten jedoch häufig verheerendere Folgen an; dies nicht nur, weil die Blockierung akut erfolgt, sondern auch weil sie am Ursprung eines Gefäßes stattfindet, sodaß in

deren distalen Ästen die Entwicklung eines Kollateralkreislaufes nicht möglich ist.

Zusätzlich zu neurologischen Ausfällen, die durch Verschluß der aorto-kranialen Arterien entstehen, kann es zu einer Querschnittsläsion des Rückenmarks kommen. Dies geschieht durch Obliteration von segmentalen Arterien, die aus der Aorta thoracica entspringen und das Rückenmark versorgen. Je nach Lokalisation des initialen Aortenrisses werden ein oder mehrere große Gefäße verschont. Zuweilen umgeht die Dissektion sämtliche großen Gefäße, zieht nur die kleinsten segmentalen Arterien in Mitleidenschaft und verursacht so eine Rückenmarksinfarzierung als erste neurologische Ausfallerscheinung.

Etwa die Hälfte aller Patienten mit einer akuten Dissektion des Aortenbogens sind schwer krank und im Schock. Andere zeigen zu Beginn offensichtlich keine Symptome und kommen zum Arzt, wenn sekundäre Anzeichen einer Obstruktion aortaler Äste auftreten. Bei manchen Patienten können die peripheren Pulse verschwinden, um wieder aufzutreten, wenn die Abtrennung der Adventitia durch die Blutsäule sympathische Nervenfasern zerstört und eine periphere Vasodilatation auftritt.

Differentialdiagnose

Keine andere Erkrankung macht ein ähnliches Bild wie die akute Dissektion des Aortenbogens. Das gleichzeitige Vorliegen substernaler Schmerzen mit einem Verlust der Subklavia- oder Karotispulse auf einer oder beiden Seiten bei Erhaltensein der Femoralispulse ist für dieses Syndrom praktisch pathognomonisch. Wenn die Arterien nicht obliteriert sind, können Geräusche und Blutdruckunterschiede an beiden Armen oder unterschiedliche Ophthalmikadrucke auf eine Stenose der Arterien hinweisen.

Auch wenn alle Pulse und Blutdruckwerte gleichmäßig sind, muß stets an diese Diagnose gedacht werden, wenn das klinische Bild des Patienten auf eine akute vaskuläre Katastrophe verdächtig ist. Der Myokardinfarkt kommt differentialdiagnostisch am ehesten in Betracht, doch auch eine Stenose oder ein Verschluß der Koronararterien durch das subintimale Hämatom kann im EKG Zeichen eines akuten Myokardinfarktes machen, und die Verziehung des Aortenringes kann zu einer Aorteninsuffizienz führen. Weitere Krankheitsbilder, die differentialdiagnostisch in Betracht kommen, sind die akute Pankreatitis, die Perforation eines inneren Bauchorgans und die akute Querschnittsmyelitis irgendwelcher Genese. Ausnahmsweise manifestiert sich die Krankheit einzig dadurch, daß die Blutzufuhr zu den peripheren Nervenwurzeln oder dem Plexus brachialis sistiert.

Laborbefunde

Die Leukozytenzahl ist leicht bis mäßig erhöht. Die Hämoglobinkonzentration ist meistens normal, kann jedoch erniedrigt sein, wenn die Dissektion zu einem signifikanten Blutverlust in das umliegende Gewebe führt. In der Thoraxaufnahme zeigt sich u. U. ein leicht verbreitertes Mediastinum, das durch ein Hämatom oder ein Aneurysma bedingt ist, und im linken Pleuraraum kann eine Ansammlung von Flüssigkeit beobachtet werden. Angiogramme bringen eventuell einen Verschluß der Arterien an ihren Abgangsstellen zur Darstellung, manchmal sogar eine Abhebung der Kontrastmittelsäule von der äußeren Arterienwand.

Prognose und Therapie

In einer Untersuchungsreihe mit über 50 Fällen starben mehr als die Hälfte der Patienten innerhalb von 1 Woche und mehr als 80% innerhalb von 1 Jahr. Die häufigste Todesursache ist die Ruptur eines dissezierenden Hämatoms in das Perikard, den Thorax oder die Peritonealhöhle. Gelegentlich ist der Tod durch eine Herzinsuffizienz mit Lungenödem und Pneumonie bedingt.

Obwohl einige Autoren eine konservative Therapie mit blutdrucksenkenden Mitteln befürworten, besteht die einzige Chance einer endgültigen Heilung in einer Operation. Bei einigen Patienten kann das erkrankte Segment des Gefäßes mit Erfolg durch eine Plastik ersetzt oder das Gefäß eröffnet und der Intimariß wieder genäht werden.

Intrakranielle dissezierende Hämatome

Seit einem Jahrhundert ist bekannt, daß Schädeltraumen eine Hirnblutung oder eine Ruptur der Venen verursachen können, die den Subduralraum durchqueren. Doch erst in jüngster Zeit wurde man darauf aufmerksam, daß ein Trauma auch die Arterien an der Hirnbasis so stark strecken kann, daß deren Intima zerreißt. Die A. basilaris und die A. carotis interna oberhalb der Processus clinoidei reagieren auf diese Art Trauma besonders empfindlich. Auch die A. cerebri media war schon Sitz eines dissezierenden Hämatoms. Der Verschluß einer zerebralen Arterie Stunden oder sogar Wochen nach einem Schädeltrauma, kann sekundär durch ein dissezierendes Hämatom erfolgen bzw. die Folge eines Einrisses in einer atheromatösen Plaque sein.

Medikamentöse zerebro-vaskuläre Störungen

Die Einnahme von Medikamenten – ob vom Arzt verordnet oder nicht – hat oft Nebenwirkungen, die sich gelegentlich auf die Gesundheit des Patienten nachteilig auswirken können (Abb. 29.4). Bei einem Patienten, der Zeichen einer zerebro-vaskulären Störung aufweist, sollte der Arzt immer an eine der nachstehend aufgeführten medikamentös bedingten Störungen denken:

Die *orthostatische Hypotonie* wird durch blutdrucksenkende Medikamente, Sedativa, Antidepressiva und Tranquillizer hervorgerufen und kann transitorische ischämische Attacken und Hirn- oder Rückenmarksinfarkte auslösen.

Eine *hypertensive Krise* kann ausgelöst werden, wenn Patienten, die mit MAO-Hemmern behandelt werden, Tyramin-haltige Nahrungsmittel konsumieren, beispielsweise Wein oder Käse. Sie kann zur hyper-

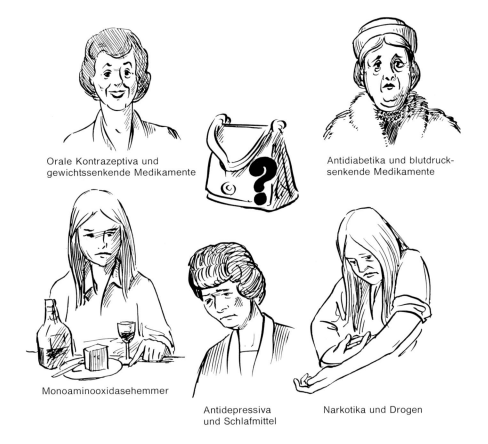

Orale Kontrazeptiva und
gewichtssenkende Medikamente

Antidiabetika und blutdrucksenkende Medikamente

Monoaminooxidasehemmer

Antidepressiva
und Schlafmittel

Narkotika und Drogen

Abb. 29.4

tensiven Enzephalopathie, intrazerebralen Hämorrhagie oder zur Subarachnoidalblutung führen.

Eine *unerwünscht starke Gerinnungshemmung* kann bei Patienten mit schlecht kontrollierter Antikoagulantientherapie auftreten, ferner bei jenen, die hohe Dosen an Salicylaten, Alkohol und Antikonvulsiva konsumieren; mögliche Folgen sind die Subduralblutung, die intrazerebrale Hämorrhagie oder die spinale epidurale Blutung.

Orale Kontrazeptiva, die Östrogene und Progesteron in unterschiedlicher Kombination enthalten, führen zu einer Reihe von Komplikationen. Mit unterschiedlicher Abhängigkeit von genetischen Faktoren, Rasse, Serumlipiden und unbekannten Faktoren entwickelt ein sehr kleiner Prozentsatz dieser Frauen eine maligne Hypertonie, eine akute Migräne, arterielle oder venöse Hirninfarkte, einen Pseudotumor cerebri oder Gefäßverschlüsse in der Retina.

Patienten mit einer Digitalistherapie können einen *hypersensitiven Karotissinusreflex* mit nachfolgender Hypotonie, Bradykardie und zerebro-vaskulärer Insuffizienz aufweisen. Eine durch Digitalis induzierte paroxysmale Vorhoftachykardie kann zu *transitorischen ischämischen Attacken* führen.

Antidiabetika verursachen u. U. eine *Hypoglykämie*, die klinisch einen „Schlaganfall" vortäuschen kann.

Eine ganze Skala von Medikamenten, angefangen bei den Sulfonamiden über Procainamide, Antikonvulsiva bis zu den Kortikosteroiden, wurden für die Entstehung von *Kollagenkrankheiten mit Gefäßerkrankungen* und *allergischen Angiitiden* verantwortlich gemacht.

Bei intravenös verabreichten Amphetaminen wurde nachgewiesen, daß diese eine *akute nekrotisierende Angiitis* sowohl zerebraler als auch systemischer Art hervorrufen; die Folge ist eine Ischämie des Gehirns, ein

Hirninfarkt und eine Subarachnoidalblutung.

Intravenös verabreichtes Heroin oder
Opium führte gelegentlich zu einer *akuten
Querschnittsmyelitis.*

Beim Lysergsäurediäthylamid (LSD) wurde – wegen seiner Methysergid-ähnlichen
Wirkungsweise – die Möglichkeit erwogen,
daß es eine *Obstruktion der A. carotis interna*
bewirken könnte.

Literatur

Ehlers-Danlos-Syndrom

Beighton, P.: The Ehlers-Danlos Syndrome, London:
William Heinemann 1970
Imahori, S., Bannerman, R. M., Graf, C. J., Brennan, J.
C.: Ehlers-Danlos syndrome with multiple arterial
lesions, Am. J. Med. *47*, 967 (1969)
Schoolman, A., Kepes, J. J.: Bilateral spontaneous
carotid-cavernous fistulae in Ehlers-Danlos syn-
drome. Case report. J. Neurosurg. *26*, 82 (1967)

Pseudoxanthoma elasticum

Connor, P. J., Juergens, J. L., Perry, H. O., Hollenhorst,
R. W., Edwards, J. E.: Pseudoxanthoma elasticum
and angioid streaks. A review of 106 cases. Am. J.
Med. *30*, 537 (1961)
Goodman, R. M., Smith, E. W., Paton, D., Bergman, R.
A., Siegel, C. L., Ottesen, O. E., Shelley, W. M.,
Pusch, A. L., McKusick, V. A.: Pseudoxanthoma
elasticum: A clinical and histopathological study.
Medicine. *42*, 297 (1963)
Huang, S.-N., Steele, H. D., Kumar, G., Parker, J. O.:
Ultrastructural changes in the elastic fibers in
pseudoxanthoma elasticum. Arch. Pathol. *83*, 108
(1967)
Messis, C. P., Budzilovich, G. N.: Pseudoxanthoma
elasticum. Report of an autopsied case with cerebral
involvement. Neurology. *20*, 703 (1970)

Thrombangiitis obliterans (zerebrale Form)

Buerger, I.: Thromboangiitis obliterans. Concepts of
pathogenesis and pathology. J. Internat. Chir. *4*, 339
(1939)
Fisher, C. M.: Cerebral thromboangiitis obliterans.
Medicine. *36*, 169 (1957)
Torvik, A., Hognestad, J.: "Cerebral thromboangiitis
obliterans." Report of a case with discussion of
pathogenesis. Acta pathol. microbiol. scand. *63*, 522
(1965)
Zülch, K. J.: The cerebral form of von Winiwarter-
Buerger's disease: Does it exist? Angiology. *20*, 61
(1969)

Fibromuskuläre Hyperplasie (Mediadysplasie)

Adams, D. F., Lebowitz, R. L.: Corrugated arteries.
Fixed pathology or functional alteration. Arch.
Surg. *104*, 18 (1972)
Andersen, P. E.: Fibromuscular hyperplasia of the
carotid arteries. Acta radiol. diagn. *10*, 90 (1970)

Elias, W. S.: Intracranial fibromuscular hyperplasia.
J.A.M.A. *218*, 254 (1971)
Hartman, J. D., Young, I., Bank, A. A., Rosenblatt, S.
A.: Fibromuscular hyperplasia of internal carotid
arteries. Stroke in a young adult complicated by
oral contraceptives. Arch. Neurol. *25*, 295 (1971)
Houser, O. W., Baker, H. L., Jr., Sandok, B. A., Holley,
K. E.: Cephalic arterial fibromuscular dysplasia.
Radiology. *101*, 605 (1971)
Huber, P., Fuchs, W. A.: Gibt es fibromuskuläre
Hyperplasie zerebraler Arterien? Fortschr. Rönt-
genstr. *107*, 119 (1967)
Sandok, B. A., Houser, O. W., Baker, H. L., Jr., Holley,
K. E.: Fibromuscular dysplasia. Neurologic disor-
ders associated with disease involving the great
vessels in the neck. Arch. Neurol. *24*, 462 (1971)
Strian, F., Backmund, H.: Fibromuskuläre Dysplasie
der Carotiden. Nervenarzt. *43*, 557 (1972)
Zeumer, H., Hauke, P., Kotlarek, F.: Fibromuskuläre
Dysplasie der Carotis interna und der intrazerebra-
len Gefäße. Dtsch. med. Wschr. *100*, 132 (1975)

Moyamoya-Krankheit

Galligioni, F., Andrioli, G. C., Marin, G., Briani, S.,
Iraci, G.: Hypoplasia of the internal carotid artery
associated with cerebral pseudoangiomatosis.
Report of 4 cases. Am. J. Roentgenol. *112*, 251 (1971)
Götze, P., Kühne, D.:Sogenanntes Moyamoya-Syn-
drom (hämangiomartiges Gefäßnetz an der Schädelbasis) verbunden mit einer Neurofibromatose
von Recklinghausen. Ein Fallbericht. Nervenarzt.
47, 34 (1976)
Mathew, N. T., Abraham, J., Chandy, J.: Cerebral
angiographic features in tuberculous meningitis.
Neurology. *20*, 1015 (1970)
Mauersberger, W.: Intracerebrale Massenblutung bei
Morbus Nishimoto-Takeuchi-Kudo (Moyamoya-
Krankheit): Ein Beitrag zur Differentialdiagnose
der intracerebralen Blutungen. J. Neurol. *212*, 47
(1976)
Nishimoto, A., Takeuchi, S.: Abnormal cerebrovascular network related to the internal carotid arteries. J.
Neurosurg. *29*, 255 (1968)
Stoeter, P., Voigt, K.: Moyamoya-Syndrom bei tuber-
kulöser zerebraler Arteriitis. Fortschr. Geb. Rönt-
genstr. Nuklearmed. *124*, 516 (1976)

Taveras, J. M.: Multiple progressive intracranial arterial occlusions: A syndrome of children and young adults. Am. J. Roentgenol. *106*, 235 (1969)

Vuia, O., Alexianu, M., Gabor, S.: Hypoplasia and obstruction of the circle of Willis in a case of atypical cerebral hemorrhage and its relationship to Nishimoto's disease. Neurology. *20*, 361 (1970)

Zappia, R. J., Winkelman, J. Z., Roberson, G. H., Rosenbaum, H. E., Gay, A. J.: Progressive intracranial arterial occlusion syndrome. Report of a case with unusually high ophthalmodynamometry (ODM) values. Arch. Ophthalmol. *86*, 455 (1971)

Hypophysäre Gefäßkrankheiten

Epstein, S., Pimstone, B. L., de Villiers, J. C., Jackson, W. P.: Pituitary apoplexy in five patients. Brit. J. Med. *2*, 267 (1971)

Sheehan, H. L., Davis, J. C.: Pituitary necrosis. Brit. Med. Bull. *24*, 59 (1968)

Dissezierendes Hämatom der aorto-kranialen Arterien

Allgemeines

Frantzen, E., Jacobsen, H. H., Therkelsen, J.: Cerebral artery occlusions in children due to trauma to the head and neck. A report of 6 cases verified by cerebral angiography. Neurology. *11*, 695 (1961)

Gheradi, G. J., Lee, H. Y.: Localized dissecting hemorrhage and arteritis. J.A.M.A. *199*, 187 (1967)

Ätiologie und Pathogenese

Collins, J. J., Jr.: Dissecting aneurysms in turkeys and man. Arch. Surg. *102*, 159 (1971)

Lewin, W.: Vascular lesions in head injuries. Brit. J. Surg. *55*, 321 (1968)

Dissezierendes Hämatom des Aortenbogens

Braunstein, H.: Pathogenesis of dissecting aneurysm. Circulation. *28*, 1071 (1963)

Chase, T. N., Rosman, N. P., Price, D. L.: The cerebral syndromes associated with dissecting aneurysm of the aorty. A clinicopathological study. Brain. *91*, 173 (1968)

Daily, P. O., Trueblood, H. W., Stinson, E. B., Wuerflein, A. D., Shumway, N. E.: Management of acute aortic dissections. Ann. Thoracic Surg. *10*, 237 (1970)

Hirst, A. E., Jr., Johns, V. J., Jr., Kime, S. W., Jr.: Dissecting aneurysms of the aorta: A review of 505 cases. Medicine. *37*, 217 (1958)

McCloy, R. M., Spittell, J. A., Jr., McGoon, D. C.: The prognosis in aortic dissection (dissecting aortic hematoma or aneurysm). Circulation. *31*, 665 (1965)

Thompson, G. B.: Dissecting aortic aneurysm with infarction of spinal cord. Brain. *79*, 111, (1956)

Dissektion der zervikalen Arterien

Boyd-Wilson, J. S.: Iatrogenic carotid occlusion: Medial dissection complicating arteriography. World Neurol. *3*, 507 (1962)

Hockaday, T. D.: Traumatic thrombosis of the internal carotid artery. J. Neurol. Neurosurg. Psychiat. *12*, 229 (1959)

Houck, W. S., Jackson, J. R., Odom, G. L., Young, W. G.: Occlusion of the internal carotid artery in the neck secondary to closed trauma to the head and neck: A report of two cases. Ann. Surg. *159*, 219 (1964)

Thapedi, I. M., Ashenhurst, E. M., Rozdilsky, B.: Spontaneous dissecting aneurysm of the internal carotid artery in the neck. Report of a case and review of the literature. Arch. Neurol. *23*, 549 (1970)

Intrakraniell dissezierende Hämatome

Attar, S., Fardin, R., Ayella, R., McLaughlin, J. S.: Medical vs. surgical treatment of acute dissecting aneurysms. Arch. Surg. *103*, 568 (1971)

Editorial: Treatment of dissecting aortic aneurysm. Lancet. *1*, 525 (1972)

Hayman, J. A., Anderson, R. McD.: Dissecting aneurysm of the basilar artery. Med. J. Australia. *2*, 360 (1966)

Spudis, E. V., Scharyj, M., Alexander, E., Martin, J. F.: Dissecting aneurysms in the neck and head. Neurology. *12*, 867 (1962)

Medikamentöse zerebro-vaskuläre Störungen

AtLee, W. E., Jr.: Talc and cornstarch emboli in eyes of drug users. J.A.M.A. *219*, 49 (1972)

Bergeron, R. T., Wood, E. H.: Oral contraceptives and cerebrovascular complications. Radiology. *92*, 231 (1969)

Citron, B. P., Halpern, M., McCarron, M., Lundberg, G. D., McCormick, R., Pincus, I. J., Tatter, D., Haverback, B. J.: Necrotizing angiitis associated with drug abuse. New Engl. J. Med. *283*, 1003 (1970)

Collaborative Group for the Study of Stroke in Young Women: Oral contraception and increased risk of cerebral ischemia or thrombosis. New Engl. J. Med. *288*, 87 (1973)

Goodman, S. J., Becker, D. P.: Intracranial hemorrhage associated with amphetamine abuse. J.A.M.A. *212*, 480 (1970)

Irey, N. S., Manion, W. C., Taylor, H. B.: Vascular lesions in women taking oral contraceptives. Arch. Pathol. *89*, 1 (1970)

Kazmier, F. J., Spittell, J. A., Jr.: Coumarin drug interactions. Mayo Clinic Proc. *45*, 249 (1970)

Lamy, P. P., Kitler, M. E.: Untoward effects of drugs (including non-prescription drugs) (in two parts), Dis. Nervous System. *32*, 18 and *32*, 105 (1971)

Leading article: Drug-induced lupus syndromes. Brit. Med. J. *2*, 192 (1970)

Masi, A. T., Dugdale, M.: Cerebrovascular diseases associated with the use of oral contraceptives. A review of the English-language literature. Ann. Internal Med. *72*, 111 (1970)

Patel, A. N.: Self-inflicted strokes (editorial). Ann. Internal Med. *76*, 823 (1972)

Richter, R. W., Rosenberg, R. N.: Transverse myelitis associated with heroin addicition. J.A.M.A. *206*, 1255 (1968)

Rumbaugh, C. L., Bergeron, R. T., Fang, H. C. H., McCormick, R.: Cerebral angiographic changes in the drug abuse patient. Radiology. *101*, 335 (1971)

Salmon, M. L., Winkelman, J. Z., Gay, A. J.: Neuro-ophthalmic sequelae in users of oral contraceptives. J.A.M.A. *206*, 85 (1968)

Schein, P. S., Yessayan, L., Mayman, C. I.: Acute transverse myelitis associated with intravenous opium. Neurology. *21*, 101 (1971)

Sobel, J., Espinas, O. E., Friedman, S. A.: Carotid artery obstruction following LSD capsule ingestion. Arch. Internal Med. *127*, 290 (1971)

Weiss, S. R., Raskind, R., Morganstern, N. L., Pytlyk, P. J., Baiz, T. C.: Intracerebral and subarachnoid hemorrhage following use of methamphetamine ("speed"). Internat. Surg. *53*, 123 (1970)

Allgemeine Richtlinien für Behandlung und Rehabilitation

„Eine kleine Nachlässigkeit kann Kummer bereiten."

Benjamin Franklin
Poor Richard's Almanac, 1758

Allgemeine therapeutische Richtlinien

Bei Patienten mit akuten zerebro-vaskulären Störungen sind manchmal lebensrettende Notfallmaßnahmen erforderlich. Gelegentlich scheint der Iktus so minim zu sein, daß der Arzt dem Patienten am liebsten raten möchte, die Symptome zu ignorieren. Jeder Patient stellt ein spezifisches Problem dar, dessen Behandlung den gegebenen Umständen Rechnung tragen muß. Die auf den folgenden Seiten dargestellten therapeutischen Richtlinien sind weit genug gefaßt, daß sie auf die vielen verschiedenartigen neuro-vaskulären Störungen angewendet werden können.

Ob ein Patient zu Hause oder in einem Krankenhaus behandelt werden soll, muß unter Berücksichtigung folgender Faktoren entschieden werden: sozial-wirtschaftliche Umstände, Verfügbarkeit eines Krankenhausbettes, Wünsche des Patienten und seiner Angehörigen sowie Schwere der Erkrankung. Da scheinbar kleine Anfälle oft nur eine Vorwarnung für bevorstehende ernsthaftere Schwierigkeiten sind, empfiehlt es sich in der Regel, den Patienten zur Beobachtung in ein Krankenhaus zu verlegen. Komatöse Patienten oder solche mit einem Status epilepticus und intrakraniellen Hämorrha-

gien müssen sofort hospitalisiert werden. Hin und wieder kommt jedoch ein Patient erst etwa 1 Woche nach Beginn eines voll ausgebildeten, nicht progredient verlaufenden Hirninfarktes zum Arzt; eine Hospitalisation ist dann nicht mehr nötig, wenn eine ambulante Behandlung und Rehabilitation zu Hause durchgeführt werden kann.

Respirationssystem

Freihalten der Luftwege
Der wichtigste Punkt bei der Behandlung eines jeden neurologischen Notfalls ist die Freihaltung der Luftwege. Dieses Problem stellt sich in jedem akuten Stadium einer Erkrankung, in dem Krämpfe oder Koma als Komplikationen auftreten. Später können Schluckschwierigkeiten zur Aspiration von Nahrungsmitteln oder Sekreten und damit zu einer Obstruktion der Trachea führen.

Der komatöse Patient muß in Seitenlage oder Kopftieflage gehalten werden. Durch Verwendung eines Mundstücks, das die Zunge hält, wird vermieden, daß es zu einer Verlegung des Pharynx durch die Zunge kommt. Allerdings können diese Maßnahmen nur während 24–48 Std angewendet werden. Wird der Mund über einen längeren Zeitraum offen gehalten, so kommt es zu einer exzessiven Austrocknung der Schleimhäute, und die ausgetrockneten Sekrete sammeln sich im Hypopharynx an. Aus diesem Grunde ist eine ständige Überwachung und häufiges Absaugen naso-pharyngealer Sekrete notwendig. Mehrmals täglich muß dies mittels eines weichen Polyäthylenkatheters im oberen, mittleren und unteren Pharynxabschnitt und – wenn möglich – auch in der oberen Trachea durchgeführt werden. Oft erfüllt das Pflegepersonal diese wichtige Aufgabe nur zögernd in der Befürchtung, die dabei manchmal ausgelösten Hustenanfälle könnten den ohnehin schon prekären Zustand des Patienten noch verschlimmern. Obwohl Hustenstöße bei einem komatösen Patienten mit Hirnblutung sicherlich nicht wünschenswert sind, so richten sie doch weniger Schaden an als ein partieller Verschluß der Luftwege durch Sekrete, die durch Absaugen oder durch Hustenstöße entfernt werden könnten. Grobes Sondieren mit einem Katheter muß jedoch vermieden werden; es könnte zu Ulzeration der Schleimhäute und nachfolgender Blutung kommen.

Die Tracheotomie – ehedem für Patienten *in extremis* vorbehalten – wird heute allgemein für jeden Patienten empfohlen, der wahrscheinlich für längere Zeit im Koma bleiben wird. Die gezielte Tracheotomie verringert die Gefahr einer Aspiration bzw. das Risiko respiratorischer Komplikationen und erleichtert die Tracheobronchialtoilette. Am allerwichtigsten jedoch ist es, daß keine ununterbrochene pflegerische Überwachung mehr notwendig ist, um eine akute respiratorische Obstruktion zu verhüten.

Scheint der Tod bei einer zerebro-vaskulären Störung unvermeidlich, so ist eine Tracheotomie im Sinne einer Lebensverlängerung kaum gerechtfertigt. Die Grundlagen für eine solche Entscheidung sind so komplexer Art, daß sich die konsiliarische Zuziehung eines in dieser Hinsicht erfahrenen Kollegen meist empfiehlt. (Vgl. Abschnitt über Hirntod nachstehend in diesem Kapitel.)

Inhalation von Gasen

Einige Ärzte verabreichen bei Patienten mit akuten neuro-vaskulären Störungen 90–100%igen Sauerstoff via Nasenkatheter, Maske oder Sauerstoffzelt. Bei Patienten mit Emphysem oder einer anderen chronischen pulmonalen Erkrankung, bei der es zur Retention von Kohlendioxid kommt, kann eine Sauerstoffgabe durch Depression der Atmung zu einer weiteren Anhäufung von CO_2 und damit zur Narkose, ausnahmsweise zum Tode führen. Da Sauerstoff in gesunden Hirngefäßen eine Vasokonstriktion bewirkt, wird häufig Kohlendioxid zugefügt, um eine Dilatation der Arteriolen herbeizuführen. Es läßt sich jedoch darüber streiten, ob die Anwendung dieses Gasgemisches ratsam ist oder nicht, da es gesunde Arteriolen zu dilatieren vermag, während jene unbeeinflußt bleiben, die das infarzierte oder ischämische Gebiet versorgen und infolge lokaler Anhäufung von Stoffwechselprodukten des Gewebes bereits maximal dilatiert sind. In diesem Fall wird durch die Verabreichung von CO_2 Blut aus der ischämischen Region in gesundes Gewebe abgeleitet, was als sogenannter „intrazerebraler Steal" bezeichnet wird. Um ein solches Geschehen zu vermeiden, befürworten andere Autoren die Auslösung einer Hypokapnie durch Hyperventilation, damit die gesunden Arteriolen sich kontrahieren, und ein vermehrter Blutfluß durch die vasoparalytischen ischämischen Bezirke erzwungen wird, der sogenannte Robin Hood-Effekt (eine Bestehlung der Reichen, um es den Armen zukommen zu lassen). Beide Phänomene haben sich als eher von theoretischem, denn von praktischem Nutzen erwiesen, und ihr Wirkungsgrad bedarf weiterer Untersuchungen.

Obwohl die Verabreichung von Sauerstoff – ob nun mit oder ohne Kohlendioxid – der Familie und dem Arzt das Gefühl geben mag, es würde therapeutisch etwas getan, so hat sie auf den zerebralen Gefäßwiderstand und die Oxygenisierung der Gewebe beim Patienten mit Zerebralsklerose wahrscheinlich einen nur geringen Einfluß, ausgenommen bei

Fällen mit aufgepfropften kardio-pulmonalen Erkrankungen. Die Sauerstoffgabe mit 2 oder 3 bar Druck erhöht andererseits das im Blut gelöste Sauerstoffvolumen um ganze 6 Vol. % und könnte – zumindest theoretisch – die Oxygenisierung des ischämischen Hirngewebes fördern. Bei der zerebralen Ischämie hat sich jedoch die Sauerstofftherapie (unter Druck) nicht als brauchbar erwiesen.

Lungenatelektase und Bronchopneumonie

Da die Bronchopneumonie nach zerebrovaskulären Ereignissen die häufigste Todesursache darstellt, ist deren Prophylaxe von besonderer Bedeutung. Sowohl die Bronchopneumonie als auch die ihr oft vorausgehende Segmentatelektase kann durch häufige Umlagerung des Patienten, Absaugen, Klopfmassage und tiefe Atemübungen meist vermieden werden. Wenn der Patient zu einer tiefen Atmung nicht in der Lage ist, ist mehrmals täglich angewandte intermittierende Beatmung unter positivem Druck von unschätzbarem Wert.

Die prophylaktische Applikation von Antibiotika ist wohl nur dann gerechtfertigt, wenn der Patient komatös ist oder nicht husten kann. Fieber, Tachykardie unbekannter Genese, Tachypnoe, Husten mit Auswurf und physikalische oder röntgenologische Hinweise auf eine pulmonale Infektion sind eine Indikation für sofortigen Beginn mit einer – falls möglich – oralen Antibiotikatherapie. Wenn der Patient innerhalb von 24 Std nicht auf die Therapie anspricht, sollten Sputumkulturen angelegt werden. Die antibiotische Therapie wird daraufhin – je nach Wachstum der Organismen und Ergebnis der Resistenzbestimmungen – geändert.

Lungenödem

Die häufigste Ursache eines Lungenödems bei Patienten mit akuten zerebro-vaskulären Störungen ist ein sekundäres Linksversagen infolge systemischer Blutdrucksteigerung oder akutem Myokardinfarkt. Gelegentlich kann eine übermäßige intravenöse Flüssigkeitsgabe noch als auslösender Faktor hinzukommen. Auch die intrakranielle Störung selbst kann ein Lungenödem hervorrufen, indem sie entweder zu einer unangemessenen Ausschüttung des antidiuretischen Hypophysenhormones (ADH) führt oder bis jetzt noch wenig bekannte Reflexmechanismen aktiviert.

Eine übermäßige Sekretion antidiuretischer Hormone vermindert die Urinausscheidung und erhöht das spezifische Gewicht trotz adäquater Flüssigkeitsaufnahme. Diese Oligurie ist bei Patienten mit Verdacht auf Hirnödem gewöhnlich kein Problem, da sie ohnehin bewußt in einem leichten Dehydrationszustand gehalten werden. Bei Patienten mit einem Hirninfarkt hingegen ist eine adäquate Hydration wünschenswert, um eine Hämokonzentration und Blutkörperchenaggregation zu verhindern. Bei einer chronischen Oligurie kann die Verabreichung von 2–3 l Flüssigkeit täglich eventuell zu einer übermäßigen Hydration und zur Entwicklung eines Lungenödems führen. Bei allen Patienten mit akuten zerebro-vaskulären Erkrankungen muß einer sorgfältigen Kontrolle der Flüssigkeitsbilanz ganz besondere Beachtung geschenkt werden. Wenn trotz adäquater Flüssigkeitsaufnahme die ausgeschiedene Urinmenge niedrig und das spezifische Gewicht hoch bleiben, und wenn die Konzentration der Serumelektrolyte – insbesondere des Serum-Natriums – abzunehmen beginnt, so liegt möglicherweise eine übermäßige Ausscheidung an ADH vor. Die tägliche Flüssigkeitszufuhr sollte auf weniger als 1000 ml beschränkt werden.

Lungenembolien

Ein Embolus in der A. pulmonalis oder einer ihrer Hauptäste führt sofort zu einer Überlastung des rechten Herzens, Dyspnoe, Zyanose und Schock. Wird das Geschehen früh erkannt, und erlaubt der Zustand des Patienten einen großen chirurgischen Eingriff, so kann der Thrombus entfernt werden. Die Diagnose wird anhand klinischer Befunde und mit Hilfe eines Lungenszintigramms gestellt.

Weiter distal in den kleineren Ästen des pulmonalen Gefäßbaumes steckengebliebene Emboli können, von der Dyspnoe angefangen, alle Symptome oder überhaupt keine machen. Die Symptomatik hängt davon ab, wie groß die verschlossene Arterie ist, und ob gleichzeitig eine Pleurareizung und ein Lungeninfarkt vorliegen.

Zu den Symptomen einer Embolie gehören Tachypnoe, Tachykardie, Fieber, Leukozytose, pleurales Reiben und manchmal charakteristische Veränderungen im Thoraxröntgenbild. Ein Lungenszintigramm kann diagnostisch beweisend sein. Die Behandlung besteht in unterstützenden Maßnahmen und beschränkt sich allgemein darauf, durch Antikoagulantientherapie oder Ligatur der V. cava bzw. der Femoralvenen ein Rezidiv zu verhüten.

Kardio-vaskuläres System

Herz

Patienten mit symptomatischer zerebro-vaskulärer Erkrankung leiden häufig an begleitenden kardialen Störungen. Eine asymptomatische Hypertonie kann sich in Form eines akuten intrakraniellen Ereignisses und einer kardialen Dekompensation ankünden. Ein Hirninfarkt kann sekundär durch einen Blutdruckabfall infolge Myokardinfarkt oder Herzrhythmusstörung bedingt sein. Ein guter Kliniker betrachtet daher zerebrale Gefäße, Herz und zervikale Gefäße immer als ein Ganzes und behandelt alle drei bei jedem Patienten mit einer zerebro-vaskulären Störung irgendwelcher Art.

Jeder Patient mit geringsten Zeichen eines Herzversagens nach einem Iktus muß digitalisiert werden, um ein gutes Herzminutenvolumen, eine ausreichende Sauerstoffversorgung des Blutes und die Verhütung einer Lungenstauung zu gewährleisten.

Phlebothrombose

Bei bettlägerigen Patienten macht eine Phlebothrombose meistens keine Symptome, bis sie in Form einer Lungenembolie plötzlich in Erscheinung tritt. Gelegentlich finden sich Anhaltspunkte wie ein schmerzloses Beinödem, vorspringende und leicht geschlängelte Venen, ein positives Homan-Zeichen, eine Tachykardie ungeklärter Genese oder leichtes Fieber. Ausnahmsweise kann eine Phlegmasia coerulea dolens erster Hinweis auf eine Thrombose sein.

Die besten Präventivmaßnahmen sind: mit dem Tag des Iktus beginnende aktive und passive Bewegungsübungen, ein häufiger Lagewechsel, elastische Strümpfe und rasche Mobilisierung. Es gibt Kliniker, die bei allen für längere Zeit bettlägerigen Patienten Antikoagulantien empfehlen, sofern deren Verabreichung wegen anderweitiger Erkrankungen nicht zu riskant ist.

Systemischer Blutdruck

Hypertonie

Der Allgemeinpraktiker sieht sich manchmal vor die Frage gestellt, ob die Blutdrucksteigerung bei einem Patienten mit einem akuten neuro-vaskulären Ereignis Ursache oder Folge einer intrakraniellen Störung ist. Die Kenntnis folgender Fakten kann bei der Lösung dieses Problems helfen:

1. Wenn überhaupt, so führen primäre intrakranielle Prozesse selten zu einer Hypertonie bei wachen Patienten. Bei stuporösen oder komatösen Patienten hingegen kann es u. U. außerordentlich schwierig sein, eine Hypertonie infolge intrakranieller Erkrankung von einer systemischen Hypertonie mit sekundärer Enzephalopathie abzugrenzen.

2. Bei primären intrakraniellen Erkrankungen, die weit genug fortgeschritten sind, um einen systemischen Hochdruck zu verursachen, finden sich in der Regel als Begleitsymptome eine Hirndrucksteigerung und ein Papillenödem. Im Gegensatz dazu weisen Patienten mit einer sekundären Enzephalopathie infolge systemischen Hochdrucks im allgemeinen Retinablutungen, Exsudate und ein nur minimes Papillenödem auf.

3. Bei einer frisch aufgetretenen Blutdrucksteigerung kann es sich um eine maligne Hypertonie oder eine Blutdrucksteigerung handeln, die durch einen Hirntumor bedingt ist. Bei der malignen Hypertonie sind sowohl systolischer als auch diastolischer Blutdruck sehr stark erhöht, wobei der diastolische gelegentlich Werte von 130–180 mm Hg erreicht. Blutdrucksteigerungen, die auf einem erhöhten intrakraniellen Druck beruhen, sind primär systolischer Art, stehen zur diastolischen Druckerhöhung in gar keinem Verhältnis und führen zu einer großen Blutdruckamplitude. Wenn intrakranielle Tumoren auf den Hirnstamm einen genügend großen Druck ausüben, um eine Hypertonie hervorzurufen, wird man andere vegetative Störungen beobachten: Druck auf die Vaguskerne führt zur Sinusbradykardie; wegen Depression des Atemzentrums kommt es zu einer verlangsamten und vertieften Atmung.

Findet sich bei Patienten mit einem frischen Hirninfarkt eine mäßige Blutdrucksteigerung, so kann diese durchaus während etwa 6 Wochen unbehandelt bleiben. Vorübergehende Blutdruckschwankungen werden durch einen Lagewechsel des Patienten im Bett (in Kopfhoch- bzw. Kopftieflage) beeinflußt. Rauwolfia-Derivate sollten – wenn überhaupt – dann nur in sehr niedriger Dosierung angewendet werden, da einige Patienten nach einem Hirninfarkt ungewöhnlich stark auf dieses Medikament ansprechen. Als allgemeine Regel sollten Rauwolfiapräparate vermieden und statt dessen natriuretische Medikamente wie Chlorothiazid und Hydrochlorothiazid verwendet werden. Für weitere Einzelheiten bezüglich dieser Medikamente sei auf S. 244 verwiesen.

Wenn Verdacht besteht, daß durch Hypertonie eine intrakranielle Blutung ausgelöst wurde, sollte der Blutdruck mit schnellwirkenden Mitteln wie Dihydralazin, Guanethidin, Reserpin i.m., Methyldopa, Trimethaphan-camsilat (Arfonad) oder Diazoxid gesenkt werden.

Hypotonie

Außer bei der selten auftretenden Hypophysenapoplexie (vgl. Kap. 29) führen intrakranielle Störungen nur außerordentlich selten zu einer Hypotonie. Infolgedessen sollte, wenn bei einem Patienten mit intrakranieller Störung der Blutdruck absinkt, nach einer der folgenden systemischen Ursachen gefahndet werden:

1. akuter Blutverlust
2. Myokardinfarkt
3. Lungenembolie
4. gramnegative Bakteriämie
5. intraabdominelle Katastrophe (z. B. Pankreatitis oder Darmperforation)
6. Reaktion auf irgendwelche Medikamente, beispielsweise psychotrope oder antihypertensive Substanzen oder
7. akutes Nebennierenversagen bzw. – seltener – eine durch Apoplexie bedingte Hypophyseninsuffizienz.

Eine spezifische Therapie wäre kausaler Art; bis jedoch die Krankheitsursache eruiert ist, ist der Patient in der Trendelenburg-Lage zu halten und ihm Sauerstoff zu verabreichen. Die Gabe von Vollblut und vasopressorischen Substanzen werden dazu beitragen, den Blutdruck auf normotensiven Werten zu halten.

Hirndrucksteigerung

Die stereotype Antwort des Gehirns auf eine Anzahl akuter Insulte ist das Hirnödem. Es ist die Folge eines Blutaustrittes aus dem Blutstrom in den Extrazellulärraum oder einer Schwellung der neuronalen und gliösen Elemente selber. Je nach Ursache kann das Ödem fokal oder generalisiert sein. Wenn die beteiligten Gebiete sich ausdehnen, komprimieren sie manchmal benachbarte Strukturen und führen zu deren Funktionsverlust. Dieser Prozeß kann zu einem Circulus vitiosus führen, falls durch das Ödem Venen komprimiert werden, und der Druck in den Kapillaren durch Rückstauung venösen Blutes ansteigt.

Ein Ödem kann nach jeder akuten neurovaskulären Störung auftreten, bei den meisten Patienten jedoch kommt es nicht zu entsprechenden klinischen Manifestationen. Bei gewissen Krankheiten hingegen führt ein massives Ödem einer Hemisphäre zur Verlagerung des Gehirns auf eine Seite. Der dabei entstehende Druck auf das Mittelhirn führt zu Bewußtseinsverlust, Verlangsamung der Herz- und Atemfrequenz, arterieller Hypertonie und sogar zum Tod. Wenn sich gleichzeitig eine transtentorielle Hernie auszubilden beginnt, wird sie – obwohl ein Papillenödem fehlen kann – durch eine Lähmung des dritten Hirnnervs in Erscheinung treten.

Ist das Hirnödem so stark ausgeprägt, daß es einen Druck verursacht, so sollte es durch noch zu beschreibende Maßnahmen reduziert werden. Bei Persistenz des Hirnödems kann eine neurochirurgische Dekompression erforderlich werden. Die im folgenden Absatz beschriebenen konservativen Maßnahmen können den Zustand des Patienten stabilisieren, bevor er operiert wird und dazu beitragen, das Ödem postoperativ unter Kontrolle zu bringen. Oft führen sie zu einer dramatischen Druckreduktion, wobei sich jedoch das Ödem und Zeichen einer Drucksteigerung einige Stunden später als sogenanntes „Reboundphänomen" wieder einstellen.

Lage im Bett

Die einfache Maßnahme, den Kopf des Patienten hochzulagern, kann den Druck ein wenig senken, indem der venöse Abfluß erleichtert wird.

Dehydrierende Medikamente

Ein *Einlauf* mit konzentriertem Magnesiumsulfat, der während 15–30 min im Rektum verbleibt, ist ein wirksames dehydrierendes Mittel. Dem Patienten sollten alle 6–8 Std 120–180 ml einer 40–60%igen Lösung gegeben werden.

Harnstoff oder *Mannitol* können in einer Dosierung von 2 mg/kg Körpergewicht i. v. verabreicht und so oft als notwendig wiederholt werden.

Glycerol kann mit einer Magensonde durch die Nase in einer Dosierung von 1–2 mg/kg Körpergewicht alle 2–3 Std gegeben werden. Einige Ärzte sind der Meinung, dies führe nicht zu einem „Reboundphänomen".

Diurese-fördernde Mittel erhöhen zusammen mit einer Steigerung des extrazellulären Flüssigkeitsvolumens auch das Blutvolumen; daher sollten sie nicht bei Patienten angewendet werden, deren intrakranielle Blutung nicht behoben werden kann. Wegen der schnellen Diurese sind bewußtlose Patienten zu katheterisieren, um eine Blasenüberdehnung zu vermeiden.

Kortikosteroide

Diese Mittel sind manchmal in dramatischer Weise wirksam, indem sie das Hirnödem vorübergehend reduzieren. Ihre Wirkungsweise ist nicht bekannt. Initial wird eine Dosis von 10 mg Dexamethason i. v. gegeben, anschließend 6–10 mg i. m. 3 × täglich für die Dauer von einigen Tagen. Danach wird die Dosis während der nächsten paar Tage langsam reduziert. Diese Behandlungsmethode bringt zuweilen überraschende Besserung und kann sich bei gleichzeitiger Beschränkung der Flüssigkeitszufuhr auf 1 l täglich als die einfachste konservative Behandlungsmaßnahme eines Hirnödems erweisen.

Entfernung von Liquor cerebrospinalis

Eine Lumbalpunktion zur Entnahme großer Liquormengen, um bei intrakranieller Drucksteigerung infolge Hirnödem eine Erleichterung zu verschaffen, ist außerordentlich gefährlich und wird hier nur erwähnt, um abgelehnt zu werden. Nach Dekompression des Gehirns mittels Kraniotomie durch den Chirurgen können Ventrikelpunktionen nützlich sein.

Haut

Eine Vermeidung von Dekubitalgeschwüren liegt im Verantwortungsbereich sowohl des Arztes als auch des Pflegepersonals, wobei der Pfleger die meiste Arbeit hat. Die Entwicklung von Druckwunden ist ein Hinweis auf unzulängliche Pflege, nicht auf mangelnde Widerstandskraft des Patienten. Kann der Patient seine Lage selber nicht ändern, so muß er 1–2 stündlich umgelagert werden. Durch abwechselnde Rücken-, Bauch-, Rechts- und Linksseitenlage werden die Druckstellen ständig verändert, und die Entwicklung von Dekubitalgeschwüren kann verhindert werden. Viele Ärzte empfehlen eine Luftmatratze mit wechselndem Auflagedruck, andere wiederum eine weiche, mit Schafwolle überzogene Matratze oder ein Wasserbett. Bei Verwendung von Betttüchern müssen diese sauber, trocken und faltenlos sein. Druckpunkte wie Okziput, Sakrum und Fersen sollten geschützt werden.

Dauernd gerötete Druckstellen sind erste Anzeichen eines beginnenden Dekubitus, also ein Alarmsignal. Das Auftreten von Ulzera ist sehr schlimm; die beste Behandlung besteht darin, das Gebiet trocken, druckfrei, mit steriler Gaze bedeckt und absolut sauber zu halten, bis es abheilt.

Urogenitaltrakt

Eine Urinretention und -inkontinenz treten am häufigsten auf bei Patienten mit Demenz, herabgesetztem Bewußtseinszustand und mit Läsionen des Lobulus paracentralis oder an der medialen orbitalen Fläche des Frontallappens.

Die Katheterisierung des inkontinenten Patienten sollte nach Möglichkeit vermieden werden, da es einfacher ist, die Bettücher zu wechseln, als eine Infektion des Urogenitaltraktes zu behandeln. Eine Kondomkappe oder eine Urinflasche werden dem Pfleger helfen, den männlichen Patienten trocken zu halten; bei Frauen können Binden verwendet werden, oder man kann die Patientin während des Tages in regelmäßigen Abständen auf eine Schüssel setzen. Wenn der Patient nach 3–4 Tagen immer noch inkontinent ist, muß die Situation erneut überdacht und eine Lösung gefunden werden.

Bei Frauen kann eine Urininkontinenz gelegentlich zu einer Vaginitis führen, bei der eine Behandlung in Form von Duschen erforderlich ist. Deswegen müssen bei allen Frauen mit Inkontinenz – gleich welcher Dauer – periodisch Untersuchungen der Vagina durchgeführt werden.

Bei Männern mit Harnretention infolge Prostatahyperplasie mag ein Blasenkatheter notwendig sein. Das Auffangsystem für den Urin muß gegen Kontamination von außen abgeschirmt und unter absolut sterilen Bedingungen angeschlossen werden, um so eine Infektion der ableitenden Harnwege zu vermeiden. Trotzdem sind wöchentliche Urinstaten und -kulturen durchzuführen. Sollte sich eine Pyurie oder Bakteriurie entwickeln, so sollte mit einer entsprechenden antibakteriellen Therapie begonnen werden.

Der Katheter muß mindestens alle 2 Wochen entfernt werden. Dabei ist zu versuchen, durch Ermunterung und manchmal durch Parasympathikomimetika eine normale Miktion wiederherzustellen.

Gastrointestinaltrakt

Mundhygiene

Bei bewußtlosen Patienten werden Zahnprothesen entfernt, und der Mund wird geschlossen gehalten, sodaß die Schleimhäute nicht austrocknen und rissig werden.

Patienten, die zwar bei Bewußtsein sind, jedoch eine Apraxie aufweisen, haben u.U. Schluckschwierigkeiten. Sie sollten keine feste Nahrung erhalten, bevor Flüssigkeiten und breiige Nahrung gut geschluckt werden, da ein Speisebrocken im Mund zurückbehalten und später aspiriert werden kann.

Erbrechen

Im Anschluß an eine akute zerebro-vaskuläre Krise tritt bei einigen Patienten Erbrechen auf, bis der Mageninhalt entleert ist. Während dieser Zeit müssen alle Vorkehrungen getroffen werden, um eine Aspiration des Erbrochenen zu vermeiden. Ist der Magen einmal entleert, so ist ein Würgen weniger gefährlich, da eine Aspiration nicht mehr möglich ist. Chlorpromazin (Megaphen) 50–100 mg oder Thiethylperazin (Torecan), 6,5 mg alle 4–6 Std verabreicht, können das Erbrechen wirksam beherrschen, indessen auch eine Hypotonie bewirken.

Persistierendes und therapieresistentes Erbrechen sind ein Hinweis auf eine Störung in der hinteren Schädelgrube oder auf eine intraabdominelle Komplikation, die mit dem neurologischen Problem nichts zu tun hat.

Gastroduodenale Ulzera

Akute peptische Ulzera, sogenannte *Streß*- oder *Cushing-Ulzera*, treten gelegentlich bei Patienten mit intrakraniellen Störungen auf. In der Regel sind sie mit Läsionen des Hypothalamus verbunden, können jedoch auch bei Störungen in irgendeinem anderen Hirngebiet auftreten. Einige Ärzte führen sie auf eine Reizung der Ösophagus- oder Magenschleimhaut bei Sondenernährung zurück; andere machen Kortikosteroide, die als Reaktion auf den Streß des zerebralen Ereignisses ausgeschüttet werden, dafür verantwortlich. Was immer die Ursache auch sein mag, Cushing-Ulzera können zu gastrointestinalen Blutungen führen, die bei antikoagulierten Patienten besonders schwerwiegende Folgen haben können. Glücklicherweise verhalten sich die meisten dieser Ulzera asymptomatisch und bluten oder perforieren nicht.

Singultus (*Schluckauf*)

Ein persistierender Singultus beim Patienten mit zerebro-vaskulärer Störung deutet auf eine Dehydration, einen Myokardinfarkt, Azotämie, eine krankheitsbedingte supra- oder infradiaphragmatische Reizung des N. phrenicus oder auf eine Läsion in der hinteren Schädelgrube hin, welche die medullären Atemzentren in Mitleidenschaft zieht. Gelegentlich tritt er auch beim Syndrom der A. cerebellaris posterior inferior auf. In den meisten Fällen hört er nach einer Woche auf. In anderen Fällen bedeutet er ein recht ominöses Zeichen und ist häufig therapieresistent. Eines der Phenothiazin-Derivate kann eventuell helfen.

Darmentleerung

Die Stuhlinkontinenz stellt kaum je Probleme, die Obstipation hingegen kann zu einem solchen werden. Wenn der Patient keine spontanen Stuhlentleerungen hat, sollte jeden zweiten Tag ein milder Einlauf gemacht werden. Eine schlackenarme Diät wird dazu beitragen, die Stuhlmasse zu vermindern. Patienten mit flüssiger Nahrung brauchen keinen Stuhlgang zu haben. Wenn sich nach einem Intervall mit Obstipation eine Inkontinenz mit wiederholten Stühlen und Diarrhoe entwickelt, muß an eine Stuhlstauung im Rektum gedacht werden. In einem solchen Fall ist eine digitale Untersuchung durchzuführen und der Stuhl eventuell manuell zu entfernen. Ein Einlauf mit Glycerin oder Olivenöl wird angewendet, um den Stuhl aufzuweichen und eine spontane Entleerung zu fördern. Zu einer solchen Situation sollte es eigentlich gar nicht kommen, da es für mangelnde Aufmerksamkeit seitens des Arztes spricht. Persistierende Durchfälle sind verdächtig auf übermäßig eiweißhaltige (konzentrierte) Nahrung oder – falls vorher Antibiotika gegeben wurden – auf eine gastrointestinale Störung, z. B. eine Streptokokken- oder Pilzenteritis.

Augen

Wegen des herabgesetzten Muskeltonus schließen sich die Augenlider bewußtloser Patienten vielleicht nicht spontan. Infolgedessen kann es zu rascher Verdunstung der Tränenflüssigkeit mit Austrocknung des Augapfels, sekundärer Infektion und Kornea-Ulzerationen kommen. Aus diesem Grunde sollten alle 4 Std Methylcellulosetropfen (künstliche Tränen) instilliert und die Augenlider mit Zellophanstreifen zugeklebt werden. Patienten mit erhaltenem Bewußtsein, die an einer Fazialisparese leiden, sind dazu anzuhalten, ihr gelähmtes Augenlid manuell zu schließen, wenn sie zu schlafen wünschen.

Allgemeine Betrachtungen

Ernährung

Wenn eine korrekte Flüssigkeitsbilanz und Vitaminzufuhr gewährleistet ist, kann der Patient während 1 Woche oder 10 Tagen ohne Nahrung belassen werden. Oral in flüssiger Form verabreichte Vitamine sind leicht zu schlucken und den Injektionen vorzuziehen. Eine kalorienarme Diät ist bei übergewichtigen Patienten von Nutzen, vor allem im Hinblick auf eine spätere Mobilisierung; bereits am Tag der Hospitalisation sollte damit begonnen werden. Wenn der Patient soviel an Gewicht verloren hat, daß seine Rippen zum Vorschein kommen, soll ihm eine Nahrung verordnet werden, die 40 g Fett und 70 g Eiweiß enthält, ferner genügend Kohlenhydrate, sodaß insgesamt 5000–6300 kJ (1200–1500 kcal) täglich zugeführt werden. Um eine Dehydration zu vermeiden, die durch die Anwendung hypertoner Nährstoffe bedingt ist (Hyperalimentationssyndrom), werden pro Tag 2–3 l Flüssigkeit gegeben.

Eine Sondenernährung ist, wann immer möglich, zu vermeiden, indem der Patient aufgefordert wird, aus einem Glas oder mit einem Strohhalm zu trinken. Nötigenfalls ist er zwangsweise mit Hilfe einer Magensonde zu ernähren.

Wasser- und Elektrolythaushalt

Ist der Patient bewußtlos, so werden Flüssigkeit und Elektrolyte entweder intravenös oder subkutan bzw. durch eine Magensonde zugeführt. Für einen normal großen Erwachsenen empfehlen wir ein Programm, wie es in Tabelle 30.1 dargestellt ist. Bei erhöhtem Serumkreatinin muß der Serum-Kaliumspiegel täglich bestimmt und Kalium darf nur bei Bedarf gegeben werden. Hat der Patient Fieber, dann werden pro Grad er-

Tabelle 30.1. Zusammensetzung einer vollwertigen intravenösen Ernährung für einen 60–70 kg schweren Patienten über 24 Std

Zusammensetzung	Tägliche Zufuhr				
	Eiweiß [g]	Kilo- joule	Na [mval]	K [mval]	H$_2$0 [ml]
1'000 ml eines 5%igen Proteinhydrolysates in 5%iger Glucoselösung	50	1450	10	17	1000
700 ml einer 10%igen Glucoselösung mit Zusatz von: 300 ml 50%iger Glucose 50 mval NaCl (2,9 g in 50 ml) 20 mval KCl (1,5 g in 20 ml) löslichen Vitaminen		3700	50	20	1070 125[a]
Total	50	5150	60	37	2195

[a] Bei vollständiger Verwertung liefern 270 g Glucose 125 ml Wasser

(*Quelle*: G. D. Webster. Food and fluids for the stroke patient. Curr. Conc. Cerebrovasc. Dis.-Stroke 5,25 (1970. Mit freundlicher Genehmigung der American Heart Association, Inc.)

höhter Temperatur etwa 500 ml einer 5%igen Glucoselösung zugefügt und die Urinausscheidung beobachtet, um sicher zu sein, daß diese mit der zusätzlichen Flüssigkeitszufuhr übereinstimmt.

Durch Diarrhoe, Diuretika oder Einläufe verursachte, langdauernde Flüssigkeitsverluste können zu schwerer Hypokaliämie mit Herzrhythmusstörungen, Enzephalopathie, geblähtem Abdomen und Reflexverlusten führen. In solchen Fällen kann Kalium in einer Infusion verabreicht lebensrettend sein. Das Elektrolytgleichgewicht wird durch Nierenkrankheiten, Diabetes mellitus, Diabetes insipidus, übermäßige Sekretion des antidiuretischen Hormons und durch Verabreichung von Kortikosteroiden oder Diuretika gestört. Häufige Bestimmungen von Natrium, Kalium, Chlorid und Kohlendioxid im Serum müssen durchgeführt werden, wenn eines dieser Krankheitsbilder vorliegt.

Bewegungsübungen

Bei allen Patienten mit einem zerebralen vaskulären Ereignis sollten vom Tage des Insultes an aktive und passive Bewegungsübungen im Bett ausgeführt werden. Bei jenen mit Hirnblutung ist die Bewegung nur passiv durchzuführen und auf die Extremitäten zu beschränken. Der Hemiplegiker muß lernen, seine gelähmten Gliedmaßen selber mit Hilfe seiner gesunden zu bewegen. Bis er dies kann, sollten die Pflegeperson, die Physiotherapeutin oder ein Angehöriger die gelähmte Extremität mindestens zweimal täglich vollständig durchbewegen.

Das wichtigste Gelenk der oberen Extremität ist die Schulter, da sie auf eine Subluxation mit anschließenden Schmerzen und rascher Ankylose besonders anfällig ist. Eine Reflexdystrophie führt dann zu trophischen Veränderungen, Schmerzen, Entfärbung und Schwellung von Hand und Arm (Schulter-Hand-Syndrom). Wenn der Patient bei Hochheben des Armes Schmerzen im Schultergebiet verspürt, dann sollte die Extremität bis zu dem Punkt hochgehoben werden, an dem der Schmerz eintritt, dann noch etwas höher und wieder heruntergelassen werden.

Mit jeder Übung wird der Arm etwas weiter angehoben, bis schließlich die volle Bewegungsfähigkeit wiederhergestellt ist.

Die ausgiebige Bewegung von Hüfte, Knie und Sprunggelenk ist besonders wichtig als Prophylaxe der tiefen Beinvenenthrombose.

Die Rehabilitation wird im Detail später in diesem Kapitel besprochen.

Schmerzen und Unruhe

Gegen Kopfschmerzen können alle 3 Std 0,5 g Acetylsalicylsäure per os gegeben werden. Um eine Dyspepsie oder ein Magenulkus zu vermeiden, sollte zusammen mit dem Aspirin Milch oder ein Antacidum zugeführt werden. Kann der Patient keine Tabletten schlucken, können diese zerdrückt oder es können Aspirin-Brausetabletten verwendet werden. Nötigenfalls dürfen auch 0,015–0,05 g Codein über kurze Zeit gegeben werden. Narkotika, wie z. B. Morphin oder Pethidin, sollten nicht verwendet werden, da sie eine Depression des Atemzentrums bewirken, vor allem bei einem Prozeß in der hinteren Schädelgrube oder bei erhöhtem Hirndruck.

Die Subarachnoidalblutung führt zu therapieresistenten und quälenden Kopfschmerzen, die oft vorübergehend durch die sorgfältige Entnahme von 10–20 ml Liquor mittels Lumbalpunktion unter manometrischer Kontrolle vermindert werden können.

Phenobarbital and Chloralhydrat, die gelegentlich Erregungszustände verursachen (insbesondere bei Kindern und älteren Patienten), sollten gegen Schmerzen bzw. Kopfweh nicht verwendet werden. Ältere Patienten sprechen manchmal auf Paraldehyd in einer Dosierung von 5–10 ml oral, rektal oder notfalls intramuskulär gut an.

Bei einem Erregungszustand, der durch eine organische Psychose und nicht durch Schmerzen bedingt ist, hat sich Diazepam (Valium) oder Chlorpromazin (Megaphen) als sehr gutes Sedativum erwiesen. Die Dosierung muß individuell angepaßt werden; 10 mg Diazepam oder 25 mg Chlorpromazin per os 3–4 × täglich dürfen als initiale Dosis gegeben werden. Diazepam kann bei Bedarf auch intravenös verabreicht werden. Oft wirkt ein Angehöriger oder eine Pflegeperson auf den erregten Patienten beruhigender als ein Medikament oder die Isolierung.

Zuweilen wird ein Erregungszustand durch Harnverhaltung verursacht und kann durch Katheterisierung gebessert werden.

Epileptische Anfälle

Krämpfe können in jedem Entwicklungsstadium einer zerebro-vaskulären Läsion auftreten. Es wird geschätzt, daß etwa 10–20% aller Patienten während eines akuten Schlaganfalles einen Krampfanfall haben, und daß 5–10% an rezidivierenden Konvulsionen leiden, die als dauernde Störung zurückbleiben. Zur Verhütung von Krämpfen sind 3 oder 4 tägliche Dosen von 25–50 mg Phenobarbital zusammen mit 100 mg Diphenylhydantoin in der Regel ausreichend. Einige Kliniker verwenden diese Medikamente prophylaktisch bei Patienten mit Ausfällen, die auf eine Läsion der Hirnhemisphären zurückzuführen sind.

Die erste Maßnahme bei einem Patienten im Status epilepticus sollte es sein, für offene Luftwege zu sorgen. Diazepam (Valium), Diphenylhydantoin (Phenhydan), und Phenobarbital wurden alle als Antikonvulsiva der Wahl bei einer Notfallsituation empfohlen. Das beste der obenerwähnten Medikamente ist dasjenige, mit dem der Arzt am besten vertraut ist. Dauern die Krämpfe an, dann sollten zusätzliche Barbituratdosen verabreicht werden, bis die epileptischen Anfälle unter Kontrolle gebracht sind, oder eine Atemdepression bemerkt wird. Einige verwenden Diphenylhydantoin, das jedoch mit einem Herzstillstand in Zusammenhang gebracht wurde und deshalb wahrscheinlich nicht intravenös verabreicht werden sollte. Wir ziehen es vor, die Behandlung mit Diazepam (Valium) 10–20 mg intravenös zu beginnen und diese Dosis sooft als nötig zu wiederholen, da damit Krampfanfälle ohne Atemdepression rasch unter Kontrolle gebracht werden. Wenn, was selten der Fall ist, die Krampfanfälle unvermindert weiterbestehen und fokal beginnen, kann die direkte Applikation von Medikamenten in die Karotis erwogen werden.

Fieber

Die häufigste Ursache für Fieber im Anschluß an einen Iktus sind die Bronchopneumonie und der Harnwegsinfekt. Hat der fiebernde Patient einen Blasenkatheter, so handelt es sich am ehesten um eine Zystitis, Pyelitis oder eine Bakteriämie. Nur sehr wenige Patienten haben „zentrales" Fieber, das durch Läsionen des oberen Hirnstammes und des Hypothalamus bedingt ist. Einige Kliniker sind überzeugt, daß auch die Stuhlretention von Fieber begleitet wird; darüber läßt sich jedoch streiten.

Eine Thoraxaufnahme sowie Blut- und Urinuntersuchungen sind für die Diagnose ungeklärten Fiebers unerläßlich, und die Behandlung richtet sich nach der Ursache.

Chirurgischer Eingriff

Ein intrakranieller Eingriff ist bei der Therapie des Hirninfarktes nutzlos und hilft bei einer massiven Hirnblutung oder beim massiven Infarkt nur sehr selten. Bei Patienten mit Kleinhirnblutung oder -infarkt sollte die hintere Schädelgrube notfallmäßig exploriert werden. Handelt es sich um ein Subduralhämatom, so ist das Blutgerinnsel so rasch wie möglich zu entleeren. Ein sofortiges neurochirurgisches Konsilium ist bei Patienten mit Hirndrucksteigerung und Zeichen einer oberen Hirnstammkompression indiziert. Bei Subarachnoidalblutungen erfordert die schwierige Problematik in Bezug auf das therapeutische Vorgehen und den Zeitpunkt einer Angiographie ein sofortiges neurochirurgisches Konsilium und eine gemeinsame Entscheidung. Wenn sich der Patient in einem guten Gesundheitszustand befindet, kann – außer bei rezidivierenden neurologischen Ausfallerscheinungen infolge vaskulärer Insuffizienz – eine Arteriographie aller vier Hauptgefäße notwendig sein, um die Durchführbarkeit einer extrakraniellen chirurgischen Gefäßrekonstruktion beurteilen zu können.

Hirntod

Bei Patienten mit intrakraniellen Gefäßkata-
strophen kann es zu einem vollständigen
Verlust aller Hirnfunktionen kommen, obwohl Herzschlag und meßbarer Blutdruck
noch vorhanden sind. Sind alle nachfolgenden Bedingungen erfüllt, dann darf der Patient als hirntot erklärt werden, und alle le-
benserhaltenden Maßnahmen dürfen abgesetzt werden: Fehlen aller Reflexe einschließlich der bei Lichtreiz fixiert dilatierten Pupillen; keine Augenabweichungen als Reaktion
auf kalorische Tests; sowohl spontane als
auch reflektorische Bewegungslosigkeit und
Sistieren der spontanen Atmung. Darüber
hinaus sollte in zwei aufeinanderfolgenden
Elektroenzephalogrammen – im Abstand
von einigen Stunden – keine Hirnaktivität
mehr nachweisbar sein, und der Patient darf
nicht hypotherm oder intoxiziert sein. Wenn
Möglichkeiten zur Durchführung eines Elektroenzephalogramms nicht zur Verfügung
stehen, hat das vollständige und dauernde
Fehlen aller klinisch auslösbaren Hirn-
stammreflexe bei einem komatösen Patienten die gleiche Bedeutung.

Rehabilitation des Hemiplegikers

Die Rehabilitation setzt bereits dann ein,
wenn der Arzt seinen Patienten erstmals
sieht. Auch schon bevor eine definitive Diagnose feststeht, muß er ein Programm aufstellen, um Komplikationen zu verhüten und
neurologische Ausfälle auf ein Minimum zu
beschränken. Die soeben beschriebenen therapeutischen Richtlinien tragen dazu bei, die
Komplikationen einer Immobilisierung zu
vermeiden. In diesem Absatz sollen Maßnahmen aufgezeigt werden, die bei der Mobilisierung des Patienten helfen können.

Wenn eine Remission zu erwarten ist,
lassen sich in der Regel innerhalb der ersten
Tage nach dem Iktus spontane Besserungs-
tendenzen erkennen. Als allgemeine Regel
gilt, daß eine Remission um so vollständiger
sein wird, je schneller diese einsetzt. Ist nach

6–12 Wochen noch keine Besserung der
aktiven Bewegungen des Patienten erzielt
worden, so darf mit einiger Sicherheit angenommen werden, daß sie nicht mehr in
nennenswertem Maße auftreten wird. Die
Remission beginnt fast immer in der proximalen Muskulatur des Körpers, der Hüfte
und des Beines, setzt sich dann im distalen
Bein, dem proximalen Arm und zuletzt in der
Hand fort. Diese Funktionsrückkehr ist mit
der normalen Erlernung von Fähigkeiten
und Fertigkeiten bei Säuglingen und Kleinkindern vergleichbar. Bevor isolierte Bewegungen einzelner Gliedmaßenabschnitte
wieder möglich sind, kommt es meist zu einer
Massenbewegung der ganzen Extremität
(Tabelle 30.2).

Auch nachdem die motorische Kraft zu-
rückzukehren beginnt, kann die Besserung in
irgendeinem Stadium zum Stillstand kommen. Eine weitere Remission hängt dann von
vielen Faktoren ab, von denen der wichtigste
die Motivation ist. Eine Erholung kann
verhindert werden durch gleichzeitig vorlie-
gende Demenz, Aphasie und Apraxie sowie
Störung der Raumbeziehungen infolge Hemianopsie und hemisensorischer Ausfälle sowie auch durch ungünstige Umgebung.

Akutes Krankheitsstadium

Im Stadium der Schlaffheit ist es für den
Hemiplegiker von großer Hilfe, wenn sein
Fuß fest gegen das Fußende des Bettes
plaziert wird, um eine Verkürzung der Wa-
denmuskulatur und eine Überstreckung der
Dorsalextensoren zu vermeiden. Die Füße
sollten über das Ende der Matratze hinaus-
hängen, damit kein Dekubitus an den Fersen
entsteht, und die Bettdecke sollte nicht auf
den Füßen lasten. Weiche Wollsocken schützen die Fersen ebenfalls vor Druck. Das
erkrankte Bein sollte seitlich unterstützt und
so eine Kontraktur der Hüftmuskulatur in
Außenrotationsstellung verhindert werden.
Ein Kissen in der Axilla des erkrankten
Armes hält diesen abduziert. Weitere Kissen

Tabelle 30.2. Rückkehr der Funktionen bei Hemiplegikern

Durchschnittliche Zeit nach Beginn des Iktus	Reflexe	Bewegung
0 Std	1. Verlust oder Abnahme der Sehnenreflexe 2. Hypotonie	Keine willkürliche oder reflektorische Bewegung
4–48 Std	1. Etwas lebhaftere Sehnenreflexe 2. Minimale Zunahme des Muskeltonus (zunächst der palmaren und plantaren Flexoren)	Reflektorisches Zurückziehen auf Schmerzreize
3 Tage–6 Wochen	1. Lebhafte Fingerflexorenreflexe 2. Allmähliche Zunahme des Muskeltonus, insbesondere der Adduktoren und Flexoren der oberen Extremität sowie der Adduktoren und Extensoren der unteren Extremität 3. Auftreten eines Klonus (zunächst in den plantaren Flexoren) 4. Taschenmesserphänomen ausgelöst in den Extensoren des Knies und/oder in den Flexoren des Ellbogens	Bewegung der proximalen Beinmuskulatur, 7–10 Tage später Bewegung der Zehen Bewegung der Schulter

sollten so arrangiert werden, daß der Ellbogen höher zu liegen kommt als die Schulter, und daß die Hand höher liegt als der Ellbogen – dies zur Ödemprophylaxe. Wie bereits oben beschrieben, muß der Patient während des Tages stündlich und während der Nacht 2-stündlich umgelagert werden. Die beteiligten Gelenke müssen in ihrem ganzen Bewegungsbereich mindestens zweimal täglich vom Tage des Iktus an durchbewegt werden.

Subakutes Stadium

Der Patient sollte keinen Tag länger im Bett verbringen als notwendig. Heute weiß man, daß die Bettruhe – einst Erleichterung für Patient und Pflegeperson – die Ursache von Dekubitalgeschwüren, Thrombophlebitis, Bronchopneumonie, diffuser Atrophie der Skelettmuskulatur, Osteoporose mit Nierensteinen und – am allerschlimmsten – von Lungenembolien und dem Willensverlust des Patienten, wieder gehfähig zu werden, sein kann.

Patienten, die länger als eine Woche bettlägerig waren, müssen langsam wieder zum Aufstehen gebracht werden, zunächst durch Heben des Kopfes von der Unterlage für eine immer längere Zeitdauer, dann durch Herabhängenlassen der Füße über die Bettkante, bevor man ihnen dann das Sitzen im Stuhl und das Aufstehen erlaubt. Vor dem ersten Aufstehen sollte der Blutdruck im Liegen und im Stehen gemessen werden, um das Auftreten einer orthostatischen Hypotonie vorauszusehen. Besteht diese Gefahr, so sind Übungen auf dem Kipptisch erforderlich, um den Vasomotorentonus wiederherzustellen.

Dem Patienten darf bald gezeigt werden, wie er seinen gesunden Fuß unter das erkrankte Knie legen, dann am gelähmten Unterschenkel bis zum Knöchel hinabgleiten lassen und die gelähmte Extremität mit Hilfe der gesunden bewegen kann. Sobald diese einfache Technik erlernt worden ist, sollte dem Patienten gezeigt werden, wie er sich mit seinem gesunden Arm aufrichten kann. Durch Kombination dieser beiden Vorgänge wird er es lernen, sich selber in eine sitzende Stellung auf der Bettkante zu erheben. In dieser Stellung sollte er lernen, den paretischen Arm in unterstützender Weise zu gebrauchen. Ein über dem Kopf am Bett befestigter trapezförmiger Handgriff ist ein nützliches Hilfsmittel, mit dem der Patient sich selber hochziehen kann.

Stehenlernen

Nachdem der Patient gelernt hat, sich selber aufrecht hinzusetzen, muß er noch lernen zu stehen. Während die Beine in sitzender Stellung über der Bettkante herunterhängen, gleitet er aus dem Bett und verteilt sein Gewicht auf beide Beine, wobei die Physiotherapeutin die geschwächte Seite unterstützt. In diesem Stadium ist eine freundliche Aufmunterung außerordentlich hilfreich, da viele Patienten mit einer Hemiplegie im Stehen Angst haben zu fallen. Sobald der Patient aufrecht steht, verlagert er sein Gewicht auf die gesunde Seite und sollte dann versuchen, soviel Gewicht wie möglich auf die gelähmte Seite zu verlegen. Anschließend setzt er sich wieder auf die Bettkante zurück und legt die kranke Hand in den Schoß, damit sie nicht seitwärts herunterbaumelt. Einige Patienten, insbesondere jene mit einer Störung des Parietallappens, verhalten sich in Bezug auf ihre erkrankten Extremitäten ambivalent und haben die Tendenz, sie zu vernachlässigen oder sie als Fremdkörper zu betrachten, d. h. eher als unwirkliche und

unangenehme Last denn als ihre eigenen Gliedmaßen. Diese Einstellung sollte durch ein entsprechendes Training korrigiert werden.

Sobald der Patient zu stehen und zu sitzen gelernt hat, sollte der Bett-Topf durch den Nachtstuhl ersetzt werden.

Gehenlernen

Sobald der Patient stehen kann, sollten ihm Schuhe mit breiten, niedrigen Absätzen angepaßt werden. Dann werden Übungen zur Gewichtsverlagerung und Aufrechterhaltung des Gleichgewichts in verschiedenen Stellungen durch die Physiotherapeutin oder einen Angehörigen ausgeführt. Gehen zu lernen ist eine außerordentlich mühsame Angelegenheit und beginnt zwischen parallelen Barren, dann mit Hilfe eines Eulenburgschen Gehapparates oder Gehböckleins oder eines Vierbeinstockes. Die Physiotherapeutin sollte den Patienten nicht unterstützen, notfalls jedoch helfen. Patienten mit einer Kleinhirnataxie sollten einen Vierbeinstock benutzen.

Bei vielen Hemiplegikern wird das Knie während der Extension nicht blockiert oder neigt bei Belastung zum Einknicken; bei diesen Patienten sollte eine lange Beinschiene angepaßt werden. Bei einigen Patienten wird das Gewicht durch das Knie in ausreichender Weise getragen, jedoch nicht durch das Sprunggelenk; für diese ist eine kurze Fußschiene ausreichend.

Der Patient sollte von Anfang an ermutigt werden, seine gesunde Hand zum An- und Ausziehen, Gebrauch von Besteck und zur Durchführung verschiedener alltäglicher Verrichtungen zu gebrauchen. Sobald in der erkrankten Hand irgendeine Funktion zurückkehrt, sollte er gezwungen werden, Aktivitäten auszuführen, die normalerweise beide Hände beanspruchen.

In späteren Stadien kommen mechanische Hilfsmittel wie stehende Fahrräder oder Rudermaschinen zur Anwendung, um zur Stärkung der Muskulatur beizutragen.

Autofahren

Viele Patienten, die soweit wiederhergestellt sind, daß sie gehen können, möchten auch wieder ein Auto fahren. Ob man dies erlauben wird, kann eine außerordentlich schwierige Entscheidung sein, die von Arzt und Angehörigen gemeinsam getroffen werden sollte; sie sollte nicht von emotionellen Beweggründen beeinflußt werden. Autofahren ist eine der kompliziertesten erlernten Fähigkeiten; es erfordert intakte Reflexmechanismen und schnelle Reaktionsfähigkeit. Wurden durch intrazerebrale Ereignisse eine oder mehrere der an diesen Fertigkeiten beteiligten Bahnen zerstört, dann sollte das Autofahren nicht gestattet werden, vor allem dann nicht, wenn eine homonyme Hemianopsie, Sehausfälle oder unkontrollierbare epileptische Anfälle vorliegen. Handelt es sich lediglich um eine Fußheberparese, einen Fußklonus oder eine Ataxie der unteren Extremität, so sollte der Fuß durch Hilfsapparate unterstützt werden. Schließlich hängt die Entscheidung nicht nur von der neurologischen Beurteilung ab, sondern auch von lokal gültigen Gesetzen.

Therapie des Patienten mit Aphasie

Die mißliche Lage eines aphasischen Hemiplegikers läßt sich in mancher Hinsicht mit derjenigen eines Fallschirmspringers vergleichen, der mit gebrochenem Arm oder Bein in einem fremden Lande liegt. Er ist hilflos, und die Menschen um ihn herum sprechen eine Sprache, die er weder versteht noch selber spricht. Die abhängige und isolierende Situation des Patienten, vornehmlich des jungen Patienten, der sie auch noch nicht ganz versteht, wird oft noch durch das Verhalten der Umgebung akzentuiert.

Diese Isolation kann für einen extrovertierten Menschen unerträglich werden. Daher besteht das erste Ziel im Umgang mit Aphasikern darin, emotionellen Kontakt herzustellen. Angehörige und Pflegepersonal sollten angewiesen werden, mit dem Patienten zu sprechen und auf seine Artikulationsversuche zu lauschen. Auch wenn er nichts zu verstehen scheint, sollten sie den Verlust verbaler Kommunikation mit freundlichen Gesten oder Lächeln kompensieren. Manchmal versteht der Patient doch einzelne Worte. Daher sollte eine Diskussion, bei der er nicht zuhören sollte, nicht in seiner Gegenwart stattfinden.

Vor Beginn einer Therapie ist es unbedingt erforderlich, die Ausfallerscheinungen des Patienten festzustellen. Die Aphasie ist selten, wenn überhaupt, eine isolierte Störung; Lesen, Schreiben, Verstehen, Sprechen, Zählen, Zeichnen, Erkennen und das Hören von Musik sowie die Gestik sind beeinträchtigt, wenn auch in unterschiedlichem Ausmaß. Kurz gesagt, der gesamte Symbolisierungsprozeß ist gestört und macht ein globales Angehen des Problems notwendig. Psychische Schwierigkeiten mit emotionaler Labilität, unterdrücktem Ärger, hoffnungslosen Frustrationen und einer krankhaften Angst vor der Zukunft runden das Bild dieses organischen Funktionsverlustes noch ab.

Bei der Sprachtherapie handelt es sich um einen langwierigen Prozeß, der Monate harter Arbeit bedeutet, und das Ziel besteht nicht im bloßen Erlernen von Worten, sondern in der Kommunikationsfähigkeit. Die Sprache ist nicht in erster Linie für die Kommunikation von Fakten da, sondern für die Herstellung menschlichen Kontaktes. Wenn der Patient durch eine Sprachtherapie die Kontaktfähigkeit wiedererlangt, wird eine wichtige Aufgabe erfüllt sein.

Manchmal fühlt sich der Patient in einer Gruppe von Aphasikern wohl, die zusammen mit einem Sprachtherapeuten lernen. Meist jedoch macht er größere Fortschritte, wenn man sich ihm individuell widmet. In der Regel versteht der Patient die Gestik besser als das geschriebene oder gesprochene Wort. Beherrscht der Patient mehrere Sprachen, wird es ihm leichter fallen, seine Muttersprache zu verstehen.

Das Ausmaß und die Schnelligkeit, mit denen der einzelne Patient den Sprachge-

brauch wiedererlernt, sind sehr unterschiedlich. Als allgemeine Regel gilt, daß ein Kind
mit Aphasie eine bessere Prognose hat als ein

Erwachsener. Ein aphasischer Linkshänder
hat ebenfalls eine bessere Prognose als ein
Rechtshänder.

Literatur

Allgemeine Richtlinien

Berzewski, H.: Therapie der akuten zerebrovaskulären
Insuffizienz. Dtsch. med. Wschr. *97*, 1979 (1972)

Duus, P., Ungeheuer, E.: Diagnostik und Therapie der
zerebralen Gefäßverschlüsse. Stuttgart: Thieme
1971

Ford, A. B., Katz, S.: Prognosis after strokes. Part I: A
critical review. Medicine. *45*, 223 (1966)

Gänshirt, H. (Hrsg.): Der Hirnkreislauf. Physiologie,
Pathologie, Klinik. Stuttgart: Thieme 1972

Gottstein, U.: Was ist gesichert in der medikamentösen
Behandlung zerebraler Zirkulationsstörungen?
Med. Klin. *68*, 947 (1973)

Hurwitz, L. J.: Management of major strokes. Brit.
Med. J. *3*, 699 (1969)

Merett, J. D., Adams, G. F.: Comparison of mortality
rates in elderly hypertensive and normotensive
hemiplegic patients. Brit. Med. J. *2*, 802 (1966)

Moore, F. D.: Changing minds about brains. New
Engl. J. Med. *282*, 47 (1970)

Nobbe, F.: Sofortmaßnahmen beim Schlaganfall. Med.
Welt *26*, 2205 (1975)

Over, R. P., Belknap, E. L.: Educating stroke patient
families. J. Chronic Diseases. *20*, 45 (1967)

Reisner, H.: Therapeutische Probleme beim frischen
zerebralen Insult. Therapiewoche. *27*, 1167 (1977)

Respirationssystem

Dulfano, M. J., Ishikawa, S.: Hypercapina: Mental
changes and extrapulmonary complications; an
expanded concept of the "CO_2 intoxication„ syndrome. Ann. Internal Med. *63*, 829 (1965)

Richards, P.: Pulmonary oedema and intracranial
lesions. Brit. Med. J. *2*, 83 (1963)

Kardio-vaskuläres System

Lavy, S., Stern, S., Herishianu, Y., Carmon, A.: Electrocardiographic changes in ischaemic strokes. J.
Neurol. Sci. *7*, 409 (1968)

Tomkin, G., Coe, R. P. K., Marshall, J.: Electrocardiographic abnormalities in patients presenting
with strokes. J. Neurol. Neurosurg. Psychiat. *31*, 250
(1968)

Systemischer Blutdruck

Illingsworth, G., Jennett, W. B.: The shocked head
injury. Lancet. *2*, 511 (1965)

Montgomery, B. M.: The basilar artery hypertensive
syndrome. Arch. Internal Med. *108*, 559 (1966)

Intrakranielle Drucksteigerung

Bakay, L., Lee, J. C.: Cerebral Edema, Springfield, Ill:
Charles C Thomas, 1965

Buckell, M., Walsh, L.: Effect of glycerol by mouth on
raised intracranial pressure in man. Lancet. *2*, 1151
(1964)

Gärde, A.: Experiences with dexamethasone treatment
of intracranial pressure caused by brain tumors.
Acta neurol. scand. *41* (suppl. 13, part 2), 439 (1965)

Matson, D. D.: Treatment of cerebral swelling. New
Engl. J. Med. *272*, 626 (1965)

Müchler, H. C.: Derzeitiger Stand der Therapie des
Hirnödems. Internist. Prax. *15*, 557 (1975)

Shenkin, H. A., Bouzarth, W. F.: Clinical methods of
reducing intracranial pressure. Role of the cerebral
circulation. New Engl. J. Med. *282*, 1465 (1970)

Haut

Bailey, B. N.: Bed sores. Brit. J. Hosp. Med. *3*, 223
(1970)

Urogenitaltrakt

Blandy, J. P.: Catheterization. Brit. Med. J. *2*, 1531
(1965)

Comarr, A. E.: Editorial: In defense of the intraurethral
catheter. Am. J. Surg. *111*, 157 (1966)

Hardy, A. G.: Complications of the indwelling urethral
catheter. Paraplegia. *6*, 5 (1968)

Gastrointestinaltrakt

Connell, A. M.: The physiology and pathophysiology
of constipation. Paraplegia. *4*, 244 (1966)

McCrory, W. W.: Cerebral disease and gastrointestinal
hemorrhage. J.A.M.A. *197*, 935 (1966)

Ernährung

Albanese, A. A., Lorenze, E. J., Orto, L. A.: Effect of
strokes on carbohydrate tolerance, Geriatrics. *23*,
142 March (1968)

Dudrick, S. J., Long, J. M., Steiger, E., Rhoads, J. E.:
Intravenous hyperalimentation. Med. Clin. N. Am.
54 (3), 577 (1970)

Webster, G. D.: Food and fluids for the stroke patient.
Current Concepts Cerebrovascular Dis.–Stroke. *5*,
25 (1970)

Störungen des Wasser- und Elektrolythaushaltes

Bernhard-Weile, E., David, M., Pertuiset, B.:
"Inappropriate„ secretion of anti-diuretic hormone
without corresponding hyponatraemia in cerebral

pathology: Its therapeutic implications. J. Neurol. Sci. *3*, 300 (1966)

Clift, G. V., Schletter, F. E., Moses, A. M., Streeten, D. H. P.: Syndrome of inappropriate vasopressin secretion: Studies on the mechanism of the hyponatremia of a patient. Arch. Internal Med. *118*, 453 (1966)

Krampfanfälle

Barolin, G. S.: Zerebrovaskulär-bedingte Epilepsien. Fortschr. Med. *96*, 212 (1978)

Barolin, G. S., Scherzer, E., Schnaberth, G.: Epileptische Manifestationen als Vorboten von Schlaganfällen. „Vaskuläre Präkursiv-Epilepsie." Fortschr. Neurol. Psychiat. *39*, 199 (1971)

Dodge, P. R., Richardson, E. P., Jr., Victor, M.: Recurrent convulsive seizures as a sequel to cerebral infarction: Clinical and pathological study. Brain. *77*, 610 (1954)

Knüpling, R., Schliack, H.: Epileptische Anfälle bei cerebralen Durchblutungsstörungen. Z. Neurol. *201*, 196 (1972)

Leading article: Status epilepticus: A medical emergency. Brit. Med. J. *3*, 63 (1967)

Lombroso, C. T.: Treatment of status epilepticus with diazepam. Neurology. *16*, 629 (1966)

Louis, S., McDowell, F.: Epileptic seizures in nonembolic cerebral infarction. Arch. Neurol. *17*, 414 (1967)

Prensky, A. L., Raff, M. C., Moore, M. J., Schwab, R. S.: Intravenous diazepam in the treatment of prolonged seizure activity. New Engl. J. Med. *276*, 779 (1967)

Chirurgische Eingriffe

Duus, P., Ungeheuer, E.: Diagnostik und Therapie der zerebralen Gefäßverschlüsse. Stuttgart: Thieme 1971

Ojemann, R. G.: The surgical treatment of cerebrovascular disease. New Engl. J. Med. *274*, 440 (1966)

Hirntod

May, P. G., Kaelbling, R.: Coma of over a year's duration with favorable outcome. Diseases Nervous System. *29*, 837 (1968)

Silverman, D., Saunders, M. G., Schwab, R. S., Masland, R. L.: Cerebral death and electroencephalogram. J.A.M.A. *209*, 1505 (1969)

Rehabilitation des Hemiplegikers

Adams, G. F., Hurwitz, L. J.: Mental barriers to recovery from strokes. Lancet. *2*, 533 (1963)

Arendt, W.: Orthopädisch chirurgische Maßnahmen zur Rehabilitation von Patienten nach apoplektischem Insult. Dtsch. Gesundh.-Wes. *27*, 1470 (1972)

Barolin, G. S.: Zur Rehabilitation des Schlaganfall-Patienten. Münch. Med. Wschr. *118*, 7 (1976)

Beisiegel, M., Kaddoumi, M., Krech, H.: Die medizinische Rehabilitation des Hemiplegikers. Eine Gemeinschaftsaufgabe. Rehabilitation (Stuttg.). *13*, 36 (1974)

Belmont, I., Benjamin, H., Ambrose, J., Restuccia, R. D.: Effect of cerebral damage on motivation in rehabilitation. Arch. Phys. Med. Rehabil. *50*, 507 (1969)

Ben-Yishay, Y., Diller, L., Gerstman, L., Haas, A.: The relationship between impersistence, intellectual function and outcome of rehabilitation in patients with left hemiplegia. Neurology. *18*, 852 (1968)

Bourestom, N. C.: Predictors of long-term recovery in cerebrovascular disease. Arch. Phys. Med. Rehabil. *48*, 415 (1967)

DeCencio, D. V., Leshner, M., Voron, D.: Verticality perception and ambulation in hemiplegia. Arch. Phys. Med. Rehabil. *51*, 105 (1970)

Fields, W. S., Spencer, W. A. (eds.): Stroke Rehabilitation: Basic Concepts and Research Trends. St. Louis: Warren H. Green 1967

Shanan, J., Cohen, M., Adler, E.: Intellectual functioning in hemiplegic patients after cerebrovascular accidents. J. Nervous Mental Disease. *143*, 181 (1966)

Wylie, C. M.: Age and the rehabilitative care of stroke. J. Am. Geriat. Soc. *16*, 428 (1968)

Akutes Krankheitsstadium

Atkinson, W. J.: Posture of the unconscious patient. Lancet. *1*, 404 (1970)

Busch, H., Rompel, K.: Intensivpflege bei frischem Schlaganfall. Tägl. Prax. *13*, 465 (1972)

Gordon, E. E.: Early application of physical medicine in stroke, J. Rehabil. *29*, 26 (1963)

Nobbe, F.: Sofortmaßnahme beim Schlaganfall. Med. Welt *26*, 2205 (1975)

Subakutes Stadium

Barolin, G. S.: Zur Rehabilitation des Schlaganfall-Patienten. Münch. Med. Wschr. *118*, 7 (Suppl.) (1976)

Bobath, B.: Observations on adult hemiplegia and suggestions for treatment. Physiotherapy. *45*, 279 (1959) and *46*, 5 (1960)

Rusk, H. A.: Rehabilitation Medicine: A Textbook in Physical Medicine and Rehabilitation, 2d ed. St. Louis: C. V. Mosby Company 1964

Erlernen des Stehens

American Heart Association: Do It Yourself Again: Self-help Devices for the Stroke Patient. New York 1969

Nickel, V. L.: Orthopedic rehabilitation–Challenges and opportunities. Clin. Orthop. *63*, 153 (1969)

Erlernen des Gehens

Bobath, Berta: Die Hemiplegie Erwachsener. Befund-aufnahme, Beurteilung und Behandlung. Stuttgart: Thieme 1973

Hastings, A. E.: Patterns of motor function in adult hemiplegia. Arch. Phys. Med. Rehabil. *46*, 255 (1965)

Spiegler, J. H., Goldberg, M. J.: The wheelchair as a permanent mode of mobility. A detailed guide to prescription (in 2 parts). Am. J. Phys. Med. *47*, 315, (1968) and *48*, 25 (1969)

Stern, P. H., McDowell, F., Miller, J. M., Elkin, R. D.: Quantitative testing of motility defects in patients after stroke. Arch. Phys. Med. Rehabil. *50*, 320 (1969)

Williams, D.: Management of the chronic neurological patient. Brit. Med. J. *2*, 1554 (1964)

Autobiographien von Patienten

Coates, A.: To whom it may concern; an experience in the North Carolina Memorial Hospital, Chapel Hill, University of North Carolina, School of Medicine 1972

Hodgings, E.: Episode: Report on the Accident Inside My Skull, Atheneum Publishers. New York 1964

Hodgins, E.: Listen: The patient. New Engl. J. Med. *274*, 657 (1966)

Van Rosen, R. E.: Comeback: The Story of My Stroke, Indianapolis: Bobbs-Merrill Company 1962

Therapie des Patienten mit Aphasie

American Heart Association: Aphasia and the Family. New York 1969

Barolin, G. S.: Zur Rehabilitation des Schlaganfall-Patienten. Münch. Med. Wschr. *118*, 7 (Suppl.) (1976)

Carson, D. H., Carson, F. E., Tikofsky, R. S.: On learning characteristics of the adult aphasic. Cortex. *4*, 92 (1968)

Cumming, W. J. K., Hurwitz, L. J., Perl, N. T.: A study of a patient who had alexia without agraphia. J. Neurol. Neurosurg. Psychiat. *33*, 34 (1970)

Eagleson, H. M., Jr., Vaughn, G. R., Knudson, A. B. C.: Hand signals for dysphasia. Arch. Phys. Med. Rehabil. *51*, 111 (1970)

Faglioni, P., Scotti, G., Spinnler, H.: Impaired recognition of written letters following unilateral hemispheric damage. Cortex. *5*, 120 (1969)

Horwitz, B.: An open letter to the family of an adult patient with aphasia. Rehabil. Lit. *23*, 141 (1962)

Longrich, M. C.: Manual for the aphasic patient, New York: Macmillan Company 1958

Sarno, M. T., Sands, E.: An objective method for the evaluation of speech therapy in aphasia. Arch. Phys. Med. Rehabil. *51*, 49 (1970)

Zusätzliche Angaben

Foley, W. J., McGinn, M. E., Lindenauer, S. M.: Automobile drivers and cerebrovascular insufficiency, J.A.M.A. *207*, 749 (1969)

Griffith, V. E.: Stroke in the Family: A Manual of Home Therapy, New York: Delacorte 1970

Korein, J.: On cerebral, brain, and systemic death. Current Concepts Cerebrovascular Dis.-Stroke. *8*, 9 (1973)

Meyer, J. S., Charney, J. Z., Rivera, V. M., Mathew, N. T.: Treatment with glycerol of cerebral oedema due to acute cerebral infarction. Lancet. *2*, 993 (1971)

Smith, G. W.: Care of the patient with a stroke. A handbook for the patient's family and the nurse, New York: Springer 1959

Solomon, G. E., Hilal, S. K., Gold, A. P., Carter, S.: Natural history of acute hemiplegia of childhood. Brain. *93*, 107 (1970)

Zankel, H. T.: Stroke rehabilitation: A guide to the rehabilitation of an adult patient following a stroke. Springfield, Ill: Charles C, Thomas 1971

Sachverzeichnis

Brain Function in Old Age

Evaluation of Changes and Disorders
Editors: F. Hoffmeister, C. Müller. In collaboration with
H. P. Krause
1979. 82 figures, 46 tables. XI, 533 pages
(Bayer-Symposium 7)
Cloth DM 88,–; approx. US $ 49.30
ISBN 3-540-09381-8

Cerebral Aneurysms

Advances in Diagnosis and Therapy
Editors: H. W. Pia, C. Langmaid, J. Zierski
1979. 265 figures, 143 tables. XIV, 468 pages
Cloth DM 198,–; approx. US $ 110.90
ISBN 3-540-09159-9
Distribution rights for Japan: Maruzen Co. Ltd, Tokyo

V. Chan-Palay
Cerebellar Dentate Nucleus

Organization, Cytology and Transmitters
1977. 293 figures including 79 plates, some in color.
XXI, 548 pages
Cloth DM 248,–; approx. US $ 138.90
ISBN 3-540-07958-0

The Arterial System

Dynamics, Control Theory and Regulation
Editors: R. D. Bauer, R. Busse
1978. 132 figures, 18 tables. X, 310 pages
DM 44,–; approx. US $ 24.70
ISBN 3-540-08897-0

J. G. Chusid
Funktionelle Neurologie

Anatomische, diagnostische und klinische Grundlagen
Mit Berücksichtigung des Gegenstandskataloges
Übersetzt (aus dem Amerikanischen), bearbeitet und
ergänzt von K. H. Mauritz, A. Mauritz
1978. 405 Abbildungen, 46 Tabellen. XIII, 491 Seiten.
(Titel der amerikanischen Originalausgabe: Chusid,
Correlative Neuroanatomy and Functional Neurology,
16th edition 1976)
DM 58,–; approx. US $ 32.50
ISBN 3-540-08610-2

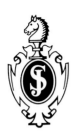

Springer-Verlag
Berlin
Heidelberg
New York

Brain and Heart Infarct

Editors: K. J. Zülch, W. Kaufmann, K.-A. Hossmann,
V. Hossmann.
With contributions by numerous experts.

1977. 155 figures, 14 tables. XVIII, 349 pages
Cloth DM 67,–; approx. US $ 37.60
ISBN 3-540-08270-0

This volume presents lectures and discussion by
physiologists, morphologists, clinicians, and experimental scientists at an international symposium on circulatory disturbances of the brain and heart. Scientists
attempted to define similar and dissimilar elements in
the cause and pathomechanism of brain and heart
infarcts. The clarification of the pathogenesis involved
forms the basis of a rational therapy. A comparison of
cerebral transitory ischemic attacks (TIAs) and angina
pectoris provided the first and a fascinating starting
point for discussion.

Brain and Heart Infarct II

Editors: K. J. Zülch, W. Kaufmann, K.-A. Hossmann,
V. Hossmann.
With contributions by numerous experts.

1979. 114 figures, 22 tables. XII, 330 pages
Cloth DM 69,–; approx. US $ 38.70
ISBN 3-540-09401-6

As a sequel to the International Symposium in Cologne
(1976), the similarities and dissimilarities in circulatory
disturbances of the brain and heart are once again
compared. The discussion held between physiologists,
morphologists, clinicians, and experimental scientists
resulted in new insights into the pathogenesis involved.
New therapeutic approaches can only evolve from such
a heightened understanding. This type of inter-
disciplinary discussion is innovative and fascinating.

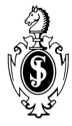

Springer-Verlag
Berlin
Heidelberg
New York